國醫典藏影印系列

外臺秘要

下册

唐·王燾 撰

人民衛生出版社
·北京·

圖書在版編目（CIP）數據

外臺秘要：全 3 册 /（唐）王燾撰 . —北京：人民衛生出版社，2022.11
（國醫典藏影印系列）
ISBN 978-7-117-33976-6

Ⅰ. ①外…　Ⅱ. ①王…　Ⅲ. ①《外臺秘要》 Ⅳ. ①R289.342

中國版本圖書館 CIP 數據核字（2022）第 202472 號

人衛智網	**www.ipmph.com**	**醫學教育、學術、考試、健康，購書智慧智能綜合服務平臺**
人衛官網	**www.pmph.com**	**人衛官方資訊發布平臺**

國醫典藏影印系列
外臺秘要
Guoyi Diancang Yingyin Xilie
Waitai Miyao
（全 3 册）

撰　　者：王　燾
出版發行：人民衛生出版社（中繼綫 010-59780011）
地　　址：北京市朝陽區潘家園南里 19 號
郵　　編：100021
E - mail：pmph @ pmph.com
購書熱綫：010-59787592　010-59787584　010-65264830
印　　刷：三河市宏達印刷有限公司（勝利）
經　　銷：新華書店
開　　本：787 × 1092　1/16　**總印張：**79.5　**總插頁：**3
總 字 數：1694 千字
版　　次：2022 年 11 月第 1 版
印　　次：2022 年 12 月第 1 次印刷
標準書號：ISBN 978-7-117-33976-6
定價（全 3 册）**：**388.00 元
打擊盜版舉報電話：010-59787491　E-mail：WQ @ pmph.com
質量問題聯系電話：010-59787234　E-mail：zhiliang @ pmph.com
數字融合服務電話：4001118166　E-mail：zengzhi @ pmph.com

新安程敬通訂梓

重校唐王燾先生外臺秘要

此書肇集于唐再鐫于宋自元迄今未有刻板不佞購得寫本訛舛頗多殫力校讐付諸剞劂期以流傳宇內用爲醫家考古者之一助云

歙西槐塘經餘居藏板

重訂唐王燾先生外臺秘要方第三十一卷目録 採藥時節 所出土地 諸家丸散酒煎 解諸毒等二十二門

唐王燾先生外臺秘要方第三十一卷

宋朝散大夫守光祿卿直秘閣判登聞簡院上護軍臣林億等　上進

新安後學程衍道敬通父訂梓

採藥時節一首

千金翼論曰。夫藥採取不以時節。不知陰乾暴乾。雖有藥名。終無藥實。故不依時採取。與朽木不殊。徒費人功。卒無裨益。其法雖具本經。學者尋覽。造次難得。所以甄別。即目可知耳。

萎蕤立春後採陰乾　藁本暴乾三十月　通草取枝陰乾　烏喙陰乾
烏頭陰乾　絡石陰乾以上並正月採　茯苓陰乾
茯神陰乾　桂心陰　白朮暴　乾地黃陰
天門冬暴　麥門冬陰　薯蕷暴　甘草暴
人參暴勿見風　石龍芮採皮陰乾　藁本暴　龍膽陰
杜仲陰　牛膝陰　細辛陰　獨活暴
升麻暴　柴胡暴　榆皮暴　藍葉暴
當歸陰　防風　芍藥　桔梗
秦艽　前胡　知母　栝樓根
沙參　狗脊　茜根　王不留行
萆薢　菝葜　白芷　杜若

百合　白斂　地榆以上暴乾　大黃火乾
虎掌　黃連　秦皮　豬苓
石韋　紫菀　紫葳　狼毒
鬼臼　天雄　防已　烏喙
烏頭　甘遂　牡丹　巴戟天
石南葉　貫衆　羊桃　黃精
黃耆以上並陰乾二月採　黃芩陰　大青陰
天門冬暴　水萍暴　厚朴陰　青葙葉陰
玄參陰　白薇　艾葉暴　芫花陰
商陸日乾　白朮暴　麥門冬陰　紫菀陰
躑躅陰　射干陰　茵芋陰　黃環陰
澤蘭陰　蕪荑陰　杜蘅暴　藍葉
王瓜陰　寄生陰　防葵暴　紫草陰
芎藭暴　苦參暴　茜根暴　紫參火炙
澤漆陰　藜蘆陰以上並三月採　赤箭
菥蓂子　蒲黃　玄參　蘼蕪以上暴
遠志陰　景天陰　人參暴　芎藭
大青陰　白頭翁　白鮮　石南葉
鼠尾草以上並四月採陰乾　菖蒲陰　卷柏陰
白鮮陰　澤瀉陰　車前五月採陰　石龍芮子

蜀漆陰 肉蓯蓉陰 菥蓂子暴 覆盆子
乾漆夏至後採 半夏暴 五加採莖陰 杜仲
茵蔯陰 莽草陰 蕤核 葛根暴
丹參暴 蛇床子陰 葶藶子立夏後採陰
茺蔚子 青葙子 莨菪子 蘼蕪暴
松蘿陰 旋復花暴 萹蓄陰 蕳茹陰
青蘘巨勝苗也以上五月採 松脂 青葙子
茅根 杜仲 蕘花以上六月採陰 石斛陰
五加皮採莖陰 卷柏陰 海藻暴 腐婢陰
澤漆陰 天門冬暴 鼠尾花陰 瓜蒂
槐子 麻黃立秋採陰 石龍蒭暴 景天陰
飛廉陰 薇銜陰 菌桂立秋採陰 水蘇
瞿麥立秋取實陰 桃人陰 續斷陰 蒺藜子暴以上並
七月採 白瓜子 飛廉陰 女青陰
地榆暴 大黃火乾 桔梗暴 大棗暴
楮實暴 秦皮陰 桂陰 營實陰
鬼臼陰 百合暴 牡丹陰 防已陰
狼毒陰 萆薢暴 菝葜暴 白芷暴
連翹陰 苦參暴 石龍芮陰 狗脊暴
白斂暴 前胡暴 知母暴 栝樓根暴

巴豆 豬苓陰 茯神陰 蛇含陰
茯苓陰 虎掌陰 薏苡人 天門冬
麥門冬陰 杜若暴 當歸陰 耆實暴
柴胡暴 升麻暴 獨活暴 細辛陰
牛膝陰 石斛陰 人參暴 薯蕷暴
甘草暴 敗醬暴 恒山陰 半夏暴
雷丸暴 牡荊陰 漏蘆陰 酸棗陰
白朮暴 秦艽暴 龍膽陰 巴戟天陰
蒺藜子暴 黃連 沙參暴 王不留行暴
續斷陰 貫衆陰 乾地黃陰 地膚子陰
五味子陰 蜀椒陰 雚菌陰 鬼箭陰
附子上旬採 秦椒 澤瀉陰 牙子暴
黃耆陰 芍藥暴 石南實陰以上八月採
松實陰 菊花陰 耆實暴 乾薑
枳實陰 白朮暴 楮實暴 厚朴陰
杜仲 皂莢陰 山茱萸陰 吳茱萸九月採陰
梔子暴 辛夷暴 牡荊陰 秦椒
菟絲子暴 營實陰以上並九月採 麥門冬陰
牛膝陰 地膚子陰 枳實陰 防風暴
決明子 皂莢陰 桂陰 菴蕳子陰

山茱萸陰　五加根陰　厚朴陰　雲實暴
貝母暴以上並十月採　菊子陰　莧實陰
款冬花陰　龍膽陰以上並十一月採　冬葵子
菖蒲　龍膽　恐冬　木蘭
大戟以上並十二月採陰　拘杞子冬採根春夏採葉秋採莖實陰
桑根白皮採無時　柏葉四時各依方面採之神陰
蒴藋春夏採葉秋冬採根莖

論曰。凡藥皆須採之有時日。陰乾暴乾則有氣力。若不依時採之。則與凡草不別。徒棄功用。終無益也。學者當要及時採掇。以供所用耳。

藥所出州土一首

千金翼論曰。按本草所出郡縣。皆是古名。今之學者卒尋而難曉。自聖唐開闢。四海無外。州縣名目。事事惟新。所以須甄明。即因土地名號。後之學者容易即知。其出藥土地。凡一百三十三州。合五百一十九種。其餘州土皆有。不堪進御。故不繁錄耳。

關內道

雍州　柏子人　茯苓
華州　覆盆子　杜衡　茵芋　木防已　黃精　茯神　柏白皮　天門冬　麥門冬　王不留行　白朮　茯苓　細辛　鱉甲　丹參　礜石　牛膝　狼牙　水蛭　松花　鬼臼　白芷　款冬花　白斂　松蘿　鼈頭　小草　桑螵蛸　松子　玄參　兎肝　遠志　澤瀉　五味子　菝葜　沙參　續斷　山茱萸　萆薢　白薇　桔梗　石南　石韋　通草　龜頭
同州　䗪蟲　班猫　麻黃　寒水石　麻黃根　蕪荑　蒲黃　麻黃子
岐州　檮雞　麞骨　麞髓　鬼督郵　及已　藜蘆　秦艽　甘草
寧州　芫青　菴藺子　萹蓄　荊子　䖟蟲　菴藺花
鄜州　芍藥　藺茹　黃芩　秦艽
原州　獸狼牙　楓柳皮　蓯蓉　黃耆　白藥
延州　蕪荑　涇州　澤瀉　防風　秦艽　黃芩
靈州　代赭　野猪黃　蓯蓉　狟脂　鹽州　青鹽

河南道

洛州　黃魚膽　秦椒　黃石脂　穀州　半夏　桔梗
鄭州　秦椒　陝州　栝樓　柏子人
汝州　鹿角　鹿茸　許州　鹿茸
虢州　茯苓　茯神　桔梗　桑上寄生　細辛　白石英　栝樓
豫州　吳茱萸　鹿茸　齊州　阿膠　榮婆藥　防風
萊州　牡蠣　藺茹　馬刀　海藻　七孔決明　文蛤　烏賊魚　牛黃　海蛤
兗州　防風　仙靈脾　羊石　紫石英　雲母　桃花石　蜜州　海蛤　牛黃
泗州　麋脂　麋角　徐州　桑上寄生
淄州　防風　沂州　紫石英

江南東道

潤州躑躅 鬼臼 貝母 半夏 卷柏　越州榧子 劉寄奴

婺州　睦州　歙州　建州並出黃連　泉州乾薑

江南西道

宣州半夏 黃連　饒州黃連

吉州陟釐　江州生石斛

岳州杉木 楠木 蟬蛻 鼈甲　潭州生石斛

郎州牛黃　永州石鷰

郴州鈎樟根　辰州丹砂

隴右道

秦州防葵 獸狼牙 狼毒 鹿茸 鹿角 蘼蕪 芎藭

成州防葵 狼牙　蘭州蓯蓉 鹿角膠　廓州大黃

武州石膽 雌黃 雄黃　宕州藁本 當歸 獨活

河西道

涼州大黃 鹿茸 白附子　甘州椒根

肅州肉蓯蓉 百脉根　伊州伏翼 葵子

瓜州甘草　西州蒲萄　沙州石膏

劒南道

益州苧根 梅煎 枇杷葉 蜀漆 黃環 薏苡人 鬱金 百部根 百兩金 恒山 薑黃 乾薑 木蘭 慎火草 沙糖

眉州巴豆　資州折傷木　嘉州巴豆 紫葛

綿州天雄 側子 烏頭 一戟天 附子 甘皮 烏喙

卭州賣子木　瀘州蒟醬

茂州升麻 馬牙消 羗活 朴消 金牙 大黃 馬齒礬 雄黃 芒消 礬石

巂州高良薑　松州　當州並出當歸

扶州芎藭　龍州側子 烏頭 巴戟天 烏喙 天雄 附子

柘州黃連

嶺南道

廣州石斛 決明子 白藤花 甘蕉根 丁根　恩州蚺蛇膽

賀州　梧州　象州並出蚺蛇膽　桂州滑石 蚺蛇膽

春州　封州　瀧州並出石斛　融州桂心

韶州石斛 鍾乳 牡桂　柳州桂心 鈎樟根

潘州蚺蛇膽　交州檳榔 龍眼 三百兩銀 木藍子

峯州豆蔻

馬牙石一名長石一名太乳一名牛腦石出在齊州歷城縣　空青出蔚州蘭州宣州梓州宣州者佳蔚州者無空堝大色深深　曾青鄂州蔚州者佳餘州者惡　白青簡州梓州者並佳　石膽蒲州虞鄉東亭谷及薛集窟堝如雞子大者佳　芒消同名為消石嶺南始安出者佳萊州齊州者惡堅潤服之勝乳　乳石第一出始興其次連廣澧朗柳等州今陝州青溪房州三洞出者亞於始興者自餘不可用也　桃花石舊出中州鍾山縣似赤石脂但不着舌

赤石脂虢州盧氏縣澤州陵川縣慈州呂鄉縣並有凡石中有石骨如玉　陽起石齊州歷城縣西北五六里齊山西北六七里盧山出白者佳黑者不堪

石腦一名石飴餅出徐州宋里山入土一丈餘得之大如雞子觸著即破　青琅玕出雋州西烏白蠻中及于闐國一名青珠　蒼石梁州均州房州金州並出

凝水石出同州韓城縣色青黃理如雲母者佳澄城斜理文逆白者劣　礜石漢川武當西遼坂名礜石谷即是其真者梁州馬道戍澗中有

土陰蘖色白如脂出渭州鄣縣三交驛西北坡平地土窟中乳是也有六十餘坎人云服之同鍾乳不發熱　戎鹽沙州名爲禿登鹽廓州名爲土陰鹽生河岸山坂之陰燒之不鳴

薑石齊州歷城東者良

代赭令靈州鳴沙縣大勝齊代所出者

論曰。既知無物非藥。及所出土地。復採得時。須在貯積以供時用。不得虛棄光陰。臨時忽遽。失其機要。使風燭不救。實可悲哉。博學者深可思之。用爲備耳。

用藥分兩煮湯生熟法則一十六首

千金或曰。古人用藥至少。分兩亦輕。差病極多。觀君處方。非不煩重。分兩亦多。而差病不及古人者何也。答曰。古者日月長遠。藥在土中自養經久。氣味眞實。百姓少欲。稟氣中和。感病輕微。易爲醫療。今時日月短促。藥力輕虛。人多巧詐。感病厚重。難以爲醫。故病輕藥味須少。痾重用藥即多。此則醫之一隅。何足恠也。又古之醫者。自解採取。陰乾暴乾。皆悉如法。用藥必依土地。所以療十得九。今之醫者。但知診脉處方。不知採藥時節。至於出處土地。新陳虛實。一皆不悉。所以療十不能得愈五六者。寔繇於此。處方者常須加意。重複用藥。藥乃有力。若學古人。徒自誤耳。將來學者。須詳熟之。

凡紫石英白石英朱砂雄黃硫黃等。皆須光明映澈。色理鮮淨者爲佳。不然。令人身體乾躁。發熱。口乾而死。

凡草木藥。皆須土地堅實。氣味濃烈。不爾。療病不愈。

凡狼毒枳實橘皮半夏麻黃吳茱萸。皆欲得陳久者良。其餘唯須精新也。

問曰。凡和合湯藥。治諸草石蟲獸。用水升數。消殺之法則云何。答曰。凡草有根莖枝葉皮骨花實。諸蟲有毛翅皮甲頭足尾骨之屬。有須燒鍊炮炙。生熟有定。一如後法。順方者福。逆之者殃。或須皮去肉。或去皮須肉。或須根莖。或須花實。依方鍊治。極令淨潔。然後升合秤兩。勿令參差。藥有相生相殺。氣力有彊有弱。君臣相理。佐使相持。若不廣通諸經。即不知有好有惡。或醫自以意加減。不依方分。使諸藥草石彊弱相欺。入人腹中。不能治病。更加闘爭。草石相反。使人迷亂。力甚刀劍。若調和得所。雖未能治病。猶得利安五藏。於病無所增劇。例曰。諸經方用藥。所有熬鍊節度。

皆脚下注之。今方不然。此篇具條之。更不煩別注也。

凡藥治擇熬炮訖。然後秤之。以充用。不得生秤。

凡石藥及玉。皆碎如米豆。以綿裹內湯酒中煮之。

凡鍾乳及諸石。以玉鎚著水研之。三日三夜。漂練務令極細。乾研則七日七夜。

凡銀屑。以水銀和成泥。

凡礜石。以黃土泥團之。火燒半日乃熟可用。仍不得過之。不鍊。生入藥。使入破心肝。

凡朴消礬石。燒令汁盡。乃入丸散。芒消朴消。皆絞湯訖。乃內汁中。更上火兩三沸。令烊盡。乃服。

凡湯中用丹砂雄黃。細熟研如粉。臨服乃投湯中。攪令調和。服之。

凡湯中用完物。皆擘破。乾棗梔子之類是也。用細核物。亦打破。山茱萸五味子蕤核決明子之類是也。細花子物。正爾完用之。旋復花菊花地膚子葵子之類是也。米麥豆輩亦完用之。

凡橘皮吳茱萸椒等。入湯不㕮咀。

凡諸果子人皆去尖皮及兩人者。湯揉撻去皮。仍切之。用梔子者。去皮。用蒲黃者。湯成下。

凡生麥門冬生薑入湯。皆切。三擣三絞取汁。湯成去滓下之。煮五六沸。依如升數。不可共藥煮。一法薄切用之。

凡麥門冬。皆微潤抽去心。

凡麻黃。去節。別煮兩三沸。掠去沫。更益水如本數。乃內諸藥煮之。不爾。令人煩。寸斬之。小草瞿麥五分斬之。細辛白前。三分斬之。膏中細切用之。

凡牛膝石斛等入湯酒。拍碎用之。石斛入丸散者。先以碪捶極打令碎。乃入臼。不爾擣不熟。

凡用桂厚朴杜仲秦皮木蘭皮輩。皆削去上虛軟甲錯。取裹有味者秤之。茯苓豬苓削去黑皮。秤。牡丹天門冬巴戟天遠志野葛等。皆捶破去心。紫菀洗去土。戟乾乃秤之。薤白葱白。除青令盡。莽草石南茵芋澤蘭。剔取葉及嫩莖。去大枝。鬼臼黃連。皆除根毛。石韋辛夷。拭去毛。又去心。蜀椒去目及閉口者。用大棗烏梅皆去核。用鬼箭削取羽皮。

凡茯芍藥。補藥須白者。瀉藥唯赤者。

凡菟絲子。湯淘汰去土。乾漉。煖酒漬經一宿。漉出。暴微白。擣之。不盡者。更以酒漬之。三五日乃出。暴微乾擣之。須臾悉盡。極易碎。

凡甘草厚朴枳實石南茵芋藜蘆皂莢之類。皆炙之。而枳實去穰。藜蘆去頭。皂莢去皮子。

凡椒雲實。微熬令汗出。卽有勢力。

凡湯丸散。用天雄附子烏頭烏喙側子。皆塘灰炮令微拆。削去黑皮。乃秤之。唯薑附湯及膏酒中。即生用。亦削去皮乃秤之。直理破作七八片。半夏熱湯浸洗去上滑。一云十洗四破。乃秤之。以入湯。若膏酒丸散。皆塘灰炮之用。

凡巴豆去心皮膜。熬令紫色。杏人桃人葶藶胡麻諸有膏脂藥。皆熬黃。別擣令如膏脂。擿視之泯泯爾。乃以向成散稍稍下臼中。合研擣令消散。乃復都以輕絹篩之。須盡。又內臼中。依法研治數百杵也。湯膏中亦有熬者。雖有生用者。並擣破。

凡麥蘖麴末大豆黃卷澤蘭蕪荑。皆微炒。乾漆熬令煙斷。烏梅入丸散熬之。用熟艾者。先炒細擘。合和諸藥擣之。令細散不可篩者。內散中和之。

凡用諸毛羽齒牙蹄甲龜鼈鮫鯉等甲皮肉骨角筋鹿茸等。皆炙之。蛇蛻皮微炙。

凡用班猫諸蟲。皆去足翅微熬。用桑螵蛸。中破炙之。牡蠣熬令黃色。殭蠶蜂房微熬之。

凡湯中用麝香犀角鹿角羚羊角牛黃。須末如粉。臨服內湯中。攪令調和服之。

凡丸散用膠。先炙令通體沸起。燥乃可擣。有不沸處更炙之。斷下湯直爾用之。勿炙。諸湯中用阿膠。皆絞湯畢。內汁中。更上火令烊盡。

凡用蜜。先以火煎。掠沫。令色紫黃。即丸經久不壞。掠之多少。隨蜜精麤。遂至大稠。於丸彌佳。

凡丸中用蠟。烊之。投少蜜中。攪調以和藥。

凡湯中用飴糖。皆湯成下。諸湯用酒者。皆臨熟下之。

又云。古秤唯有銖兩。而無分名。今則以十黍爲一銖。六銖爲一分。四分爲一兩。十六兩爲一斤。此則神農之秤也。吳人以二兩爲一兩。隋人以三兩爲一兩。今依四分爲一兩爲定。方家有云等分者。皆是丸散。隨病輕重。所須多少。無定銖兩。兩三種或五種。皆悉分兩同等爾。

凡丸散云若干分兩者。是品諸藥宜多宜少之分兩。非必止於若干之分兩也。假令日服三方寸匕。須差止。是三五兩藥爾。

凡散藥有云刀圭者。十分方寸匕之一。準如梧桐子大也。方寸匕者。作匕正方一寸。抄散取不落爲度。錢匕者。以大錢上全抄之。若云半錢匕者。則是一錢抄一邊爾。並用五銖錢也。錢五匕者。今五銖錢邊五字者以抄之。亦令不落爲度。一撮者。四刀圭也。十撮爲一勺。十勺爲一合。以藥升分之者。謂藥有虛實輕重。不得用斤兩。即以升平之。藥升方作上徑一寸。下徑六分。深八分。內散勿按抑之。正爾微動。令平調耳。今人分藥。不復用此。

凡丸藥有云如細麻者。卽胡麻也。不必扁。但令較略大小相稱爾。如黍粟亦然。以十六黍爲一大豆也。如大麻子者。卽今大麻子準三細麻也。如胡豆者。今之青斑豆也。以二大麻子準之。如小豆者。今赤小豆也。粒有大小。以三大麻子準之。如大豆者。以小豆準之。如梧桐子者。以二大豆準之。一方寸匕散蜜和得如梧桐子十丸爲度。如彈丸及雞子黃者。以十梧子準之。

凡方云巴豆若干枚者。當先去心皮畢。乃秤之。以一分準十六枚。附子烏頭若干枚者。去皮畢。以半兩準一枚。枳實若干枚者。去核畢。以一分準二枚。橘皮一分準三枚。棗有大小。以三枚準一兩。乾薑一累者。以半兩爲正。本草云以一兩爲正。

凡方云半夏一升者。洗畢秤五兩爲正。椒一升三兩爲正。吳茱萸一升五兩爲正。兔絲子一升九兩爲正。菴蕳子一升四兩爲正。蛇牀子一升三兩半爲正。地膚子一升四兩爲正。此其不同也。云某子一升者。其子各有大小虛實輕重。不可通以秤準。皆取平升爲正。

凡方云桂一尺者。削去皮重半兩爲正。甘草一尺者。重二兩爲正。云某草一束者。重三兩爲正。云一把者。重二兩爲正。

凡方云蜜一斤者。有七合。豬膏一斤者。一升二合。

凡湯酒膏藥。舊方皆云㕮咀者。謂秤畢。擣之如大豆。又使吹去細末。此於事殊不允當。藥有易碎難碎。多末少末。秤兩則不復均平。今皆細切之。較略令如㕮咀者。乃得無末而片粒調和也。凡云末之者。謂擣篩如法也。

凡丸散先細切暴燥乃擣之。有各擣者。有合擣者。並隨方所言。其濕潤藥如天門冬乾地黃輩。皆先切暴乾獨擣令偏碎。更出細擘暴乾。若值陰雨。可微火烘之。小停冷乃擣之。

凡濕藥燥皆大耗。當先增分兩。須得屑乃秤之爲正。其湯酒不須如此。

凡篩丸藥用重密絹令細。於蜜丸易熟。若篩散草藥用輕踈絹。於酒中服卽不泥。其石藥亦用細絹篩令如丸藥者。

凡篩丸散藥畢。皆更合於臼中。以杵擣之數百過。視其色理和同爲佳。

凡煮湯用微火令小沸。其水數依方多少。大略二十兩藥用水一斗。煮取四升。以此爲率。皆絞去滓。而後酌量也。然則利湯欲生。少水而多取汁者。爲病須快利。所以少水而多取汁。補湯欲熟。多水而少取汁者。爲病須補益。是以多水而少取汁。好詳視之。不得令水數多少。湯熟可用新布兩人以尺木絞去滓。澄去垽濁。分再服三服者第二第三服以紙覆令密。勿令洩氣欲服以銅器於熱湯上煖之。若於鐺中。勿令器中有水氣方云再服三服者要令力勢相及並視人之暴羸病之輕重以爲進退增減之。不必悉依方説也。

古今諸家丸方一十八首

廣濟療傳屍骨蒸殗殜肺痿疰忤鬼氣卒心痛霍亂吐痢。時氣鬼魅瘴瘧赤白暴痢瘀血月閉痃癖丁腫驚癇鬼忤中小兒吐乳。大人狐狸等病吃力伽丸方。

吃力伽白术是也　光明砂　訶梨勒皮　麝香當門子
香附子　丁子香　沉香　蓽撥
檀香　青木香　安悉香　犀角各二兩
薰陸香　蘇合香　龍腦各半兩

右十五味擣篩。白蜜和爲丸。每朝取井花水服如梧子四丸。於淨器中研破服之。老小一丸以蠟裹一丸如彈丸。緋絹袋盛當心帶之。一切邪鬼不敢近。千金不傳。冷水煖水臨時量之。忌五辛生血物。以臘月合神前藏之密器中。勿令洩藥氣神驗。

千金耆婆萬病丸。療七種癖塊。五種癲病。十種注忤。七種飛尸。十二種蠱毒。五種黄病。十二時瘧疾。十種水病。八種大風。十二種㾦痺。並風入頭眼暗䁾䁾及上氣欬嗽喉中如水雞聲。不得卧飲食不作肌膚。五藏滯氣積聚不消擁閉不通心腹脹滿連及胷背鼓脹氣堅結流入四肢或復又心膈氣滿。時定時發十年二十年不差。五種下痢。疳蟲蚘蟲寸白蟲諸蟲。上下冷熱久積痰飲令人多睡眠消瘦無力。蔭入骨髓便成滞疾身體氣腫飲食嘔逆。膂脚酸疼。四肢沉重。不能久行久立婦人因産冷入子藏藏中不淨。或閉塞不通胞中瘀血冷滞出流不盡時時疼痛爲患或因此斷産並小兒赤白下痢。及胡臭耳聾鼻塞等病服此藥以三丸爲一劑。服藥不過三劑。萬病悉除。説無窮盡故稱萬病丸。以其牛黄爲主故一名牛黄丸以耆婆良醫故名耆婆丸方。

牛黄　麝香　犀角　朱砂
雄黄並研　芫青去頭翅足熬本方七枚　黄連
人參　禹餘粮　大戟炙　芫花熬
茯苓　乾薑　桂心　桑白皮
當歸　芎藭　芍藥　甘遂熬
黄芩　蜀椒汗　細辛　巴豆去皮心別熬擣
前胡　桔梗　紫菀　蒲黄

葶藶子熬 防風各一分 蜈蚣三節炙 石蜥蜴一寸炙

右三十一味並令精細上牛黃麝香犀角朱砂雄黃禹餘粮巴豆別研餘者合擣篩之以白蜜和更擣三千杵極熟密封之除破日平旦空腹以酒服三丸如梧子微下三五升惡物爲良若卒暴病不要待平旦無問早晚即服以吐利爲度若不吐利更加一丸或至三丸五丸須吐利爲度不得限以丸數病彊藥少即不利吐若其發遲以熱稀粥一杯發之若吐利不止即以酸飯兩三口止之服藥忌陳臭生冷酢滑粘食大蒜猪魚雞狗馬驢肉白酒行房七日外始得一日服二日補之得食新米韭菜汁作羹粥臛飲食之三四頓大良亦不得全飽產婦勿服之吐利以後常須閉口少語於無風處溫牀暖室將息若旅行卒暴無飲以小便送之若一歲以下小兒有疾者令孔母服兩小豆亦以吐利爲度近病及卒病皆用多積久疾病即少服常取微溏利爲度崔氏無黃芩桑白皮桔梗防風

卒病欲死 服三丸如小豆取吐利即差

卒得中惡口噤 服二丸如小豆和煖水一合灌入口令下令微利即差

五注鬼刺客忤 服二丸如小豆不差後日更服二丸

男女邪病歌哭腹大如妊身 服二丸如小豆日三夜一服間食服之

猫鬼病 服小豆三丸不差更服

蠱毒吐血腹痛如刺 服小豆二丸不差更服以差止

瘧病 未發前服三丸未差更服

諸痰飲者 服三丸如小豆不差更服

冷癖 服三丸如小豆日三服皆間食常令微溏利爲度

宿食不消 服二丸如小豆取利

癥瘕積聚 服二丸如小豆日三服皆間食以利差止

拘急心腹脹滿心痛 服三丸如小豆未差更服

上氣嘔逆胷中滿不得卧 服二丸不差更服

大痢 服小豆一丸日三

疳濕 以一丸如杏人和酢二合灌下部中服小豆二丸差

水病 服三丸如小豆日再間食服之差止人弱隔日服

頭痛惡寒 服小豆二丸覆取汗

傷寒天行病 服二丸小豆一日三間食服

小便不通 服小豆二丸不差明日更服之

大便不通 服三丸如小豆大又内一丸下部中則通

耳聾聤耳 以綿裹如棗核塞耳中差

鼻衄 服二丸如小豆無不差

癰腫丁腫 破腫内一丸如麻子日一敷之根自出亦服二丸差

犯丁腫血出 以猪脂和塗有孔内孔中差止

癘瘡以酢泔洗訖取藥和猪脂塗之
漏瘡有孔以一丸如小麥內孔中和猪脂敷
痔瘡以藥塗綿內孔中别易差止
瘰癧以酢和塗上差
癖瘡以布揩令汁出以酢和塗上日一易差止
胷背腰脅腫以醋和敷腫上日一易之服二丸如小豆
諸冷瘡積年不差者以酢和塗之亦餅貼之
惡刺以一丸內瘡孔中即差
蝮蛇螫以少許內螫處若毒入腹心煩悶欲絶者服三丸如小豆大
蠍螫以少許塗之
蜂螫以少許敷之差
婦人諸疾胞衣不下服二丸如小豆大
小兒驚癇服一丸如米許以塗乳令嗍之看兒大小量之
小兒客忤服一丸如米和塗乳頭與嗍之以意量之
小兒乳不消心腹脹滿服一丸如米許塗乳頭令嗍之取差

又大麝香丸。療鬼注飛尸等。萬病皆療之方。

麝香三分　牛黄　真珠並研　附子炮
鬼臼　莽草炙　犀角屑　礬石熬令汁盡
細辛　桂心　獺肝炙　藜蘆各二分
蜈蚣炙　蜥蜴炙各一枚　地膽熬　班猫熬
杏人去尖皮熬各五十枚　丹砂二兩研　雄黄一兩研
礜石八分泥裹燒半日　芫青熬　亭長熬各七枚並去足翅　巴豆去心皮熬

右二十三味合擣。别擣巴豆杏人如泥。蜜和更擣三千杵。丸如小豆。每有病以飲服一丸。日再。漸至三丸。丸妙。毒蠱所螫。摩之。以知爲度。若欲入毒疫癘鄉。死喪家。及鬼神廟塚墓處。以絳囊盛之。男左女右肘後繫之。又以少許塗人中。卧不魘魅。神驗。忌如常法。

又小麝香丸。主療與大麝香丸同方。

麝香三分　雄黄研　丹砂研各四分　細辛
乾薑　桂心　芍藥各五分　莽草炙
犀角屑　梔子人各三分　附子炮　烏頭炮各五枚去皮
巴豆五十枚去心皮熬　蜈蚣一枚去頭足炙

右十四味並擣篩。蜜和更擣一千杵。丸如小豆。每服三丸至五丸。日三。一切尸注心痛皆主之。忌生血物生葱。生菜蘆笋猪肉冷水。神驗。一方有當歸一兩

崔氏温白丸。療癥癖塊等一切病。並治之方。

紫菀　吳茱萸　菖蒲　柴胡
厚朴炙　桔梗　皂莢去皮炙　茯苓
桂心　乾薑　黄連　蜀椒汗
巴豆去心皮熬　人參各三分本方各二分　烏頭十分炮

右十五味合擣篩。以白蜜和。更擣二千杵。丸如梧子大。有病服一丸至二丸。不知稍增至三丸五丸。以知爲度。主心腹積聚久癥癖。塊大如盃椀。黄疸宿食。朝起嘔吐。支滿上氣。時時腹脹。心下堅結。上來搶心。傍攻兩脅。徹背連胷痛無常處。繞臍攪痛。狀如蟲蛟。又療十種水病。八種痞塞。反胃吐逆。飲食噎塞。五淋。九種心痛。積年食不消化。或婦人諸疾。斷緒不生。帶下淋瀝。或痎瘧連年不差。又療一切諸風。身體頑痺。不知痛痒。或半身不遂。或疼痛。或眉髮墮落。又療七十二種風。三十六種遁尸注。或癲癇。或婦人五邪失心。夢與鬼神交通。四肢沉重。不能食飲。昏昏默默。只欲取死。終日憂愁。情中不樂。或恐懼悲啼。飲食無味。月水不調。真似懷孕。連年累月。羸瘦困弊。遂至於死。或歌或哭。爲鬼所亂。莫之知也。但服此藥者。莫不除愈。臣知方驗。便合藥與婦人服之。十日下出癥癖蟲長二尺五寸三十枚。下膿二升。黑血一升。青黄汁五升。所苦悉除。當月有子。臣兄墮馬被傷。腹内有積血。天陰即發。羸瘦著牀。命在旦夕。與藥服。下如雞肝黑血如手者二百餘片。白膿二升。赤黄水一升。其病即除。臣知方驗。敢不獻上。忌生冷酢滑猪雞魚犬牛馬鵝肉。五辛油麪豆糯米陳臭等物。

仲景三物備急丸。司空裴秀爲散用。療心腹諸卒暴百病方。

大黄　乾薑　巴豆各一兩去皮心熬別擣如脂

右藥各須精新。好藥擣篩。蜜和。更擣一千擣。丸如梧子或小豆。服三丸。老小量之。爲散不及丸也。若中惡客忤。心腹脹滿。卒痛如錐刀刺痛。氣急口噤。停尸卒死者。以煖水若酒服之。或不下。捧頭起。灌令下咽。須臾差。如未更與三丸。以腹中雷鳴轉。即吐下便愈。若口已噤。亦須折齒灌之令入。尤妙神驗。忌蘆笋猪肉冷水肥膩。

又理中丸。療三焦不通。嘔吐不食。并霍亂吐痢不止者。并主之方

人參　乾薑　白术　甘草炙各三兩

右四味擣篩。蜜和如梧子。空腹以飲汁服十五丸。忌桃李雀肉海藻菘菜。

延年駐車丸。主赤白冷熱血痢腹痛者方。

黄連六兩　乾薑　當歸　阿膠各三兩

右四味擣篩。以三年米醋煮膠令消。和藥衆手撚丸如梧子。每以飲下三十丸。日再服。亦療産婦下痢不止者。服之甚驗。忌猪肉冷水粘膩等物。

救急五香丸。療諸毒疰氣。心腹脹滿。大小便不通。鬼疰心

痛不可忍方。

牛黄研　犀角屑各三分　升麻　沉香

薰陸香　當歸　桂心　青木香

麝香研　雄黄研如粉　鬼箭羽　巴豆去心皮熬

訶梨勒皮　朱砂研　檳榔人　乾薑

吳茱萸　甘草炙　豆蔻各四分　桃人去尖皮熬

附子炮各五分

右二十一味擣篩。蜜和丸如梧子。以煖水服三丸至五丸。如不利更服。以利為度。此方甚驗。人久不傳。忌海藻。菘菜。猪肉。冷水。生葱。蘆笋。生血物等。

必効玉壺丸。主萬病。與麝香丸同効方。

雄黄研　朱砂研　巴豆去心皮熬　附子炮去皮

特生礜石燒半日研　藜蘆各三兩炙

右六味擣篩。蜜和丸如小豆。以飲服二丸。得利病差。小兒黍粟一丸。以意量之。

又青木香丸。療一切氣。腹脹滿。心痛。氣冷。食不消方。

青木香　檳榔人各六分　芍藥　枳實炙

訶梨勒皮各五分　桂心四分　大黄十二分

右七味擣篩。蜜和丸如梧子。飲下十五丸。以意增減之。常令溏利甚效。

又五補七宣者。麗正殿脩書學士李公所傳。公名子昭。字雲卿。趙郡人。幼志道法。以棲名山。徃來茅嵩山經三十載云。五補七宣丸方。

人參　茯苓　地骨皮　乾地黄

牛膝等分

右五味擣篩。蜜和丸如梧子。空腹以酒飲下三十丸。稍稍增至五十丸。日再。此是五補丸。服至五日。十日及半月日。覺氣擁即服七宣丸。服經二三日。覺氣散還服五補丸。若病候未退。即稍稍增之。常自審以取調適。終須五補及七宣丸並須合服之。夫人所疾。皆因風不宣散。即成擁緩熱風。若氣不流行。即成痃癖冷氣。轉生衆病。皆因此由。尋其本源。都為不閑將理。覺虛則補。覺風氣擁即利。利即腰背更虛。且凡是利藥。皆急服便透過。未能蓄洩諸病。凡是補藥。皆滯服未見效。先覺風氣發動。明知宣補必藉兼行。故其人授余二法。名曰五補七宣。所以安七魄。鎮五藏。堅骨髓。養神明。久服長生。百病日去。髮黑。行及奔馬。

又七宣丸方。

大黄十五兩　枳實炙　青木香　柴胡

訶梨勒皮各五兩　桃人六兩去尖皮熬　甘草四兩炙

右七味擣篩。蜜和丸如梧子。以酒服二十丸。稍加至五十丸。病在下空腹服。病在上食後服之。以宣利為度。增減以意量之。若風氣結聚。宿食不消。兼沙石皮毛在腹中。服經七八日乃盡出。下似牛涎魚腦等。若病深痼。則須半月或一月專服之。不用五補丸。若積年腰膝疼痛。寒冷如冰石。脚氣衝心。憒悶將死。頭旋暗倒。肩背重悶。心腹脹滿。胷膈閉塞。風毒腫氣。連及頭面。及大小便或利澁。脾胃氣不理。不能飲食。夜卧脚轉筋。脉掣痛。恍恍然眠寢不安等疾。以飲服之盡差。此藥功效不可盡說。如前十數種病。則須服七宣丸。自外輕病。不妨與五補丸兼服。循環不輟。補養無限。不問男女老小並可服餌。但須量氣力。細察候之。加減服。若是初生孩子。可與三丸五丸。稍稍加之。取通利。其二方當須經久常服。不限春秋冬夏。朝夕行止。勿間。藥性甚善。禁如常法。

近效大麝香丸。療積年心痛。尸疰蠱毒。癥癖氣承心肋下有塊。溫瘴毒氣。精魅邪氣。或悲或哭。蛇蠍蜂螫等方。

麝香研　牛黃研　藜蘆炙　朱砂研
芍藥　當歸　茯苓　桔梗
鬼箭羽　金牙研　烏頭炮　桂心
吳茱萸　貫衆各一分　雄黃一分半，研　乾薑
人參　大蟲骨各二分，炙　蜈蚣二寸，去足，炙　蜥蝪半枚，去牙，炙
巴豆二十枚，去心皮，熬

右二十一味擣篩。蜜和丸如梧桐子。飲下三丸。如未下。以熱飲投之。即利三行後。以酢飯止之。即定。然後煮飯葱薤食之。忌冷水猪肉。如蛇蠍蜂螫。取一丸研和塗之即差。精魅狐狸之屬。拋磚瓦。或如兵馬行。夜發者是鬼魅。無早晚。每日服二丸。只三兩日即定。仍每日燒一丸熏身體衣服。無忌。以三五丸用絳絹袋子盛。帶左臂上。辟大蟲毒蛇精魅鬼氣等病。

又犀角丸。療癰腫腸癰乳癰發背。一切毒熱腫。服之腫化為水神方。

犀角十二分，屑　川升麻　黃芩　防風
人參　當歸　黃耆　乾薑一作乾藍
蔘實一方無　黃連　甘草炙　梔子各四分
大黃五分　巴豆二十四枚，去心皮，熬

右十四味如法擣篩。蜜和更擣三千杵。丸如梧子。以飲服三丸至五丸。以利為度。或不利。投以熱飲。如利以冷漿水粥止之。未差。每日服一丸。以意量之。腫消散為度。若下黃水。或腫輕皮皺色變。即是消候。忌如藥法。効驗不可論之。

又黄連丸療痢。無問冷熱並主之方。

黄連一兩　茯苓二兩　阿膠一兩

右三味擣篩。以水消膠和衆手丸。暴乾。有痢空腹以飲下十五丸。日再。以差止。甚效。

又加減麻人丸。療積年患氣。不能食飲。兼食不消化。風氣冷氣熱氣衝上。痃癖氣並乳石氣發動。並療之。服經三四日自覺有效方。

蜀大黄錦文者四兩　人參二兩　大麻人二兩　訶棃勒皮四兩

右四味擣篩依法。以蜜和丸。每服十丸。二十丸。增減以意量之。以溏利病除。亦不損人。雍州王長史常服三十餘年。八十歲萬病皆無。百無所忌。補理腰脚。服經七八日。腰腎先冷者。即下膿水。腰脚輕健。以酒飲下之並得。

又三黄丸。療五勞七傷。消渴不生肌肉。婦人帶下。手足寒熱。主一切熱方。

春三月用　黄芩四兩　大黄二兩　黄連四兩

夏三月用　黄芩三兩　大黄一兩　黄連四兩

秋三月用　黄芩六兩　大黄一兩　黄連二兩

冬三月用　黄芩六兩　大黄一兩　黄連三兩

右三味隨時月擣篩。蜜和丸如梧子。日服七丸。諸病悉除。

古今諸家散方六首

千金小金牙散。療南方瘴癘疫氣。脚弱。風邪鬼注方。

金牙五分研　牛黄一分研　天雄　萆薢　黄芩　蜀椒汗　由跋　雄黄研　朱砂研　烏頭　桂心　莽草炙　麝香研各二分　萎蕤　細辛　犀角屑　乾薑各三分　蜈蚣一枚長六寸者炙　黄連四分

右十九味治下篩爲散。合牛黄麝香擣三千杵。以溫酒服五錢匕。日三夜二。以知爲度。以絳袋盛。男左女右帶一方寸匕。省病問孝不避夜行。塗鼻人中。辟鬼惡毒氣。晨昏霧露亦塗之佳。

崔氏五香散。療疰忤邪氣。或熱或寒。時氣在骨節間。似差似劇。兼主百病方。

沉香　丁香　麝香　薰陸香　鬼箭羽　當歸　豆蔻人各四分　牛黄　鬼臼　橘皮　金牙燒各三分　犀角屑　羚羊角屑　大黄各六分　升麻　桔梗　桃人去尖皮熬　光明砂研　安息香各二分研

右十九味擣篩爲散。以湯飲酒隨病服一方寸匕。日再服病差即停。亦可蜜丸如梧子，服十丸。
又備急散，療卒中惡心痛脹滿欲吐短氣方。
大黃二兩 桂心四分 巴豆一分，去皮，熬，研
右三味，擣篩爲散，取一錢匕，以湯七合和服，當吐下，即愈，甚妙。
紫雪散，療脚氣毒遍內外，煩熱，口中生瘡，狂易叫走，及解諸石草藥毒發，邪熱卒黃等，瘴疫毒癘，卒死溫瘧，五尸五注，心腹諸疾，腹緩刺切痛，蠱毒鬼魅，野道熱毒，小兒驚癇，百病方。
黃金一百兩 寒水石 石膏各三斤，一本用滑石
玄參一斤 羚羊角屑 犀角屑 沉香
青木香各五兩 丁香一兩 甘草八兩，炙
右十味，切，以水三斗，煮取一斗，去滓，取硝石四升，芒硝亦可用，朴硝十斤，投汁中，微火煎，以柳木篦攪勿住手，候欲凝，入盆中，內朱砂三兩，麝香一兩，急攪即成霜雪紫色，以水和一二分服之，以意加減。一劑十年用之，神妙。脚氣、乳石、天行熱病等，服之若神。千金翼有磁石三斤，滑石一斤，升麻一斤，丁香用四兩，朴硝用四升，麝香用二分
仙人鍊絳雪，療一切病，肺氣積聚，欬逆嘔吐，膿血，丹石毒發，天行時氣，一切熱病，諸黃疸等，心風昏亂，心怯健忘，四肢煩熱，頭痛眼赤，大小便不通，煩悶不安，骨節疼痛，赤白痢，血痢，熱毒痢，宿食不消化，心腹脹滿，出氣不得，下一切諸毒藥，脚氣等，飲酒多醉困，久痢不差，孩子驚癇等，以上和水服之，産後一切諸病，墮胎，和酒服之方。
朴硝十斤 升麻三兩 大青 桑白皮
槐花各二兩 犀角屑 羚羊角屑，各一兩 蘇方木六兩
竹葉兩■ 訶黎勒 山梔子三十枚 檳榔人二十顆
朱砂半大兩，研
右十三味，以水二斗，漬一宿，煎取一斗，去滓，入鍋內朴消鍊烊，攪勿住手，候欲凝，出於盆中，攪入朱砂、麝香訖，雪成，收於垍器中，密封，有疾量取之，和水服之，以利病除，身輕目明，四肢調適。療一切病神驗。老小量之。上云入朱砂麝香，未見分兩
近効腎瀝湯，煮散，主除風下氣，強腰脚，明耳目，除痰飲，理榮衛，永不染痔氣，諸風疾方。
黃耆 芎藭 茯苓 五味子
防風 澤瀉 獨活 玄參
人參 牛膝各六兩 麥門冬去心 地骨皮各八兩
桂心 甘草三兩，炙 丹參五兩
右十五味，切如大豆，分作二十四貼，貼著生薑一兩，切，

杏人十四枚去尖碎。以水三升煮一貼。取一升。去滓澄清。取九合頓服。每日一貼。晚間以氣下心胸空妙。十服以後。身力不可當。常須護惜將養之。以飲食補之。每年春夏秋冬服一劑。勝服腎氣丸二十劑。永不患風氣。先有諸病。自然除差。張中丞自服以來。神效不可言。以爲乳石力不可比。令服不闕效驗妙。方云腎瀝湯恐須用猪腎湯煎

古今諸家膏方四首

廣濟神明膏。主諸風頑痺。筋脉不利。療癬諸瘡痒方。

前胡　白术　白芷　芎藭並切

椒去目　吳茱萸各一升　附子三十枚去皮切　當歸

細辛　桂心各二兩切

右十味以苦酒漬一宿。令浥浥然。以成鍊猪膏一斗。微火煎十沸以來。九上九下。候附子白芷色黃。絞去滓。膏成。病在外摩之。在內以酒服棗核大。疥癬等瘡皆療之。並去諸風病。亦摩折傷被打等。崔氏云藥滓酒浸服之亦大療諸病

崔氏陳元膏。會稽太守思朔眛死再拜上書

皇帝陛下。思幸得典郡。視事六年。處地下濕。身病苦痺。飲食衰少。醫療不差。命在旦暮。蒼梧道士陳元賣藥於市。思取藥摩之。日至再。十五日平復。思男嘗墮馬。苦爲腰痛。天陰雨轉發。思取元膏摩之。復愈。思妻年四十五。苦心腹積聚。得病三年。思復從元取膏摩之。六日下宿食。即愈。思銓下郭少苦頭眩。思取膏摩。三日鼻中下水二升。所病即愈。思知元藥驗。謹取元本方奉上。

當歸三兩一方隴西者　生地黃二斤擣取汁

附子三兩　細辛二兩　桂心一兩　天雄三兩去皮

乾薑二兩　丹砂一兩研　芎藭二兩　雄黃二兩半研

烏頭三兩　苦酒三升　白芷一兩　松脂半斤

不中水猪脂十斤鍊去滓

右十五味㕮咀。以地黃汁苦酒漬一宿。取猪脂內諸藥。微火煎之。令十五沸。膏成去滓。內朱砂等末。熟攪。勿令婦人雞犬孝子惡疾不具足人小兒等見。有人若胸脅背痛。服之七日。所下狀如雞子汁者二升。即愈。又有人苦脅下積聚如杯。摩藥十五日即愈。又有人苦臍傍氣如手。藥摩之。去瓜中黃穰者升許。即愈。有人患腹切痛。時引背痛數年。以膏摩之。下如蟲者三十枚。即愈。又有婦人若月經內塞。無子數年。膏摩少腹。並服如杏子一枚。十日下崩血二升。即愈。其年便有子。又療風搔腫起累累如大豆。以膏摩之。五日即愈。老少患腳膝冷痛。摩之五日便愈。又有人若頭項痛寒熱瘰癧。摩頭及病上。即愈。又有人患面目黧黑消瘦。是心腹中病。服藥下如

酒糟者一升餘。即愈。內外諸風及腹中積聚可服之。百病無不愈。所療人無數。不可悉記。

又烏膏。療一切瘡。引膿生肌。兼殺瘡中蟲方。

烏麻油一升 黃丹上好者二兩，羅之 蠟一兩，鍊淨濾

薰陸香乳頭者一兩，末 松脂半兩，末。以上並大升兩

右五味。緩火煎油三分減一。下鐺待冷。乃內黃丹。更上煎之。又三分減一。又停待冷。次內薰陸香末。上火煎。候銷盡。又內蠟及松脂。看膏稍稠。即點於鐵上試。斟酌硬軟適中。乃罷。先問所患瘡如熱。即除薰陸及松脂。瘡如久不差。此涉於冷。即依方合。其貼杖瘡者。油若一升。地黃汁半合。和煎黃丹二大兩。蠟一小兩。餘準上法。此膏不須硬也。

近効蓮子草膏。療一切風。耳聾眼闇。生髮變白。堅齒延年。本是婆羅門方。

蓮子草汁三升 生巨勝油一升 生乳一升，不食糟者 甘草一大兩，末

右四味。和於鍋中煎之。緩火熬令魚眼沸。數攪之勿住手。看上沫盡。清澄濾。不津垍器中貯之。云本方有青蓮蘂六分。龍腦花三分。鬱金香二分。並末。先煎諸藥三分減一。次下汁及油等。膏成。每欲點。即仰臥垂頭牀下。一孔中各點如小豆許。久乃起。有唾唾却。勿咽之。起訖。即啜少熱湯飲。點經一年。白髮盡黑。禿處並出。韓庶子處得。每用驗。

古今諸家煎方六首

廣濟阿魏藥煎方。

阿魏四分 豆蔻人七顆，細研 生薑十二分 人參八分

甘草八分，炙 鼈甲十二分，炙 藕汁二升 訶黎勒七枚，去核

牛膝半斤 白蜜一升 地黃汁二升

右十一味。下地黃等汁煎。次下藥末。微火煎。攪勿住。攪候如餳。於不津器盛。每取一匙。酒和服之。

又鹿角膠煎。療五勞七傷。四肢沉重。百事不任。怯怯無力。昏昏欲睡。身無潤澤。腰疼頑痹。脚弱不便。不能久立。胷脅脹滿。腹中雷鳴。春夏手足煩熱。秋冬腰膝冷疼。心悸健忘。腎氣不理。五藏風虛。並悉療之方。

鹿角膠二斤，擣碎，作四分，於鐺中熬令色黃 紫蘇子二升，以酒一升研，濾取汁

生地黃一斤，取汁 生薑一斤，汁 黃牛酥一升 白蜜三斤

右六味。先煎地黃汁、蘇子汁、生薑汁等二十餘沸。次下酥蜜。又煎三五沸。次以蜜並膠末下之。攪令相得。膠消盡。煎即成矣。以器盛之。空腹以酒調二合服之。日再。此藥補五藏。益心力。實骨髓。生肌肉。理風補虛。耳聰目明。腰脚甚效驗。一兩劑彊健。披覽十倍常時。忌羊血、蕪荑。

又主冷氣益氣力溫中下氣蒜煎方

剥了蒜二升 牛乳五升 牛膝一大斤末

右三味，以蒜内牛乳中煎之，候蒜消盡，攪勿住手，下牛膝末，煎成，於器中貯之。食前以酒和兩匙服。忌羊血。

又地黄煎，主婦人丈夫血氣勞，骨熱，日漸瘦悴方。

生地黄汁二升 甘草三兩，炙，末 豉心一升 葱白切，一升 牛酥半斤 藕汁二升 白蜜一升

右七味，以小便六升，煮葱豉等，取二升，絞去滓，次下地黄藕汁，更煎取三五沸，下酥蜜，攪勿住手，候似稀餳，以器貯之。每服一匙，漸至三匙。成煎桑枝熬煎湯調和服之，尤妙。桃人湯亦良。

小品單地黄煎，主補虛除熱，散乳石癰疽瘡癤等熱方。

生地黄隨多少，取汁，於銅鉢中重湯上煮，勿蓋釜，令氣得泄，煎去半，更以新布濾絞去麤滓穢，又煎令如餳成矣。此用地黄須肥大味濃者，作煎甘美，東南地黄堅細味薄，作煎鹹不美。

近效地黄煎，療肺氣欬嗽，補心肺，令髭髮不白方。

生地黄汁二升 麥門冬汁五升 生薑汁五合 紫菀三兩 貝母 款冬花 甘草炙，各三兩

右七味，切，以水七升，煮取三大升，去滓，却入鍋中，下地黄汁、麥門冬、薑汁等，三十沸，下蜜一升，煎如餳成矣。盛不津器中，冷含如棗許，增加量之。一方有人參三兩。

古今諸家酒一十二首 並代茶飲，列於下

千金天門冬酒，療五藏六腑大風洞泄虛弱，五勞七傷，癥結滯氣，冷熱諸風，癇惡疾，耳聾頭風，四肢拘攣，猥退歷節風，萬病皆主之。久服延年輕身，齒落更生，髮。

天門冬 與百部相似，天門冬味甘，兩頭方，百部細長而味苦，令人利

右一味，擣取汁一斗，漬麴二升，以糯米二斗，候麴發，準家醞法釀之。春夏極冷下飯，秋冬稍溫如人肌下飯。酒熟，取清飲一盞，常令酒氣相接，勿至醉吐。慎生冷、酢滑、雞、豬、魚、蒜，特忌鯉魚，亦忌油膩。此是一斗法，餘一石二石亦準此以爲大率。服藥酒十日，覺身體隱癢；大痒二十日，更大痒；三十日乃漸止，此是風氣出去故也。四十日卽覺身心朗然大快，似有所得；五十日更覺大快，當風坐卧，覺風不著人，身中諸風悉盡。用米法：先淨淘，暴炕令乾，臨欲用時，更別取天門冬汁漬米，乾漉炊，餘汁拌飯，甚宜密封。取天門冬汁法：淨洗，心皮水寸切，擣押各三四遍，令滓乾如草乃止。此酒初熟味酸，仍作臭泔腥氣，但依式服之，久停則香美，餘酒皆不及也。封四七日佳。凡八九月卽少少合，至十月多合，擬到來年五月

三十日以來相續服之。春三月亦得合。入四月不得合。
服酒若得散服。得力倍速。散方如左。
天門冬去心及皮暴乾擣篩。以上件酒服方寸匕。日三。
加至三匕。久服長生。凡酒亦得服。
又大金牙酒。療瘴癘毒氣中人。風冷濕痹。口喎面戾。半身
不隨。手足拘攣。歷節腫痛。甚者少腹不仁。名曰腳氣。無所
不療方。

金牙一斤燒　白朮　附子　側子
天雄　蓯蓉　茯神　當歸
防風　芎藭　黃耆　薯蕷
細辛　桂心　茵芋　地骨皮
五加皮　杜仲　萆薢　狗脊
萎蕤　白芷　厚朴　枳實炙
桔梗　黃芩　遠志去心　蔓荊子各三兩
人參二兩　獨活半斤　石南二兩　磁石十兩燒
丹參　牛膝各五兩　薏苡人一升　麥門冬一升去心
生石斛八兩　生地黃切二升　蒴藋四兩

右三十九味並切。用絹袋盛。以酒八斗漬七日。溫服一
合。日四五夜一。石藥細研如粉。別絹袋盛。共藥同浸。藥
力安和。主治極多。凡是風虛。四體小覺有風痾者。皆須
將服。無不治者。服者一依方合之。不得輒信誣人大言。
浪有加減。忌如常法。
又鍾乳酒。療虛損。通順血脈。極補益下氣方。

鍾乳五兩碎　附子三兩炮　石斛五兩　甘菊花三兩
蓯蓉五兩

右五味剉。以生絹袋盛。用酒三斗漬經五日。每服二合。
日再。稍加至一升。
千金翼五精酒。主萬病。髮白反黑。齒落更生方。

黃精四斤　天門冬五斤去心　松葉六斤　白朮四斤
枸杞五斤洗

右五味皆生者。內釜中。以水三石煮之一日。去滓。取汁
漬麴如家釀法。酒熟。取清。任性飲之。長年補養。忌鯉魚桃李雀肉等
又白朮酒方。

白朮二十五斤

右一味㕮咀。以東流水兩石五斗。於不津器中漬之二
十日。去滓。內汁於大盆中。夜候流星過時。抄已姓名置
盆中。如是五夜。汁當變如血。取以漬麴。如家醞法造酒。
熟。取清。任性飲之。十日萬病除。百日白髮反黑。齒落更
生。面有光澤。久服長年。忌桃李雀肉等。此酒至誠有靈

風病服之百神衛人。

又枸杞酒方。

枸杞一百斤

右一味切。以東流水四石煮之一日一夜。去滓。令得一石汁。漬麴釀之。如家醞法。酒熟取清。置不津器中。取乾地黄桂心乾薑商陸澤瀉蜀椒末各一升。六味以絹袋盛。內酒中漬。密封口。埋入地三尺。堅牢覆上。二十日沐浴整衣冠。向仙人拜訖。開之。其酒當赤如金色。平旦空腹服一盞。或半升爲度。十日萬病皆愈。二十日瘢痕皆滅。惡疾人以一升水和半升酒。分爲五服。服之卽愈。若欲食少者。取河中青白石如棗杏人大者半升。以水三升煮一沸。以酒半合置中。須臾卽熱可食也。

崔氏蒼耳酒。療大風惡疾及一切諸風。乃至骨髓中毒風。令人充悅方。

蒼耳和莖葉花實取剉一石八月收 牛膝根一升 松葉二斗
商陸根二升白色者 鼠粘根一斗

右五物皆剉訖。量之。以水兩石五斗。煮取六斗汁。如釜小可分煮之。卽分三斗汁。將浸麴一斗二升。高量其麴。加於常法五分。爲藥力費麴故也。餘三斗汁。留將拌饙料。糯米一石二斗。分作五酘。淨淘乾漉。以上並大斗。第一酘一日。炊四斗米。取藥汁九升。拌饙熟。細切生地黄三斗。和米下之。第二酘三日。炊三斗米。取藥汁七升。拌饙熟。與杏人一斗。去皮尖。碎和擣如泥下之。第三酘五日。炊二斗米。取藥汁六升半。拌饙熟。取木麻子一斗。擣碎和下之。第四酘七日。炊二斗米。取藥汁四升半。拌饙熟。取胡麻一斗。擣碎和下之。第五酘九日。炊一斗米。取藥汁三升。拌饙下之。

右以前五酘法。須候米消盡。卽炊酘之。未必要須隔日。其酒如米少味薄。更炊一二斗米下之。使味足。然後去糟取清。依常法飲半升。不能者可量性多少。常使有酒氣。遍夜飲最是所宜。此酒縱非風疾。飲之補養。益精神。令人充健。

又烏麻地黄酒。療風虛。補不足。除百病。已試大効方。

六月六日麴四升淨 王斯油麻六斗五升出[redacted]州赤色者是如無別用巨勝替之以脫去皮乾暴脫烏麻法以冷水浸經一宿出之置箕中漉水令盡舂之卽皮自脫去耳
生地黄四斗冷熟湯洗待水氣盡便切之更取生地黄一石以水一石和煮爛布絞去滓卽取汁六斗又以蠟及麻子塗瓮內蒸之令乾前三味總內瓮中浸之
丹參 生石斛 牛膝 杜仲
萆薢 生薑各二斤 人參八兩

右七味切。以生絹袋盛。同內前件熟地黄汁瓮中浸封閉七日外更取烏豆四大斗摩使光淨分作四度微熬令香取無灰重醞酒二斗八升三度淋豆豆一熬三淋淋訖並去豆總計十二度淋豆取淋酒別器中盛然後更寫麴汁等物及諸藥並出在大瓮中以物閉頭及更將此酒先重蒸瓮看冷暖還內麴汁及藥等安在瓮中其日即用八斗精糯米炊作飯如常釀酒法醱酒即以淋豆酒投在瓮中封閉經一兩宿看米消盡又炊四斗糯米飯醱之此後更封閉經七日其酒即熟任性飲多少量之不限時候常微微覺身潤夜中稍加少許或汗出住避風及忌房室特禁毛桃芥生菜熱麪並酢蒜牛肉冷物醞初酒法待此酒熟即將此酒更重醞

右麴依當家常用法每一斗麴用熟水一斗一升浸炊酒飯即量熟湯多少用沽飯如凡釀酒法更不得加生水每一斗米酒爲住釀重醞酒法待此酒熟即將酒二斗八升淋豆

右每一斗麴以熟水一斗浸其酒米每一斗饙料以四斗清酒淋其饋然後炊飯使熟更不得加水其所洗甑洗手盆瓮等皆須用此酒還投釀瓮中釀藥酒法右欲和藥酒時先置五斗許藥在瓮底然後加五斗許飯每次如此斟酌至半即內藥袋其藥袋上亦使藥飯相參以至於盡然始閉封

封閉藥酒瓮法

右封閉瓮頭用紙七重布一重其釀酒室唯造酒得入自外猫犬婦人不得輒入室中

又枸杞酒療五內邪氣消渴風濕下胷脅氣頭風（本方作痛）堅筋骨彊陰利大小便塡骨髓長肌肉破除結氣五勞七傷去胃中宿食利耳目衂血吐血風疰補中逐水破積瘀膿血石淋長髮傷寒瘴癘毒氣煩燥滿悶虛勞喘吸逐熱破血及脚氣腫痺悉主之方

糯米一石（黍米亦得） 麴（計常釀酒米一石用麴一斗此藥加五升彌佳未用之）

枸杞根二十斤（刮去赤皮半寸剉之以水一石漬經三日煮取汁五斗）

生地黃二十斤（洗去土細切和米炊之） 秋麻子三斗（微熬以枸杞湯淋取汁）

香豉二斗（以枸杞湯煮取汁）

右四味地黃和米蒸之三物藥汁總合得五斗地黃濕即四斗分半漬米饙半及麴和釀飯即總和一醱密蓋瓮口經二七日壓取封泥復經七日初一度一釀用麻子二斗多即恐令人頭痛服酒忌生冷酢滑雞魚麪蒜油膩白酒房室等服訖一二七日將息

又地黃酒療虛羸令人充悅益氣力輕身明目方（雍州高長史服用効）

生地黄一石二斗擣絞取汁四斗　杏人一斗去尖皮兩人者熬令黄擣末

大麻子一斗熬擣末　糯米一石暴乾

麴一斗五升淨刮暴乾細剉

右五味。先以地黄汁四斗漬麴。待發。炊米二斗作飯。冷暖如人肌。酘麴汁中和之。候飯消。更炊米一斗。酘之。如前法。又取杏人麻子末各一升二合半。和飯攪之。酘麴汁中。待飯消。還炊米一斗。杏人麻子末各一升二合半。一依前法酘之。如此凡八酘訖。待酒沸定。封泥二七日。取清温服一升。漸加至二升。日再服之。令人頓能食。乆服去萬病。婦人服之更佳。令人有子。

近効五加酒方。

五加根莖細剉五斗　六月六日麴末三斗

黍米一石糯米亦得

右三味。以水五斗。共五加同下於大釜中。以水度深淺與水平。剋之。即更添水一石五斗。並前計兩石。即下火煎。旋旋急火取藥汁。減下至木剋處即得。以火盆安淨筐。筐中安淨布單。兼滓漉著筐中。其汁在盆中。唯有五斗。且別盛密封蓋之。又重取所漉者五加滓。以水煮之。如別有五加添和同煮更佳。取此汁用洮米。拌飯炊之。如常炊法。用前五加濃汁漬麴。且炊米五斗。釀之。餘五斗分為兩酘。如常造酒法。酒熟壓漉。蜜封頭。每服一盞。煖飲之。漸加。勿令醉。又遠志十兩末之。下釀中。益妙。玄參及蛇皮肉亦得。其糟與巳下食之尤佳。

又代茶新飲方。

黄耆　通草各二斤　茯苓　乾薑

乾葛各一斤　桑根白皮一斤　鼠粘根三斤濕加一斤

生乾地黄　枸杞根洗　忍冬十二月採枝莖葉陰乾濕加五兩

薏苡人各十兩　菝葜八兩　麥門冬去心　萎蕤各五兩

右十四味。並揀擇。取州土堅實上者。刮削如法。然後秤大斤兩。各各別擣。以馬尾羅篩之。攪令勻調。重篩。務令相入。不令偏並。別取黄白楮皮白皮根。相兼細切。煮取濃汁。和溲令硬軟得所。更於臼中擣。別作一竹棬子。圍闊二寸半。厚二分以下。臨時斟量大小厚薄作之。此亦無定。衆手依摸捻成餅子。中心穿孔。日暴乾。百餘餅為一穿。即以葛蔓為繩貫之。竹作篾亦得。挂之通風陰處妙。若須煮用。以炭火上炙令香熟。勿令焦。臼中擣末。任隨時取足。煎以代茶。大都濃薄量之。著火鹽煮之。頻揚之。即滑美。著鹽橘皮蓽撥亦佳。除風破氣。理丹石。補腰腳。聰耳明目。堅肌長肉。緩筋骨。通腠理。頭腦閉悶。眼睛疼痛。心虛腳弱。不能行步。其效不可言。若患腳氣肺氣疝氣欬嗽入口即愈。患消中消渴尤驗。主療既多。不復一一具説。但服之立取其驗。禪居高士特宜多飲暢腑藏。調適血脉。少服益多。心力無勞。饑飽飲之甚良。若臘月臘日合之。十年不敗。

解飲食相害成病百件

肘後凡飲食雜味。有相害相得。得則益體。害則成病。以此致疾。例皆難療。所以病有不受藥療。必至於死也。今略疏其不可噉物。不須各題病名。想知者善加慎之。諸鳥獸陸地肉物忌法。

白犬血腎不可雜白雞肝白鵝肝　白羊肉不可雜雞肉　犬肝不可雜烏雞狗兎肉　猪肉不可合烏梅食一云不可合羊肝　兎肉不可雜獺肉及白雞心食　白馬黑頭者不可食　麋肉不可合蝦蟆及獺生菜食　麋脂不可合梅李食　麋肉不可雜鵠肉食　羊肝不可合烏梅白梅及椒　牛腸不可合犬血肉等食　白馬青蹄肉不可食　白猪白蹄青瓜班班不可食　雞有六翮不可食　烏雞白頭不可食之殺人　鹿白膽不可悞食　食猪肉不可卧稻穰草中　雄雞肉不可合生葱芥菜食　雞鴨子不可合蒜桃李子鼈肉山雞肉　雀肉不可雜牛肝落地塵不著不可食　暴脯不肯燥及犬炙不動見水而動者不可食　祭肉自動及酒自竭並不可飲食也　鳥獸自死口不開翼不合不可食　鳥獸被燒死不可食　病人不可食熊肉及猴肉　山羊肉不可合雞子食之　半夏菖蒲忌食羊肉　雞子不合鯉魚　巴豆忌猪肉蘆笋　商陸忌白犬肉　細辛桔梗忌菜　白术忌食桃李　甘草忌食菘菜　牡丹忌胡荽　常山忌葱　茯苓忌酢　天門冬忌食鯉魚　黃連桔梗忌食猪肉　藜蘆忌食狸肉　凡蠅蜂及螻蟻集食上而食之致瘻病也　凡飲水漿及酒不見影者不可飲之　丙午日勿食雉肉　壬子日勿食猪五藏及黑獸肉等　甲子日勿食龜鼈鱗物水族之類

又療卒得食病似傷寒。其人但欲卧。七日不療殺人。

按其脊兩邊當有陷處。正灸陷處兩頭各七壯則愈。

又療中虛冷。不能飲食。食輒不消。羸瘦。四肢尪弱。百病因此而生方。

薤白一斤　枳實三兩炙　大棗十二枚擘　粳米二合　豉七合

右五味。以水七升煮薤。餘五升。內諸藥。煮取一升半。分三服。差止。

又方

豉心一升熬末　麥蘖　麴各一兩熬　蜀椒一升汗　乾薑一升末

右五味擣篩。以蜜拌。食後酒服之方寸匕。

又方

麴半斤熬　麥蘖五升半熬　杏人一升去尖皮熬

右三味擣篩。蜜和末。食後服如彈丸一枚。漸增之。

又方

大黃　芍藥　芒硝各一斤

右三味末之。以蜜三斤於銅器中湯上煎可丸。服如梧子十九日再服。

又方

麴一斤熬 吳茱萸一升 乾薑十兩

右三味擣爲末。服方寸匕。

又療脾胃氣弱。穀不消。兼不復受食方。

大麻人三升 大豆黄二升並熬香

右二味擣篩。以飲服一方寸匕。漸加服。

又療飽食訖便卧得病。令人四肢煩重。嘿嘿欲卧方。

大麥蘗一升熬 乾薑二兩

右二味擣爲末。服方寸匕。日三良。

又療食生冷雜物。或寒時衣薄當風。夜食便卧不消。心腹煩滿痛脹急。或連日不化方。

燒地令極熱。即激薄覆取汗愈。

深師療食飽煩悶。但欲卧而腹痛方。

麴熬令香黄

右一味擣爲末。服方寸匕。大麥蘗亦佳。

千金翼凡六畜五藏著草自動搖及得酢鹹不變色又墮地不汙又與犬不食皆有毒殺人也 凡食飲有毒澆地地墳起皆殺人 凡肉在器中蓋密氣不泄者皆殺人 凡脯肉熟肉不用深藏密氣不泄殺人 若中此毒者。皆大糞灰水服方寸匕良。

古今錄驗療新中雜食。瘀實不消。心腹堅痛方。

取水三升。煮白鹽一升。令消。分服。取吐必差。

備急席辯刺史云。嶺南俚人毒藥。皆因食得之。多不即覺。漸不能食。或更心中嘈脹。並背急悶。先寒似瘴。微覺即急取一片白銀含一宿。銀變色即是藥也。銀色青是藍藥。銀色黄赤是菌藥。久久毒入眼。眼或青或黄赤。若青是藍藥。若黄赤是菌藥。俚人有解療者。畏人得法。在外預合。或言三百頭牛藥。或言三百兩銀藥。余住久。與首領親狎。知其藥並是常用。俚人不識本草。乃妄言之。其方如後。

初得俚人毒藥。未得餘藥。且令定方。

生薑四兩 甘草三兩炙

右二味。以水六升。煮取二升。平旦分二服。訖後別方療之。

又療之方。

常山四兩 白鹽二七

右二味。以水一斗漬之一宿。以月盡日漬之。月一日五更以土釜煎。勿令奴婢雞犬見之。煮取二升。平旦分再服。服訖少時即吐。以銅盆盛之。看若色青。以杖舉得五尺不斷者。即藥未盡。一二日後更進一劑。

又方

都惏藤十二兩此藥嶺南有土人識俚人呼爲三百兩銀藥甚細長有高三尺微藤生切

右一味以水一升酒二升和煮取二升分三服服訖藥毒逐大小便出十日愼毒食不差更服以差爲度（肘後云黄藤）

又療腹内諸毒方。

都惏藤　黄藤（各二虎口長三寸並細剉）

右二味以酒三升合甖中密封以糖火圍四邊燒令三沸待冷出之温常服令有酒色無禁忌若不獲已欲食俚人食者先取甘草一寸炙令熟嚼咽汁若食著毒藥即吐便是藥也依前法療之若經含甘草而不吐非也宜常收甘草十數片隨身帶之自防也嶺南將熟食米及生食甘蔗巴蕉之屬自更於火上炮炙燒食之永無慮也若被席上散藥卧著因汗入肉最難主療可常自將淨席隨身及匙筯甘草解毒藥行甚妙（肘後無黄藤）

張文仲白黍（不可合飴糖蜜共食）黍米（不可合葵共食）白蜜（不可合菰首食）菰首（不可合生菜食）病人（不可食胡荽芹菜及青花黄花菜）姙身（勿食桑椹並鴨子）五月（勿食韭）十月（勿食椒）二月三日四月八日（勿食百草）二月（勿食小蒜）四月（勿食胡荽謹按仲景方云正月勿食生葱二月勿食蓼三月勿食小蒜四月八月勿食葫五月勿食韭五月五日勿食生菜七月勿食茱萸八月九月勿食薑十月勿食椒）食（駿馬肉不酒殺人也）飲馬（鞍下肉不可食）馬黒脊（而班）臂亦勿食

食馬肝中毒方。

取牡鼠矢二七枚兩頭尖者是水和研飲之（仲景同）

又食諸六畜鳥獸肝中毒方。

取髮翦之長半寸授土作漉沽二升合和所剉髮飲之須臾髮皆貫所食肝出也謹按髮誤食之令人成髮癥爲病不可療令和髮土飲之豈得有此理否可詳審之別有方法也。

又方

服頭垢一錢匕立差（仲景千金同）

又方

清水投豉絞取汁飲數升差止。

又凡物肝藏自不可輕噉自死者彌勿食之諸心皆勿食之爲神識所舍使人來生獲報對又食生肝中毒方。

服附子末方寸匕日三須以生薑湯服之不然自生其毒。

又禽獸有中毒箭死者其肉有毒可以藍汁大豆解射罔也

又食鬱肉及漏脯中毒方。

取犬矢燒末以酒服方寸匕。

又方

擣生韭。絞取汁。服一二升。冬月連根取。和水洸絞之。用薤亦佳。凡肉閉在密器中經宿者爲鬱肉。茅屋溜下沾脯爲漏脯。並有大毒。

又食黍米中藏乾脯中毒方。

濃煮大豆汁。飲數升即解。兼療諸肉及漏脯毒。

又食自死六畜諸肉中毒方。

擣黃蘗末。以水和方寸匕服。未覺再服差。

又凡六畜自死。皆是遭疫則有毒。人有食疫死牛肉。令病洞下。亦致堅積者。並宜以利藥下之良。

又食諸菜肉脯中毒方。

燒猪骨擣下篩。水服方寸匕。日三四差。千金同

又方

燒笠子末。服方寸匕。日三。

又食馬肉洞下欲死者方。

豉二百粒　杏人二十枚

右二味合於炊飯中蒸之。擣丸服之。至差。仲景同

又甘豆湯冷飲之。諸毒悉解。諸不可及也。

辨魚鼈蟹毒不可食及不得共食。

肘後云凡魚頭有正白連珠至脊上不可食也魚無腸膽不可食魚頭黑點不可食魚頭似有角不可食魚無鰓不可食鯷魚赤目鬚不可食魚不可合烏雞肉食生魚目赤不可作膾食魚不可合鸕鷀肉食鯷魚不可合鹿肉食之鯽魚不可合猪肝及猴肉食青魚不可合小豆藿食魚汁不可合自死六畜肉食青魚鮓不可合胡荽及生葵麥醬食鯉魚鮓不可合小豆藿鰕不可合雞肉食鰕無鬚及腹下通黑及煮之反白皆不可食鯉魚不可合白犬肉鯉魚不可合繁薑萊作蒸鼈目凹不可食鼈壓下有如王字不可食之鼈不可合雞鴨子食之鼈肉不可合莧菜食之亦不可合龜共煮之龜肉不可合瓜及飲酒蟹自相向及足班目赤者不可食之病人不可食鱓魚鮪魚等雉身不可食鼈及魚鱠桂天門冬忌食鯉魚

又療食蟹及諸肴膳中毒方。

濃煮香蘇。飲汁一升解。本仲景方

又人有食蟹中毒。煩亂欲死。服五蠱黃丸。得吐下皆差。夫蟹未被霜多毒。熟煮乃可食之。或云是水莨所爲。彭蜞亦有毒。蔡謨食之幾死。

又療食諸䴵雁百物毒方。

取貝齒一枚含之。須臾吐所食物差。千金同

又方

擣韭汁服一升。冬以水煮根服。千金云服數升

又方

掘厠傍地作坎深一尺。以水滿坎中。取故厠籌十四枚。燒令燃。以投坎中。乃取汁飲四五升即愈。千金同

又諸饌食直爾何容有毒。皆是以毒投之耳。既不知是何處毒。便應煎甘草薺苨湯療之。漢質帝食䴵。魏任城王噉

衆皆致死，即其事也。

食魚中毒及食鱠不消方五首

古今錄驗療食鯸鮧傷毒欲死方。

取鮫魚皮燒之，無皮壞刀裝取燒，飲服之，鮨魚皮也。

食諸鮑魚中毒亦用之。千金同

千金療食魚中毒方。

煮橘皮，停冷飲之

又療食魚鱠及生肉住胷膈中不化，吐不出，便成癥瘕方

厚朴炙　大黄各二兩

右二味，以酒二升，煮取一升，頓服，立消。人羸者倍大黄。

用三兩酒，取二升，再服。

肘後療食鱠過多，冷不消，不療必成蟲瘕方

馬鞭草擣絞取汁，飲一升，即消去。亦宜服諸吐藥吐之。千金同

删繁療食魚鱠不消生瘕，常欲須鱠者方。

獺骨肝肺　乾藍　大黄各分　蘆根

鶴骨各七分　桔梗五分　乾薑四分　桂心

班猫二十枚炙

右九味，擣篩，蜜丸，酒服十丸至十五丸，日再，差。

食椒菜瓠中毒方四首

肘後蜀椒閉口者有毒，食之戟人咽，使不得出氣，便欲絶，

又令人吐白沫，並吐下，身體冷痺，療方

煮桂飲汁多益佳，又飲冷水一二升，又多食蒜，又上漿飲一升，又濃煮豉汁冷飲之一二升，又急飲酢，又食椒不可飲熱，飲熱殺人

又療中苦瓠毒方。

煮黍穰濃汁，飲之數升。此物苦則不可食，恐作藥中毒也。

千金療菌毒方。

掘地作坎，以水沃中，攪令濁，名地漿，飲之。

又療食菜中毒，發狂煩悶，吐下欲死方

取雞毛燒末，以飲服方寸匕，差。

解一切食中毒方三首

千金論曰：凡人跋涉山川，不諳水土，人畜飲啖，誤中其毒，素不知方，多遭其斃，豈非枉横耶。然而大聖久設其法，以救活之，正爲貪生嗜樂，忽而不學，一朝逢遇，便自甘心，終不識其所以，今述神農黄帝解毒方法，好事者可少留意焉。

又論曰：甘草解百藥毒，此實如湯沃雪，有同神妙。有人中烏頭巴豆毒，甘草入腹即定；中藜蘆毒，葱湯下咽便愈；中

野葛毒。土漿飲訖即止。如此之事其驗如反諸掌。要使人皆知之。然人皆不肯學。誠可嘆息。方稱大豆汁解百藥毒。臣試之。大懸絶。不及甘草。又能加之爲甘豆湯。其驗尤奇。有人服玉壺丸吐嘔不已。以百藥與之不止。藍汁入口即定。如此之事。皆須知之。此即成規。更不須試練也。解毒方中條例極多。若不指出一二。學者不可卒知。餘方例爾。

又療諸食中毒方。

飲黄龍湯及犀角汁。百無不治也。若飲馬尿亦良。

又療食飲中毒方。

苦參三兩

右一味切。以酒二升半。煮取一升。頓服之。取愈。

古今錄驗療諸食毒方。

取桑黄心破作一斷著釜中。令水出三寸。煮取二斗。漉澄清。微火煎得五升。宿不食服之。日三合。則吐瘕未差更作。羸者減之。

酒醉過度恐腸爛及喉舌生瘡方三首

千金療卒大醉恐腸爛方。

作湯著大器中漬之。冷復易之。酒自消。夏月亦用之佳。肘後同

又方

絞茅根汁。飲二升。

又療連月飲酒。喉咽爛。舌上生瘡方

大麻子一升 黄芩二兩

右二味擣末。以蜜和丸含之。

飲酒連日醉不醒方九首

肘後療飲酒連日醉不醒方。

蕪菁菜並少米熟煮。去滓冷之。内雞子三枚或七枚。調匀飲之二三升。無雞子亦可單飲之。

又方

取水中螺蜆若螺蚌輩。以著葱豉椒薑。煮如常食法。飲汁數升即解。

又方

擣生葛根汁。及葛藤餅和絞汁飲之。無濕者。乾葛煎服佳。乾蒲煎服之亦佳。

又方

粳米一升。水五升煮使極爛。漉去滓。飲之尤良。

千金療酒醉不醒方。

葛根汁飲一二升。無多少。取醒止。

又方 本方治飲酒不醒

九月九日菊花末。飲服方寸匕。

又方

小豆葉陰乾一百日。末服之。日方寸匕良。

又方

五月五日取井中倒生草。陰乾末。酒服方寸匕佳。

又病酒方。

取豉葱各一升。以水四升。煮取二升。飲之。差止。

飲酒令難醉方一首

千金飲酒令無酒氣方。

乾蕪菁根二七枚。三遍蒸。乾末之。取兩錢匕。飲酒後水服之。

飲酒積熱方二首

肘後飲酒積熱。遂發黃病方。

雞子七枚。苦酒漬之器中。密封內井底一宿。出當軟。取吞之二三枚。漸至盡驗。

千金治飲酒房勞虛受熱。積日不食。四體中虛熱。飲酒不已入百脉。心氣虛。令人錯謬失常方。

酸棗人半升　人參　白薇　枳實炙

知母　栝樓　芍藥各二兩　茯苓三兩一云茯神

甘草一兩炙　生地黃八兩

右十味切。以水一斗。煮取三升。分三服。

斷酒方一十五首

千金斷酒方。

酒七升著瓶中。熟朱砂半兩著酒中。急塞瓶口。安猪圈中。任猪豕動。經七日取盡飲之。永斷。

又方

臘月鼠頭灰柳花等分。黃昏時酒服一杯。

又方

正月一日酒五升。淋碓頭。擣一下取飲。

又方

故甑中菓耳子七枚。燒作灰。黃昏時煖取一杯酒。呪言與病狂人飲。勿令知之。後不喜飲酒。

又方

白猪乳汁一升飲之。永不用酒。

又方

刮馬汗和酒與飲之。終身不飲酒。

又方

大蟲屎中骨燒末。和酒與飲。

又方

鸕鷀矢灰。水服方寸匕。永斷。

又方

故紡車絃燒灰。和酒與飲之。

又方

驢駒衣燒灰。酒服之。

又方

自死蠐螬。乾擣末。和酒與飲。永世聞酒名卽嘔吐。神驗。

又方

酒客吐中肉七枚。陰乾燒灰服之。

又方

酒漬汗鞋替一宿。且空腹與飲。卽吐。不喜見酒。

又方

白狗乳汁。酒服之。

又方

臘月馬腦。酒服之

服藥過劑及中毒方一十一首

前後服藥過劑。及中毒多煩悶欲死方。

刮東壁土少少。以水一二升和飲之良。

又方

水和胡粉。稍稍飲之。

又方

青粳米取其瀋汁五升飲之。

又方

擣蘘荷取汁。飲一二升。冬月用根。夏月用莖葉。

又方

屋霤下作坎。方二尺。深三尺。以水七升灌坎中。攪揚之。令沫出。取沫一升飲之。未解更作。

又方

擣藍青絞汁。數升飲之。無藍以青布水洗飲之。

又方

燒犀角。水服一方寸匕。

備急服藥失度。腹中苦煩方

飲生葛汁良。或乾葛煎湯服之 肘後同

又方

雞子黃三枚吞之良。又雞子清飲之。又服猪膏良

又方

服諸石藥過劑者。白鴨矢水和服之差。肘後同

又方

大黃三兩。芒硝二兩。以水五升。煮取三升。分三服。得下便愈。肘後用地黃汁五升煮不用水

解諸藥草中毒方二十九首

肘後療食野葛已死者方。

以物開口。取雞子三枚和以灌之。須臾吐野葛出。

又方

取生鴨就口斷鴨頭。以血瀝口中。入咽則活。若口不開。取大竹筒以一頭注其脅。取冷水注筒中。數易注之。須臾口開則可與藥。若甚者兩脅及臍各筒注之甚佳。

又方

飲甘草汁。但唯多更善。

又鈎吻與食芹相似。而其所生之地。傍無他草。莖有毛。誤食之殺人方。

薺苨八兩㕮咀。以水六升。煮取三升。服之。

又此多生籬埒水瀆邊。絕似茶。人識之無敢食。但不知之必是鈎吻。按本草鈎吻一名野葛。又云秦鈎吻。乃並入藥用。非此又一種葉似黃精。唯花黃莖紫。亦呼爲鈎吻。不可食。故經方引與黃精爲比。言其形色相似也。

備急療諸藥各各有相解者。然難常儲。今但取一種而兼解衆毒。求之易得者方。

甘草濃煮汁。多飲之。無不生也。又食少蜜佳。

又方

煮桂多飲之。又服葱涕佳。

又方

煮大豆汁服。豉亦解。

又方

煮薺苨濃汁飲之。秘方。卒不及煮。便嚼食之。亦可散服。此藥在諸藥中並解衆毒。

又方

藍青皮子亦通解諸毒。可預蓄之。急則便用之。

凡此諸藥。飲汁解毒者。雖危急亦不可熱飲之。待冷則解毒。熱則不解毒也。

集驗療中諸毒藥及葛未死。但聞腹中煩冤剥裂。作聲如腸胃破斷狀。目視一人成兩人。或五色光起。須臾不救方。

取新小便和清邊久屎一升。絞取汁一升。頓服。氣已絕。但絞口與之。入腹便活也。已死萬一與活。但數與屎汁也。

又療中藥毒方。

取竈中當釜月下土末。服方寸匕。

千金中百藥毒方。

甘草薺苨大小豆汁。藍汁。及實汁。根汁。並解之。

又中狼毒毒方。

白歛鹽藍汁並解之。

又中藜蘆毒方。

雄黄葱汁並解之。

又中巴豆毒方。

黄連菖蒲小豆藿汁。大豆汁。並解之。

又中躑躅花毒方。

梔子汁解之。

又中芫花毒方。

防風防巳甘草桂枝汁並解之。

又中射罔毒方。

藍汁。大小豆汁。竹瀝。大麻子汁。六畜血。貝齒屑。蚯蚓屎。藕芰汁並解之。

又中半夏毒方。

以生薑汁乾薑解之。

又中大戟毒方。

菖蒲汁解之。

又中烏頭天雄附子毒方。

用大豆汁。遠志防風棗飴糖解之。

又中杏人毒方。

用藍子汁解之。

又中莨菪毒方。

薺苨甘草。升麻犀角蟹汁。並解之。

又解諸毒雞腸草散方。

雞腸草三分　藍子一合　芍藥二分　甘草四分炙

薺苨四分　墳土一分　升麻四分　當歸二分

右八味爲散。以水服方寸匕。多飲水佳。若爲蜂蛇等衆毒蟲螫。以鍼刺螫上。血出著藥如小豆許於瘡中。令濕差。爲射罔箭所中。削竹如釵股長一尺五寸。以綿纏流水沾令濕。取藥內瘡中。隨瘡深淺令至底止。有好血出即差。若服毒藥。水服毒解痛止愈。

又解一切藥發。不問草石。始覺惡即服方

生麥門冬八兩去心　葱白八兩切　豉三升

右三味。以水七升。煮取三升半。分三服。

又療一切諸藥毒方。

甘草三兩炙。以水五升。煮取二升。內粉一合。更煎三兩沸。內蜜半兩。分服以定止。

又解毒藥散方。

薺苨一分　藍葉花二分七月七日取葉並花陰乾

右二味擣末。以水和服方寸匕。日三。

又中毒方。

取秦鷄毛二枚燒灰。以水服之。

千金翼療藥毒不止解煩悶方。

甘草二兩炙切 白粱粉一升 蜜四兩

右三味。以水三升煮甘草取二升。去滓。內粉湯中攪令調。下蜜煎令熟如薄粥。適寒溫飲一升。千金同

解諸蛇蟲毒方六首

千金蛇虺百蟲毒方。

並用雄黃巴豆並麝香乾薑解之。

又蜈蚣毒方。

桑汁及葉根汁解之。

又蜘蛛毒方。

藍青解之。

又蜂毒方。

蜂房及藍青解之。

又班貓芫青毒方。

猪膏。大豆汁。戎鹽。藍汁。鹽湯煮猪膏。巴豆。並解之。

又馬刀毒方。

清水解之。

辨五大毒一首

古今錄驗辨藥有五大毒。不可入口方。經曰。夫藥有大毒。不可入口鼻耳目。即殺人。一曰鈎吻。生崖。二曰鴆。狀黑雄雞。生山谷中。一名雄。三曰陰命。赤色。著木懸其子。生山海中。四曰海薑。狀如龍。赤色。生海中。五曰鴆羽。狀如鸛雀。黑頭赤足。遇其毒。解之則活。卒無藥。可飲小便。

解金鐵等毒方八首

肘後療金毒已死方。

雞矢半升。淋取一升。飲之。可再三。千金云雞子清並屎白燒猪脂和服

又方

吞水銀一兩。即金出。

又方

鴨血雞子並解之。千金云及屎汁

又中雄黃毒方。

防巳解之。

又礜石毒方。

大豆汁解之。千金又云白鵝膏

集驗療服金屑。死未絕者。知是金毒方。

以水銀一兩。寫口中。搖動令下咽喉。入腹。金則消滅成泥。即出。可三與服則活。

千金解金銀銅鐵毒方。

取鴨屎汁解之。

又鐵毒方。

磁石解之。

惡毒瘴氣毒風腫毒方四首

千金療惡氣瘴毒百毒方。

用犀角。羚羊角雄黃。麝香解之。

又主喉腫邪氣惡毒入腹方。

升麻射干並解之。

又主哽腫毒方。

用五香紫檀解之。

又甘草湯。主天下毒氣及山水露霧毒氣。去地風氣瘴癘等毒方。

甘草 二兩

右一味。以水二升。煮取一升。分服。

右廸功郎充兩浙東路提舉茶塩司幹辦公事張　寔校勘

重訂唐王燾先生外臺秘要方第三十一卷終

重訂唐王燾先生外臺秘要方第三十二卷目録

面部面脂藥頭膏髮鬢衣香澡豆等三十四門

唐王燾先生外臺秘要方第三十二卷

宋朝散大夫守光祿卿直秘閣判登聞簡院上護軍臣林億等　上進

新安後學程衍道敬通父訂梓

面膏面脂兼療面病方一十三首

千金翼論曰。面脂手膏。衣香澡豆。士人貴勝。皆是所要。然今之醫門。極爲秘惜。不許子弟洩漏一法。至於父子之間。亦不傳示。然聖人立法。欲使家家悉解。人人自知。豈使愚於天下。令至道不行。壅蔽聖人之意。甚可怪也。

又面脂方。主面及皴皺黶黑皯。凡是面上之病。皆悉主之。

丁香十一分　零陵香　桃人去皮　土瓜根
白斂　白及　防風　當歸
沉香　辛夷　商陸　麝香研
梔子花　芎藭各十二分　蜀水花　青木香各八分
白芷　萎蕤　菟絲子　藿香
甘松香各十五分　木蘭皮　白殭蠶　藁本各十分
茯苓十八分　冬瓜人十六分　鵝脂　羊髓各一升半
羊腎脂一升　猪胰六具　清酒五升　生猪肪脂三大升

右三十二味。搗生猪胰汁。漬藥一宿於脂中。煎三上三下。以白芷色黃。去滓。以上件酒五升。搗猪胰以炭火微微煎。膏成貯器中。以塗面。

又面膏方。

杜衡　杜若　防風　藁本
細辛　白附子　木蘭皮　當歸
白朮　獨活　白茯苓　萎蕤
白芷　天門冬　玉屑各一兩　菟絲子
防巳　商陸　梔子花　橘人
冬瓜人　蘼蕪花各三兩　藿香　丁香
零陵香　甘松香　青木香各二兩　麝香半兩
白鵝脂如無半升　白羊脂　牛髓各一升　羊胰三具

右三十二味。先以水浸膏髓等五日。日滿別再易水。又五日。日別一易水。又五日。二日一易水。凡二十日止。以酒一升。搗羊胰令消盡。去脉。乃細切香。於瓷器中浸之。密封一宿。曉以諸脂等合煎。三上三下。以酒水氣盡爲候。即以綿布絞去滓。研之千遍。待凝乃止。使白如雪。每夜塗面。晝則洗却。更塗新者。十日以後色等桃花。本方白斂人參各三兩無蘼蕪無花冬瓜人此皆是面膏藥疑更有此二味

又方

香附子十枚大者　白芷二兩　零陵香二兩　茯苓一兩以大兩並
蔓菁油二升無以猪膏充　牛髓　羊髓各一升

水漬白臘八兩 麝香二分

右九味以油髓微火煎五物令色變。去滓內麝香。研千遍凝。用澡豆洗面後塗敷之。

又方

杏人二升去皮 白附子三兩 密陀僧二兩研如粉 白羊髓二升半

眞珠十四枚擣研如粉 白鮮皮一兩 雞子白七枚 胡粉二兩以石米下

又方

防風 白及 芎藭各三兩 白朮八分

甘松 白歛 木蘭皮 栝樓

白芷 藁本 桃花 蜀水花

商陸 密陀僧 白殭蠶 零陵香

杜衡 鷹屎 白蒺藜 土瓜根各三分

麝香 丁香各二兩 白附子 玉屑各四分

鵝脂五合 鹿髓一升 羊髓一升 白臘四兩

猪膏二升

右二十九味細切。酢漬密封一宿。明旦以猪膏煎三上三下。白芷色黃爲藥成。去滓。攪數萬遍。令色白以傅面。愼風日良

又方

防風 芎藭 白芷 白殭蠶

蜀水花 白歛 細辛 茯苓

藁本 萎蕤 青木香 辛夷人

當歸 土瓜根 栝樓人各三分 桃人去皮尖

猪脂二升 鵝脂一升 羊腎脂一升

右十九味細切。綿裹酒二升漬一日一夜。便內脂中急火煎之。三上三下。然後緩火一夜。藥成去滓。以寒水石粉三分。內脂中以柳木篦熟攪。任用之。並出第五卷中

千金面膏去風寒令面光悅耐老去皺方。

青木香 白附子 芎藭 白蠟

零陵香 白芷 香附子各二兩 茯苓

甘松各一兩 羊髓一升半鍊之

右十味以酒水各半升。漬藥經宿。煎三上三下。候酒水氣盡膏成。去滓收貯。任用塗面。作粧。皯䵟皆落。

又方

玉屑 芎藭 土瓜根 白芷

冬瓜人 木蘭皮 萎蕤 桃人去皮

白附子各四兩　商陸根五分　辛夷　菟絲子
藁本　白殭蠶　當歸　黃耆
藿香　細辛　防風　麝香
青木香各三分　猪脰三具　蜀水花一合　鷹屎白一合
白狗脂一升　鵝脂一升　熊脂二升
右二十七味細切，以清酒漬一宿，微火煎一日，以新布絞去滓，以塗面，切慎風，任用之。出第六卷中

崔氏蠟脂方。
白蠟十兩煉令白　桃花　菟絲子　白芷
木蘭皮　細辛　辛夷人　白茯苓
土瓜根　栝樓根　白附子　杜衡
桃人去皮　杏人去皮各三分　蔓菁子油三升半　羊髓
牛髓　鹿髓脂各合
右十八味並細切，以苦酒漬一宿，用上件臘油髓脂等煎如面脂法。其蔓菁油酒在前，煎令煙出後，始下蠟髓訖，內諸藥，候白芷色黃膏成，任用。每以澡豆洗面後以塗之。

又常用臘脂方。
蔓菁油三升　甘松香一兩　零陵香一兩　辛夷人五分
白朮二升　細辛五分　竹茹一升　竹葉切五合

白茯苓三分　蘼蕪花三分　羊髓半升以水浸去赤脉煉之
麝香任炙
右十二味切，以綿裹酒浸經再宿，絞去酒，以脂中煎，緩火令沸。三日許香氣極盛，膏成，乃煉蠟令白，看臨熟下臘，調箸硬得所，貯用之。出第九卷中

文仲療人面無光潤，黑及皺，常傳面脂方。
細辛　萎蕤　黃耆　白附子
薯蕷　辛夷　芎藭　白芷各一分
栝樓　木蘭皮各二分　猪脂二斤煉成
右十一味切，以綿裹，用少酒漬一宿，內脂膏煎之，七上七下，別出一斤白芷煎，色黃藥成，去滓，攪凝，以傳面，任用之，亦主金瘡止血良。

延年面脂方。
白朮　茯苓　杜蘅各六分　萎蕤
藁本　芎藭　土瓜根　栝樓各五分
木蘭皮　白殭蠶　蜀水花　辛夷人
零陵香　藿香各四兩　菟絲子八分　梔子花
麝香酒浸綿裹　鷹屎白各三分　冬瓜人五分　桃人五合並令碎
白蠟三兩　羊脂腎邊者一升　猪脂三升水浸七日日別易水
猪脰一具　白附子四分

右二十五味並細切，酒二升，取猪脏、桃人、冬瓜人綿裹内酒中，挼令消，絞取汁，用漬藥一宿，别煎猪脂令消，去滓，以鵝脂、羊脂、白蠟於鐺中，用綿裹内鐺，微火煎三上三下，藥黄色，去滓，待澄候凝，内鷹屎末，攪令勻，以塗面妙。

又方

防風　萎蕤　芎藭　白芷
藁本　桃人去皮　白附子各六分　茯苓八分
細辛　甘松香　零陵香各二分　當歸
栝樓研各四分　蜀椒五十粒　鸕鷀屎　冬瓜人研各三分
麝香一分

右十七味，酒浸淹潤一夕，明日以綿薄寬裹之，以白鵝脂三升、羊脂三升並鍊成者以煎之，於銅器中微火上煎，使之沸，勿使焦也，乃下之，三上，看白附子色黄，膏成，去滓，又入鐺中上火，内麝香，氣出，仍麝香更以綿濾度之，乃内栝樓人、桃人、冬瓜人等脂，并鷹屎、鸕鷀屎粉等，攪令調，膏成，待凝，以瓷器貯，柳木作槌子，於鉢中研，使輕虛得所生光，研之無度數，二三日研之方始好，唯多則光滑，任用。

洗面藥方二首

千金翼面藥方。

朱砂研　雄黄　水銀霜各半兩　胡粉二兩
黄鷹屎一升

右五味合和，洗淨面，夜塗，以一兩霜和面脂，令稠如泥，先於夜欲臥時，以澡豆淨極洗面并手，乾拭，以藥塗面，厚薄如尋常塗面厚薄，乃以指細細熟摩之，令藥與肉相入，乃臥，一上經五日五夜，勿洗面，止就上作粉即得，要不洗面，至第六夜，洗面，塗一如前法，滿三度塗洗，更不塗也，一如常洗面也，其色光淨，與未塗時百倍佳。出第五卷中

延年洗面藥方。

萎蕤　商陸根　栝樓　杜若
滑石各八兩　土瓜根　芎藭　辛夷人
甘松香各三兩　黄瓜樓五枚去皮　白茯苓　白芷一斤
木蘭皮　零陵香各三兩　麝香二兩　蓽豆二升
冬瓜人二升去皮　猪蹄三具

右十八味，擣爲散，和蓽豆，以水、桃人、冬瓜人、黄瓜樓子挼之令碎，猪蹄汁中挼令散，和藥作餅子，暴乾，擣篩，更和猪蹄汁，又捻作餅，更暴乾，汁盡乃止，擣篩爲散，稍稍以洗手面妙。

面色光悅方五首

千金療人令面悅澤好顏色方。

猪胰三具 蕪菁子二兩 栝樓子五兩 桃人三兩去皮

右四味。以酒和之擣如膏以傅面慎風日妙

又方

酒漬三月三日桃花。服之好顏色治百病。

又方

採三株桃花陰乾爲散以酒飲服方寸匕。日三。令面光悅如紅。出第六卷中

千金翼令面生光方。

密陀僧以乳煎塗面即生光。出第五卷中

延年去風令光潤。桃人洗面方。

桃人五合去皮

右一味用粳米飯漿水研之令細。以漿水擣取汁。令桃人盡即休微溫用。洗面時長用極妙。

令面色白方四首

千金療面黑不白淨方。

白鮮皮 白殭蠶 芎藭 白附子

鷹屎白 白芷 青木香 甘松香

白朮 白檀香 丁子香各三分 冬瓜人五合

白梅二七枚去核 瓜子一兩 杏人三十枚去皮 雞子白七枚

大棗三十枚去核 猪胰三具 麪三升 麝香二分研

右二十味。先以猪胰和麪暴令乾然後合諸藥擣篩又以白豆屑二升爲散旦用洗面手十日以上太白神驗出第六卷中

文仲令人面白似玉色光潤方。

羊脂 狗脂各一升 白芷半升 烏喙十四枚

大棗十枚 麝香少許 桃人十四枚 甘草一尺炙

半夏半兩洗

右九味合煎。以白芷色黃去滓塗面二十日即變五十日如玉光潤妙。

又隱居効驗面黑令白去䵟方。

烏賊魚骨 細辛 栝樓 乾薑

蜀椒各三兩

右五味切以苦酒漬三日。以成鍊牛髓二斤煎之。以酒氣盡藥成。作粉以塗面醜人亦變鮮妙光華。

近效則天大聖皇后鍊益母草留顏方。

用此草每朝將以洗手面如用澡豆法。面上䵟䵳及老人皮膚兼皺等並展落浮皮皮落著手上如白垢再洗再有効淳用此藥已後欲和澡豆洗亦得以意

斟酌用之。初將此藥洗面，覺面皮手滑潤，顏色光澤。經十日許，特異於女面。經月餘，生血色，紅鮮光澤，異於尋常。如經年久用之，朝暮不絶，年四五十婦人，如十五女子。俗名鬱臭。此方仙人秘之，千金不傳。即用藥亦一無不效。世人亦有聞說此草者，爲之皆不得真法。今錄真法如後，可勿傳之。五月五日收取益母草，暴令乾，燒作灰。取草時勿令根上有土，有土即無效。燒之時，預以水灑一所地，或泥一爐，燒益母草良久，燼無，取斗羅篩此灰。乾以水熟攪和溲之，令極熟，團之如雞子大，作丸，於日裏暴令極乾訖，取黃土泥泥作小爐子，於地四邊各開一小孔子，生剛炭上下俱著炭，中央著藥丸，多火經一炊久，即微微著火燒之，勿令火氣絶，絶即不好。經一復時，藥熟，切不得猛火，若藥鎔變爲瓷巴黃，用之無驗。火微即藥白色細膩。一復時出之，於白瓷器中以玉搥研，絹篩，又研三日不絶，收取藥，以乾器中盛，深藏，旋旋取洗手面，令白如玉，女項頸上黑，但用此藥揩洗，並如玉色。秘之不可傳。如無玉搥，以鹿角搥亦得，神驗。

面皯方十三首

廣濟療面皯方。

雄黃七分　雌黃五分，並以綿裹於漿水中煮一日　光明砂
密陀僧五分，內豬脂中煮數沸，煮訖洗用　真珠三分，研末　鉛粉三分
白殭蠶三分　白及三分　茯苓五分　水銀五分，和藥末研令消盡

右十味，各研如粉訖，相和，又研之令勻，少減取和豬脂面脂，攪令調。每夜用澡豆漿水洗去粧，勿衝風及火。

千金療面皯方。

李子人和雞子白，塗上則落。

又方

真白羊乳三升　羊胣三兩具，以水漬，去皮細擘　甘草二兩，炙末

右三味，相和一宿，先以酢漿水洗面，以生布拭之，夜塗藥，明旦以豬蹄湯洗却，又依前爲之，即盡。

又方

白附子末，以水和，塗上，頻頻用，即落盡。

又方

桂心、石薑末，蜜和塗之。

又方

杏人酒浸皮腹，擣如泥，以絹囊裹，夜則拭之，效。

又方

水和丹砂末，服方寸匕，男女七日皆色白也。

又方

美酒浸雞子三枚。蜜封四七日成。塗面淨好無比。

又方

狗杞根一百斤 生地黃三十斤

右二味。先下篩狗杞。又擣碎地黃。暴乾。合下篩。空腹服方寸匕。日三。効。

文仲療皯令人面皮薄如蕣華方。

鹿角尖取實白處，於平石上以水磨之，稍濃取一升二合 乾薑一兩

右二味。擣篩乾薑。以和鹿角汁。攪使調。每夜先以煖漿水洗面。軟帛拭乾。取上白蜜塗面。以手摩使蜜盡。手指不粘為候。後塗藥。平明還以煖漿水洗之。二三日顏色驚人。塗藥不用過見風日。妙。

救急療面皯方。

芍藥 茯苓 杏人去皮 防風

細辛 白芷各一兩 白蜜一合

右七味。擣為散。先以水銀霜傅面三日。方始取前件白蜜以和散藥。傅面。夜中傅之。不得見風日。向曉任意作粉。能常用大佳。每夜先須漿水洗面。後傅藥。

古今錄驗療面皯方。

取白蜜和茯苓粉傅面。七日愈。

又療面皯黷蘓合煎方。

蘓合香 麝香 白附子炮 女菀

蜀水花各二兩 青木香三兩 雞舌香 鸕鷀屎各一兩

右八味。先取糯米二升。淅硬炊一斗。生用一斗。合醇酢用水一斛五斗。稍稍澄取汁。令得一斛。煮並令沸。以綿裹諸藥。內著沸漿中。煎得三升。藥熟。以澡豆洗皯處。令燥。以藥傅皯上。日再。欲傅藥。常以酢漿水洗面。後塗藥。塗藥至三四合。皯處當小急痛。皯處微微剥去。便白。以漿三洗。三傅玉屑膏訖。白粉之。若急痛。勿怪。痒。勿搔之。但以粉粉上面。按抑痒處。滿百日。可用脂胡粉取差。

面皯黷方二十一首

肘後療面多皯黷如雀卵色者方。

以苦酒漬白朮。以拭面上。即漸漸除之。

又方

以羖羊膽。酒二升。合煮三沸。以塗拭之。日三。差。

又方

羊膽。猪頭。細辛末。煎三沸。塗面。平旦以醋漿水洗之。

又方

茯苓。白石脂等分。末。和蜜塗之。日三。除去。

文仲療皯黷方。

杏人去皮擣末。雞子白和塗。經宿拭之。

又方

桃花　瓜子各等分擣以傅面。

又方

茯苓末以蜜和傅之。

備急療皯黷方。

雞子一枚去黃　朱砂末一兩

右二味。朱砂末內雞子中封固口與雞同令伏鷄。候雞雛出。即取之以塗面。立去也。

又方

七月七日。取露蜂房子於漆杯中漬。取汁重濾絞之。以和胡粉塗。

又去黷䵡方。

桑灰　艾灰各三升

右二味。以水三升淋之。又重淋三遍。以五色帛內中合煎令可丸。以傅黷上。則爛脫。乃以膏塗之。并滅瘢痕。甚妙。

小品療面黷滅瘢痕除皯去黑䵡方。

薺苨二分　桂心一分

右二味擣篩。以酢漿水服方寸匕。日一止。即脫。又服梔子散差。千金治面皰

千金療面皯黷。令悅白潤好及手方

豬蹄二具治如食法白粱米一升洗令淨以水五升煮蹄爛澄取清汁三升　白茯苓

商陸各五兩　萎蕤　藁本　白芷各三兩

右六味。以豬蹄汁并桃人一升合煮取二升。去滓。以白瓷器中貯之。內甘松零陵香各一兩。以綿裹漬。以傅之。

又澡豆方

豬胰五具乾之　白茯苓　藁本　白蘞各四兩

甘松香　零陵香各三兩　白商陸五兩　大豆末二升絹篩

藋灰一斗火鍊

右九味。擣篩。調和訖。收貯。稍稍取。前瓮中汁。和以洗手面。只用煖酢漿洗淨後。任意水洗。如常八月九月則合。冷處貯之。至三月已後。勿用神良。

又黷皯面方。

沉香　牛黃　薰陸香　雌黃

鷹屎各三分　丁香一分末　水銀一兩　玉屑三分

右八味作粉。以蜜和塗之。

又黷面內外療方

以成鍊松脂為末。温酒服二合。日三服。盡二升。即差。

又方

白芷　白蘞各八兩　白附子　辛夷
烏頭炮　防風　藿香　商陸各二分
藁本　萎蕤各四兩　零陵香三分　麝香一分
牛脂一升　鵝脂一升　羊脂五合　麻油二合

右十六味，細剉，以酢漬浹浹然一宿，以諸脂油煎，白芷色黄膏成，以皂莢湯洗面，傅之，日三差。

又療面皯方。

白礬燒汁盡　硫黄　白附子各一分

右三味，擣篩，以酢一盞漬之一宿，夜淨洗面，塗之，勿見風，白如雪也。翼同

又方

雞子三枚　丁香一兩　醋一升

右三味，漬七日，取雞子白，研丁香胡粉一兩和之，洗面，夜以藥塗之，甚妙。

又方

羖羊膽　牛膽

右二味，以醋二升，合煮三沸，塗之，差。

千金翼面藥方，療皯䵟及痦瘰并皮膚皴劈方。

防風　藁本　辛夷　芍藥
商陸根　白芷　牛膝　當歸
細辛　蜜陀僧　芎藭　獨活
萎蕤　木蘭皮　零陵香　雞舌香
丁香　麝香　真珠各一兩　蕤人
杏仁二兩去皮　臘月豬脂三升　油一升
麞鹿腦各一具，無以羊腦充　牛髓五升

右二十五味，先以淩腦髓使白，藿香已上㕮咀如麥豆，乃於腦髓脂油中煎三上三下，以綿絞濾去滓，入麝香及真珠末等，研攪千遍，凝，即塗面上。謹按千金翼云二十九味，遂以諸本并千金翼數之，但二十五味，右云藿香以上㕮咀，恐并藿香更有三味

必效療䵟皯令面白悅澤，白附子膏方。

白附子　青木香　丁香各一兩　商陸根一兩
細辛三兩　酥半升　羊脂三兩　蜜陀僧研一兩
金牙三兩

右九味，以酒三升漬一宿，煮取一升，去滓，内酥，煎一升膏，夜塗面上，旦起溫水洗，不得見大風日，差。

面皯皰方一十五首

劉涓子療面皯皰麝香膏方。

麝香三分　附子一兩炮　當歸　芎藭
細辛　杜蘅　白芷　芍藥各四分

右八味，切，以臘月豬膏一升半，煎三上三下，去滓，下香

膏以傅皰上日三差

肘後療年少氣盛面生皯皰方

冬瓜子　冬葵子　柏子人　茯苓各等分

右四味爲散食後服方寸匕日三服

又方

黃連一斤　木蘭皮十兩　猪肚一具治如食法

右三味㕮咀二味內肚中蒸於二斗米下以熟切暴乾擣散食前以水服方寸匕日再

又方

麻黃三兩　甘草二兩炙　杏人三兩去尖皮

右三味擣篩酒下一錢匕日三服

又方

黃連二兩　蛇牀子四合

右二味擣末以面脂和塗面日再差

文仲療面皯皰方

胡粉水銀以臘月猪脂和傅之

又方

熟研水銀向夜塗之平明拭却三四度差

又方

土瓜根擣以胡粉水銀青羊脂合塗面皯處當差

備急療面皯皰方

麋脂塗拭面上日再

又方

鷹屎白二分　胡粉一分

右二味以蜜和傅面上差

又主少年面上起細皰方

捼上浮萍掩之可飲少許汁良通按疑缺一水字

又方

以三年苦酒漬雞子三宿當軟破取塗之差

古今錄驗療面皯皰及産婦黑䵳如雀卵色羊膽膏方

羊膽一枚　猪脂一合　細辛一分

右三味以羊膽煎三上三下膏成夜塗傅早起洗以漿水洗去驗

又療面䵳皰皯玉屑膏方

玉屑　珊瑚　木蘭皮各三兩　辛夷去毛

白附子　芎藭　白芷各二兩　牛脂五兩

冬瓜人十合　桃人一升　猪脂五合　白狗脂二斤

商陸一升

右十三味切煎三上三下白芷色黃其膏成洗面塗膏神驗

又療面黑似土皯皰白藍脂方。

白藍一分　白礬一分燒　石脂一分　杏人半分去皮尖

右四味擣篩雞子和夜塗面明旦以井花水洗之白藍即白歛也甚妙老與少同

面皯皰方一十三首

劉涓子療面皯皰木蘭膏方。

木蘭皮　防風　白芷　青木香

牛膝　獨活　藁本　芍藥

白附子　杜蘅　當歸　細辛

芎藭各一兩　麝香二分

右十四味㕮咀以臘月猪脂二升微火煎三上三下絞去滓入麝香調以傅面上妙出第五卷中

肘後療面及鼻病酒皯方

木蘭皮一斤漬酒用三年者百日出暴乾　梔子人一斤

右二味合擣爲散食前以漿水服方寸匕日三良千金翼木蘭皮五兩梔子人六兩

又方

鸕鷀矢末以臘月猪膏和塗之千金同

又方

眞珠　胡粉　水銀等分

右三味以猪膏研令相和塗之佳。

又方

馬藺子花擣封之佳。

隹驗療面上皯皰皯䵟方。

蒺藜子　梔子人　豉各一升

右三味擣合如泥以醶漿和如泥臨臥以塗面上日未出便洗差。千金有木蘭皮一斤翼云半斤

又木蘭散方。

木蘭皮一斤

右一味以三年酢漿漬之百日出於日中暴之擣末服方寸匕日三。

古今錄驗主皰方。

雄黃　蛸粉末　水銀並等分

右三味以臘月猪脂和以傅面皰上差止

又卒得面皰方。

土瓜根　水銀　胡粉　青羊脂等分

右四味爲粉和傅面皰上差止

又方

胡粉二兩　水銀二分

右二味和猪脂研勻以傅之千金同

又男女皰面生瘡方。

黄連二兩 牡蠣熬三兩

右二味擣篩。以粉瘡上頻傅之即差。

又療面皰痒腫白附子散方。

白附子 青木香 由跋各二兩 麝香二分

右四味爲散以水和塗面。（千金翼有細辛二兩）

又療面皰氣甚如麻豆瘡痛搔之黄汁出及面黑色黯黰不可去之葵子散方。

冬葵子 柏子 茯苓等分

右三味爲散以酒服方寸匕日三差。（千金翼有冬瓜子）

面粉滓方四首

千金療面粉滓方

礬石熬汁盡

右一味以酒和塗之三數度佳甚妙。

備急療婦人面上粉滓赤膏方

光明砂四分研 麝香二分 牛黄半分 水銀四分以面脂和研

雄黄三分

右五味並精好藥擣篩研如粉以面脂一升内藥中和攪令極調一如傅面脂法以香漿水洗傅藥避風經宿粉滓落如蔓菁子狀此方秘不傳。

又主去粉滓皯䵳方。

白歛 白石脂 杏人各等分

右三味擣散以雞子白和以井花水洗傅之三五遍即差。

又方

黄耆 白朮 白歛 萎蕤各十一分

商陸 蜀水花 鷹屎白各一兩 防風

芎藭 白芷 細辛 白附子炮

杏人去尖皮 青木香各六分

右十四味擣爲粉以雞子白和之作挺子暴乾研之以漿水和塗夜傅朝洗差。（出第六卷中）

化面方二首

張文仲療化面方。

眞珠研 光明砂研 冬瓜人各二分 水銀四分

右四味以四五重絹袋盛於銅鐺中以酢漿水微火煮一宿一日始堪用取水銀和面脂熟研使消合珠冬瓜子末更和調以傅面取差爲度

備急面上⿰石非礧子化面仍令光潤皮急方

土瓜根

右一味擣末以漿水和令調入夜以漿水洗面塗藥旦

洗却即差。

雜療面方六首

肘後療面生㾦瘰如麻子中有粟核方。

石灰以水漬之才淹以米一把置上令米釋陶取一一置㾦瘰上當漸拭之軟乃爪出粟以膏藥傅之即差。

千金療面上風方。

玉屑研 蜜陀僧研令如粉 珊瑚研各二大兩 白附子三兩

右四味細研如粉用酥和夜塗面上旦洗差。出第六卷中

千金翼芎藭湯主面上及身體風搔痒方。

麻黃十分去節 芎藭 白朮 吳茱萸

防風 枳實炙 羌活各二兩 著蕷四兩

蒺藜子六兩 烏喙二兩炮 甘草二兩炙 生薑六分

右十二味切以水九升七合煮取二升五合去滓分服甚妙驗。

又洗方。

蒴藋根 蒺藜 景天葉各一兩 蛇牀子五兩

玉屑二兩

右五味以水一斗煮取三升稍稍洗之慎風日差。

又急面皮方。

火猪蹄一具治如食法

右一味以水二升清漿水一升煎成膠以洗面又和澡豆塗面以漿水洗令面皮急矣。出第五卷中

蘇澄去面皯及粉皶方

取三年大酢二升漬雞子五枚七日雞子當軟如泥去酢瀉著瓷器中以胡粉兩雞子許和研如膏蓋口蒸之於五斗米下熟藥成封之勿泄氣夜欲臥時研塗面皰粉刺上旦以漿水洗面日別如此百日差勿見風效。

頭風白屑方四首

廣濟療頭風白屑痒髮落生髮主頭腫旋悶蔓荊子膏方

蔓荊子一升 生附子三十枚 羊躑躅花四兩 葶藶子四兩

零陵香二兩 蓮子草一握

右六味切以綿裹用油二升漬七日每梳頭常用之若髮稀及禿處即以鐵精一兩以此膏油於瓷器中研之摩禿處其髮即生也。

延年松葉膏療頭風鼻塞頭旋髮落白屑風痒並主之方

松葉切一升 天雄去皮 松脂 杏人去皮

白芷各四兩 莽草 甘松香 零陵香

甘菊花各一兩 秦艽 獨活 辛夷人

香附子　藿香各二兩　烏頭去皮　蜀椒汗
芎藭　沉香　青木香　牛膝各三兩
躑躅花一兩半並剉
右二十一味㕮咀，以苦酒三升浸一宿，以生麻油一斗微火煎三上三下，苦酒氣盡膏成，去滓濾盛貯，以塗髮根日三度摩之。

又療頭痒搔之白屑起方。
大麻人三升擣碎　秦椒二升
右二味擣，內泔汁中漬之一宿，明旦濾去滓，温以沐髮訖，用後方白芷一斤，雞子三枚，芒硝一升，三味以水四升，煮取三升，去滓，停小冷，內雞子清及硝，攪令調，更温令熱，分爲三度澤頭，覺頭痒即作洗之，不過三度永除。

又療頭風髮落，或頭痒腫白屑方。
蔓荊子一升碎　防風三兩　寄生三兩　秦椒一兩
大麻人一升　白芷四兩
右六味切，以水一斗五升，煮取一斗，去滓，以洗頭，三四度差，加芒硝一升亦妙。

沐頭去風方五首

集驗療頭風方。
甘菊花　獨活　茵芋　防風
細辛　蜀椒　皂莢　桂心
杜蘅　莽草
右十味分等，水煮以沐頭必効。

又主風頭沐湯方。
猪椒根三兩　麻黄根　茵芋　防風各二兩
細辛
右五味切，以水二斗，煮取一斗，以沐頭甚妙。

又主頭風搔之白屑起，雞子沐湯方。
新生烏雞子三枚
右一味，以五升沸湯揚之，使温温，破雞子內中，攪令勻，分爲三度沐，令髮生，去白屑風痒差。

必効沐髮方。
取生柏葉細剉一斗，煮取湯，沐髮妙。

又方
取杏人烏麻子二味擣，以水投濾取汁，並擣用甚妙

頭風白屑兼生髮方八首

廣濟療頭風白屑生髮白令黑方。
浮木子五升未識，以九月九日巳前採，臨時擣末去子　鐵精四兩
零陵香二兩　丁香子二兩
右四味細切，以絹袋盛，用生麻油二升漬經二七日，洗

頭訖。每日塗之方驗。

集驗療頭風痒白屑。風頭長髮膏方。

蔓荊子　附子炮　細辛　石南草
續斷　皂莢　澤蘭　防風
杏人去皮　白芷　零陵香　藿香
馬鬐膏　熊脂　豬脂各二兩　松葉切半升
莽草

右十七味㕮咀。以苦酒漬一宿。明旦以脂膏等煎。微微火。三上三下。以白芷色黃膏成。用以塗頭中。甚妙。

又療頭風痒白屑。生髮膏方。

烏喙　莽草　石南草　細辛
皂莢　續斷　澤蘭　白朮
辛夷　白芷　防風各二兩　柏葉切二升
松葉切二升　豬脂四升

右十四味。以苦酒浸一宿。以脂煎三上三下。膏成去滓。濾收。沐髮了。以塗之。妙。千金同

崔氏松脂膏。療頭風鼻塞頭旋。髮落復生。長髮去白屑方

松脂　白芷各四兩　天雄　莽草
躑躅花各一兩　秦艽　獨活　烏頭
辛夷人　甘松香　零陵香　香附子
藿香　甘菊花各二兩　蜀椒　芎藭
沉香　牛膝　青木香各三兩　松葉切一升
杏人四兩去皮碎

右二十一味。切。以苦酒二升半漬一宿。用生麻油九升。微火煎。令酒氣盡不咤。去滓。以摩頂上。髮根下一摩之。每摩時。初夜臥摩時。不用當風。晝日依常檢校東西不廢。以差爲度。

又蓮子草膏。療頭風白屑。長髮令黑方。

蓮子草汁二升　松葉　青桐白皮各四兩　棗根白皮三兩
防風　芎藭　白芷　辛夷人
藁本　沉香　秦艽　商陸根
犀角屑　青竹皮　細辛　杜若
蔓荊子各二兩　零陵香　甘松香　白朮
天雄　柏白皮　楓香各一兩　生地黃汁五升
生麻油四升　豬鬐脂一升　馬鬐膏一升　熊脂二升
蔓青子油一升

右三十味。細切。以蓮子草汁并生地黃汁浸藥。再宿。如無蓮子草汁。如地黃汁五小升浸藥。於微火上內油脂等和煎。九上九下。以白芷色黃膏成。布絞去滓。欲塗頭。先以好泔沐髮後。以傳頭髮。摩至肌。又洗髮取棗根白

皮剉一升。以水三升煮。取一升去滓。以沐頭髮。塗膏驗。出第二卷中

延年療頭風白屑風痒。長髮膏方。

蔓荊子　附子（去皮）　澤蘭　防風
杏人（去皮）　零陵香　藿香　芎藭
天雄　辛夷（各二兩）　沉香（一兩）　松脂
白芷（各二兩）　馬鬐膏　松葉（切）　熊脂（各一兩）
生麻油（四升）

右十七味。以苦酒漬一宿。以脂等煎。緩火三上三下。白芷色黃膏成。去滓濾收貯。塗髮及肌中摩之。日三兩度差。

又療熱風衝髮髮落。生髮膏方。

松葉（切）　蓮子草（切）　鍊成馬鬐膏　棗根皮（切，各一升）
韭根（切）　蔓荊子（碎，各三合）　竹瀝　猪脂（各二升）
防風　白芷（各二兩）　辛夷人　吳藍
升麻　芎藭　獨活　寄生
藿香　沉香　零陵香（各一兩）

右十九味。以棗根煮汁竹瀝等浸一宿。以脂等煎之候。白芷色黃膏成。以塗頭髮及項上。日三五度妙。

古今錄驗生髮。及療頭風痒白屑膏方。

烏喙　莽草　細辛　續斷
石南草　辛夷人　皂莢　澤蘭
白术　防風　白芷（各二兩）　柏葉
竹葉（切，各一升）　猪脂（五升）　生麻油（七升）

右十五味。以苦酒漬一宿。以油脂煎。候白芷色黃膏成。濾。振收以塗頭髮。先沐洗後用之妙。

生髮膏方一十一首

廣濟生髮方。

蓮子草汁（一大升）　熊白脂（一大合）　豬鬐膏（一合）　生麻油（一合）
柏白皮（切，三合）　山韭根（切，三合）　瓦衣（切，三合）

右七味。以桐器煎之候膏成。去滓。收貯。每欲梳頭。塗膏令頭肌中髮生又黑。

又生髮膏方。

細辛　防風　續斷　芎藭
皂莢　柏葉　辛夷人（各一兩八銖）　寄生（二兩九銖）
澤蘭　零陵香（各二兩十六銖）　蔓荊子（四兩）　桑根汁（一升）
韭根汁（三合三勺）　竹葉（切，六合）　松葉（切，六升）　烏麻油（四大升）
白芷（六兩十六銖）

右十七味。以苦酒韭根汁漬一宿。以綿裹煎。微火三上三下。白芷色黃去滓。濾以器盛之。用塗摩頭髮。日三兩

度。

深師療頭風烏喙膏生髮令速長而黑光潤方。

烏喙　莽草　石南草　續斷

皂莢去皮子熬　澤蘭　白朮各二兩　辛夷人一兩

柏葉切半升　猪脂三升

右十味。以苦酒漬一宿。以脂煎於東向竈釜中。以葦薪煎之。先致三堆土。每三沸即下致一堆土。候沸定却上。至三沸。又置上堆上。三畢成膏訖。去滓。置銅器中。數北向屋溜從西端至第七溜下埋之三十日。藥成。小兒當刮頭。日三塗。大人數沐。沐已塗之。甚驗。

千金療脉極虚寒。鬢墮落。安鬢潤方。

桑根白皮切一升

右一味。淹漬煮五六沸。去滓。以洗沐鬢。數數爲之。不復落也。

又方

麻子三升碎　白桐葉切一把

右二味。以泔汁二升煮。取八九沸。去滓。洗沐頭髮。不落而長也。翼同

又生髮膏方。

胡麻油一升　鴈脂一合　丁子香　甘松香各一兩半

吳藿香　細辛　椒各二兩　澤蘭

白芷　牡荆子　苜蓿香　大麻子各三兩

芎藭　防風　莽草　杏人各三兩去皮

竹葉切五合

右十七味。切。以酢漬一宿。煎之以微火。三上三下。白芷色黄膏成。去滓。以塗髮及頂佐妙。出第十三卷中

千金翼生髮膏令髮速長黑傅藥時特忌風方。

烏喙　莽草　續斷　皂莢去皮子

澤蘭　竹葉　細辛　白朮各二兩

辛夷　防風各一兩　柏葉切四兩　杏人別擣

松葉各三兩　猪脂三升

右十四味。先以米酢漬一宿。以脂煎。三下三上。膏成。去滓。塗髮及頂上。

又長髮方。

蔓荆子三升　大附子二枚

右二味。以酒一斗二升漬之。以瓷器盛之。封頭二十日。取雞脂煎。以塗之。澤以汁櫛髮。十日長一尺。勿近面塗。驗。

又生髮附子松脂膏方。

附子　松脂各二兩　蔓荆子四兩擣篩

右三味。以烏雞脂和。瓷器盛密縛頭於屋北陰乾。百日藥成。馬鬐膏和以傳頭如澤勿近面驗。

又生髮牆衣散方。

牆衣五合暴乾擣末 鐵精一合 合歡木灰二合 水萍末三合

右四味擣研末。以生油和少許如膏。以塗髮不生處。日夜再。即生髮効。並出第五卷中

近効生髮方。

蔓荊子 青葙子 蓮子草各一分 附子一枚 碎頭髮灰二七

右五味。以酒漬。內瓷器中。封閉經二七日。藥成。以烏雞脂和塗之。先以泔洗。後傳之。數日生長一尺也。

生眉毛方二首

千金生眉毛方。

爐上青衣 鐵生等分

右二味。以水和塗之。即生甚妙。

又方

七月烏麻花陰乾末。生烏麻油二味和。塗眉即生。妙

令髮黑方八首

深師療生髮黑不白澤蘭膏方。

細辛 續斷 皂莢 石南草 澤蘭 厚朴 烏頭 莽草 白朮各二兩 蜀椒二升 杏人半升去皮

右十一味。切。以酒漬一宿。以錬成豬脂四斤。銅器中向東炊竈中煎。三上三下。膏成。絞去滓。拔白者以辰日塗藥。皆出黑髮。十日効。

又生長髮令黑。有黃白者皆黑。魏文帝用効。秘之方。

黃耆 當歸 獨活 芎藭 白芷 芍藥 莽草 防風 辛夷人 乾地黃 藁本 蛇銜各一兩 薤白切半升 烏麻油四升半 馬鬐膏二升

右十五味。切。以微火煎。三上三下。白芷黃膏成。去滓。洗髮訖後塗之。

千金令白髮還黑方。

隴西白芷一升 旋復花 秦椒一升 桂一尺

右四味下篩。以井華水服方寸匕。日三。三十日白髮還黑禁房室。

又方

烏麻九蒸九暴擣末。以棗膏和丸。久服之。翼同

又方

取黑椹水漬之。頻沐髮即黑。効可塗傳之。

又方

取生麻油浸烏梅塗髮良。

又方

以鹽湯洗沐。以生麻油和蒲葦灰傅之。常用効。出第十三卷中

千金翼瓜子散。主頭髮早白。又虛勞腦髓空竭。胃氣不和。諸藏虛絕。血氣不足。故令人髮早白。少而生蒜髮。及憂愁早白。遠視䀮䀮。得風淚出。手足煩熱。恍惚忘誤。連年下痢。服之一年後大驗方。

瓜子一升　白芷　松子去皮　當歸

芎藭　甘草炙各二兩

右六味擣散。食後服方寸七。日三。酒漿湯飲任性服之。忌如常法。出第五卷中

拔白髮良日并方三首

千金翼白髮令黑方。

八角附子一枚　大酢半升

右二味。於銅器中煎兩沸。內好礬石大如碁子許一枚。消盡。內香脂三兩。和令相得。攪至凝。內竹筒內。拔白髮。以膏塗拔根。即生黑髮也。出第五卷中

備急拔白毛令黑毛生方。

拔去白毛。以好白蜜敷拔處。即生黑毛。眉中無毛。以鍼挑傷。敷蜜。亦生眉毛。比見諸人以石子研丁香汁。拔白毛訖。急手以敷孔中。即生黑毛。此法神驗。

延年拔白髮良日。

正月四日。二月八日。三月十二十三日兩日並得。四月十六日。五月二十日。六月二十四日。七月二十八日。八月十九日。九月十五日。十月十日。十一月十日。十二月十日。右並以日正午時拔。當日不得飲酒食肉五辛。經一拔已後。黑者更不變。千金同

變白髮染髮方五首

范汪王子喬服菊增年變白方。

菊以三月上寅日採。名曰五英。六月上寅日採。名曰容成。九月上寅日採。名曰金精。十二月上寅日採。名曰長生。長生者。根莖也。陰乾百日。取等分。以成日合擣千杵。下篩。和以蜜丸如梧桐子。日三服七丸。百日身體潤。一年白髮變黑。二年齒落復生。三年八十者變童兒。

又染髮方。

胡粉一分　白灰一分

右二味。以雞子白和。先以泔漿洗令淨。後塗之。即急以

油帛裹之一宿。以澡豆洗却。黑軟不絕。甚妙。

必効染白髮方。

揀細粒烏豆四升

右一味。以醋漿水四斗煮取四升。去却豆。以好灰汁淨洗髮。待乾。以豆汁熱塗之。以油帛裹之。經宿開之。待乾。即以熊脂塗揩。還以油帛裹。即黑如漆。一塗三年不變。妙驗。

又方

擣木槿葉。以熱湯和汁洗之。亦佳。

近効換白髮及鬚方。嚴中書處得云驗

熊脂二大兩，臘月者佳　白馬鬐脂一兩，細切熬之，以綿濾絞汁

婆羅勒十顆，其狀似失齊子，去皮取汁，但以指甲掐之即有汁　生薑一兩，亦鐺中熬之

母丁香半大兩

右五味。二味擣爲末。其脂鍊濾之。以藥末相和。令勻。取一小槐枝。左攪數千遍。少頃即凝。或似膏。即拔白髮。以辰日良。以槐枝點藥。拔一條。即以藥令入髮眼孔中。以揩頭熟揩之。令藥入。十餘日便黑髮生。此方妙。

髮黃方三首

肘後髮黃方。

臘月猪脂膏和羊矢灰、蒲灰等分。傅。黑也。千金并翼同

千金髮黃方。

大豆五升　醋漿水二斗

右二味。煮取五升汁。淋之。頻爲之。黑。翼同

千金翼療髮黃方。

熊脂塗髮。梳之。散頭入牀底。伏地一食頃。即出。便盡黑。不過一升脂。驗。

頭髮禿落方一十九首

深師療髮白及禿落。茯苓朮散方。

白朮一斤　茯苓　澤瀉　猪苓各四兩

桂心半斤

右五味。擣散。服一刀圭。日三。食後服之。三十日髮黑。

又療禿頭方。

蕪菁子末和酢傅之。日一兩度。千金同

又方

麻子三升，熬焦末

右一味。以猪脂和塗之。髮生爲度。千金同

又方

東行棗根長三尺，以中央空

右一味。以甑中心蒸之。以器承兩邊汁。以傅頭。即生髮。良。千金同，肘後作桑根。良

又方

麻子三升

右一味擣末研。內泔中一宿。去滓以沐。髮便生。

又方

取爛熟黑椹二升

右一味於瓷瓶中。三七日化爲水。以塗洗之。髮生妙。千金同

又療髮禿落生髮膏方。

馬鬐膏　驢鬐膏　猪脂　熊脂

狗脂鍊成各半合　升麻　防風　薺苨各二兩

蜣蜋四枚　莽草　白芷各一兩

右十一味。以脂煎諸藥三上三下。膏成去滓。收以塗之。千金并翼同

又主髮落生髮方。

大黃六分　蔓荊子一升　白芷　防風

附子　芎藭　莽草　辛夷

細辛　椒　當歸　黃芩各一兩

馬鬐膏五合　猪膏三升

右十四味煎之。以白芷色黃。先洗後傅之驗。

又主風頭毛髮落不生方。

取鐵上生衣。研以臘月豬脂塗之。并主眉毛落悉生。千金云合煎三沸

又長髮方。

麻子一升。熬令黑。押取油。以傅頭。長髮。鷹脂尤妙。千金同

又方

多取烏麻花。瓷甕盛。密蓋封之。深埋之。百日出。以塗髮。易長而黑妙。

千金療髮落不生方。

取羊糞灰淋汁洗之。三日一洗。不過十洗大生。翼同

千金療髮落方。

柏葉一升　附子二兩

右二味擣。以猪脂和作三十丸。每洗頭時。即內一丸於泔中。洗髮即不落。其藥以布裹。蜜器貯。勿令漏泄之。

又療髮落不生方。

取石灰三升。水拌並令濕。炒令極熱。以絹袋盛之。取好酒三升漬之。密封。冬二七日。春秋七日。取酒溫服一合。常令酒氣相接。七日落止。百日服。終身不落。新髮旋生。

又方

取桑根白皮一石水一石煮五沸以沐頭三遍即落止。並出第五卷中

必効療頭一切風髮禿落更不生主頭中二十種病頭眩面中風以膏摩之方

蔄茹二兩半去皮　細辛　附子各二兩　桂心半兩

右四味擣篩以猪膏勿令中水去上膜及赤脉二十兩擣令脂銷盡藥成擣訖仍研恐其中有脂膜不盡以生布絞掠取以瓷器貯之先用桑柴灰汁洗髮令淨方云桑灰兩日洗待乾以藥摩須令入肉每日須摩如非十二月合則用生烏麻油和極効

近効韋慈氏療頭風髮落并眼暗方

蔓荊實三兩研　桑上寄生　桑根白皮各三兩　韭根切三合

白芷二兩　甘松香　零陵香各一兩　馬鬐膏三合

烏麻油一升　甘棗根白皮汁三升　松葉切二合五粒者

右十一味細切諸藥內棗根汁中浸一宿數數攪令調湿匝已後旦內油脂中緩火煎之勿令火熱三五日候棗汁竭白芷色黃膏成去滓每日揩摩鬢髮及梳洗其藥淩經宿臨時以綿裹煎之膏成去滓綿濾以新瓷瓶盛稠濁者即先用却不堪久停特勿近手糜壞也

又宜服防風蔓荊子丸方

防風　黃連　乾地黃各十六分　蔓荊子二十分

甘皮六分　萎蕤十分　甘草八分炙　茯神十二分

大黃八分錦文者

右九味擣篩蜜和丸如桐子飲下二十丸稍稍加之以大腸暢爲度盡更合服除眼中黑花令眼目明以差爲度

劉尚書療頭中二十種風髮禿落摩之即此療頂如剝似銅盆者若小髮落不足爲難方

蜀椒三兩半　莽草二兩　乾薑　半夏

桂心　蔄茹　附子　細辛各一兩並生用

右八味細擣篩以生猪脂剝去筋膜秤取二十兩和前件藥合擣令消盡脂其藥成矣先以白米泔沐髮令極淨每夜摩之經四五日即毛孔漸漸日生軟細白皮毛十五日後漸漸變作黑髮至一月四十日待髮生五寸以上任止若至五日不停彌佳好酥及生油和藥亦得又傷寒鼻塞但以摩之差

白禿方一十二首

集驗療白禿方

以羊肉如作脯炙令香及熱以搨上不過三五度即差千金同

又方

以大豆髑髏骨二味。各燒末等分。以臘月豬脂和如泥塗之。立差。

千金松瀝煎療頭瘡及白禿方。

松瀝七合 丹砂研 雄黃研取精各二兩 水銀研

黃連各一兩 礬石一兩燒本方無礬有峭粉一兩燒

右六味。擣散。內瀝中。攪令調。以塗之。先以泔洗髮令淨。及瘡令無痂。後敷藥。日三。後當作膿。膿訖。更洗塗藥。如此三度。作膿訖。以甘草湯去藥毒。可十度許洗。即差。

又療白禿髮落。生白痂。終年不差方。

五味子三分 蓯蓉二分 松脂二分 蛇牀子一分

遠志三分 菟絲子五分 雄黃研 雌黃研各一分

白蜜一分 雞屎白半分

右十味。擣篩。以豬膏一升合煎。先入雄黃雌黃。次雞屎白。次蜜。次松脂。次入諸藥末。並先各各別末之。候膏成。先以桑柴灰洗頭。後傅之。

又療白禿方。

煮桃皮汁。飲并洗頭。訖以麪豉二味和。以傅之。妙。

又方

炒大豆令焦黑。擣末。和臘月豬脂。熱煖之。以塗傅上。可裹。勿令見風日。並出第六卷中

千金翼王不留行湯。主白禿。及頭面久瘡。去蟲止痛方。

王不留行 東引桃皮各五兩 蛇牀子三升

東引茱萸根五兩 苦竹葉三升 牡荊實

蒺藜子各三升 大麻子人一升

右八味。以水二斗。煮取一斗。洗瘡。日再。并療瘑疽妬乳月蝕瘡爛。千金同

又方

以桃花末和豬脂傅上。差為度。

又松脂膏主白禿及癰疽百種瘡悉治方。

杜蘅 雄黃研 木蘭皮 礬石燒研

附子 大黃 石南 秦艽

真珠 苦參 水銀各一兩 松脂六兩

右十二味。細切諸藥。以酢漬一宿。豬脂一斤半煎之。以附子色黃去滓。乃內礬石雄黃水銀。更煎三兩沸。待凝以傅之。並出第五卷中 千金同

必効主禿瘡方。

以童子小便煖用洗之。揩令血出。取白鴿糞五合熬末。和醶醋令調。塗之。即差。

又主禿方。

取三月三日桃花開口者。陰乾。與桑椹等分。擣末以豬脂和。以灰汁洗後。塗藥差。

又方

槲細枝一握取皮　水銀大如小豆　皂莢一挺碎

右三味。以醋煎如餳以塗之。

赤禿方二首

千金療赤禿方。

擣黑椹三升如泥。先灰汁洗後。以塗之。又服之甚妙。

又方

燒牛羊角灰。和豬脂傅之。

又方

馬蹄灰和臘月豬脂塗之。

令髮不生方三首

千金令毛髮不生方。

蚌灰以鼈脂和。拔却毛髮。即塗永不生。

又方

取狗乳塗之。

又方

拔毛髮。以蟹脂塗之。永不復生。

鬼舐頭方二首

千金療鬼舐頭方。

燒貓屎灰。以臘月豬脂和傅之。

又方

取赤塼末。以蒜擣和傅之。

澡豆方八首

廣濟療澡豆洗面。去皯䵟風痒。令光色悅澤方。

白朮　白芷　白及　白歛

茯苓　藁本　萎蕤　薯蕷

土瓜根　天門冬　百部根　辛夷人

栝樓　藿香　零陵香　雞舌香各三兩

香附子　阿膠各四兩炒　白麪三斤　楝子三百枚

蓽豆五升　皂莢十挺去皮子

右二十二味。擣篩。以洗面。令人光澤。若婦人每夜以水和漿塗面。至明。溫漿水洗之。甚去面上諸疾。

千金療澡豆方。

丁香　沉香　桃花　青木香

木瓜花　鍾乳粉各三兩　麝香半兩　椋花

櫻桃花　白蜀葵花　白蓮花　紅蓮花各四兩

李花　梨花　旋復花各六兩　玉屑

眞珠各二兩　蜀水花一兩

右十八味擣末，乳等并研。以絹下之。合和大豆末七合。研之千遍。蜜貯勿洩。常以洗手面後作粧。百日面如玉。光潤悅澤。去臭氣粉滓。咽喉臂髆皆用洗之。悉得如意。

又澡豆方。

猪胰一具去脂　豆末四升　細辛　土瓜根
白朮　藁本　防風　白芷
茯苓　商陸根　白附子　杏人
桃人各四兩去尖皮　栝樓三枚　皂莢五挺炙去皮子　冬瓜人半升
雀屎半合　菟絲子一合擣末

右十八味擣末。以麪一斗用漿水和猪胰研令爛。和諸藥及麪作餅子。暴乾。擣絹篩收貯。勿令遇風。洗手面極妙。

又澡豆令人洗面光潤方。

白鮮皮　鷹屎白　白芷　青木香
甘松香　白朮　桂心　麝香
白檀香　丁子香各三兩　冬瓜子五合　白梅三七枚
雞子白七枚　猪胰三具　麪五升　土瓜根一兩
杏人二兩去皮

右十七味。以猪胰和麪暴令乾。然後諸藥擣散。和白豆末三升。以洗手面。十日如雪。三十日如凝脂。妙無比。

崔氏澡豆悅面色如桃花光潤如玉急面皮去皯䵳粉刺方。

白芷七兩　芎藭五兩　皂莢末四兩　萎蕤
白朮各五兩　蔓荊子二合　冬瓜人五兩　梔子人三合
栝樓人三合　華豆三升　猪腦一合　桃人一升去皮
鷹屎三枚　商陸三兩細剉

右十四味。諸藥擣末。其冬瓜人桃人梔子人栝樓人別擣如泥。其猪腦鷹屎合擣令相得。然後下諸藥。更擣令調。以冬瓜瓤汁和爲丸。每洗面用漿水。以此丸當澡豆用。訖。傅面脂如常粧飾。朝夕用之。亦不避風日。

傳急華豆香澡豆方。

華豆一升　白附子　芎藭　芍藥
白朮　栝樓　商陸根　桃人去皮
冬瓜人各二兩

右九味擣末。以洗面如常法。此方甚妙。

延年澡豆洗手面藥豆屑方。

白茯苓　土瓜根　商陸根　萎蕤
白朮　芎藭　白芷　栝樓
藁本　桃人各六兩去皮　皂莢五挺去皮子　豆屑二升
猪胰三具暴乾　猪蹄四具治如食法爛煮取汁　麪一斗

右十五味。取猪蹄汁拌諸藥等暴乾。擣散。以作澡豆洗手面妙。

藾澄藥澡豆方。

白芷　芎藭　栝樓子各五兩　青木香　雞舌香各三兩　皂莢十兩去皮子炙　蓽豆　赤小豆各二升

右八味擣末和散任用洗手面去皯皰妙。

手膏方三首

千金翼手膏方。

桃人　杏人各二兩去皮　橘人一合　赤匏十枚　辛夷人　芎藭　當歸各一兩　大棗二十枚　牛腦　羊腦　白狗腦各二兩無白狗各狗亦得

右十一味擣。先以酒漬腦。又別以酒六升煮赤匏以上藥令沸。待冷。乃和諸腦等勻。然後碎辛夷等三味。以綿裹之。棗去皮核。合內酒中。以瓷器貯之。五日以後先洗手訖。取塗手甚光潤而忌火炙手。

備急作手脂法。

猪胒一具　白芷　桃人去皮　細辛各一兩　辛夷　冬瓜人　黃瓜樓人各二兩　酒二升

右八味煮白芷沸。去滓。膏成。以塗手面光潤妙。

古今錄驗手膏方。

白芷四兩　芎藭　藁本　萎蕤　冬瓜人　楝人各三兩　桃人一升去皮　棗肉二十枚　猪胒四具　冬瓜瓤汁一升　橘肉十枚　栝樓子十枚

右十二味。以水六升煮取二升。酒三升。挼猪胒取汁。桃人研入。以洗手面。

口脂方三首

千金翼口脂方。

熟朱二兩　紫草末五兩　丁香二兩　麝香一兩

右四味。以甲煎和為膏。盛於匣內。即是甲煎口脂。如無甲煎即名脣脂非口脂也。

備急作脣脂法。

蠟二分　羊脂二分　甲煎一合須別作自有方　紫草半分　朱砂二分

右五味。於銅鍋中微火煎臘一沸。下羊脂一沸。又下甲煎一沸。又內紫草一沸。次朱砂一沸。瀉著筒內。候凝任用之。

古今錄驗合口脂法。

好熟朱砂三兩　紫草五兩　丁香末二兩　麝香末一兩

口脂五十挺武德六年十月內供奉尚藥直長蔣合進　沉香三升

五藥　上蘇合四兩半　麝香二兩　甲香五兩

白膠香七兩 雀頭香三兩 丁香一兩 蜜一升

右十四味並大秤大兩䴸擣碎以蜜捴和分爲兩分一分內瓷器瓶內其瓶受大四升內訖以薄綿冪口以竹篾交絡蔽瓶口

藿香二兩 苜蓿香一兩 零陵香四兩 芋香一兩

甘松香一兩半

右五味以水一斗酒一升漬一宿於胡麻油一斗二升內煎之爲澤去滓均分著二坩各受一斗掘地著坩令坩口與地平土塞坩四畔令實即以上甲煎瓶器覆中間一尺以糠火燒之常令著火糠作火即散著糠三日三夜燒十石糠即好冷出之綿濾即成甲煎蠟七斤上朱砂一斤五兩研令精細紫草十一兩於蠟內煎紫草令色好綿濾出停冷先於灰火上消蠟內甲煎及攪看色好以甲煎調硬即加煎軟即加蠟取點刀子刃上看硬軟著紫草於銅鐺內消之取竹筒合面紙裹繩纏以鎔脂注滿停冷即成口脂模法取乾竹徑頭一寸半一尺二寸鋸截下兩頭並不得節堅頭三分破之去中分前兩相著合令蜜先以冷甲煎塗模中合之以四重紙裹筒底又以紙裹筒令縫上不得漏以繩子牢纏消口脂瀉中令滿停冷解開就模出四分以竹刀子約筒截割令齊整所以約筒者筒口齊故也前有麝香末一兩後又有麝二兩未詳

燒甲煎法六首

千金翼甲煎法

甲香三兩 沉香六兩 丁香 藿香各四兩

薰陸香 楓香膏 麝香各二兩 大棗十枚取肉

右八味㕮咀如豆片又以蜜二合和攪內瓷坩中以綿裹口將竹篾交絡蔽之又油六升零陵香四兩甘松二兩綿裹內油中銅鐺緩火煎四五沸止去滓更內酒一升半并內煎坩中亦以竹篾蔽之然後剜地爲坑置坩於上使出半腹乃將前小香坩合此口上以濕紙纏兩口仍以泥塗上使厚一寸訖竈下燰坩火起從旦至暮燰至四更止明發待冷看上坩香汁半流瀝入下坩內成矣

崔氏燒甲煎香澤合口脂方

蘭澤香半斤 零陵香一斤 甘松香五兩 吳藿香六兩

新壓烏麻油一升

右五味並大斤兩揀擇精細煖水淨洗以酒水漬使調勻經一日一夜並著銅鐺中緩火煮之經一宿通前滿兩日兩宿唯須緩火煎訖漉去香滓澄取清以綿濾捴訖內著瓷坩中勿令香氣洩出封閉使如法

沉香一斤　丁香　甲香各一兩　麝香

薫陸香　艾納各半小兩　白膠香　藾合香各一兩

右八味，並大斤兩，令別擣如麻子大。先鍊白蜜，去上沫盡，即取沉香等於漆盤中和之，使調勻。若香乾，取前件香澤和，使勻散。內著瓷器中，使實。看瓶大小，取香多少，別以綿裹，以塞瓶口。緩急量之，仍用青竹篾三條挍之。即覆瓶口於前件所燒香澤瓶口上，仍使兩口上下相合。然後穿地埋著香澤瓶口，共地平，覆合香瓷瓶令露。乃以濕紙纏瓶口相合處，然後以麻擣泥，泥瓶口邊厚三寸，盛香瓶上亦令遍厚一寸，以炭火繞瓶四邊緩炙，使薄乾，然後始用糠火，馬糞火亦佳，燒經三宿四日，勿得斷火。看之必使調勻，不得有多少之處，香汁即下不勻。三宿四日燒訖，即住火。其香澤火傷多即焦，令帶少生氣佳。仍停經兩日，使香餅冷訖，然始開其上瓶，摠除却。更取別瓶，內一分香於瓶中燒之，一依前法。若無別瓶，還取舊瓶亦得。其三分者香並燒訖，未得即開，仍經三日三夜，停除火訖，又經兩日，其甲煎成訖。澄清，斟量取依色鑄瀉。其沉香少，即少著香澤，只一遍燒，上香瓶亦得好。味五升，銅鐺一口，銅鉢一口，黃蠟一大斤。右件蠟置於鐺中，緩火煎之，使沫銷盡，然後傾鉢中，停經少時，使蠟冷凝，還取其蠟，依前銷之。即擇紫草一大斤，用長竹著挾取一握，置於蠟中煎，取紫色，然後擢出，更著一握紫草。以此為度，煎紫草盡一斤，蠟色即足。若作紫口脂，不加餘色；若造肉色口脂，著黃蠟、紫蠟各少許；若朱色口脂，凡一兩蠟色中，和兩大豆許朱砂即得。但擣前件三色口脂法，一兩色蠟中，著半合甲煎相和，著頭點置竹上看堅柔，得所，瀉著竹筒中，斟酌凝冷，即解看之。

又煎甲煎，先須造香油方。

零陵香　藿香各一兩，並剉之，以酒拌微濕，用綿裹，內烏麻生油二升，緩火一宿，絞去滓，將油安三升瓶中，掘地作坑，埋瓶於中，瓶口與地面平。　沉香一斤

小甲香八兩　麝香三兩　藾合香一兩

右六味，並擣如大豆粒，以蜜拌，內一小角瓶中，用竹篾封其口，勿令香漏。將此角瓶倒埵土中瓶口內，以紙泥泥兩瓶接口處，不令土入。用泥泥香瓶上厚六七分，用糠火一石燒上瓶，其火微微，不得烈，使糠盡煎乃成矣。並出第九卷中

古今錄驗甲煎方

沉香　甲香各五兩　檀香半兩　麝香一分

香附子　甘松香　藾合香　白膠香各二兩

右八味，擣碎，以蜜和，內小瓷瓶中令滿，綿幕口，以竹篾

十字絡之。又生麻油二升。零陵香一分半。藿香二分。茅香二分。又相和水一升。漬香一宿。著油內。微火上煎之半日許。澤成去滓。別一瓷瓶中盛。將小香瓶覆著口。入下瓶口中。以麻泥封并泥瓶。厚五分。埋土中。口與地平。泥上瓶訖。以糠火微微半日許。著瓶上放火燒之。欲盡糠勿令絕。三日三夜煎成。停二日許。得冷取澤用之。云停二十日轉好。云燒不熟。即不香。須熟燒。此方妙。

又方

蠟 蜜各十兩 紫草一兩半

右三味。和蠟煎令調。紫草和朱砂併。澤瀉筒中。

蔡尼甲煎方。

沉香六兩 丁香 棧香四兩 楓香

青木香各二兩 麝香一具 大棗十枚 肉甲香三兩

右八味。剉。以蜜一合和拌。著坩內。綿裹竹篾絡之。油六升。零陵香四兩。甘松香二兩。綿裹著油中煎之。緩火可四五沸。即止。去香草。著坩中。埋出口。將小香坩合大坩。濕紙纏口。泥封可七分。須多著火。從旦至午。即須緩火。至四更。即去火。至明。待冷發看。成甲煎矣。

造燕脂法一首

崔氏造燕脂法。

準紫鉚一斤別擣 白皮入錢別擣碎 胡桐淚半兩 波斯白石蜜兩碟

右四味。於銅鐵鐺器中著水八升。急火煮水令魚眼沸。內紫鉚。又沸。內白皮訖。攪令調。又沸。內胡桐淚及石蜜。總經十餘沸。紫鉚並沈向下。即熟。以生絹濾之。漸漸浸疊絮上。好淨綿亦得。其番餅小大隨情。每浸訖。以竹夾如乾脯獵於炭火上炙之。燥。復更浸。浸經六七遍。即成。若得十遍以上。益濃美好。出第九卷中

造水銀霜法二首

千金翼飛水銀霜法。

水銀一斤 朴消八兩 大醋半升 黃礬十兩

錫二十兩成鍊三遍者 玄精六兩 鹽花三斤

右七味。先鍊錫訖。又溫水銀令熱。乃投錫中。又擣玄精黃礬令細。以絹下之。又擣錫令碎。以鹽花并玄精等合和。以醋拌令濕。以鹽花一斤藉底。乃布藥令平。以朴消蓋上訖。以盆蓋合。以鹽灰爲泥。泥縫際。乾之。微火三日。武火四日。凡七日。去火一日。開之。掃取極須勤心守勿使須臾間解慢。則大失矣。出第五卷中

崔氏造水銀霜法。

水銀 石硫黃 伏龍肝各十兩細研 鹽花一兩鹽末是也

右四味。以水銀別鐺熬。石硫黃碎如豆。並別鐺熬之。良

久水銀當熱。石流黃消成水。即併於一鐺中和之。宜急傾併。併不急。即兩物不相入。併訖。下火急攪。不得停手。若停手。即水銀別在一邊。石硫黃如灰死。亦別在一處。攪之良久。硫黃成灰。不見水銀。即與伏龍肝和攪。令調。并和鹽末攪之。令相得。別取鹽末羅於鐺中。令遍底。厚一分許。乃羅硫黃伏龍肝鹽末等於鐺中。如覆蒸餅。勿令全遍底。羅訖。乃更別羅鹽末覆之。亦厚一分許。即以盆覆鐺。以灰鹽和土作泥。塗其縫。勿令乾裂。裂即塗之。唯令勿洩炭火氣。飛之一復時。開之。用火先緩後急。開訖。以老雞羽掃取。皆在盆上。凡一轉後。即分舊土爲四分。以一分和成霜。研之令調。又加二兩鹽末。準前法飛之。訖。弃其土。又以餘一分土和飛之。四分凡得四轉。及初飛與五轉。每一轉則弃其土。五轉而土盡矣。若須多轉。更用新土。依前法飛之。七轉而可用之。出第九卷中

鹿角桃花粉方二首

崔氏鹿角粉方。

取角三四寸截之。乃向炊竈底燒一遍。去中心虛惡者。并除黑皮。訖。擣作末。以絹篩下。水和。帛練四五重。置角末於中。絞作團。大小任意。於炭火中熟燒。即將出火。令冷。又擣碎作末。還以水和。更以帛練四五重絞作團。如此四五遍燒擣碎。皆用水和。已後更三遍用牛乳和燒。擣一依前法。更擣碎。於瓷器中用玉鎚研作末。將和桃花粉佳。

又桃花粉方。

光明砂　雄黃　熏黃並研末　眞硃末

鷹糞　珊瑚　雲母粉　麝香用當門子

鹿角粉無問多少各等分

右九味。研以細爲佳。就中鹿角粉多少許無妨。

薰衣濕香方五首

千金濕香方。

沉香三分　零陵香　棧香　麝香各六分

薰陸香一分　丁子香二分　甲香半分以水洗熬　甘松香二分

檀香一分　藿香二分

右十味。麤擣下篩。蜜和。瓦燒之。爲濕香。薰衣。出第六卷中

千金翼薰衣濕香方。

薰陸香八兩　詹糖香五兩　覽探　藿香各三兩

甲香二兩　青桂皮五兩

右六味。先取硬者黏濕難碎者。各別擣。或細切㕮咀。使如黍粟。然後二薄布於盤上。自餘別擣。亦別於其上。有須篩下者。以紗不得太細。別煎蜜。就盤上以手搜搦。令

勺後乃擣之。燥濕必須調適。不得過度。太燥則難丸。太濕則難燒。易盡則香氣不發。難盡則煙多。煙多則唯有焦臭。無復芬芳。是故香須麤細燥濕合度。蜜與香相稱。火又須微。使香與綠煙共盡。出第五卷中

備急六味薰衣香方。

沉香一兩 麝香一兩 蘇合香一兩半 丁香二兩

甲香一兩酒洗蜜塗微炙 白膠香一兩

右六味藥。擣沉香令碎如大豆粒。丁香亦擣。餘香訖。蜜丸燒之。若薰衣加艾納香半兩佳。

又方

沉香九兩 白檀香一兩 麝香二兩並和擣 丁香一兩二銖

蘇合香一兩 甲香二兩酒洗準前 薰陸香二兩二銖和擣 甘松香一兩別擣

右八味。蜜和。用瓶盛埋地底二十日。出丸以薰衣。

又薰衣香方。

沉水香一斤剉酒漬一宿 箋香五兩雜骨者 甲香二兩酒洗 蘇合香二兩如無亦得

麝香一兩 丁香一兩半 白檀香一兩別研

右七味。擣如小豆大小相和。以細羅羅麝香。內中令調。以蜜器盛封三日用之。七日更佳。欲薰衣。先於潤地陳令浥浥。上籠頻燒三兩大佳。火炷籠下安水一椀。燒訖止衣於大箱中裛之。經三兩宿後。復上所經過處去後猶得半日以來香氣不歇。正觀年中勑賜此方。

裛衣乾香方五首

千金乾香方。

麝香 沉香 甘松香各二兩 丁香

箋香各一兩 藿香四兩

右六味。合擣下篩。用裛衣大佳。出第六卷中

千金翼裛衣乾香方。

沉香 苜蓿香各五兩 白檀香三兩 丁香

藿香 青木香一兩 甘松香各一兩 雞舌香一兩

零陵香十兩 艾納香二兩 雀頭香一兩 麝香半兩

右十二味。各擣如黍粟麩糠。勿令細末。乃和相得。若置衣箱中。必須綿裹之。不得用紙。秋冬猶著。盛熱暑之時香速絕。凡諸香草不須及時乃佳。若欲少作者。準此爲大率也。出第五卷中

備急裛衣香方。

藿香 零陵香 甘松香各一兩 丁香二兩

右四味。細剉如米粒。微擣。以絹袋盛衣箱中。南平公主方。

又方

澤蘭香 甘松香 麝香各二兩 沉香

檀香各四兩　苜蓿香五兩　零陵香六兩　丁香六兩

右八味，麤擣，絹袋盛，衣箱中貯之。

又方

麝香研　蘇合香　鬱金香各一兩　沉香十兩

甲香四兩，酒洗，熬　丁香四兩　吳白膠香　詹糖香六兩

右八味，擣，以絹袋盛，裛衣中香妙。

右從事郎充兩浙東路提舉茶塩司幹辦公事趙　子孟　校勘

外臺秘要方卷第三十二終

重訂唐王燾先生外臺秘要方第三十三卷目錄 婦人上三十七門

唐王燾先生外臺秘要方卷三十三

宋朝散大夫守光祿卿直秘閣判登聞簡院上護軍臣林億等 上進

新安後學程衍道敬通父訂梓

求子法及方一十二首

千金論曰夫婦人之別有方者以其血氣不調胎妊生產崩傷之異故也是以婦人之病比之男子十倍難療經言婦人者衆陰所集常與濕居十四歲巳上陰氣浮溢百想經心內傷五藏外損姿顏月水去留前後交互瘀血停凝中道斷絕其中傷墮不可具論矣然五藏虛實交錯惡肉內漏氣脉損竭或飲食無度損傷非一或胎瘡未愈而合陰陽或行步風來便利於懸廁之上風從下入便成十二痼疾所以婦人別立方也若是四時節氣爲病虛實冷熱爲患者故與丈夫同也唯懷胎姙孕而挾病者避其毒藥耳其雜病與丈夫同則散在諸卷中可得而知也然而女人嗜欲多於丈夫感病倍於男子加以慈戀愛憎嫉妬憂恚染着堅牢情不自抑所以爲病根深療之難差故養生之家特須教子女學此三卷婦人方令其精曉卽於倉卒之秋何憂畏也夫四德者女子立身之樞機産育者婦人性命之長務若不通明於此則何以免其夭横者哉故傳母之徒亦不可不學常宜繕寫一本懷挾隨身以防不意也

又論曰人之性情皆願賢巳而疾不及人至於學問則隨情逐物墮於事業詎肯專一推求至理莫不虛棄光陰沒齒無益夫婚姻養育者人倫之本王化之基聖人設教備論厥旨後生莫能精曉臨事之日昏爾若愚是則徒願賢巳而疾不及人之謬也斯實不達賢巳之趣而妄徇虛聲以終無用今具述求子之法以貽後嗣同志之士或可覽焉

又論曰夫欲求子者當先知夫妻本命五行相生及與德合幷本命不在子休廢死墓中生者則求子必得若其本命五行相剋及與刑煞衝破幷在子休廢死墓中生者則求子了不可得愼無措意縱或得者於後終亦累人若其相生幷遇福德者仍須依法如方避諸禁忌則所誕兒子盡善盡美難以具陳矣禁忌法

凡欲要兒子生吉良者交會之日常避丙丁及弦望朔晦大風大雨大霧大寒大暑雷電霹靂天地昏冥日月無光虹蜺地動日月薄蝕此時受胎非止百倍損於父母生子或瘖瘂聾聵頑愚癲狂攣跛盲眇多病短壽不孝不仁又避日月火光星辰之下神廟佛寺之中井竈圊廁之側塚

墓屍柩之傍。皆悉不可。夫交會如法。則有福德大智善人。降託胎中。仍令父母性行調順。所作和合。家道日隆。祥瑞競集。若不如法。則有薄福愚癡惡人。來託胎中。則令父母性行凶險。所作不成。家道日否。殃咎屢至。雖生成長。家國滅亡。夫禍福之驗。有如影響。此乃必然之理。何不再思之。

男女受胎時日法

凡男女受胎。皆以婦人經絶一日三日五日爲男。仍遇男宿在貴宿日。又以夜半後生氣時瀉精者。有子皆男。必壽而賢明高爵也。若以經絶後二日四日六日寫精者。有子皆女。過六日皆不成子。又遇王相日尤吉。

推王相日法

春甲乙。夏丙丁。秋庚辛。冬壬癸。

推貴宿日法

正月一日六日九日十日十一日十二日十四日二十一日二十四日二十九日

二月四日七日八日九日十日十二日十四日十九日二十二日二十七日

三月一日六日七日八日十日十七日二十日二十五日

四月三日四日五日六日八日十日十五日十八日二十二日二十八日

五月一日二日三日四日五日六日十二日十三日十五日十六日二十日二十五日二十八日二十九日三十日

六月一日三日十日十三日十八日二十三日二十六日二十七日二十八日二十九日

七月一日十一日十六日二十一日二十四日二十五日二十六日二十七日二十九日

八月五日八日十三日十八日二十一日二十二日二十三日二十四日二十五日二十六日

九月三日六日十一日十六日十九日二十日二十一日二十二日二十四日

十月一日四日九日十四日十七日十八日十九日二十日二十二日二十九日

十一月一日六日十一日十四日十五日十六日十七日十九日二十六日二十九日

十二月四日九日十二日十三日十四日十五日十七日二十四日二十七日

若春合甲寅乙卯　夏合丙午丁巳　秋合庚申辛酉　冬合壬子癸亥

與上件月宿日合者尤佳。出第二卷中

千金翼論曰。夫求子者。服藥須有次第。不得不知。其次第謂男服七子散，女服盪胞湯及坐藥，并服紫石門冬丸，則無不得効矣。不知此者，得力鮮焉。其七子散、盪胞湯、紫石門冬丸，出第五卷中，在次下，千金并翼方中

廣濟療無子，令子宮內炙丸方。

麝香二分，研　皂莢十分，塗酥炙，削去黑皮子　蜀椒六分，汗

右三味，擣篩，蜜丸酸棗人大，以綿裹，內産宮中，留少綿線出，覺憎寒、不淨下多，即抽綿線出却丸藥，一日一度換之，無問晝夜皆內，無所忌。

又方

蛇牀子　石鹽　細辛　乾薑

土瓜根各四兩

右五味，擣散，取如棗核大，以綿裹，內子宮中，以指進之，依前法。中間病未可，必不得近丈夫，餘無所忌。並出第三卷中

又療婦人百病，斷絶緒産，白薇丸方。

白薇　細辛　厚朴炙　椒汗

桔梗　鼈甲各五分，炙　防風　大黃

附子炮　石硫黃各六分，研　牡蒙二分　人參

桑上寄生各四分　半夏洗　白殭蚕　續斷

秦艽　紫菀　杜仲　牛膝

蜚蝱去翅足，熬　水蛭各二分　紫石英研　朴消

桂心　鍾乳　當歸各八分

右二十七味，擣篩，蜜丸，空腹溫酒服如梧桐子十五丸，日二，漸加至三十丸，不吐不利。忌生冷、油膩、餳、生血物、人莧、生葱、生菜、猪肉、冷水、粘食、陳臭。出第二卷中

千金七子散，療丈夫風虛目暗，精氣衰少，無子，補不足方。

五味子　牡荆子　菟絲子　車前子

乾地黃　薯蕷　石斛　杜仲

鹿茸炙　遠志去心　菥蓂子各八分　附子炮

蛇牀子　芎藭各六分　山茱萸　天雄炮

黃耆　人參　茯苓　牛膝各五分

桂心十分　巴戟天十二分　蓯蓉七分　鍾乳三分

右二十四味，擣篩為散，酒服方寸匕，日二服，不知，增至二匕，以知為度。忌生冷、酢滑、猪、雞、魚、蒜、油膩。不能酒者，蜜和丸服亦佳。行房法一依素女經，女人月信斷一日為男，二日為女，三日為男，四日為女，已外無子。仍每日午時前、半夜後陽時為男，下精欲得去玉門入半寸，不爾過子宮。一方加覆盆子八分。忌蕪荑、生葱。經心録并翼同

又朴消盪胞湯，療婦人立身已來全不生，及斷緒久不産三十年者方。

朴消　牡丹　當歸　大黃
桃人去皮尖生用合三兩　細辛　厚朴炙　桔梗
芍藥　人參　茯苓　桂心
甘草炙　牛膝　橘皮各二兩　䗪蟲去翅足微熬
水蛭炙各六十枚　附子一兩半炮

右十八味切。以清酒五升水六升合煮。取三升分四服。日三夜一。每服相去三辰。少時更服。如常覆被取少汗。汗不出。冬日著火籠。必下積血及冷赤膿如赤小豆汁。本爲婦人子宮內有此惡物令然。或天陰臍下痛。或月水不調。爲有冷血不受胎。若斟酌下盡。氣力弱。人困不堪。更服亦可。二三服即止。如大悶不堪。可食酢飯冷漿一口即止。然恐去惡物不盡。不大得藥力。若能忍服盡大好。一日後仍著導藥。翼方無桔梗甘草。並出第二卷中

千金翼坐導藥方。

皂莢一兩炙去皮子　大黃　戎鹽　礬石燒
當歸各二兩　五味子　乾薑各三兩　細辛三兩
蜀椒汗二兩　葶藶子　苦瓠各三分千金作山茱萸

右十一味擣篩。內輕絹袋子如中指許大。長三寸。盛之令滿。內子門中。坐任意。勿行走急。小便時即出之。仍易新者。一日當下青黃冷汁。汁盡止。即可幸御。自有子。若未見病出。亦可至十日安之。千金無葶藶。一方又有砒霜三分。廣濟同著藥後一日。乃服紫石門冬丸。其方如左。

紫石英七日研之　天門冬各三兩去心　紫葳　甘草炙
桂心　牡荊子千金作牡蒙　烏頭炮　乾地黃
辛夷人　石斛　卷栢　禹餘糧
當歸　芎藭各三兩　烏賊魚骨　牛膝
薯蕷各六分　桑寄生　人參　牡丹皮
乾薑　厚朴炙　續斷　食茱萸
細辛各五分　柏子人一兩

右二十六味擣篩。蜜和。酒服十九如梧桐子。日三。稍加至三十丸。慎如藥法。經心錄同。并出第五卷中

延年療婦人子藏偏僻冷結無子坐藥方。

蛇牀子三兩　芫花三兩

右二味擣篩。取棗大。紗袋盛。內產門中。令没指。袋少長。便時須去。任意臥著。慎風冷。出第四卷中

久無子方五首

廣濟療久無子白薇丸方。

白薇　牡蒙　藁本各五分　當歸
乾地黃各七分　芎藭　人參　柏子人

石斛　桂心　附子炮　五味子
防風　吳茱萸　甘草炙　牛膝
桑寄生各六分　薑黃七分　禹餘糧八分　秦椒二分汗
右二十味擣篩蜜丸如梧桐子空腹酒下二十丸加至三十丸日再服不利忌生葱生菜熱麪蕎麥猪肉葵菜蕪荑菘菜海藻粘食陳臭物等

又療久無子斷緒少腹冷疼氣不調地黃湯方
乾地黃　牛膝　當歸各八兩　芎藭
卷柏　防風各六分　桂心　牽牛子末各三分
右八味切以水六升煮取二升三合去滓分三服服別和一分牽牛子末服如人行四五里更進一服以快利止忌熱麪蕎麥炙肉生葱蕪荑蒜粘食等物出第三卷中

千金療月水不利閉塞絕產十八年服此藥二十八日有子金城太守白薇丸方
白薇　細辛各五分　人參　杜蘅
厚朴炙　牡蒙　半夏洗　白殭蠶
秦艽　當歸　紫菀各二分　牛膝
沙參　乾薑各三分　蜀椒汗　附子炮
防風各六分　古今錄驗不用杜蘅用牡蠣三分熬
右十七味末之蜜和丸先食服如梧桐子三丸不知稍增至四五丸此藥不可將服覺有身則止用大驗忌餳猪羊肉冷水生葱生菜崔氏延年同　有桔梗丹參各三分出第二卷中

千金翼白薇丸主久無子或斷緒上熱下冷百病皆療之方
白薇　車前子各三分　當歸　芎藭
蛇牀子各四分　紫石英　菴䕡子　石膏
藁本　卷柏各五分　澤蘭　太一禹餘糧
覆盆子　桃人熬　白芷　麥門冬去心
人參各六分　桂心　蒲黃各十分　細辛
乾薑　乾地黃　椒汗各十二分　茯苓
赤石脂　遠志去心　白龍骨各八分　橘皮二分
右二十八味擣篩爲末蜜和酒服十五丸如梧桐子日再增至四十丸以知爲度亦可至五十丸慎猪雞魚蒜生冷酢滑生葱生菜蕪荑驢馬等肉覺有身則止藥秘之勿妄傳也出第五卷中

經心錄茱萸丸療婦人陰寒十年無子方
吳茱萸一升　蜀椒一升去目汗末
右二味蜜丸如彈子丸綿裹導子腸中日再易無所下但開子藏令陰溫即有子也出第六卷中

養胎法并禁忌一十三首

千金論曰舊說凡受胎三月逐物變化禀質未定故姙娠三月欲得觀犀象猛獸珠玉寶物欲得見賢人君子盛德大師觀禮樂鍾鼓俎豆軍旅陳設焚燒名香口誦詩書古今箴誡居處簡靜割不正不食席不正不坐彈琴瑟調心神和性情節嗜慾庶事清靜生子皆良長壽忠孝仁義聰慧無疾斯蓋文王胎教者也

又論曰兒在胎日月未滿陰陽未備府藏骨節皆未成足故自初訖于將產飲食居處皆有禁忌

又姙娠食雞子及乾鯉魚令子多瘡

又姙娠食雞肉糯米令子多寸白蟲

又姙娠食雀肉并豆醬令子滿面皯䵟黑子

又姙娠食山羊肉令子多病

又姙娠食兔犬肉令子無音聲并缺脣

又姙娠食驢馬肉延月

又姙娠食椹并鴨子令子倒出心寒

又姙娠食騾肉難產

又姙娠食雀肉飲酒令子心淫情亂不畏羞耻

又姙娠勿向非常之地大小便必半產殺人

又姙娠勿食羊肝令子多厄

又姙娠勿食鼈令兒短項

又姙娠食氷漿絕產 並出第二卷中

姙娠隨月數服藥及將息法一十九首

千金姙娠一月名始胚飲食精熟酸美受御宜食大麥無食腥辛是謂才正

又姙娠一月足厥陰脉養不可鍼灸其經足厥陰內屬於肝肝主筋及血一月之時血行否澀不爲力事寢必安靜無令恐畏

又姙娠一月陰陽新合爲胎寒多爲痛熱多卒驚舉重腰痛腹滿胞急卒有所下當預安之宜服烏雌雞湯方

烏雌雞一隻治如食法　茯苓一兩　吳茱萸一升
芍藥　白朮各三兩　麥門冬五合去心　人參三兩
阿膠二兩　甘草一兩炙　生薑一兩切

右十味切以水一斗二升煮雞取汁六升去雞下藥煮取三升內酒三升并膠烊盡取三升去滓溫服一升日三服

又若曾傷一月胎者當預服補胎湯方

細辛一兩　防風二兩　烏梅一升　吳茱萸五合
乾地黃　白朮各一兩　大麥五合　生薑四兩

右八味切以水七升煮取二升半去滓分溫三服若寒

多者倍細辛茱萸若熱多渴者去細辛茱萸加括樓根二兩若有所思去大麥加柏子人三合忌生菜蕪荑桃李雀肉等物一方人參一兩

又姙娠二月名始膏無食辛臊居必靜處男子勿勞百節皆痛是謂胎始結

又姙娠二月足少陽脉養不可鍼灸其經足少陽内屬於膽膽主精二月之時兒精成於胞裏當慎護驚動

又姙娠二月始陰陽踞經有寒多壞不成有熱即萎卒中風寒有所動摇心滿臍下懸急腰背强痛卒有所下乍寒乍熱艾湯主之方

丹參三兩　當歸　人參　麻黄去節

艾葉　阿膠炙各二兩　甘草炙一兩　大棗十二枚擘

生薑一兩

右九味切以酒三升水一斗内藥煮減半去滓内膠煎取三升分温三服忌海藻菘菜

又若曾傷二月胎者當預服黄連湯方

黄連　人參各一兩　吴茱萸五合　生地黄五兩

生薑三兩

右五味切以醋漿七升煮取三升分四服日三夜一每十日一作若頗覺不安加烏梅一升加烏梅者不用漿直用水耳忌猪肉冷水蕪荑一方當歸半兩

又姙娠三月名始胎當此之時未有定儀見物而化欲生男者操弓矢欲生女者弄珠璣欲子美好數視璧玉欲子賢良端坐清虚是謂外象而内感者也

又姙娠三月手心主脉養不可鍼灸其經手心主内屬於心無悲哀無思慮驚動

又姙娠三月爲定形有寒大便青有熱小便難不赤即黄卒驚恐憂愁嗔恚喜頓仆動於經脉腹滿繞臍苦痛腰背痛卒有所下雄雞湯方

雄雞一隻治如食法　甘草炙　人參　茯苓

阿膠各二兩　黄芩　白术各一兩　麥門冬去心五合

芍藥四兩　大棗十二枚擘　生薑切一兩

右十一味切以水一斗五升煑雞減半内藥煑取半内清酒三升并膠再煎取三升分三服一日盡之當温卧忌海藻菘菜酢物桃李雀肉等一方當歸芎藭二兩不用黄芩生薑

又若曾傷三月胎者當預服茯神湯方

茯神　丹參　龍骨各一兩　阿膠

當歸　甘草炙　人參各二兩　赤小豆二十一粒

大棗十二枚擘

右九味切酢漿一斗煮取三升分四服七日後服一劑

腰痛者加桑寄生二兩。忌海藻、菘菜。深師有薤白二兩，麻子一升。

又姙娠四月，始受水精，以成血脉。宜食稻粳羹魚鴈，是謂成血氣，以通耳目而行經絡。

又姙娠四月，手少陽脉養，不可鍼灸其經。手少陽内輸三焦。四月之時，兒六腑順成。當靜形體，和心志，節飲食。

又姙娠四月，爲離經，有寒，心下溫溫欲嘔，胷膈滿，不欲食；有熱，小便難，數數如淋狀，臍下苦急，卒風寒，頸項强痛，寒熱，或驚動身軀，腰背腹痛，往來有時，胎上迫胷，心煩不得安，卒有所下，菊花湯方。

菊花如雞子大一枚　麥門冬一升，去心　麻黃三兩，去節　阿膠三兩，炙
甘草二兩，炙　當歸二兩　人參一兩半　生薑五兩
半夏二兩，洗　大棗十二枚，擘

右十味，以水八升，煮減半，内清酒三升，并阿膠，煎取三升，分三服，溫臥當汗，以粉粉之，護風寒四五日。忌羊肉、海藻、菘菜、餳等。

又若曾傷四月胎者，當預服調中湯方。

芍藥四兩　甘草炙　芎藭　續斷各一兩
生李根白皮　柴胡　白术各三兩　烏梅一升
當歸一兩半　生薑四兩　厚朴炙　枳實炙，各二兩

右十二味，切，以水一斗，煮取三升，分四服，日三夜一，八日復服一劑。一方半夏二兩。忌海藻、菘菜、桃李、雀肉等物。

又姙娠五月，始受火精，以成其氣。臥必晏起，沐浴浣衣，深其居處，厚其衣裳，朝吸天光，以避寒殃。其食稻麥，其羹牛羊，和以茱萸，調以五味，是謂養氣，以定五藏。

又姙娠五月，足太陰脉養，不可鍼灸其經。足太陰内輸於脾。五月之時，兒四肢成，無大飢，無甚飽，無食乾燥，無自炙熱，無大勞倦。

又姙娠五月，毛髮初生，有熱，苦頭眩，心亂嘔吐；有寒，苦腹滿痛，小便數，卒有恐怖，四肢疼痛，寒熱，胎動無常處，腹痛悶頓欲仆，卒有所下，阿膠湯方。又方旋覆花湯。

阿膠四兩，炙　人參一兩　麥門冬一升，去心　生薑六兩
吳茱萸　旋覆花　當歸　芍藥
甘草炙　黃芩各一兩

右十味，切，以清酒三升，以水九升，煮減半，内清酒三升并膠，微火煎取三升半，分四服，日三服夜一，先食再服便愈。不差更服。忌海藻、菘菜。

又若曾傷五月胎者，當預服安中湯方。

甘草炙　芍藥各三兩　當歸　人參
乾地黃　芎藭各二兩　五味子五合　麥門冬一升，去心

大麻人五合　生薑六兩　大棗三十五枚擘　黃芩一兩

右十二味切。以水七升。清酒五升。煮取三升半。分四服。日三夜一。七日復服一劑。忌菘菜海藻蕪荑。

又姙娠六月。始受金精。以成筋。身欲微勞。無得靜處。出遊於野。數觀走犬馬。食宜鷙鳥猛獸之肉。是謂變腠理紉筋。以養其力。以堅背膂。

又姙娠六月。足陽明脈養。不可鍼灸其經。足陽明內屬於胃。主其口目。六月之時。兒口目皆成。調五味。食甘美。無大飽。

又姙娠六月。卒有所動不安。寒熱往來。腹內脹滿。身體腫。驚怖。忽有所下。腹痛如欲產。手足煩疼。麥冬湯方。

麥門冬一升去心　甘草炙　人參各一兩　乾地黃三兩

黃芩二兩　阿膠四兩　生薑六兩　大棗十五枚擘

右八味切。以水七升。煮減半。內清酒二升并膠。煎取三升。分三服。每服如人行三四里。中間進糜粥。忌海藻菘菜蕪荑。

又若曾傷六月胎。當預服柴胡湯方。

柴胡四兩　芍藥一方作紫葳　白朮　甘草炙各二兩

麥門冬三兩去心　蓯蓉一兩　芎藭二兩　乾地黃五兩

生薑六兩　大棗三十枚擘

右十味切。以水一斗。煮取三升。分四服。日三夜一。中間進糜粥。勿食生冷及堅強之物。七日更服一劑。忌海藻菘菜蕪荑桃李雀肉等。一方有黃芩二兩

又姙娠七月。始受木精。以成骨。勞身搖肢。無使定止。動作屈伸。以運血氣。自此後居處必燥。飲食避寒。常食粳稻。以密腠理。是謂養骨而堅齒。

又姙娠七月。手太陰脈養。不可鍼灸其經。手太陰內屬於肺。肺主皮毛。七月之時。兒皮毛已成。無大言。無號哭。無薄衣。無洗浴。無寒飲。

又姙娠七月。忽驚恐搖動。腹痛。卒有所下。手足厥冷。脈若傷寒。煩熱腹滿。短氣。常苦頸項腰背強。葱白湯方。

葱白長三四寸十四枚　半夏洗　麥門冬一升去心各　生薑八兩

甘草炙　當歸　黃耆各三兩　阿膠四兩

人參一兩半　黃芩一兩　旋復花一把

右十一味切。以水八升。煮減半。內清酒三升并膠。煎取四升。溫服一升。日三夜一。溫臥當汗出。若不出者。加麻黃二兩。煮服如前法。若秋後勿強責汗。忌羊肉餳海藻菘菜等。

又若曾傷七月胎者。當預服杏人湯方。

杏人去皮尖双人　甘草炙　鍾乳研各二兩　麥門冬去心

吳茱萸各一兩　乾薑二兩　五味子　粳米各五合
紫菀一兩

右九味切。以水八升。煑取三升半。分四服。日三夜一。中間進食。七日服一劑。忌海藻菘菜。

又姙娠八月。始受土精。以成膚革。和心靜息。無使氣極。是謂密腠理。光澤顏色。

又姙娠八月。手陽明脉養。不可鍼灸其經。手陽明内屬於大腸。大腸主九竅。八月之時。兒九竅皆成。無食燥物。無輙失食。無忍大起。

又姙娠八月中風寒。有所犯觸。身體盡痛。乍寒乍熱。胎動不安。常苦頭眩痛。繞臍下寒。時時小便白如米汁。或青或黃。或使寒慄。腰背苦冷痛。而目視茫茫。芍藥湯方。

芍藥四分　人參　當歸　甘草炙各三兩
白朮一兩　厚朴二兩炙　薤白切一升　生薑四兩切

右八味切。以水五升。酒四升。合煮取三升。分三服。日再夜一。忌海藻菘菜桃李雀肉等。

又若曾傷八月胎者。當預服葵子湯方。

甘草三兩炙　芍藥二兩一方四兩　柴胡三兩　葵子一升
白朮三兩　生薑六兩　大棗二十枚擘　厚朴二兩

右八味切。以水九升。煮取三升。分三服。日三。十日服一劑。忌海藻菘菜桃李雀肉等。

又姙娠九月。始受石精。以成皮毛。六腑百節。莫不畢備。飲醴食甘。緩帶自持而待之。是謂養毛髮。多才力。

又姙娠九月。足少陰脉養。不可鍼灸其經。足少陰内屬於腎。腎主續縷。九月之時。兒脉續縷皆成。無處濕冷。無著炙衣。

又姙娠九月。若卒下痢。腹滿懸急。胎上衝。腰背痛不可轉側。短氣。半夏湯方。

半夏洗　麥門冬去心各五合　乾薑一兩　當歸
吳茱萸　阿膠炙各三兩　大棗十二枚擘

右七味切。以水九升。煑取三升。去滓。内白蜜八合。微火上溫。分四服。痢即止。忌生血物餳等。

又若曾傷九月胎者。當預服猪腎湯方。

猪腎一具　茯苓　桑寄生　乾薑
乾地黃　芎藭各三兩　白朮四兩　麥門冬一升去心
附子中者一枚炮　大豆三合

右十味切。以水一斗。煮腎令熟。去腎。内諸藥。煎取三升半。分四服。日三夜一。十日更一劑。忌猪肉冷水蕪荑桃李雀肉酢物等。

又姙娠十月。五藏俱備。六腑齊通。納天地氣於丹田。故使

關節人神皆備伹俟時而生。集驗延年同並出第二卷中

小品療妊娠五月日舉動驚愕動胎不安下在小腹痛引腰胳（公洛切腋下也）小便疼下血安胎當歸湯方。

當歸　阿膠（炙）　芎藭　人參（各一兩）
大棗（十二枚擘）　艾（一虎口）

右六味切以酒水各三升合煮取三升去滓內膠令烊分三服腹中當小便緩差也。古今錄驗救急同出第七卷中

妊娠嘔吐及惡食方九首

集驗療婦人妊娠惡阻嘔吐不下食湯方。

青竹茹　橘皮（各五兩）　生薑　茯苓（各四兩）
半夏（五兩湯洗）

右五味切以水六升煮取二升半分三服不差頻作忌羊肉餳酢物等。千金經心錄同

又療妊娠嘔吐不下食橘皮湯方。

橘皮　竹茹　人參　白朮（各三兩）
生薑（四兩）　厚朴（炙二兩）

右六味切以水七升煮取二升半分三服不差重作忌桃李雀肉等。千金救急經心錄同出第十一卷中

古今錄驗療妊娠不欲食或吐春月所宜服柴胡湯方。

甘草（炙）　柴胡（各二兩）　麻黃（一兩去節煎去沫）　大棗（十二枚擘）
食茱萸（一升）

右五味切以水六升煮取三升適寒溫服一升日三療食噫醋除熱下氣多所宜與上同但春秋冬夏去茱萸加枸杞一斤六月加小麥一升石膏三兩秋去石膏加甘草一兩九月去麻黃加乾薑一兩十月加芎藭三分忌海藻菘菜。

又療惡食人參湯方。

人參（四兩）　厚朴（炙）　生薑　枳實（炙）
甘草（各二兩炙）

右五味切以水六升煮取三升分三服忌海藻菘菜。並出第三十四卷中

崔氏半夏茯苓湯療妊娠阻病心中憒悶空煩吐逆惡聞食氣頭眩重四肢百節疼煩沈重多臥少起惡寒汗出疲極黃瘦方。

半夏（洗）　生薑（各五兩）　旋復花（一兩）　橘皮（二兩）
茯苓（二兩）　細辛　芎藭　人參
桔梗　甘草（炙各二兩）　芍藥（二兩）　乾地黃（三兩）

右十二味切以水一斗煮取三升分三服忌豬羊肉餳菘菜海藻生菜蕪荑。

千金云若病阻積月日不得治及服藥冷熱失候病變客

熱煩渴口生瘡者。除橘皮細辛。用前胡知母各二兩。若變冷下痢者。除乾地黄。用桂心二兩。若食少胃中虚生熱。大便悶塞。小便赤少者。加大黄三兩。除地黄。加黄芩一兩。餘依方服一劑。得下後消息看氣力冷熱。更增損方調定。更服一劑湯。便急服茯苓丸。令能食便强健也。

又茯苓丸。療妊娠阻病。患心中煩悶。頭眩重。憎聞飲食氣。便嘔逆吐悶顛倒。四肢垂重不自勝持。服之即效。要先服半夏茯苓湯兩劑後。可將服茯苓丸方。

茯苓　人參各一兩　桂心熬　橘皮

白术　甘草炙　葛根熬　乾薑

半夏洗　枳實炙各二兩

右十味。擣篩。蜜和丸如梧桐子大。飲服二十丸。漸至三十丸。日三。忌海藻菘菜羊肉餳桃李雀肉酢等。千金同　肘後只五味。又云妊娠忌桂故熬　肘後不用乾薑半夏橘皮葛根

又療妊娠常苦煩悶。此子煩也。竹瀝湯方。

竹瀝三兩　防風　黄芩　麥門冬去心各三兩

茯苓四兩

右五味。切。以水四升。合竹瀝。煮取二升半。分三服。不差重作。忌酢物。

又方　時時服竹瀝。隨多少。出第十卷中

近效療妊娠惡食。心中煩憒。熱悶嘔吐方。

青竹茹　麥門冬去心各三兩　前胡二兩

陳橘皮一兩炙令黄焦香氣出佳　蘆根一握取肥白嫩者

右五味。切。以水二大升。煮取半大升。去滓。分再服。食後一服。無麥門冬。用小麥三合。煮之勿令裂。即熟。四肢煩蒸者。加地骨皮。醫人夏侯拯錄。

妊娠胎動方九首

廣濟主安胎胎病漏肚痛方。

當歸　芎藭　阿膠炙　人參各一兩

大棗十二枚擘

右五味。切。以水三升。酒四升。合煮。取二升半。分三服。五日一劑。頻服三四劑。無所忌。出第三卷中

小品療妊娠重下。痛引腰背。安胎止痛湯方。

當歸　阿膠炙　乾地黄　黄連

芍藥各一兩　雞子一枚　秫米一升

右七味。切。以水七升。攪雞子令相得。煮秫米令如蟹目沸。去滓。内諸藥。煮取三升。分四服。忌蕪荑。經心錄同

又膠艾湯。療損動母去血腹痛方。

阿膠二兩炙　艾葉二兩

右二味。以水五升。煮取二升半。分三服。出第七卷中經心錄同

集驗療妊娠。胎動不安。腹痛葱白湯方。

葱白一升切　阿膠炙　當歸　續斷

芎藭各三兩　銀隨多少

右六味。切。以水一斗。先煮銀取七升。去銀內餘藥煎取二升半、內膠令烊。分三服不差更作。千金同

又療妊娠二三月上至八九月。胎動不安。腹痛已有所見方。

艾葉　阿膠炙　芎藭　當歸各三兩

甘草一兩炙

右五味。切。以水八升、煮取三升。去滓內膠令烊。分三服。日三。千金文仲備急同

又療妊娠六七月。胎不安常處旋復花湯方。

旋復花一兩　厚朴炙　白朮　枳實炙

黃芩　茯苓各三兩　半夏十遍洗　芍藥

生薑各二兩

右九味。切。以水一斗。煮取二升半。先食分五服。日三夜二。忌羊肉餳醋桃李雀肉等。千金同出第十一卷中

刪繁療女人懷妊。胎動不安。葱豉安胎湯方。

香豉一升熬　葱白一升切　阿膠二兩炙

右三味。切。以水三升。煮二物取一升。去滓下阿膠更煎。膠烊服。一日一夕可服三四劑。出第七卷中經心錄同

文仲徐王効神驗胎動方。

當歸六分　芎藭四分

右二味。切。以水四升。酒三升半。煮取三升。分三服。若胎死即出。比用神驗。血上心腹滿者。如湯沃雪。救急經心錄同崔氏用米醋二升煎二十沸服

又安胎寄生湯療流下方。

桑上寄生五分　白朮五分　茯苓四分　甘草十分炙

右四味。切。以水五升。煮取二升半。分三服。若人壯者可加芍藥八分。足水二升。若胎不安腹痛。端然有所見。加乾薑四分。即安。忌海藻菘菜酢物桃李雀肉等。崔氏小品經心同出第七卷中

動胎腰腹痛方三首

廣濟療婦人妊娠動胎。腰腹痛及血下方。

當歸三兩　葱白一升切　芎藭三兩　艾葉二兩

鹿角膠二兩炙　苧根三兩

右六味。切。以銀汁一斗。煮取三升。絞取滓。內膠上火膠烊。分三服。服別相去如人行六七里。未好差。停一日更進一劑。無所忌。出第三卷中

小品苧根湯療勞損動胎腹痛去血。胎動向下方。

苧根　乾地黄各二兩　當歸　芍藥
阿膠炙　甘草炙各一兩
右六味切。以水六升。煮取二升。去滓內膠烊。分三服。忌海藻菘菜蕪荑。出第七卷中

救急療妊娠動胎。去血。腰腹痛方

芎藭　阿膠炙　當歸　青竹茹各三兩
右四味切。以水一斗半。煮銀二斤。取六升。去銀內藥煎。取二升半。分三服。日再夜一。不差更作一劑。集驗千金文仲古今錄驗備急經心錄同出第四卷中

頓仆胎動方四方

集驗療妊娠二三月上至七八月。頓仆失踞。胎動不安。傷損腰腹痛欲死。若有所見。及胎奔上搶心。短氣。膠艾湯方。

當歸　芎藭　甘草炙　阿膠炙
芍藥各二兩　艾葉三兩　乾地黄四兩
右七味切。以水五升。好酒三升。合煮取三升。去滓內膠。更上火令膠烊。分三服。日三。不差更作。忌海藻菘菜蕪荑。文仲同出第十一卷中

文仲葛氏若由頓仆及舉重致胎動去血者方。

擣黄連下篩。酒服方寸匕。日三。愈。血乃止。忌猪肉冷水等物。

又方

赤小豆二升。熬令香。著雞子十四枚。破內小豆中。更熬令黄黑。末和酒服一匕。日三服。

又方

膠炙三兩　當歸二兩　甘草炙二兩
右三味切。以水五升。煮取二升。分再服。忌菘菜海藻。並出第七卷中

胎數傷及不長方三首

廣濟療婦人懷妊數傷胎方

鯉魚二斤　粳米一升
右二味。如法作臛。少著鹽。勿著葱豉醋。食之甚良。一月中頓三過作。効安穩無忌。集驗文仲備急崔氏延年同出第三卷中

集驗療婦人懷胎不長方。

鯉魚長一尺者。水漬沒。內鹽如棗。煮令熟。取汁稍稍飲之。當胎所腹上當汗如鼻狀。雖有所見。胎雖不安者。十餘日輒一作此。令胎長大。甚平安。出第十一卷中

古今錄驗療妊娠養胎。白术散方。

白术　芎藭各四分　蜀椒汗三分　牡蠣二分
右四味擣下篩。酒服滿一錢匕。日三夜一。但苦痛加芍藥。心下毒痛。倍加芎藭。吐唾不能食飲。加細辛一兩半

夏大錢二十枚服之復更以醋漿水服之若嘔亦以醋漿水服之復不解者小麥汁服之已後其人若渴大麥粥服之病雖愈盡服之勿置忌桃李雀肉等裴伏張仲景方出第十一卷中

妊娠傷寒方四首

廣濟療妊娠傷寒頭痛壯熱支節煩疼方

前胡 知母各三兩 石膏五兩 大青

黄芩 梔子各一兩 葱白切一升

右七味切以水七升煮取二升三合絞去滓分三服服別相去如人行七八里再服不利忌熱麪羊肉集驗文仲備急救急同出第三卷中

千金療妊娠傷寒方

葱白十莖 生薑二兩切

右二味以水三升煮取二升半頓服取汗

又方

鯽魚一頭燒作灰擣末酒服方寸匕取汗並出第二卷中

救急療婦人妊娠十月若傷寒壯熱赤斑變為黑斑溺血方

升麻 梔子人各四兩 大青 杏人去皮尖

黄芩各三分 葱白切一升

右六味切以水六升煮取半分三服出第四卷中

妊娠患瘧方二首

集驗療妊娠患瘧湯方

常山二兩 甘草一兩炙 黄芩三兩 烏梅十四枚擘

石膏八兩

右五味切以水一升半合漬藥一宿煮三四沸去滓初服六合次服四合後服二合凡三服忌海藻菘菜生葱千金救急古今錄驗同

千金妊娠患瘧方

常山 竹葉各三兩 石膏八兩碎 糯米一百粒

右四味切以水六升煮取二升半去滓分三服第一服未發前一食久服之第二服取臨欲發餘一服用塗頭額及胷前五心藥滓置頭邊當一日勿進水及進飲食過發後乃進飲粥忌生葱菜集驗文仲備急同出第二卷中

妊娠下痢方四首

千金療妊娠下痢方

白楊皮一斤以水一大升煮取二小升分三服

又妊娠及產已寒熱下痢方

黄連一升 梔子二十枚擘 黄蘗一斤

右三味切以水五升漬一宿煮三沸服一升一日一夜

令盡嘔者加橘皮一把生薑二兩。翼同並出第二卷中

文仲療姙娠下痢不止方。

黄蘗　乾薑　赤石脂各二兩　石榴皮一具

右四味切以水八升煮取二升分三服。出第七卷中

古今錄驗療姙娠下痢方。

酸石榴皮　黄芩　人參各三兩　櫸皮四兩

粳米三合

右五味切以水七升煮取二升半分三服千金經心錄同出第三十四卷中

姙娠心痛方九首

千金療姙娠心痛方。

青竹茹一升　羊脂八兩　白蜜三兩

右三味合煎食前頓服如棗核大三枚日三服。

又方

蜜一升和井底泥泥心下。

又方

青竹皮一升酒二升煮三沸頓服之。

又方

破雞子一枚和酒服之。

又方

麻子三升水八升煮取五升分三服。

又方

橘皮三兩　豉二兩

右二味擣爲丸如梧桐子服二七丸。

又方

燒牛屎焦末水服方寸匕日三。並出第二卷中

文仲葛氏療姙娠卒胎上迫心痛方。

取弩弦急帶之立愈。出第七卷中

古今錄驗療姙娠卒得心痛欲死朮湯方。

白朮六兩　黄芩三兩　芍藥四兩

右三味切以水六升煮取二升半分三服半日令盡微下水。令易生忌桃李雀肉。出第三十四卷中

姙娠腹痛方三首

千金療姙娠腹中痛方。

生地黄三斤擣絞取汁酒一升合煎減半頓服。

又方

燒車釭脂末內酒中服又服一升蜜良。並出第二卷中

古今錄驗療姙娠腹痛或是冷痛或是胎動葱白當歸湯方。

葱白一虎口　當歸三兩

右二味切。以水酒共五升。煑取二升。分再服。亦將小便服。相去一炊頃。出第三十四卷中

姙娠漏胞方五首

小品療姙娠數月日。猶經水時時來者。名曰漏胞。若因房室勞有所去。名曰傷胎。視說要知如此。小豆散療數傷胎將用之方。

赤小豆五升。濕地種之。令生牙。乾之。

右一物下篩。懷身數月日。經水尚來。以温酒服方寸匕。日三。得効便停。千金救急經心錄同出第七卷中

集驗姙娠血下不止。名曰漏胞。血盡子死方。

雞子十四枚取黃。以好酒二升。煑使如餳。一服之。

又方

生地黃汁一升。酒四合。合煑三四沸。頓服之。不止頻服。救急千金文仲備急古今錄驗經心錄同並出第十一卷中

崔氏療姙娠漏胞方。

乾地黃四兩　乾薑二兩

右二味擣篩。酒服方寸匕。日再服。集驗文仲經心錄同

又方

乾地黃擣末。以三指撮酒服之。不過三服。甚良。千金同並出第十卷中

姙娠下血及尿血方五首

千金療姙娠卒下血方。

葵子一升

右一味。以酒五升。煑取二升。分三服。差。

又方

生艾葉一升

右一味。以酒五升。煑取二升。分三服。冬用莖。

又方

生地黃切一升

右一味。以酒四升。煑取二升。分三服。亦療落身後血。

又方

燒秤錘令赤。内酒中。沸定取出飲之。

又方

葵根莖燒作灰。以酒服方寸匕。日三。並出第二卷中

文仲療姙娠下血方。

取黍膏燒末。服一匕。日三。出第七卷中千金云黍莖

古今錄驗療姙娠下血豆醬散方。

豆醬二升。漉去汁。熬令燥。末。酒服方寸匕。日五六服。出第三十四卷中

姙娠小便不通利方五首

千金療姙娠小便不通方。
蕪青子七合。擣爲末。水和方寸匕服。日三。出第二卷中
千金翼療姙娠小便不利方。
葵子一升　榆白皮一把
右二味。以水五升。煮五沸。服一升。日三服。千金同
又方
葵子　茯苓各一兩
右二味爲散。水服方寸匕。日三。小便利止。千金同並出第五卷中
古今錄驗療姙娠卒不得小便方。
杏人二十枚去皮尖熬令變色
右一味擣。服如大豆大七枚。立得利。
又療姙娠不得小便方。
滑石水和泥臍二寸。並出第三十四卷中
姙娠子淋方五首
小品療姙娠患子淋。宜下地膚大黃湯。
地膚草　大黃各三兩　知母　黃芩
茯苓一作猪苓　芍藥　枳實炙　升麻
通草　甘草各二兩炙
右十味切。以水八升。煮取三升。分三服。得下後淋不好差。還飲地膚葵根汁。忌海藻菘菜酢物。
又方
猪苓五兩
右一味擣篩。以白湯三合和方寸匕爲一服。漸至二匕。日三夜二盡。不差宜轉下之。服甘遂散。出第七卷中甘遂散在後大小便不利中
千金療姙娠患子淋方。
葵子一升。以水三升。煮取二升。分再服。經心錄同
又方
葵根一把。水三升。煮取二升。分再服。出第二卷中
經心錄療姙娠患子淋。小便數出少。或熱痛酸疼。及足腫。地膚飲方。
地膚草三兩。以水四升。煮取二升半。分三服。日三夜一劑。文仲小品同出第六卷中
姙娠大小便不利方五首
小品療姙娠子淋。大小便並不利。氣急。已服猪苓散不差。宜服甘遂散下之方。
太山赤皮甘遂二兩
右一味擣篩。以白蜜二合和服如大豆粒。多覺心下煩。得微下者。日一服之。下後還將猪苓散。不得下。日再服。漸加可至半錢匕。以微下爲度。中間將猪苓散黃蘗寄

生湯。在療子淋方中。經心錄同出第七卷中子淋方中唯有豬苓散無黃蘗寄生湯

古今錄驗療妊娠得病六七日以上。身熱入藏。大小便不利。安胎除熱葵子湯方。

葵子二升　滑石四兩碎

右二味。以水五升煮取一升。盡服。須臾當下便愈。出第二十四卷中

妊娠子癇方二首

小品療妊娠忽悶眼不識人。須臾醒。醒復發。亦仍不醒者。名爲痓病。亦號子癇病。亦號子冒。葛根湯若有竹近可速辦者。當先作瀝汁。後辦湯也。其竹遠不可即辦者。當先辦湯。此二療會得其一種。其竹瀝偏療諸痓絶起死也。非但偏療妊娠產婦絶死者有効。小兒忽癇痓金瘡療之亦驗。

作竹瀝法。

取新伐青淡竹斷之。除兩頭節。留中央一節作片。以塼竝側。令竹兩頭虛。布列其上。燒中央。兩頭汁出。以器承之。取服。

又主痓冒葛根湯。療妊娠臨月。因發風痓。忽悶憒不識人。吐逆眩倒。小醒復發。名爲子癇病方。

貝母　葛根　丹皮去心　木防巳
防風　當歸　芎藭　桂肉切熬
茯苓　澤瀉　甘草炙各二兩　獨活
石膏碎　人參各三兩

右十四味切。以水九升。煮取三升。分二服。貝母令人易產。若未臨月者。升麻代之。忌海藻菘菜酢。竝出第七卷中

妊娠水氣方三首

集驗療婦人妊娠。手腳皆水腫攣急方。

赤豆五升　商陸根一斤切　一方加澤漆一斤

右三味。以水三斗。煮取一斗。常稍稍飲之。盡更作。千金同出第十一卷中

千金療妊娠腹大。胎間有水氣。生魚湯方。

生鯉魚二斤　生薑五兩　白朮三兩　芍藥
當歸各三兩　茯苓四兩

右六味切。以水一斗二升。煮魚熟。澄清。取八升。內藥。取三升。分三服。忌桃李雀肉酢物等。集驗同出第二卷中

崔氏療妊娠體腫。有水氣。心腹急滿湯方。

茯苓　白朮各四兩　旋復花二兩　杏人去皮尖
黃芩各三兩

右五味切。以水七升。煮取二升半。分二服。飲之。忌桃李雀肉酢物等。千金救急古今錄驗集驗同出第十卷中

損娠方六首

廣濟療婦人因損娠下血不止方。

當歸　白龍骨　乾地黄各八分　地榆
阿膠　芍藥　乾薑各六分　熟艾四分
牛角䚡十分炙令黄　蒲黄五分

右十味擣篩爲散，空腹以飲服方寸匕，日二服，漸加至二匕，差止。不吐利。忌生冷油膩豬魚蒜蕪荑。出第三卷中

千金落娠胎墮下血不止方。

丹參十二兩

右一味切，以酒五升煮取三升，分三服。集驗文仲備急同出第二卷中

又方

地黄汁和代赭末服方寸匕。

又方

桑蝎蟲屎燒酒服方寸匕。並出第四卷中

救急療損娠方。

取朱砂末一錢匕，生雞子三顆，打取白和朱砂頓服。胎若死即出，如未死即安。出第五卷中

古今錄驗療婦人墮娠血不盡來去喜煩滿，鹿角屑豉湯方。

鹿角屑熬一兩　香豉一升半

右二味，以水三升煮，令三沸，漉去滓，然後内鹿角屑，攪令調，頓服，須臾血下。出第三十七卷中

數墮胎方四首

删繁療婦人懷胎，數落而不結實，或寒冷熱，百病之源，黄耆散方。

黄耆　吳茱萸　乾薑　人參
甘草炙　芎藭　白术　當歸
乾地黄各二兩

右九味擣散，清酒服一匕半，日再服，加至兩匕爲劑。忌海藻菘菜蕪荑桃李雀肉等。經心錄同出第七卷中

千金療姙娠數墮胎方。

姙娠三月，灸膝下一寸七壯。

又方

赤小豆末酒服方寸匕，日二，亦主姙娠數月月水尚來者。並出第三卷中

經心錄紫石門冬丸，主風冷在子宫，有子常落，或始爲婦便患心痛，乃成心疾，月水都未曾來，服之肥悦，令人有子方。

紫石英　天門冬去心　五味子三兩　禹餘糧
遠志去心　澤瀉　肉蓯蓉　桂心各二兩
蜀椒汗　烏頭炮　卷柏　烏賊骨
寄生　石南　當歸各一兩　杜仲

甘草炙　石斛　柏子人　辛夷
人參各二兩　雲母一兩燒

右二十二味末之。以蜜丸。酒服二十丸如梧桐子。稍加至三十四十丸。日三。忌海藻菘菜猪肉冷水生葱鯉魚。千金同出第六卷中

姙娠得病欲去子方三首

小品療姙娠得病事須去胎方。

麥蘖一升。末。和煮二升。服之即下。神効。通按麥芽神曲墮胎如神凡有孕者不可妄用

又方

七月七日法麴三升。煮兩沸。宿不食。旦頓服。即下。並出第二卷中

文仲療姙娠得病欲去胎方。

取雞子一枚。以三指撮鹽置雞子中。服之立出。此與阮河南療產難同〇肘後千金出第七卷中經心錄同

落胎去胎方四首

廣濟療落胎方。

栝樓四兩　桂心五兩　牛膝三兩　瞿麥二兩

右四味切。以水七升。煎取二升三合。去滓。分三服。服別如人行八九里。進之。無忌。

又方

取牛膝六七莖。綿纏搥頭令碎。深內至子宮頭。忌生葱猪牛肉。並出第三卷中

小品療羸人欲去胎方。

甘草炙　乾薑　人參　芎藭
生薑　桂心　蟹爪　黄芩各一兩

右八味切。以水七升。煮取二升。分三服。忌海藻菘菜生葱。出第七卷中

千金欲去胎方。

大麴五升。清酒一斗。煮三沸。去滓。令盡分五服。當宿勿食。旦再服。其子如糜。令母肥盛無疾苦。千金不傳。出第三卷中

產乳序論三首

崔氏夫人生壽夭。雖有定分。中間枉横。豈能全免。若調攝會理。或可致長生。若將護乖方。乃胎乳傷促。且中人之性。識異弘遠。言及產育。情多鄙之。都未知此道幽深。博施處廣。僕寡帷之暇。頗敦經史。逮乎藥術。彌復關懷。今歷選群方。兼申短思。苟非切要。詎能載錄。晚逮職孤城。空莊四絶。尋醫訪道。理闕多疑。豈得坐而相守。以俟其斃。此書所記。故緣於此。盍擬備諸私室。未敢貽厥將來。必有以爲要。亦所不隱也。余因披閲崔公調氣方中。見崔公北平陽道慶

者其一妹二女並皆產死有兒婦臨月情用憂慮入山尋余請覓滑胎方余報言少來多遊山林未經料理此事然當爲思量或應可解慶停一宿余輒憶想畜生之類緣何不聞有產死者婢女偷生賤婢獨產亦未聞有產死者此當由無人逼佐得盡其分理耳其產死者多是富貴家聚居女婦輩當由兒始轉時覺痛便相告報傍人擾擾令其驚怖驚怖畜結生理不和和氣一亂痛切唯甚傍人見其痛甚便謂至時或有約髻者或有力腹者或有冷水潠面者努力強推兒便暴出畜聚之氣一時奔下不止便致運絕更非佗緣至且以此意語慶慶領受無所聞然猶苦見邀向家乃更與相隨停其家十餘日日晡時見報云兒婦腹痛似是產候余便教屏除牀案遍一房地布草三四處懸繩繫木作衡度高下令得蹲當腋得憑當衡下敷慢氈恐兒落草悮傷之如此布置訖令產者入位語之坐臥任意爲其說方法各有分理順之則全逆之則死安心氣勿怖強此產亦解人語語訖閉戶戶外安牀余共慶坐不令一人得入時時隔戶問之何似答言小痛可忍至一更令爛煮自死牝雞取汁作粳米粥粥熟急手攪使渾渾適寒溫勸令食三升許至五更將末便自產聞兒啼聲始聽人入產者自若安穩不異云小小痛來便放體長吐氣痛即止蓋任分和氣之効也慶問何故須食雞肉汁粥答云牝雞性滑而濡庶使氣滑故耳問何不與肉答云氣將下恐肉不卒消爲妨問何故與粥答云若飢則氣上氣下則速產理不欲令氣上故耳慶以此爲產術之妙所傳之處無不安也故知鑾公隱思妙符神理然則日遊反支之類復何豫哉但以婦人怯弱臨產驚遽若不導以諸法多恐志氣不安所以簡諸家方法備題如左其間取捨各任量裁凡婦人產難必須先簡此書推所投月日知犯忌各須豫愼不得犯之其次應須帳幕皮醋藏衣等物之類並早經營入月即須使足若不豫備臨急用逮事必致闕唯舊經事者始達此言豫備不虞古之善教也

又凡產者雖是穢惡然將痛之時及未產已產皆不得令死喪汚穢家人來視之必產難若已產者則傷子

又凡產法唯須熟忍不得逼迫要須兒痛欲出然後抱腰傍人不得驚擾浪作形勢但此事鑾公法中已經商畧無用師巫妄述已能橫相牽挽失其本性今故重述特宜防也

崔氏年立成圖法一首

女人年十三行年在庚申反支在正月七月禍害在南方絕命在東南巽生氣在西南坤宜與西南黃衣師看產產婦宜著黃衣臥西南首懸尸在辰戌日閉肚在辛八壯在申

女人年十四行年在巳亥反支在八月二月禍害在西南坤絕命在西南兌生氣在南方离宜嗅南方赤衣師看產產婦著赤衣臥南首懸尸在卯酉日閉肚在壬八壯在癸

女人年十五行年在戊午反支在三月九月禍害在西北乾絕命在東北艮生氣在北方坎宜嗅北方黑衣師看產產婦宜著黑衣臥北首懸尸在寅申日閉肚在癸八壯在壬

女人年十六行年在丁巳反支在四月十月禍害在東北艮絕命在西北乾生氣在東方震宜嗅東方青衣師看產產婦宜著青衣臥東首懸尸在丑未日閉肚在申八壯在辛

女人年十七行年在丙辰反支在五月十一月禍害在東方震絕命在北方坎生氣在東北艮宜嗅東北方黃衣師看產產婦宜著黃衣臥東北首懸尸在子午日閉肚在乙八壯在庚

女人年十八行年在乙卯反支在六月十二月禍害在北方坎絕命在東方震生氣在西北乾宜嗅西北方黑衣師看產產婦宜著黑衣臥西北首懸尸在巳亥日閉肚在丙八壯在丁

女人年十九行年在甲寅反支在正月七月禍害在東南巽絕命在南方离生氣在西方兌宜嗅西方白衣師看產產婦宜著白衣臥西首懸尸在辰戌日閉肚在丁八壯在丙

女人年二十行年在癸丑反支在二月八月禍害在西方兌絕命在西南坤生氣在東南巽宜嗅東南方青衣師看產產婦宜著青衣臥東南首懸尸在卯酉日閉肚在庚八壯在乙

女人年二十一行年在壬子反支在三月九月禍害在南方离絕命在東南巽生氣在西南坤宜嗅西南方黃衣師看產產婦宜著黃衣臥西南首懸尸在寅申日閉肚在辛八壯在甲

女人年二十二行年在辛亥反支在四月十月禍害在西南坤絕命在西方兌生氣在南方离宜嗅南方赤衣師看產產婦宜著赤衣臥南首懸尸在丑未日閉肚在壬八壯在癸

女人年二十三行年在庚戌反支在五月十一月禍害在西北乾絕命在東北艮生氣在北方坎宜嗅北方黑衣師看產產婦宜著黑衣臥北首懸尸在子午日閉肚在癸八壯在壬

女人年二十四行年在巳酉反支在六月十二月禍害在東北艮絕命在西北乾生氣東方震宜嗅東方青衣師看產產婦宜著青衣臥東首懸尸在巳亥日閉肚在甲八壯在辛

女人年二十五行年在戊申反支在正月七月禍害在東方震絕命在北方坎生氣在東北艮宜嗅東北黃衣師看產產婦著黃衣臥東北首懸尸在辰戌日閉肚在乙八壯在庚

女人年二十六行年在丁未反支在二月八月禍害在北方坎絕命在東方震生氣在西北乾宜嗅西北方白衣師看產產婦宜著白衣臥西北首懸尸在卯酉日閉肚在丙八壯在丁

女人年二十七行年在丙午反支在三月九月禍害在東南巽絕命在南方离生氣在西方兌宜嗅西方白衣師看產產婦宜著白衣臥西首懸尸在寅申日閉肚在丁八壯在丙

女人年二十八行年在乙巳反支在四月十月禍害在西方兌絕命在西南坤生氣在東南巽宜嗅東南青衣師看產產婦宜著青衣臥東南首懸尸在丑未日閉肚在庚八壯在乙

女人年二十九行年在甲辰反支在五月十一月禍害在南方离絕命在東南巽生氣在西南坤宜嗅西南黃衣師看產產婦宜著黃衣臥西南首懸尸在子午日閉肚在辛八壯在甲

女人年三十行年在癸卯反支在六月十二月禍害在西南坤絕命在西方兌生氣在南方离宜嗅南方赤衣師看產產婦宜著赤衣臥南首懸尸在巳亥日閉肚在壬八壯在癸

女人年三十一行年在壬寅反支在正月七月禍害在西北乾絕命在東北艮生氣在北方坎宜嗅北方黑衣師看產產婦宜著黑衣臥北首懸尸在辰戌日閉肚在癸八壯在壬

女人年三十二行年在辛丑反支在二月八月禍害在東北艮絕命在西北乾生氣在東方震宜嗅東方青衣師看產產婦宜著青衣臥東首懸尸在卯酉日閉肚在甲八壯在辛

女人年三十三行年在庚子反支在三月九月禍害在東方震絕命在北方坎生氣在東北艮宜嗅東北方黃衣師看產產婦宜著黃衣臥東北首懸尸在寅申日閉肚在乙八壯在庚

女人年三十四行年在乙亥反支在四月十月禍害在北方坎絕命在東方震生氣在西北乾宜巽西北白衣師看產產婦宜著白衣臥西北首懸尸在丑未日肚閉在丙八壯在丁

女人年三十五行年在戊戌反支在五月十一月禍害在東南巽絕命在南方離生氣在西方兌宜巽西方白衣師看產產婦宜著白衣臥西首懸尸在子午日閉肚在丁八壯在丙

女人年三十六行年在丁酉反支在六月十二月禍害在西方兌絕命在西南坤生氣在東南巽宜巽東南方青衣師看產產婦宜著青衣臥東南首懸尸在巳亥日閉肚在庚八壯在乙

女人年三十七行年在丙申反支在正月七月禍害在南方離絕命在東南巽生氣在西南坤宜巽西南方黃衣師看產產婦宜著黃衣臥西南首懸尸在辰戌日閉肚在辛八壯在甲

女人年三十八行年在乙未反支在三月八月禍害在西南坤絕命在西方兌生氣在南方離宜巽南方赤衣師看產產婦宜著赤衣臥南首懸尸在卯酉日閉肚在壬八壯在癸

女人年三十九行年在甲午反支在三月九月禍害在西北乾絕命在東北艮生氣在北方坎宜巽北方黑衣師看產產婦宜著黑衣臥北首懸尸在寅申日閉肚在癸八壯在壬

女人年四十行年在癸巳反支在四月十月禍害在東北艮絕命在西北乾生氣在東方震宜巽東方青衣師看產產婦宜著青衣臥東首懸尸在丑未日閉肚在甲八壯在辛

女人年四十一行年在壬辰反支在五月十一月禍害在東北艮絕命在西北乾生氣在東方震宜巽東方青衣師看產產婦宜著青衣臥東首懸尸在子午日閉肚在乙八壯在庚

女人年四十二行年在辛卯反支在六月十二月禍害在東方震絕命在北方坎生氣在東北艮宜巽東北黃衣師看產產婦宜著黃衣臥東北首懸尸在巳亥日閉肚在丙八壯在丁

女人年四十三行年在庚寅反支在正月七月禍害在北方坎絕命在東方震生氣在西北乾宜巽西北方白衣師看產產婦宜著白衣臥西北首懸尸在辰戌日閉肚在丁八壯在丙

女人年四十四行年在巳丑反支在二月八月禍害在東南巽絕命在南方離生氣在西方兌宜巽西方白衣師看產產婦宜著白衣臥西首懸尸在卯酉日閉肚在庚八壯在乙

女人年四十五行年在戊子反支在三月九月禍害在西方兌絕命在西南坤生氣在東南巽宜巽東南方青衣師看產產婦宜著青衣臥東南首懸尸在寅申日閉肚在申八壯在甲

女人年四十六行年在丁亥反支在四月十月禍害在南方離絕命在東南巽生氣在西南坤宜巽西南方黃衣師看產產婦宜著黃衣臥西南首懸尸在丑未日閉肚在壬八壯在癸

女人年四十七行年在丙戌反支在五月十一月禍害在西南坤絕命在西方兌生氣在南方離宜巽南方赤衣師看產產婦宜著赤衣臥南首懸尸在子午日閉肚在癸八壯在壬

女人年四十八行年在乙酉反支在六月十二月禍害在東北艮絕命在西北乾生氣在東方震宜巽東方青衣師看產產婦宜著青衣臥東首懸尸在巳亥日閉肚在甲八壯在辛

女人年四十九行年在甲申反支在正月七月禍害在東方震絕命在北方坎生氣在東北艮宜巽東北方黃衣師看產產婦宜著黃衣臥東北首懸尸在辰戌日閉肚在乙八壯在庚

凡禍害絕命上產婦不可向之大小便又不得向產犯者凶產後血不止

凡生氣之上宜產婦向之坐令兒長壽母子俱吉

凡閉肚之上臨月及已產未滿月皆不得向其處大小便及棄不淨水犯者令人閉塞難產失顏色腹痛面痿黃令臍絞痛咽喉不利凶

凡八壯之地產婦廬帳門不得向之開又不得於其處產令閉塞難產大凶

凡運鬼力士犯者令產婦運悶至欲產日宜解袋口卽易産吉

凡反支月不得使血露汚地或令子死腹中或産不順皆須先布灰草然後敷馬驢牛皮於其上産吉

凡懸尸之日不可攀繩宜懸馬轡攀之吉

凡行年本命相俱坐攀轡吉

十二月立成法一首 並圖

正月三月五月七月九月十一月福德在丙壬

二月四月六月八月十月十二月福德在甲庚

夫人臨産。必須避諸凶神。逐月空福德之地。若神在外。於舍內産。若在内於舍外産。令於　福德及空地爲産帳。其舍内福德處。亦依帳法

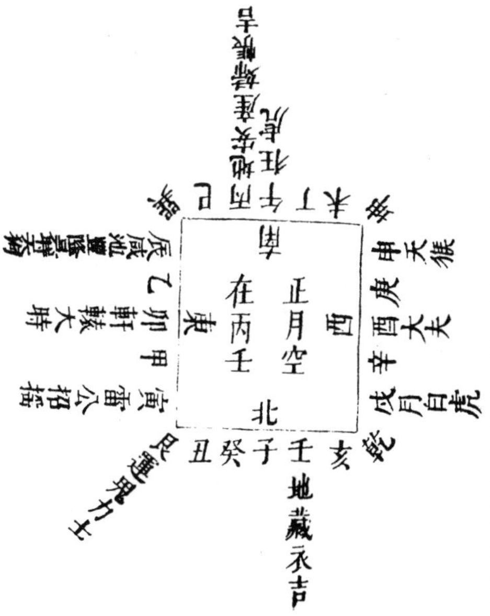

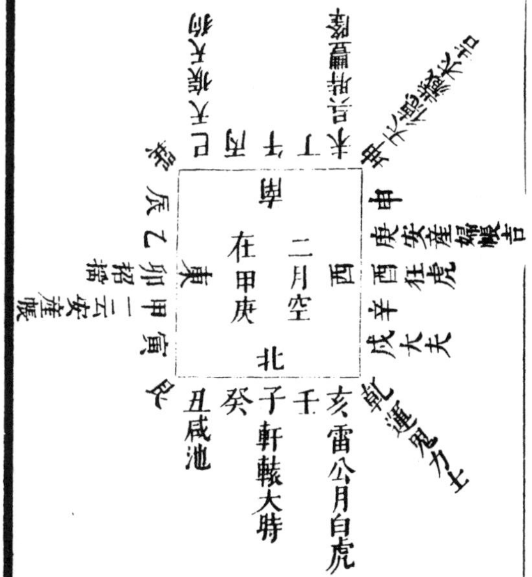

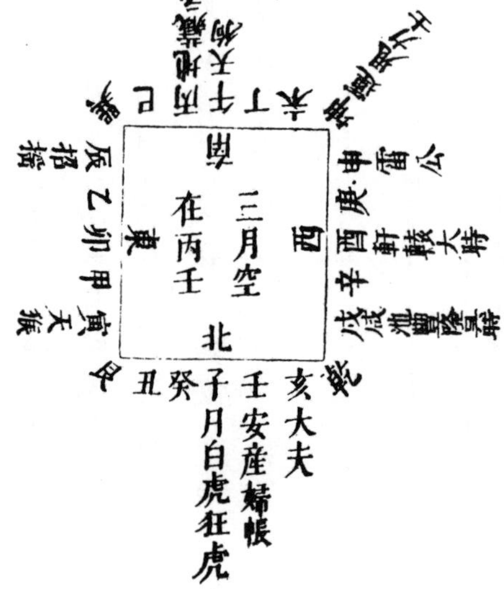
三月空
在丙壬

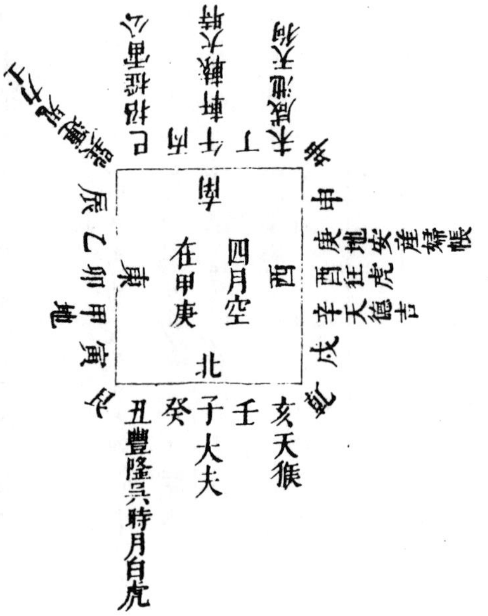
四月空
在甲庚

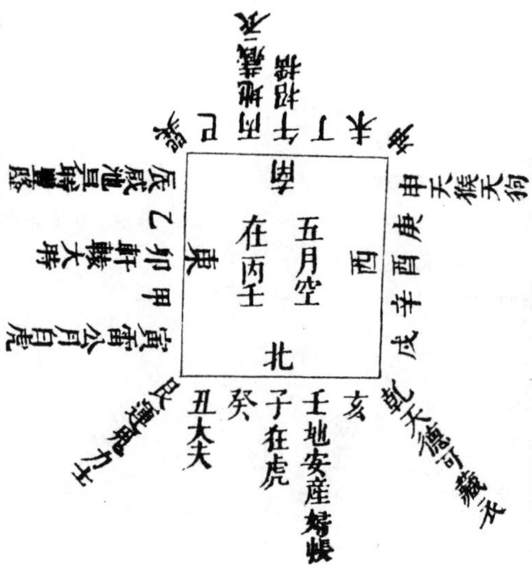
五月空
在丙壬

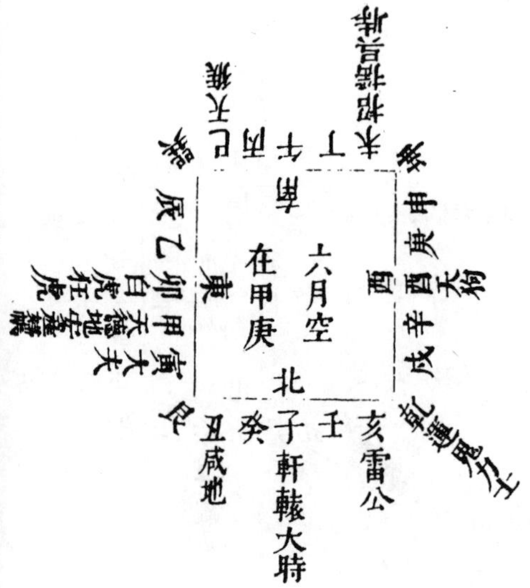
六月空
在甲庚

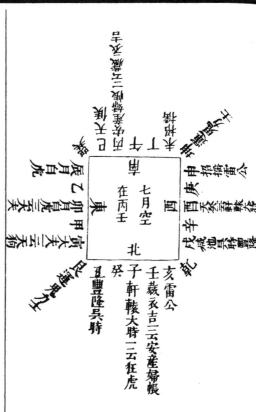

七月空
在丙壬
東
西
南
北
亥雷公
壬藏衣吉一云安産婦帳
子軒轅大時一云狂虎

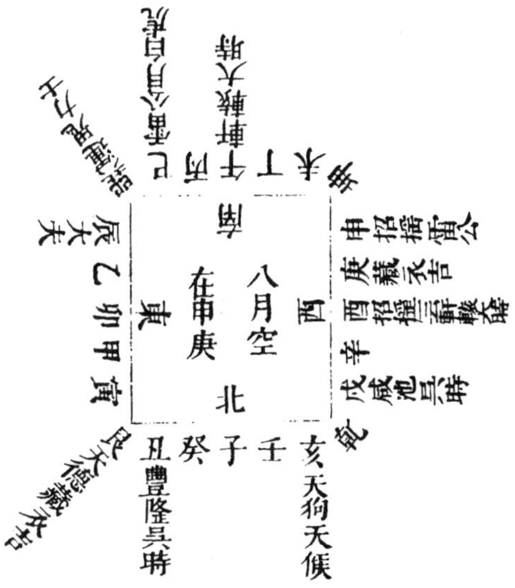
八月空
在甲庚
東
西
南
北
亥天狗天候
壬
子
癸
丑豐隆吳時

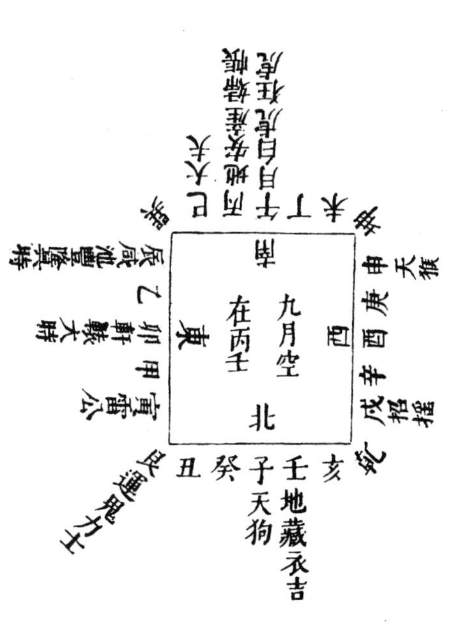
九月空
在丙壬
東
西
南
北
亥
壬地藏衣吉
子天狗
癸
丑
寅雷公
卯軒轅大時

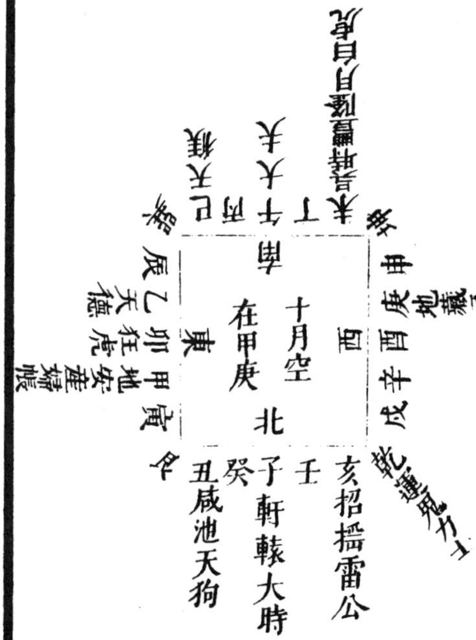
十月空
在甲庚
東
西
南
北
亥招揺雷公
壬
子軒轅大時
癸
丑咸池天狗

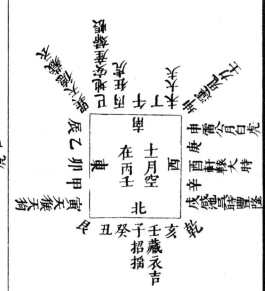

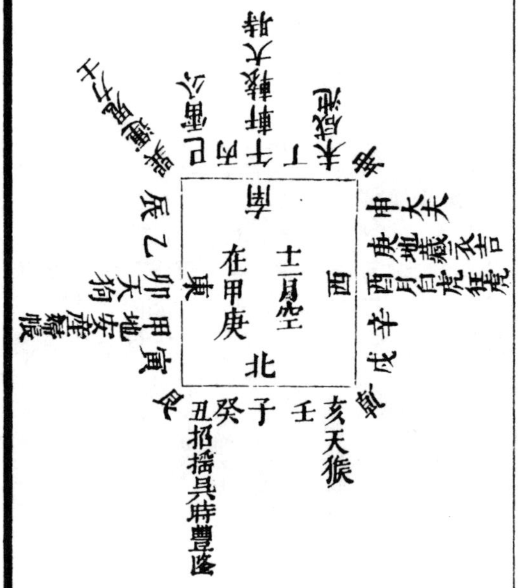

大時招摇咸池吳時雷公豐隆軒轅月白虎大夫狂虎天侯天狗運鬼力士等十三神日。别具注如圖。産婦犯之大凶。宜依月空處坐吉。其兒衣亦依天德月空之處藏之吉。但臨産及未滿月皆不得在懸尸閉肚之上。小便亦不得棄浣衣不淨水。慎之。仍不得以雜物弊其上。

推日遊法一首

日遊圖

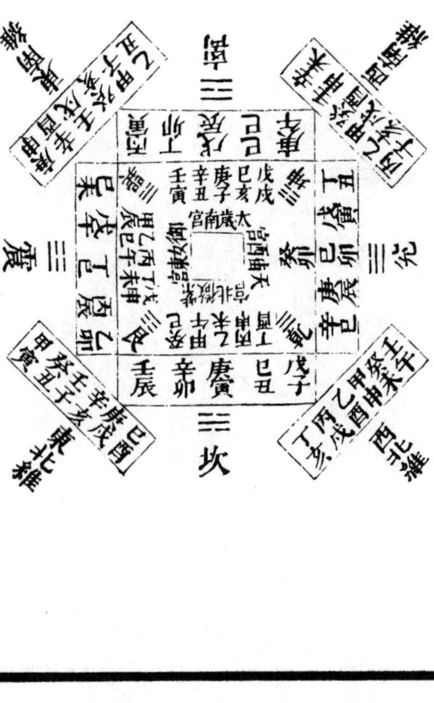

常以癸巳日入內宮一十六日至巳酉日出癸巳甲午乙未丙申丁酉在紫微北宮

戊戌巳亥庚子辛丑壬寅在南宮

癸卯一日在天廟西宮

甲辰乙巳丙午丁未戊申在御女東宮

右日遊在內產婦宜在外別於月空處安帳產吉

巳酉庚戌辛亥壬子癸丑甲寅在外東北維

乙卯丙辰丁巳戊午巳未在外東方

庚申辛酉壬戌癸亥甲子乙丑在外東南維

丙寅丁卯戊辰巳巳庚午在外南方

辛未壬申癸酉甲戌乙亥丙子在外西南維

丁丑戊寅巳卯庚辰辛巳在外西方

壬午癸未甲申乙酉丙戌丁亥在外西北維

戊子巳丑庚寅辛卯壬辰在外北方

右日遊在外宜在內產吉凡日遊所在內外方不可向之產內

體玄子爲產婦借地法一首

東借十步　西借十步　南借十步

北借十步　上借十步　下借十步

辟方之中摠借四十餘步此中產婦安居無所妨礙無所畏忌諸神擁護百鬼速去急急如律令

右借法及所投月即寫一本貼著產婦所居正中北壁上更不須避日遊反支及諸神等此頻用有驗故錄耳

日曆法二首

甲子日在內面向東北西南二角吉　乙丑日在內面向西南西北東南三角吉

丙寅日在內面向西南西北二角吉　丁卯日在內面向西南西北二角吉

戊辰日在內面向西南西北二角吉　巳巳日在內面向西北東北二角吉

庚午日在內面向西北東北二角吉　辛未日在內面向西北東南東北三角吉

壬申日在內面向東南東北二角吉　癸酉日在內面向西北東北東南三角吉

甲戌日在內面向東南西南二角吉　乙亥日在內面向東北西南二角吉

丙子日在內面向西南東北二角吉　丁丑日在內面向西南西北東南三角吉

戊寅日在外面向西北西南二角吉　巳卯日在外面向東南西北三角吉

庚辰日在內面向東北西北二角吉　辛巳日在內面向西北西南東北三角吉

壬午日在內面向西南東北二角吉　癸未日在內面向東南東北二角吉

甲申日在內面向東南西北二角吉　乙酉日在內面向東南西北東北三角吉

丙戌日在內面向東北西南二角吉　丁亥日在內面向東北西南東南三角吉

戊子日在內面向西南東北二角吉　巳丑日在內面向東南西南西北三角吉

庚寅日在內面向東南西北二角吉　辛卯日在內面向東南西北二角吉

壬辰日在內面向西南東北二角吉　癸巳日在外面向西南東北西北三角吉

甲午日在外面向西南西北二角吉　乙未日在外面向東南西北東北三角吉

丙申日在外面向西北東北二角吉　丁酉日在外面向西北東南東北三角吉
戊戌日在外面向東北西南二角吉　己亥日在外面向東北東南西南三角吉
庚子日在外面向東南東北二角吉　辛丑日在外面向東南西北西南三角吉
壬寅日在外面向東南西南二角吉　癸卯日在外面向東南西南西北三角吉
甲辰日在外面向西南西北二角吉　乙巳日在外面向西北西南東北三角吉
丙午日在外面向西南東北西北三角吉　丁未日在外面向西北東南東北三角吉
戊申日在外面向西北東北二角吉　己酉日在外面向東南西北東北三角吉
庚戌日在外面向東北東南二角吉　辛亥日在內面向東南西南二角吉
壬子日在內面向東南東北西南三角吉　癸丑日在內面向東南西南二角吉
甲寅日在內面向東南西北二角吉　乙卯日在內面向東南西南西北三角吉
丙辰日在內面向西南西北東北三角吉　丁巳日在內面向西南西北東北三角吉
戊午日在外面向西南西北東北三角吉　己未日在外面向西北東南東北三角吉
庚申日在內面向西北東南東北三角吉　辛酉日在內面向西北東南東北三角吉
壬戌日在內面向東南西北二角吉　癸亥日在內面向西南東北二角吉
凡日曆十二辰並有神殺禁忌不可向產日別須簡看
凡甲乙日生子勿著白衣宜著黑衣吉臥無西首勿庚辛日起　丙丁日生子勿著黑衣宜著青衣
臥無北首勿壬癸日起
戊巳日生子勿著青衣宜著赤衣臥無東首勿甲乙日起　庚辛日生子勿著赤衣宜著黃衣
臥無南首勿丙丁日起
壬癸日生子勿著黃衣宜著白衣臥無四角首勿戊巳日起

安置產婦法二首

凡欲產時。先以朱砂點產婦項後宛宛中。又點鼻孔間柱兩傍宛宛中牛穿据處。卽向產處呪之曰。此地空閑安居。產婦某姓。就此吉處。諸神擁護。百鬼速去。莫相觸忤。三呪之訖。卽燒火於產處四方。以井華水四器。亦置產處四方。各橫刀於水上。其刀浮磨拭之。又法。捉一刀子。先向產處呪曰。一尺刀子七寸刄。拒以反支而治運。如此三呪訖。釘刀子著產處地上。然後坐產。已上並出第十上卷中

產難方二十四首

崔氏凡婦人產難。死生之候。母面赤舌青者。兒死母活。母面赤舌赤。口中沫出者。母死兒活。母脣口青。口兩邊沫出者。母子俱死。文仲同出第十上卷中

廣濟療難產三日不出者方。

取死鼠頭燒作屑。井花水服。千金崔氏救急同

又方

槐子十四枚。蒲黃一合。內酒中溫服。須臾不生。更服之。千金集驗崔氏同

又方

吞生雞子黃三枚。幷少苦酒。崔氏集驗備急文仲同

又方

吞皂莢子二枚亦効。千金崔氏小品同並出第三卷中

小品療產難歷日氣力乏盡不能得生此是宿有病方。

赤小豆二升　阿膠二兩

右二味以水九升煑豆令熟取汁內膠令烊。一服五合。不覺不過再即產。崔氏千金同

又方

取馬銜一枚。覺痛。即令左手持之。崔氏同

又方

取槐東引枝。手把之。崔氏同

又方

手捉鸕鷀頭甚驗。崔氏同並出第七卷中

集驗若日月未至而欲產者方。

末知母蜜和兎屎大服一丸痛不止更一丸千金崔氏小品同

又方

取夫衣帶五寸燒作灰酒服立下。崔氏廣濟文仲同並出第七卷中

備急療難產方。

取槐子吞三枚。崔氏同

又方

取鑿柄入孔裏者燒末酒服之立下崔氏同

又方

弓弦三寸。箭簳二寸。各燒末。酒服之。崔氏同

又方

取羚羊角屑燒末。酒服之。千金崔氏同

又若母已死兒子不出方。

但以水銀如彈丸格口內喉中。捧起令下。食頃又捧令起子便落。崔氏同

又方

擣蒲根絞取汁一二升灌口中此亦治母生子死驗。崔氏同

又療母子俱死者。產難及胎不動轉者方

榆白皮三兩　葵子五合　甘草炙　桂心各一兩

右四味切以水四升煑取二升。服一升須臾不產更服一升。忌海藻菘菜生葱。崔氏小品同

又產難數日欲絕。秘方。

書奏作兩行字凡二十字文曰帝乙生子。司命勿止即出其胞及其子無病其母封其中央。以朱印之。令產婦持之。崔氏小品同

又產難六七日母困方

取好膠二兩淸酒一升半微火烊膠內新雞卵一枚。

鹽一寸匕。相和頓服。卽產。不產更服。崔氏同

又產難母如死不知人事方

用陳葵子末三指撮。酒服。口噤者。去齒下藥。卽愈。立驗。崔氏同

又療婦人產難方。

書紙曰。坐爲蒲。卧爲魚。女屬母。兒屬夫。急急如律令。卽產。婦吞之。又書兩道。兩手各執一。凡書三本。崔氏同並出第一卷中

救急療產難方。

取厠前用草二七枚。燒作屑。服之。千金崔氏同崔氏云日用籌

又方

取牛屎中大豆。書一片作入字。一片作出字。還合吞之。良。崔氏同並出第四卷中

千金療難產方。

令夫唾婦口中二七過。立下。集驗崔氏同出第十卷中

逆產方一十二首

小品療逆產方。

鹽塗兒足底。又可急搔爪之。幷以鹽摩產婦腹上。卽愈。崔氏千金集驗同

又方

鹽和粉塗兒兩足下。卽順矣。千金崔氏同

又方

又彈丸二枚。擣末。三指撮。溫酒服。集驗千金崔氏同並出第七卷中

集驗療逆產方。

燒錢令赤。內酒中。飲之。崔氏同

又方

夫陰毛二七枚。燒。以猪膏和丸。如大豆。吞。兒手卽持丸出。神驗。千金崔氏同

又方

朱書左足下作千字。右足下作黑字。崔氏同

又方

生不出手足。先見。燒蛇脫皮末。服刀圭。亦云三指撮。面向東酒服。卽順。崔氏千金同

又方

眞丹刀圭塗兒腋下。崔氏同

又方

以手中指取釜底黑煤。交畫兒足下。順出。千金文仲崔氏備急同並出第十一卷中

删繁療逆產難產。數日不出者方。

取桃人中破。書一片作可字。一片作出字。還合吞之

崔氏同

又療逆產方。

取車肚中膏畫腋下及掌心。崔氏文仲備急小品千金集驗同

又療逆產胞衣不出方。

取竈屋上黑塵酒服之。千金崔氏同並出第七卷中

橫產方四首

小品療橫產及側或手足先出方。

可持甗鍼刺兒手足入二分許。兒得痛驚轉即縮自當廻順。文仲備急千金崔氏集驗同

集驗療橫生方。

取梁上塵三指撮酒服之。千金文仲崔氏同出第十一卷

文仲療縱橫不可出

用菟絲子末酒若米汁服方寸匕。即出車前子亦好服如上法。千金崔氏同

又方

服水銀如大豆一枚。備急崔氏同

右以前橫產逆產二條條流雖別療法葢同可以意量逐善參用也。

子死腹中欲令出方一十五首

集驗療子死腹中方。

眞珠二兩。酒服盡立出。崔氏同

又方

取竈下黃土三指撮。酒服之立出。當著兒頭上。千金崔氏文仲同

又療胎死在腹方。

取三家雞卵各一枚。三家鹽各一撮。三家水各一升。合煑。令產婦面東向飲之立出。千金備急崔氏同

又方

取瞿麥一斤。以水八升煑取二升。分再服。不出更服。文仲千金崔氏同

又方

葵子一升。阿膠五兩。水五升。煑取二升。頓服。出間日又服。崔氏千金文仲備急同並出第十一卷中

崔氏療子胎在腹中恐死不下方。

當歸 芎藭各二兩

右二味。以好釅醋二升煑藥二十沸。頓服之。若胎已死即下。如胎未死即便安穩也。

又療子死腹中又姙兩兒。一兒活一兒死。令腹中死者出生者安。此方神驗。萬不失一。

蟹爪一升 甘草二尺炙切 阿膠三兩炙

右三味。以東流水一斗。先煑二味。取三升。去滓。內膠令烊。頓服。不能頓服。分再服。若人困。拗口下藥。入即活。煎藥宜東向竈。以茅葦薪煑之。集驗、廣濟、千金、備急、文仲同

又療姙身熱病。子死腹中。又出之方。

烏頭一枚

右一味。細擣。水三升。煑取大二升。稍稍摩臍下至陰下。胎當立出。

又方

以苦酒濃煑大豆。一服一升。死兒立下。不能頓服。再服之亦得。千金同

又療子胎在腹內已死方。

甘草一尺，炙　蒲黃一合　筒桂四寸　香豉二升　雞子一枚

右五味。切。以水六升。煑取一升。頓服。胎胞穢惡盡去。大良。千金、集驗同，並出第十卷中

文仲療或半生。胎不下。或子死腹中。或半著脊。及在草不產。血氣上蕩心。母面無顏色。氣欲絕方。

猪膏一升，煎　白蜜一升　淳酒二升

右三味。合煎。取二升。分再服。不能隨所能服之。備急、刪繁、千金、崔氏同

又子死腹中不出方。

以牛屎塗母腹上。立出。備急、崔氏、千金同

又方

榆皮一兩，切　珍珠一兩

右二味。以苦酒三升。煑取一升。頓服。死兒立出。集驗、千金、備急、崔氏同，並出第二卷中

救急療子死腹中方。

服水銀三兩。立出。集驗、千金、備急、文仲、小品同

又方

取夫尿二升。煑令沸。飲之。集驗、千金、崔氏同，並出第四卷中

胞衣不出方二十首

廣濟療胞衣不出方。

末竈突中土三指撮。以水服之。集驗、千金、備急、文仲同

又方

取夫單衣蓋井上。立出。千金、集驗、救急、崔氏、小品同

又療胞衣不出方。

取苦酒服赤米一兩。千金、集驗、崔氏同

又方

雞子一枚。苦酒一合。和飲之。即出。集驗、千金、崔氏同

又方

當戸燒黍穰卽出。崔氏同並出第二卷中

小品療胞衣不出方。

取皂莢擣末著鼻孔中嚏卽出。崔氏同

又方

鹿角末三指撮酒服之。崔氏同

又方

兒衣不出吞此符吉。𩙿

延年療婦人傷娠及胎死腹中胞衣不出產後疾病及諸困竭欲死方。

刺取羊血及熱飲之不能者人含吐與之能多益善。若不能咽噉少鹽又水潠其面此方神驗崔氏文仲備急同

又胞衣不出方

以洗兒水服半柸卽出崔氏同

又療胞衣不出腹中滿則殺人方

但多服豬膏又大豆一升苦酒一斗煑取三升分三服崔氏同

又方

吞雞子黃兩三枚解髮刺喉中令得嘔卽出若困極死者以水一升煑栝樓一枚三兩沸寫口中汁下卽出服。出第十四卷中崔氏云水一升煑螻蛄一枚三沸

救急療胞衣不出并兒橫到死腹中母氣欲絕方。

半夏二兩洗　白蘞二兩

右二味擣篩服方寸匕小難一服橫生二服到生三服。兒死四服亦可加代赭瞿麥各二兩。廣濟集驗小品備急文仲崔氏同

又方

小豆小麥相和濃煑汁飲之立出。小品千金備急崔氏同

又療胞衣不出方。

取炊箄當戸前燒之。廣濟集驗千金崔氏同出第四卷中

必効療胞衣不出令胞爛牛膝湯方。

牛膝四兩　滑石八兩　當歸三兩　通草六兩

葵子一升　瞿麥四兩

右六味切以水九升煑取三升分三服。忌牛狗肉。廣濟集驗千金崔氏同通草一方作莽草

又方

服蒲黃如棗大良。集驗千金崔氏同

又方

生男吞小豆七枚生女吞二七枚。千金崔氏並同

又方

生地黃汁一升苦酒三合煖服之不能頓服再服之。集驗千金崔氏同

又方

澤蘭葉三兩　滑石五兩　生麻油二合

右三味，以水一升半，煮澤蘭取七合，去滓，內滑石生麻油，頓服之。廣濟集驗千金崔氏同 並出第四卷中

[illegible]　幽　[illegible] 已上三符主產難產婦吞之吉

[illegible] 產難燒此符水和服之吉　[illegible] 逆產橫產吞此符

右出崔氏產書

右迪功郎充兩浙東路提舉茶鹽司幹辦公事張　寔校勘

重訂唐王燾先生外臺秘要方第三十三卷終

重訂唐王燾先生外臺秘要方第三十四卷目録婦人下四十八門

唐王燾先生外臺秘要方第三十四卷

宋朝散大夫守光祿卿直秘閣判登聞簡院上護軍臣林億等　上進

新安後學程衍道敬通父訂梓

產婦忌慎法六首

千金論曰。產婦雖是穢惡。然將痛之時。及未產已產。並不得令死喪汚穢家人來視之。則生難。若已產者。則傷兒也。

又凡婦人產乳。忌反支月。若值此月。當在牛皮上若灰上。勿令水血惡物著地。則殺人。及浣濯衣水。皆以器盛。過此忌月乃止。

又凡產不依產圖。脫有犯觸。於後母子皆死。若不至死。即母子俱病。庶事皆不稱心。能依圖無犯觸。母子即得無疾。子即易養。

又凡欲產時。特忌多人瞻視。唯得三二人在傍。待總產訖。即告語衆人也。若人衆令人難產。

又凡產婦第一不得忽忽忙怕。傍人極須少靜。皆不得預緩預急。憂悒憂悒。則難產。若腹痛眼中火生。此兒迴轉未即生也。兒生訖。一切人及母皆忌問是男是女。兒胎落地。即急取口中惡物。與新汲井水五合嚥。忌與煖湯物。亦勿令母看視穢汚。

又產婦慎熱食熱藥熱麵。食常識此。飲食當如人肌溫溫也。並出第二卷中

令易產方六首

千金令易產方。

凡欲臨產時。先脫尋常所著衣。以籠竈頭及竈口。令至密。即易生。神驗。

又方

生地黃汁半升。生薑汁半合。煎熱頓服。

又方

燒藥杵令赤。內酒中飲之。小品同並出第二卷中

小品預服散。令易生。母無疾病。未生一月日前預服。過三十日。行步動作如故。兒生墮地。皆不自覺。甘草散方

甘草八分炙　黃芩　大豆黃卷　粳米

麻子人　乾薑　桂心各二分　吳茱萸二分

右八味。擣散。酒服方寸匕。日三。千金同

又療婦人易生產。飛生丸方。

飛生一枚　槐子　故弩箭羽各十四枚

右三味。擣末。蜜丸桐子大。以酒服二丸。即易產。

又方

取蛇脫皮著衣帶中。鹽皐繫衣帶。臨欲產時。左手持

馬銜。右手持飛生毛。令易産。並出第七卷中

下乳汁方一十五首

廣濟療婦人乳無汁方。

以母猪蹄四枚。治如食法。以水二斗。煮取一斗。去蹄。

土瓜根 通草 漏蘆各三兩 以汁煮取六升。去滓。內葱白豉如常法。著少米。煮作稀葱豉粥。食之。食了或身體微微熱。有少許汗佳。乳未下。更三兩劑。甚驗。崔氏同出第三卷中

千金療乳無汁。漏蘆湯方。

漏蘆 通草各八分 鍾乳四分 黍米一升

右四味切。將米宿漬。研取汁三升。煮藥三四沸。去滓。作飲服。經心錄同

又方

土瓜根末。酒服半錢匕。乳日下如流水。崔氏同

又療乳無汁。單行石膏湯方

石膏四兩研。以水二升。煮三沸。稍稍服。一日盡良。

又療乳無汁。單行鬼箭湯方

鬼箭五兩。水六升。煮取四升。去滓。一服八合。日三服。亦可燒灰作末。水服方寸匕。日三。

又下乳汁通草散方

通草 鍾乳研

右二味等分爲散。麵粥服方寸匕。日三。百日後可兼養兩見。

又麥門冬散方。

麥門冬去心 鍾乳研 通草 理石各等分研

右四味擣散。食前後酒服方寸匕。日三。

又下乳漏蘆散方。

漏蘆二分 鍾乳五分研 栝樓五分 蠐螬三分熬

右四味擣散。食後粆糖水下方寸匕。日三。

又方

母猪蹄一具麤切。以水二斗。煮令熟。餘五六升汁。飲之。甚良。崔氏同

又方

猪蹄二枚炙搥碎 通草八兩切

右二味。以清酒一斗浸之。稍漸飲盡。不出更作。崔氏同

又方

栝樓根切一升。酒四升。煮三沸。去滓。服半升。日三良。崔氏同

又方

栝樓青色大者一枚。熟擣。以白酒一升。煮取四升。去

滓溫飲一升日三若無大者用小者兩枚無青色者黃色者亦好崔氏同

又方

燒鯉魚頭末酒服三指撮

又方

燒死鼠酒服方寸匕日三立下並出第二卷中

崔氏療乳汁不下方

鼠肉五兩　羊肉六兩　麞肉八兩

右三味合作臛噉之勿令食者知出第十卷中

妬乳瘡痛方一十四首

集驗論療婦人妬乳乳癰諸產生後宜勤擠乳不宜令汁畜積不去便不復出惡汁於內引熱溫壯結堅掣痛大渴引飲乳急痛手不得近成妬乳非癰也方

始妬乳急灸兩手魚際各二七壯斷癰脉也便可令小兒手助捋之則乳汁大出皆如膿狀內服連翹湯汁自下外以小豆散薄塗之癰處當差千金同

又產後不自飲兒及失兒無兒飲乳乳畜喜結癰不飲兒令乳上腫者方

以雞子白和小豆散塗之乳房令消結也若飲兒不泄者數捻去之亦可令大者子含水使漱口中冷爲嗍取乳汁吐去之不含水漱令乳頭作瘡乳孔塞也千金同

又療妬乳乳癰連翹湯方

連翹　升麻　杏人去皮尖　射干

防已　黃芩　大黃　芒消

柴胡各三兩　芍藥　甘草炙各四兩

右十一味切以水九升煮取三升分服忌海藻菘菜千金同

又方

取葵莖燒灰擣散服方寸匕日三即愈千金同

又療妬乳生瘡方

蜂房猪甲中土車轍中土各等分末苦酒和塗之良千金同一方又有車轂上脂一味

又療婦人女子乳頭生小淺熱瘡搔之黃汁出侵淫爲長百療不差者動經年月名爲妬乳病婦人飲兒者乳皆欲斷世論苟抄乳是也宜以赤龍皮湯及天麻湯洗之傅二物飛烏膏及飛烏散佳始作者可傳以黃芩漏蘆散及黃連胡粉散並佳方如左赤龍皮湯方

槲皮切三升以水一斗煮取五升夏冷用之秋冬溫之分以洗乳亦洗諸深敗爛久瘡洗畢傅膏散千金同

又天麻草湯方。

天麻草切五升。以水一斗半。煎取一斗。隨寒温分洗乳。以殺痒也。此草葉如麻葉。冬生夏著花。赤如鼠尾花。亦以洗侵淫黄爛熱瘡痒疽濕陰蝕瘡。小兒頭瘡。洗畢傅膏散。千金同

又飛烏膏散方。

用燒朱砂作水銀上黑煙一名細粉者三兩　礬石三兩燒粉

右二味。以絹篩了。以甲煎和之。令如脂。以傅乳瘡。日三。作散者不須和。有汁自著。可用散。亦傅諸熱瘡。黄爛侵淫汁瘡。蜜瘡。丈夫陰蝕痒濕。諸小兒頭瘡。疳蝕。口邊肥瘡。蝸瘡等。並以此傅之。千金同

又黄連胡粉膏散方。

黄連二兩　胡粉十分　水銀一兩同研令消散

右三味。擣黄連爲末。三物相和合。皮裹熟挼之。自和合也。縱不成一家。且得水銀細散入粉中也。以傅乳瘡。諸濕痒。黄爛肥瘡。若著甲煎爲膏。千金同

備急小品妬乳方。

黄芩　白斂　芍藥各等分

右三味。下篩。漿水服一錢五匕。日三。若右乳結。將去左乳汁。左乳結。即將去右乳汁。服即消。千金同

又方。

柳白皮。酒煮令熱。以熨上。即消。

又方。

苦酒磨升麻。若青木香。或紫檀香。以摩上。並良。一味即得佳。

又方。

巳入腹者。麝香。薰陸香。青木香。雞舌香各一兩。以水四升。煮取二升。分再服。忌蒜。麵。酒。牛馬。豬肉。

必效療婦人妬乳癰瘡遲愈。五物雄黄䕡茹膏方。

雄黄　白斂　雌黄　䕡茹各一分並切

亂髮如雞子一枚

右以豬脂半斤合煎。三沸。去滓。乃內亂髮。髮盡藥成。以塗瘡。不過十日差。

乳癰腫方一十八首

廣濟療乳癰大堅硬。赤紫色。衣不得近。痛不可忍方。

大黄　芍藥　楝實　馬蹄炙令黄等分

右四味。擣散。酒服方寸匕。覆取汗。當睡著。覺後腫處散不痛。經宿乃消。百無失一。明晨更服一匕。忌衝風熱食。

深師療乳癰腫消核芍藥散方。

芍藥　通草　桂心　昆布

白歛　附子（炮）　黄耆　人參

海藻　木占斯（各一兩）

右十味擣散。以清酒服一錢匕。日三。當先食。并療頸下氣結瘰癧。

又乳癰衆醫不能療。柏皮膏方。

猪膏年多者佳。柏皮三斤去黒皮。以猪膏煎之。當稍稍煎。柏皮熟黒便漉出。更煎餘栢皮如初。盡以塗瘡。甚驗。

集驗療乳癰方。

大黄（二兩）　莽草（二分）　伏龍肝（十二分）　乾薑（二分）

右四味擣末。以酢和塗乳上。即効。止一方生薑極驗。可用也。（千金同）

又方

取鹿角下篩散。以猪頷下清汁服方寸匕。不過再服。亦以醋漿服之良。（千金云猪脂銷上清汁）

又療乳癰。四物膠薄貼方。

膠（炙）　大黄　莽草　細辛

右各等分。擣末。以雞子白和塗紙上。貼腫。頻易。晝夜貼之。剳紙穿如錢大。出腫頭。

又療乳癰。三物桂心貼方。

桂心（三分）　烏頭（二分）　甘草（二分）

右擣散。以苦酒和塗腫上。以小紙覆濡其上。將乳居其中。以乾布置乳下。須臾布當濡。有膿水也佳。（范汪同）

千金翼排膿散主乳癰方。

鐵粉　茯苓　桂心　細辛

芎藭　人參　防風　乾薑

黄芩　芍藥（各四兩）　當歸　甘草（炙，各五分）

右十二味擣散。酒服方寸匕。日三夜一。加至一匕半。服藥十日。血出多勿怪。是惡物除。甚良。（出第五卷中）

備急葛氏療婦人乳癰妬腫者。或經久衆療不差方。

堅硬紫色。削柳根皮擣熟。熬令温。帛囊盛熨乳上。冷更易。甚良。一宿即愈。（千金同）

又方

研米槌二枚。煮令熱。以絮及巾覆乳上。用二槌更互熨腫。數十過差。上已用大驗。（千金云炙熱）

又乳癰方。

大黄　竈下黄土（各一分，末）　生薑（二分）

右三味擣末。醋和塗乳痛。即止。極驗。劉涓子不用生薑。用生魚。三味等分。余比用鯽魚。妙。

又療乳癰方。

大黄　鼠屎　黄連各一分

右三味擣末，合鼠屎更擣，以黍米粥清和傅乳四邊，痛止即愈。無黍米，粟米、粳米並可用。千金同

救急療乳癰腫痛如升椀大，痛不可忍方。

取白薑石擣末一二升，用雞子白和如稀泥，傅腫，乾更易之。此方頻試驗。如雞子盡罷，取榆白皮和擣傅即差。

又療乳癰堅硬痛不可忍方。

莨菪子半大匙，當年新者，服時不得嚼破，以清水一大盞和頓服，痛即止。

又療乳癰腫方。

以驗醋研地黄塗上，乾即易，不過三五遍，服以酒研之。

必効療婦人乳癰方。

覺痛色未變時，以飼猪米研汁飲之，即差。仍取猪槽木厚如匙面，火炙，數數熨上。

又療婦人乳癰丹參膏方。

丹參　白芷　芍藥各二兩

右三味㕮咀，以苦酒淹經宿，又取猪脂半斤，微火上煎之，白芷黄膏成，去滓，以膏塗上，甚良。

又療瘡上須貼膏方。

黄耆八分　白芷　大黄各五分　當歸
續斷各四分　薤白二合切　松脂十二分　薰陸香
蠟各十分　猪脂一升　生地黄汁七合

右十一味切，内地黄汁中漬半日，内猪脂中，微火上煎，三上三下，白芷色黄膏成，布絞去滓，剪帛如瘡大小，塗帛貼瘡上，日四五度易之，終身無苦，極効。

産後血暈心悶方一十首

廣濟療産後血暈心悶不識人，或神言鬼語，氣欲絶方。

荷葉二枚炙　蒲黄一兩　甘草二兩炙　白蜜一匙
地黄汁半升

右五味切，以水三升，煮取一升，絞去滓，下蒲黄、蜜、地黄汁，煖服立差止。

又療産後心悶血氣衝上，血暈，羚羊角散方。

取羚羊角一枚，燒成灰，末，以東流水服方寸匕。若未差，更服差。

救急産暈心悶大困方。

鯽魚剥皮作鱠，以薑食三兩口止。

文仲暈絶方。

蘓方木三兩碎，以水五升，煎取二升，分再服。或無蘓

木煮緋色衣，取汁服甚驗。

又方

取墻上青衣一抄，以水四小升，煮取二升，分服。又生薑汁一小升，地黄汁一小升，酒一大升，相和煎五六沸，分再服，每劑和大黄末一匙，此方甚良。

崔氏凡暈者，皆是虚熱血氣奔逆，腹中空所致。欲分娩者第一須先取驗醋以塗口鼻，仍置醋於傍，使聞其氣，兼細細飲之，此爲上法。如覺暈即以醋噴面，穌來即飲醋，仍少與解之。一云仍少與水解之

又凡産後忽悶冒，汗出不識人者，是暴虚故也。方

取破雞子吞之便醒，若未醒，可與童子小便一升，甚驗。丈夫小便亦得，切不得用病人者。

又若久不識人，或時復發者，此爲有風，因産血氣暴虚，風行脉中故也。若産後去血多者，尤增此疾，與雞子不醒者，可急與竹瀝汁，一服五合，須臾不定，復與五合，頻得三五服立差。並出第十上卷中

近効療血暈絶不識人煩悶方。

紅藍花三兩，新者佳

以無灰清酒半升，童子小便半大升，煮取一大盞，去滓，候稍冷服之。新汲水一大升煮之良久。

又方

赤父馬糞，絞取汁一大盞，濕者良。若乾者，取新汲水半大盞和研，絞取汁頓服。亦主人血不止，神驗。夏侯拯錄

産乳暈絶方五首

崔氏療産乳暈絶方。

以惡血服少許良。

又方

以服洗兒水三合良。

又方

覺暈即用三股麻繩長五六尺，繫産婦右脚膝上，令人捉兩頭急挽，得醒，徐徐解之。並出第十上卷中

文仲療産乳暈絶方。

半夏一兩，洗，擣篩，丸如大豆，内鼻中即愈。崔氏同

救急療産乳暈絶方。

生赤小豆，擣爲散，取東流水和方寸匕服之，不差再服。崔氏同

産後餘血不盡腰脚疼及惡露不下方七首

廣濟療産後三日患腰疼，腹中餘血未盡，并手脚疼，不下食，生地黄湯方。

生地黄汁一升　芍藥　甘草各二兩，炙　丹參四兩

蜜一合　生薑汁半合

右六味切。以水三升。煮取一升。去滓。內地黃汁蜜薑汁。微火煎一兩沸。一服三合。日二夜三。利一兩行。中間進食。與藥更進服。

又療產後惡露不多下方。

牛膝　大黃各八分　牡丹皮　當歸各六分

芍藥　蒲黃　桂心各四分

右七味擣散。以生地黃酒服方寸匕。日二。血下止。

救急療婦人產後餘血不盡。血流入腰腳疼痛。胷急氣滿。兩脅痛方。

生薑一斤　淡竹葉一升並切

右二味。以水二升。煮取一升。去滓。分再服。

又療產後血不盡。血痛悶方。

取荷葉燒作灰。煖水和服。煮取汁亦良。

又惡露不盡腹脹痛方。

取亂髮如雞子大。灰汁洗淨。燒末酒服。

又方

取百斤秤錘一枚。燒赤投酒五升中。用此秤錘酒煮當歸三兩。取二升。去滓。分再服。千金同

又療一切宿血及損傷瘀血在腹內。不問新久。并婦人月經不通。產後惡血不下。皆良方。

大黃　芒消各三兩　桃仁四十枚去尖皮

右三味。芒消桃仁合擣四五百杵。以酢漿二升半漬一宿。空腹攪調頓服之。不能頓服者。分作兩服。良久先下糞。次下如豆泥汁。或黑血為驗。強人日別服一劑。弱人兩日服之。下血盡便止。不過三兩劑。忌生冷茶葵。並出第四卷中

產後惡露不絕方四首

廣濟療婦人產後血露不絕。崩血不可禁止。腹中絞痛。氣息急。療蓐病三十六疾方。

亂髮燒灰　阿膠炙各二兩　代赭　乾薑各三兩

馬蹄一枚燒　乾地黃四兩　牛角鰓五兩炙

右七味擣篩。蜜和為丸如梧桐子。空腹以飲下二十五丸。日二。至四十丸。良。

深師療產後虛冷下血及水穀下痢。晝夜無數。兼療惡露不絕。龍骨丸方。

乾薑　甘草炙　桂心各二兩　龍骨四兩

右四味擣篩。蜜丸如梧桐子。以酒下二十丸。日三。忌如常法。此方甚良。

文仲葛氏療血露不絕方。

以鋸截桑木。取屑五指撮。酒服。日三差。

又隱居効方澤蘭湯。療産後惡露不盡。腹痛往來兼滿少氣。

澤蘭八分 當歸三分 生地黄三分 芍藥十分

甘草六分炙 生薑十分 大棗十四枚

右七味切。以水九升煮。取三升。分爲三服。欲死塗身得差。

産後血氣煩悶方四首

廣濟療産後心胷中煩悶。血氣澀。肋下妨不能食方。

生地黄汁一升 當歸一兩末 生薑汁三合 酒五合

童子小便二升

右五味和煎三四沸。去滓分服。一日令盡。間食服。

又血氣煩悶方。

取生藕擣絞取汁。飲一升。未定。更飲差止。竹瀝亦得。千金同

集驗療産後血氣煩悶方。

取生地黄汁一升。酒三合。相和微温頓服之。千金同

千金療婦人産後氣欲絶。心中煩悶不解。必効方。

竹葉切 麥門冬去心 小麥各一升 甘草一兩炙

生薑二兩 大棗十四枚

右六味切。以水一斗煮竹葉小麥。取八升。去滓。内餘藥煮取三升。去滓。分服。心虚悸加人參二兩。少氣力加粳米五合。一方用竹皮。若胷中氣逆加半夏二兩。忌如常法。出第三卷中

産後心痛方三首

集驗大巖蜜湯。療産後心痛方。

乾地黄 當歸 獨活 甘草炙

芍藥 桂心 小草 細辛各一兩

吴茱萸一升 乾薑三兩

右十味切。以水九升。煮取三升。分三服。良。千金同

經心録蜀椒湯。療産後心痛。此大寒冷所爲方。

蜀椒二合汗 芍藥三兩 半夏洗 當歸

桂心 人參 甘草炙各二兩 生薑汁五合

蜜一升 茯苓二兩

右十味切。以水九升。煮椒令沸。下諸藥煮。取二升半。去滓。下薑汁蜜等更煎。取三升。一服五合。漸至六合。盡勿冷飡。千金同

千金羊肉湯。療産後腹中心下切痛。不能食。往來寒熱若中風。乏氣力方。

羊肉三斤 當歸 黄芩 甘草炙

芎藭　防風各二兩　芍藥三兩　生薑四分

右八味切。以水一斗二升煮羊肉減半煮藥取三升。分溫三服。忌如常法。崔氏同出第三卷中

產後腹中絞刺痛方九首

廣濟療產後腹中絞刺痛不可忍方。

當歸　芍藥　乾薑　芎藭各六分

右四味擣散以酒服方寸匕日。二服。

又療產後內虛。寒入腹腹中絞痛下赤煩毒。譫語見鬼羊肉湯方。

肥羊肉一斤　當歸　甘草炙　芍藥各一分

右四味切。以水一斗煮羊肉取七升煮藥取二升分服。

又療新產後。腹中加茲常堅絞痛無聊方。

蜜一升　當歸一兩

右一味末。入蜜中煎融融耳。適寒溫頓服。

千金當歸湯。療婦人寒疝虛勞不足。若產後腹中絞痛方。

當歸三兩　生薑五兩　芍藥二兩　羊肉一斤

右四味切。以水八升。煮取三升。適寒溫頓服七合。日三。

又療產後疾痛。桃人芍藥湯方。

桃人半升去皮尖　芍藥　芎藭　當歸

乾漆熬　桂心　甘草炙各二兩

右七味切。以水八升。煮取二升半。分三服。

又單行茱萸酒。療產後腹內外疾痛方。

吳茱萸一升。酒三升漬一宿。煎取半升。頓服。亦可再服差止。並出第三卷中

必効療產後腹痛方。

羌活四兩切。酒二升。煮取一升分服。

又方

兔頭炙令熱。以熨產婦腹如刀絞痛者。熨之立定。

又療痛不可忍方

取一苦瓠蘆未經開者。開之去子訖。以沸醶酢投中。蒸熱。隨痛熨冷即換極甚効。

產後虛熱方二首

千金蜀漆湯。療產後虛熱往來。心胸中煩悶滿。骨節疼。及頭痛壯熱。晡時輒甚。又似微瘧方。

蝭母　芍藥各二兩　蜀漆葉　甘草炙

桂心　黃芩各一兩　生地黃一斤　黃耆五兩

右八味切。以水一斗先煮地黃。取七升。去滓。下諸藥。煮取二升半。分三服。此湯療寒熱。不損人。忌如常法。出第三卷中

千金翼療產後虛熱頭痛方。

白芍藥　乾地黃　牡蠣各五兩熬　桂心三兩

右四味切。以水五升煮取二升半。分三服。日三。此湯不損人無毒。亦療腹中拘急痛。若通身發熱。加黃芩二兩。甚驗。大熱即除。出第六卷中

產後虛勞方四首

千金增損澤蘭丸。療產後百病。理血氣。補虛勞方。

澤蘭　甘草炙　當歸　芎藭各七分
附子炮　乾薑　白朮　白芷
桂心　細辛各四分　防風　人參
牛膝各五分　柏子人　乾地黃　石斛各六分
厚朴炙　藁本　蕪荑各二分　麥門冬八分去心

右二十味擣末。蜜丸。以酒下十五丸至二十丸。忌如常法。出第四卷中

延年增損澤蘭丸。主產後風虛勞損黃瘦方。

澤蘭七分　防風　乾地黃　當歸
細辛　桂心　茯苓　芍藥
人參　甘草炙　藁本　烏頭炮
麥門冬去心　石斛　紫菀　芎藭各五分
乾薑　柏子人　蕪荑人　厚朴炙
蜀椒汗各四分　白朮　黃耆各六分　紫石英研
石膏研各八分

右二十五味擣篩。蜜和丸如梧桐子。以酒下二十至三十丸。忌如常法。

刪繁療產婦勞虛。或本來虛寒。或產後血脉虛竭。四肢羸弱。飲食減少。經水斷絕。血脉不通。虛實交錯。澤蘭補虛丸方。

澤蘭葉九分　石膏研八分　芎藭　甘草炙
當歸各七分　白芷　防風　白朮
藁本　蜀椒　厚朴炙　乾薑
桂心　細辛各五分

右十四味擣篩。蜜丸如梧桐子。酒下二十丸至三十丸。日再。忌如常法。

古今錄驗澤蘭丸。療產後風虛勞羸百病必効方。

澤蘭葉六分　白芷　椒汗　蕪荑人
藁本　細辛各四分　白朮　柏子人
人參　桂心　防風　厚朴炙
丹參各五分　芎藭　甘草炙　當歸各七分
乾地黃十分

右十七味擣篩。蜜和丸如梧桐子。服二十丸至三十丸。日再服。忌如常法

産後風虛瘦損方四首

廣濟療産後患風虛冷氣，腹内不調。補益肥白悦澤方。

澤蘭七分　厚朴炙　人參　石斛

蕪荑人　續斷　防風　桂心各三兩

芎藭　白术　栢子人　五味子

黄耆　遠志皮各四分　赤石脂六分　乾地黄六分

甘草六分，炙

右十七味，擣末，蜜丸如桐子。以酒下二十丸至三十丸。日再。忌如常法。

小品療産後中風虛。人不可服他藥者。一物獨活湯主之。及一物白鮮湯主之。亦可與獨活合煮之方。

獨活三兩，以水三升，煮取一升，分服。奈酒者亦可酒水等煮之。用白鮮皮亦依此法。

千金云：凡産後滿百日，乃可合會。不爾至死。虛羸百病滋長，慎之。凡婦人皆患風氣，臍下虛冷，莫不由此早行房故也。又産後七日内，惡血不盡。不可服湯，候臍下塊散，乃進羊肉湯。痛甚切者，不在此例。後兩三日消息，可服澤蘭丸，比至滿月。丸藥盡爲佳。不爾虛損不可平復也。全極消瘦不可救者。服五石澤蘭丸。又凡在蓐，必須服澤蘭丸補，服法。必七日外。不得早服也。婦人因産取凉太多。得風冷。腹中積聚。百病競起。迄至於老。百方療不能差。桃仁煎主之。出蓐後服之。婦人縱令無病，每至秋冬須服一兩劑。以至年終常將服之。

又桃仁煎。療萬病。婦人産後百病諸氣方。

桃仁一千二百枚，去雙人、尖、皮，熬令香。

右一味，擣。務令極細熟。以上上酒一斗五升。研三四遍。如作麥粥法。以極細爲佳。内小長項瓷瓶中，令滿。以麪遍封之。務取密。内湯中，煮一伏時。不停火，使瓶口常出湯。勿令没。藥成。温酒和服一匙。日再。丈夫服亦極妙。

延年澤蘭丸。主産後風虛損瘦不能食。令肥悦方。

澤蘭七分　當歸十分　甘草七分，炙　藁本三分

厚朴三分，炙　食茱萸三分　蕪荑三分　白芷三分

乾薑三分　芎藭三分　石膏八分　人參四分

栢子人四分　桂心四分　白术五分

右十五味，擣篩，蜜和丸如梧桐子大，酒服十五丸，日二。加至二十五丸。忌如常法。

産後虛羸方三首

廣濟療産後虛羸喘乏。或乍寒乍熱。狀如瘧。名爲勞損。豬腎湯方。

豬腎一具，去脂，四破　香豉一升　白粳米一升　葱白一升，切

人參　當歸各二兩

右六味，切。以水一斗。煮取三升。去滓。分服七合。以意消息。忌太肉熱麪蒜。出第三卷中。崔氏云：以水三斗，煮取五升，適寒溫，隨便飲之。

救急療產後羸瘦不復。令肥白方。

烏豆肥大者淨拭。熬熟。如造豆黃法。去皮。擣爲屑。下篩。以臘月猪脂成鍊者和。丸如梧桐子。以酒下五十丸。日再服。一月內肥白也。無所禁。

古今錄驗療產後諸病羸瘦。欲令肥白。飲食和調。地黃羊脂煎方。

生地黃汁一升　生薑汁五升　羊脂二斤　白蜜五升

右四味。先煎地黃汁。令餘五升。下羊脂煎。減半。次下薑。次下蜜。便以銅器盛。著湯中煎。令如飴狀。空肚酒一升。取煎如雞子大。投酒中飲。日三服。

產後中風方三首

深師療產後中風。口噤不知人。小獨活湯方。

獨活八兩　葛根六兩　生薑五兩　甘草二兩，炙

右四味。切。以水九升。煮取三升。分三服。微汗佳。忌如常。出第六卷中

小品大豆紫湯。主婦人產後中風困篤。或背强口噤。或但煩熱苦渴。或頭身皆重。或身痒劇者嘔逆直視。此皆因風冷濕所爲方。

大豆三升。炒。預取器盛清酒五升。沃熱豆中。訖。漉去豆。得餘汁。盡服之。溫覆取微汗出。身體纔潤則愈。一以去風。二則消血結。云周德成妻妊胎。因觸傷胎。死在腹中三日。困篤。服此酒即差。後療無不佳。千金用大豆五升，酒八升。又云更合獨活湯，所以爾者，產後多虛，著風，以獨活消風去血也。重者十劑。崔氏云：如中風口噤，加雞屎白二升和豆熬，更佳。

又療產後中寒風痓。通身冷直。口噤不知人方。

白朮四兩。酒二升。煮取一升。去滓。頓服。忌如常法。

產後下痢方四首

廣濟療產後腹痛氣脹。脅下妨滿。不能食。兼之微痢方。

茯苓　人參　厚朴炙，各八分　甘草炙

橘皮　當歸　黃芩各六分

右七味。擣散。以飲下方寸匕。日三度。漸加至一匕半。

又療產後下痢赤石脂丸方。

赤石脂三兩　甘草炙　當歸　白朮

黃連　乾薑　秦皮各二兩　蜀椒汗

附子炮，各一兩

右九味。擣篩。蜜和爲丸。如梧桐子。酒服二十丸。日三服。忌如常法。

深師療産後下痢膠蠟湯方。

粳米一合 蠟如雞子一枚 阿膠 當歸各六分
黄連十分

右五味切。以水六升半先煮米。令蟹目沸去米内藥煮。取二升。入阿膠蠟消洋。温分三兩服。

千金療産後下痢腹痛。當歸湯方。

當歸 龍骨各三兩 乾薑一兩 白术二兩
甘草一兩炙 附子一兩炮 熟艾一兩 芎藭二兩半

右八味切。以水六升。煮取二升半。去滓分爲三服日三。一日令盡。出第三卷中

産後赤白痢方五首

廣濟療産後赤白痢。臍下絞痛方。

當歸 芍藥 地榆 龍骨
黄連各八分 艾葉八分 甘草八分炙 厚朴八分炙
黄芩 乾薑各六分

右十味切。以水八升。煮取二升半。去滓分温三服。卽差止。忌如常法。

又療産後赤白痢。臍下氣痛方。

當歸八分 厚朴炙 黄連各十二分 豆蔻五枚去皮
甘草六分炙

右五味切。以水五升。煮取二升。去滓分温三服。差止。忌如常法。

文仲効方。療産後赤白下痢。腹中絞痛不可忍者。

黄連四兩 黄蘗三兩 阿膠炙 梔子
蒲黄各一兩 當歸一兩半 黄芩二兩

右七味擣篩。蜜和丸。飲服六十丸日三夜一服。立定破血止痢。忌如常法。

救急療産後下痢赤白。腹中絞痛方。

芍藥 乾地黄各四兩 甘草炙 阿膠
艾葉 當歸各二兩

右六味切。以水一升。煮取一升半。去滓温分三服。忌如常法。

必効療婦人新産後赤白痢。心腹刺痛方。

薤白一升切 當歸二兩 酸石榴皮三兩 地榆根四兩
粳米五合 一本加厚朴一兩
人參 甘草炙 黄連各一兩半 阿膠

右十味切。以水六升。煮取二升。分三服。忌如常法。千金只用前五味

産後冷熱痢方二首

深師療産後冷熱痢。黄連丸方。

黄連三兩　烏梅肉一升　乾薑二兩

右三味擣末。蜜丸如桐子。以飲下二十至三十丸。日再服。忌猪肉。

千金療産後忽著寒熱下痢。生地黄湯方。

甘草炙　黄連　桂心各一兩　生地黄五兩切

大棗二十枚　淡竹皮　赤石脂各一兩

右七味切。以水一斗煮竹皮。取七升。去滓。内藥煮。取二升半。分爲三服。日三。翼同出第三卷中

産後痢日夜數十行方二首

千金療産後餘寒下痢。便膿血赤白。日數十行。腹痛時時下血。桂枝湯方。

桂心　乾薑　甘草炙各二兩　赤石脂十兩

當歸三兩　附子一兩炮　蜜一升

右七味切。以水七升。煮取三升。入蜜一兩沸。分服一升。日三。

必効療産後痢日五十行者方。

取木裏蠹蟲糞。鐺中炒之。令黄。急以水沃之。稀稠得所。服之差止。獨孤祭酒訥方

産後卒患淋方五首

廣濟療産後卒患淋。小便磣痛。乃至尿血方。

冬葵子一升　石韋去毛　通草各三兩　滑石四兩末湯成下

茯苓　子芩各二兩

右六味切。以水九升。煮取三升。絞去滓。一服七合。差止。忌熱麵酢物。

集驗療産後卒患淋。石韋湯方。

榆白皮五兩　石韋去毛　黄芩各三兩　通草三兩

大棗二十枚　葵子一升　白术一兩

右七味切。以水八升。煮取二升半。分爲三四服。千金有甘草生薑爲九味

千金療産後淋瀝。葵根湯方。

葵根二兩乾者　車前一升　亂髮灰　大黄

桂心　滑石末後下各一兩　冬瓜汁七合　通草二兩

生薑六兩

右九味切。以水七升。煮取二升半。去滓。分三服。出第三卷中

又産後淋。滑石散方。

滑石五分研　通草　車前子　葵子各四兩

右四味。以漿水服方寸匕至二匕爲妙。

千金翼療産後卒淋氣淋血淋石淋湯方。

石韋去毛　黄芩　通草各二兩　榆白皮五兩

大棗三十枚　甘草一兩炙　葵子二升　生薑

白术各三兩

右九味切。以水八升。煮取二升半。分三服。千金同

産後小便不禁兼數方四首

廣濟療産後小便不禁方。

取雞尾燒作灰。酒服方寸匕。日二服。

小品療産後小便不禁方。

取雞子燒作灰。酒服日三。

又療産後遺尿不知出方。

白薇　芍藥各等分

右二味擣散。以酒服方寸匕。日三。千金翼各十分

千金翼諸産後小便數。桑螵蛸湯方。

桑螵蛸三十枚　鹿茸炙　黄耆各三兩　人參

甘草炙　牡蠣各二兩熬　生薑四兩

右七味切。以水六升。煮取二升半。分三服。日再。差止。

産後小便數兼渴方一首

集驗産後小便數兼渴。栝樓湯方。

桑螵蛸炙　甘草炙　黄連　生薑各二兩

栝樓　人參各三兩　乾棗五十枚

右七味切。以水七升。煮取二升半。分三服。

産後渴方二首

集驗療産後渴。栝樓湯方。

栝樓四兩　麥門冬去心　人參各三兩　乾地黄三兩

甘草二兩炙　乾棗二十枚　土瓜根五兩

右七味切。以水八升。煮取二升半。分三服良。

千金療産後虛渴。少氣力。竹葉湯方。

竹葉切三升　甘草炙　人參　茯苓各一兩

小麥五合　生薑　半夏洗各三兩　乾棗十五枚

麥門冬五兩去心

右九味切。以水九升。先煮竹葉小麥生薑棗。取七升。去滓內藥再煎。取二升半。絞去滓。一服五合。日三夜一。出第二卷中

許仁則産後方一十六首

第一産後若覺血氣不散。心腹刺痛。脹滿喘急。不能食飲。宜依此方。

鬼箭羽折之如金色佳　當歸　白术　生薑各三兩

細辛　桂心各二兩　生地黄汁五合

右七味切。以好無灰酒三升。水四升。和煎。緩火煎。取二升三合。去滓。温分服三合。忌如常法。

第二産後若覺惡露下多。心悶短氣。貼然無力。不能食。宜依此方。

當歸　艾葉　生薑各三兩　乾地黄四兩
人參一兩　地榆二兩
右六味，切，以水七升半，煎取二升四合，去滓，分温服八合，日三。
第三産後惡露下多少得所，冷熱得調，更無餘狀，但覺腹内切痛，可而復作，宜依此方。
當歸五兩　生薑六兩　桂心三兩　芍藥二兩
右四味，切，以水酒各三升半，煮取二升三合，去滓，分三服之。忌生葱。
第四産後諸狀無所異，但不能食者，宜依此方。
白术五兩　生薑六兩
右二味，切，以水酒各二升，緩火煎取一升半，分温二服。忌如常法。
第五産後更無他狀，但覺虚弱，欲得補氣力，兼腹痛，宜羊肉當歸湯方。
肥羊肉一斤，去脂膜　當歸五兩　生薑六兩　黄耆四兩
右四味，切，以水一斗，緩火煮羊肉，取八升，澄清，内藥煮取二升半，去滓，温分服。若覺惡露下不盡，加桂心三兩；惡露下多，覺有風，加芎藭三兩；覺有氣，加細辛二兩；覺有冷，加呉茱萸一兩；覺有熱，加生地黄汁二合。
第六産後惡露雖下，不甚通利，遂覺心腹滿悶，脅肋脹妨，兼欬喘息急，不能食飲，大便不通，眼澀，坐起不穩，心腹時時痛，宜服此方。
白术　當歸　桑白皮　大黄各三兩
生薑四兩　細辛　桂心各二兩
右七味，切，以水八升，煮取二升六合，去滓，分温三服。此湯當得利，利又不宜過多，事不獲已，所以取微利。緣秘産舉體皆虚，尚藉藥食補之，豈宜取過利。脱未即止，須斷之，取三兩匙酢飲飲之，即止。適寒温將攝佳。忌如常法。
如利後諸候不減，宜依後方。
當歸十分　白术八分　甘草七分，炙　生薑六分
桑根白皮六分　桂心三分　人參三分　細辛四分
右八味，擣篩，蜜丸，桐子大，以酒下十五至二十丸。忌如常法。
第七産後患水痢，宜依此方。
神麴五合，末，六月六日者　人參四兩　枳實六分，炙　赤石脂十分
白术六分
右五味，擣散，飲下方寸匕，漸漸加之。忌如常法。
第八産後患血痢，宜依此方。

艾葉虎掌者三月三日五月五日者　黃蘗　芍藥
甘草炙各六分　阿膠十七分　黃連七分　地榆五分
右七味擣散。以飲下方寸匕。甚妙。忌如常法。
第九產後患膿痢。宜依此方。
附子炮　蜀椒汗　乾薑各五分　甘草炙六分
赤石脂　黃耆各十分　白朮七分
右七味擣散。飲服方寸匕。加一匕半。日再。忌如常法。
第十產後諸痢方。
取薤白煮食之。唯多益好。肥羊肉去脂。作炙食之。唯多益好。以羊腎炒薤白食之良。
第十一產後腹內安穩。惡露流多少得所。但緣產後日淺。久坐視聽言語多。或運勞力。遂覺頭項及百肢節皮肉疼痛。乍寒乍熱。此是蓐勞。宜依此方。
猪腎一具去脂　當歸　芍藥　生薑各三兩
桂心一兩　葱白三合
右六味切。以水八升緩火煮腎。取六升。澄清。內諸藥煮。取二升。分溫再服。
第十二產後覺患風。手足不多隨和。言語不多流利。恍惚多忘。精神不足。宜依此方。
獨活三兩　當歸　芍藥　防風
芎藭　玄參各二兩　桂心一兩半
右七味切。以水八升。煮取二升半。去滓。分三服。如一劑覺安穩。隔三日又服一劑。若一兩劑後漸差。但須適寒溫將息。如未全差。即以此方作丸。有熱加乾葛五兩。有冷加白朮五兩。有氣加生薑六兩。有痛加當歸芍藥各二兩。不能食。加人參二兩。玄參四兩。覺手足不穩。加牛膝五加皮萆薢各三兩。黃耆四兩。丸服。忌如常法。
第十三產後更無餘苦。但覺體氣虛。宜服此方。
當歸　乾地黃各十分　澤蘭八分　防風
黃耆　續斷各六分　桂心　人參
地骨皮　芍藥各七分　乾薑六分
右十一味擣末。蜜丸桐子大。酒下二十丸。忌如常法。
第十四產後不論服藥。宜爾不宜食諸生冷陳久滑物。若服藥。彌須將息。每方服藥後。合既忌食法。爲欲錄其都要。不能一一具言。諸方有白朮忌桃李。細辛忌生葱。甘草忌菘菜海藻。枸杞忌狗肉。附子黃連忌諸肉。桂心忌生葱。
第十五產後血氣不多通散。當時不甚覺之。在蓐雖小不和。出則成癖結。少腹疼硬。乍寒乍熱。食飲不爲肌膚。心腹有時刺痛。口乾唾粘。手足沉重。有此狀。宜依此方。
當歸　芍藥　人參　甘草炙

鬼箭羽　牛膝各五分　牡丹皮六分　白朮六分
桂心　白薇　烏梅熬各四分　大黄八分
䗪蟲熬去翅足　水蛭熬各三分　蒲黄三分　朴消
赤石脂各十分　乾地黄七分　虎杖六分
右十九味，擣末，蜜丸梧子大，酒服二十丸，日再，加二十五丸。忌如常法。

第十六産後膿血痢相兼宜依此方。
赤石脂　五色龍骨　黄連各十分　阿膠炙
黄耆各六分　黄蘗四分　白朮二分
右七味，擣末，蜜丸梧子大，飲下三十丸。散服亦妙。如前服。忌如常法。

産後遺糞方三首

廣濟療産後遺糞方。
取故燕巢中草燒末，以酒下半錢，亦治男子。

集驗療産後遺糞方。
取礬石燒、牡蠣熬各等，下篩，酒服方寸匕，日三。亦治男子。

又療産後遺糞不知出時方。
白斂　芍藥各二分
右二味，擣爲散，以酒服方寸匕。

産後陰道開方二首

廣濟療産後陰道開不閉方。
取石灰一升，熬令能燒草，以水二升投灰中，適冷煖，入水中坐漬，須臾復煖，坐如常法用之。

集驗療婦人産後冷，玉門開不閉，硫黄洗方。
石硫黄研　蛇牀子各四分　菟絲子五分　吴茱萸六分
右四味，擣散，以湯一升投方寸匕，以洗玉門，差止。

産後陰下脱方六首

集驗療婦人産後陰下脱方。
取蛇牀子一升，布裹炙熨之，亦療陰中痛。

千金療産後陰下脱方。
以鐵精粉上推内之。

又方
燒人屎末，酒服方寸匕，日三度。

又方
臍下横文灸二七壯。

古今錄驗療産後陰下脱方。
蜀椒一升　吴茱萸一升　戎鹽如雞子大
右三味，擣，以綿裹如半雞子大，内陰中，日一易，二十日愈。

又方

鼈頭二枚，陰乾　葛根一斤

右二味擣散，酒服方寸匕，日三。

八瘕方一十二首

素女經論婦人八瘕積聚，無子斷絕，不主令有子受胎養法，并曾傷落，仮月服藥法，及陰開生息肉，陰痒生瘡，陰痒䘌瘡，帶下，陰子藏不正，陰門挺出，陰腫堅隱疾方。

黃帝問於素女曰：吾聞天下婦人產乳有子而病者，未曾生子而病者，又產乳後而中絕不復產者，何也？諸病作生，而令婦人腹中有積聚，胷脅腰背攣而痛，久而生八瘕之聚，病深可畏，不在腸胃，療之或已，復作其狀，寧可得聞之乎？對曰：婦人之病，皆由於月病生產所致，又從胞胎所起，其病不同，鍼灸食藥，不得其方也。

黃帝曰：安心其要，易聞之焉，實受之良久，詳思念其事。曰：善哉！療將奈何？素女曰：誠為主說，婦人胞胎之數，皆在陰裏，萬物皆從生，淵深，血脉精氣所從行，腎為陰，陰主開閉，左為胞門，右為子戶，主定月水，生子之道。胞門生於子精，精神氣所出入，合於中黃門、玉門四邊，主持關元，禁閉子精，臍下三寸，名曰關元，主藏魂魄，婦人之胞，三焦之府，常所從上，然婦人經脉俞絡合調，則月水如時來至，故能生子而無病。婦人榮衛經絡斷絕不通，其人思惟，邪氣便得往來，入合於子藏，若生後惡露未已，合陰陽，即令婦人經脉攣急，令人少腹裏急，支滿，胷脅腰背相引痛苦，四肢酸削，飲食不調，結牢惡血不除，月水不如時，或在前，或在後，乍久不止，因生積聚如懷胎狀，邪氣盛甚，令人恍惚多夢，寒熱，四肢不欲時動，陰中生氣，腫肉生風，甚者小便不利，苦痛如淋狀，面目黃黑，歲月病即不復生子。黃帝曰：吾深所憂也，療之奈何？可得愈病，令人有子，願拜受，非其人不敢妄傳，何以神良耳？素女曰：今詳而圖。

一曰黃瘕。黃瘕者，婦人月水始下，若新傷墮，血氣未止，卧寢未定，五藏六腑虛羸，精神不定，因向大風便利，陰陽開閉，關節四遠，中於風濕，氣從下上，入於陰中，稽留不去，名為陰虛，則生黃瘕之聚，令人病苦四肢寒熱，身重淋露，卧不欲食，左脅下有氣結牢，不可得抑，苦病腰背相引痛，月水不利，則善令人不產，少腹急，下引陰中如刺，不得小便，或時寒熱，下赤黃汁，病苦如此，令人無子，療當刺關元、氣衝，行以毒藥，有法療治，瘕當下即愈矣。

又療黃瘕皂莢散導之方

皂莢一兩，炙，去皮子　蜀椒一兩，汗　細辛六分

右三味擣散，以三角囊大如指長二寸，貯之，取內陰中。

閉則出之。已則復內之。惡血畢出。乃洗以溫湯。三日勿近男子。忌生菜等。

二日青瘕。青瘕者。婦人新生未滿十日起行。以湯浣洗太蚤。陰陽虛。玉門四邊皆解散。子戶未安定。骨肉皆痛。手臂不舉。飲食未復。內藏吸吸。又當風臥不自隱障。若居濕地及濕席。令人苦寒洒洒入腹中。心腹煩悶沈淖。惡血不除。結熱不得散。則生青瘕之聚。在左右脅下。藏於背膂。上與肩甲腰下攣急。兩足腹下有氣起。喜唾不可多食。四肢不欲動搖。恍惚善夢。手足腫。面目黃。大小便難。其候月水不通利。或不復禁。狀如崩中。此自過所致。令人少子。療之當刺胃管。行以毒藥有法。瘕當下即愈矣。

又療青瘕導藥方。

戎鹽一升　皂莢半兩，去皮子，炙　細辛一兩六銖

右三味擣散。以三角囊大如指。長三寸。貯之內陰中。但臥瘕當下青如葵汁。養之如產法。

三日燥瘕。燥瘕者。婦人月水下。惡血未盡。其人虛憊。而以夏月熱行疾步。若舉重移輕。汗出交流。氣力未平。而卒以恚怒。致腹中猥咽不泄。經脈攣急。內結不舒。煩滿少力。氣上達膈中背膂。少腹壅急。月水與氣俱不通利。而反以飲清水快心。月水橫流。溢入他藏不去。有熱。則生燥瘕之聚。大如半杯。上下腹中苦痛。在兩脅下。上引心而煩。害飲食。食欲嘔吐。胸及腹中不得太息。腰背重。喜臥盜汗。足酸削。久立而痛。小便失時。忽然自出若失精。月水閉塞。大便澀難。有此病者。令人少子。療之以長鍼按而刺之。法度。行以毒藥。瘕當下即愈矣。

又療燥瘕方。

大黃如雞子許　乾薑二兩　雞䏶胵中黃膜一枚，炙
黃連二兩　桂心一尺　䗪蟲三枚，熬　厚朴十銖，炙
郁李人一兩，去皮尖，熬

右八味擣散。早朝空腹以溫酒一盞和三錢匕頓服。瘕當下。下畢養之如產婦法。三月勿近男子者。當有子。三日勿合陰陽。

四日血瘕。血瘕者。婦人月水新下。未滿日數而中止。因飲食過度。五穀氣盛。溢入他藏。若大肌寒。吸吸不足。呼吸未調。而自勞動。血下走腸胃之間。流落不去。內有寒熱。與月水合會。則生血瘕之聚。令人腰痛。不可以俛仰。橫脅下有積氣。牢如石。少腹裏急苦痛。背膂疼。腰股下痛。陰裏若生子風冷。子門僻。月水不時。乍來乍去。有此病者。令人無子。療之瘕當下即愈矣。方闕

崔氏療婦人血瘕痛方。

乾薑　烏賊魚骨各一兩炙　桃人一兩去皮尖熬

右三味擣散。酒服二方寸匕。日二。

又方

取古鐵秤鎚。或大斧頭。或鐵杵。以炭火燒令赤。投好酒三升中。稍稍飲之。

又方

桂末。溫酒服方寸匕。佳。日二。並出第十下卷中

古今錄驗療婦人血瘕攻刺腹脅時痛導藥方。

大黃　當歸各半分　山茱萸一兩　皂莢一兩去皮子炙

細辛　戎鹽二六銖

右六味擣。以香脂丸如指大。每以綿裹內陰中。正坐良久。瘕當下。養如乳婦之法。

五日脂瘕。脂瘕者。婦人月水新下。若生未滿三十日。其人未復。以合陰陽。絡脉分。胞門傷。子戶失禁。關節散。五藏六腑津液流行。陰道瞤動。百脉關樞四解。外不見其形。子精與血氣相遇。犯禁。子精化不足成子。則生脂瘕之聚。令人支滿裏急。痛痺引少腹重。腰背如刺。四肢不舉。飲食不甘。臥不安席。左右走。腹中切痛。時差時甚。或時少氣。頭眩。身體疼解。苦寒惡風。膀胱脹。月水乍來乍去。不如常度。大小便血不止。有此病者。令人無子。療之當刺以長鍼。行以毒藥。瘕當下。即愈矣。

又療脂瘕方。

皂莢十八銖去皮尖　礬石六銖燒　五味子　蜀椒汗

細辛　乾薑各半兩

右六味擣散。以香脂和如大豆。著男子陰頭。以合陰陽。不三行。其瘕乃愈。

又療婦人絕不復生。及未曾生。皆以脂瘕。腹中有塊。以湯煎自下。尚不受子。導散方。

皂莢炙去子皮　吳茱萸　當歸各一兩　蜀椒汗各二兩

細辛熬　礬石燒　五味子各三分　大黃

戎鹽各二兩　乾薑二兩

右十味擣散。以輕絹袋如指大。長三寸。盛藥令滿。內陰中。坐臥隨意。勿行走。小便時去之。別換新者。

六日狐瘕。狐瘕者。婦人月水當日數來。而反悲哀自恐。若以遠行。逢暴風疾雨。電雷驚恐。被濕罷音疲倦。少氣。心中恍惚未定。四肢解墮。振寒。若寤寐脉氣絕。精神游亡。邪氣入於陰裏不去。則生狐瘕之聚。食人子藏。令人月水閉不通。少腹瘀滯。胸脅腰背痛。陰中腫。小便難。胞門子戶不受男精。五藏氣盛。令人嗜食。欲嘔喜唾。多所思。如有身狀。四肢不舉。有此病者。終身無子。其瘕有手足。卒成形者殺人。未

者可療。以長鍼急持刺之。行以毒藥。有法。瘕當下。即愈矣。

又療狐瘕方。

取新死鼠一枚。裹以新絮。塗以黄土。穿地坎。足没鼠形。置其中。桑薪灼其上。一日一夜出。分去絮。内桂心末六銖。酒服二方寸匕。病當下。甚者不過再服。差止。

七曰蛇瘕。蛇瘕者。婦人月水已下新止。適閉未復。胞門子户勞動。陰陽未平。榮衛分行。若其中風暴病羸劣。飲食未調。若起行當風。及度泥涂。因衝寒大旱。若坐濕地。名曰陰陽亂。腹中虚若遠行道路。伏飲汚井之水。不絜之食。逼吞蛇鼠之精。流落不去。則生蛇瘕之聚。上食人之肝心。苦病長大。條條在臍下。上還絞左右脅。不得吐氣。兩股脛間苦疼。少腹多熱。小便赤黄。膀胱引陰中攣急。腰背俱痛。難以動作。喜發寒熱。月水或多或少。有此病者。不復生子。其瘕手足成形者殺人。未者可治之。療有法度。行以毒藥。瘕當下。即愈矣。

又療蛇瘕方。

大黄　黄芩　芒硝各半兩　甘草大如指一尺，炙

烏賊魚骨二枚　皂莢六枚，去皮子尖

右六味。擣。以水六升。煮之三沸。下絞去滓。下硝。適寒温服之。十日一劑。空腹服之。當下。

八曰鼈瘕。鼈瘕者。婦人月水新至。其人劇作罷癖。勞汗出衣服潤濕。不以時去之。若當風睡。足踐濕地。恍惚覺悟。蹠立未安。顔色未平。復見所好。心爲開蕩。魂魄感動。五内脱消。若入水浣洗沐浴。不以時出。而神不守。水氣與邪氣俱入至三焦之中。又暮出入玉門。先閉津液妄行。留落不去。則生鼈瘕之聚。大如小柸。令人少腹内切痛。惡氣左右走。上下腹中苦痛。若存若亡。持之躍手。下引陰裏腰背亦痛。不可以息。月水不通。面目黄黑。脱聲少氣。有此病者。令人絶子。其瘕有手足成形者殺人。未者可治之。療有法度。以長鍼按療之。行以毒藥。瘕當下。即愈矣。

又療鼈瘕方。

大黄六分　乾薑　側子各半分　附子

人參各九銖　䗪蟲一寸匕，熬　桂心一兩六銖　細辛

土鮔各十八銖　白术一兩

右十味。擣散。以酒服方寸匕。日三。以上八般瘕疾。出古今録驗第三十卷中

肉癥方二首

集驗療婦人臍下結堅。大如柸升。月經不通。寒熱往來。下痢羸瘦。此爲癥氣。不可療。未生癥者可療方。

生地黄三十斤，取汁　乾漆一斤，熬

右二味，擣漆爲散，內地黄汁中，微火煎，令可丸，酒服桐子大三丸，至七八丸，即止。

删繁療女人子門不開，血聚腹中，生肉癥，築築如物，此呼爲瘕，氣藏寒所致，生地黄煎破血丸方。

生地黄汁一升 生牛膝汁一升 乾漆一斤半，熬

右三味，擣漆爲散，內地黄等汁中，攪，微火煎，取堪爲丸止。停攪，丸如梧子，一服三丸，以酒服，日再。若覺腹內過痛，食後乃服之。

婦人崩中方一十一首

小品療婦人崩中，晝夜十數行，醫所不能療方。

芎藭八兩

右一味，切，以酒五升，煮取三升，分三服。不飲酒，水煮亦得。

千金療崩中方。

白茅根二斤 小薊根五斤

右二味，切，以酒五升，煮取四升，分稍稍服。

又療婦人白崩中方。

芎藭 阿膠炙 桂心 赤石脂 小薊根各二兩 乾地黄四兩 伏龍肝鷄子許，七枚

右七味，切，以酒六升，水四升，煮取三升，去滓，內膠令烊。分爲三服，日三。並出第四卷中

千金翼療婦人白崩中，馬通方。

白馬通汁二升 乾地黄四兩 伏龍肝如鷄子大七枚 桂心 芎藭 阿膠炙 小薊根 白石脂各二兩

右八味，切，以酒七升，合馬通汁，煮取三升，去滓，內膠令烊，分服，日三。

又療婦人崩中及痢，一日一夜數十起，大命欲死，多取諸根煎丸，得入腹即活。若諸根難悉得者，第一取薔薇根，令多多，仍合之。還有酒，以酒服，無酒以飲服。其種種根當得二斛，爲佳。薔薇根煎方。

懸鈎根 薔薇根 柿根 菝葜各一斛

右四味，剉，合釜中，以水淹，使上餘四五寸，水煮使三分減一，去滓，無大釜，稍煮如初法，都畢，會汁煎取可丸，丸如梧桐子，酒服十丸，日三良。並出第八卷中

文仲療婦人崩中漏下，去青黄赤白，使人無子方

禹餘粮研 赤石脂研 牡蠣熬，研 桂心 烏賊魚骨 竈下黄土各等分

右六味，爲散，以清酒服方寸匕，日二服。忌生葱。

又方

鹿茸炙 當歸各二兩 蒲黄半兩

右三味擣散。酒服五分匕。日三度。

又方

取好書墨爲末二匕。若燒露蜂房末三指撮。酒服之。

又方

常炙豬腎食之。並出第九卷中

必効療崩中方。

丁香一百顆　好酒一大升

右二味煮。取三兩沸。去滓頓服。

又療婦人崩中無久近悉主之方。

伏龍肝一斤先於盆中以水二斗研令碎澄清取一斗二升用煮諸藥　小薊根

桑寄生　續斷　地榆　艾葉各三兩

阿膠　當歸　赤石脂研　厚朴炙各二兩

生薑五兩

右十味切。以伏龍肝水煮取三升。絞去滓。分三服。忌如常法

崩中去血方一十三首

廣濟療崩中去血日數升方。

龍骨研　赤石脂各研六分　烏賊魚骨　牡蠣粉

肉蓯蓉各五兩　龜甲炙　芍藥　續斷各八分

右八味擣散。飲服方寸匕。日三。漸加之。加乾地黃十分佳。

又療崩中下血不止。并主男子卒痢血方。

取東南引桃枝三握。細剉。以水四升。煮取一升。頓服。未差。更服良。

删繁療婦人崩中泄血不斷。淋瀝連年不絕。黃瘦傷損。芍藥散方。

芍藥四分　牡蠣熬　乾地黃　白朮

乾薑　烏賊魚骨　附子炮　桂心

黃耆　龍骨各八分研

右十味擣散。酒服方寸匕良。

小品療崩中去血方。

春生薊根汁一升。温服之。亦可以酒煮。隨意用之。

又療婦人暴崩中去血不息方

牡礪熬令赤　兔骨炙各十分

右二味擣篩爲散。以酒服方寸匕妙。

集驗療婦人女子忽暴崩中。血不斷。或如鵝鴨肝者方。

小薊根六兩　阿膠炙　當歸　芎藭

續斷　青竹茹各三兩　竈中黃土　地榆根各四兩

生地黃八兩　赤馬通汁一升

右十味切。以水八升。合馬通汁。煮取二升半。分爲三服。未全止。服三四劑後。服此九方。

續斷　甘草炙　鹿茸炙　小薊根
丹參各五分　乾地黄十分　芎藭　阿膠炙
赤石脂　當歸　地榆各六分　栢葉四分熬
秦牛角䚡炙黄　龜甲各十二分炙令黑
右十四味擣篩。蜜丸如桐子。以酒服十九。日再。加至三十九。忌如常法。千金同

千金療婦人崩中去血。積時不止。起死人方。
肥羊肉三斤去脂　乾薑　當歸各三兩　生地黄汁二斤
右四味切。以水二斗煮羊肉。取一斗三升。下地黄汁合藥煮。取三升。分爲四服。尤宜羸瘦之人服。妙。

又療崩中去血。産後餘疾。丹參酒方。
艾五斤　生地黄　地榆各五斤　丹參五斤
忍冬五斤
右五味合擣之。以水漬三宿。去滓。煮取汁。以糯米一石釀酒飲服之。

又温經湯療崩中去血一斗。服之即斷。月水過期不來者。服之亦佳方。
吴茱萸三兩　麥門冬一升去心　半夏八兩　當歸
芎藭　人參　芍藥　牡丹
桂心　阿膠炙　生薑　甘草各二兩炙
右十二味切。以水一斗煮。取三升。分服。忌如常法。並出第四卷中

千金翼療婦人崩中去血不止。薊根酒方。
大小薊根各一斤。酒一斗漬五宿。任意多少服之。良。

又療婦人崩中下血。櫸柳葉湯方。
櫸柳葉三斤　麥門冬去心　乾薑各二兩　甘草一兩炙
乾棗十枚
右五味切。以水一斗煮櫸柳葉。取八升。去滓。内藥煮。取三升。分三服。日三。並出第八卷中

救急療崩中下血數斗。氣欲絶方。
伏龍肝五升　人參一兩　麝香二兩　生薑四兩
右四味切。以水一大斗煮。取二升。下藥煎。取一升半。更别研伏龍肝一雞子許。并香。内湯中攪令調。分服。

帶下方一十首

廣濟療帶下病方。
芍藥七大兩。熬令黄黑。爲散。以酒服三錢匕。

千金療帶下方。
枸杞根一斤　生地黄五斤
右二味切。以酒一斗煮。取五升。分爲三服。

又方

燒牛角末。酒服方寸匕。日三。

又方

桑耳燒令黑。酒服方寸匕。日三。

又方

豉酒亦佳。

又方

燒馬左蹄末。酒服方寸匕。日三。

又方

燒狗頭骨灰亦佳。

又方

以水煮甑帶汁服之亦佳。並出第四卷中

救急療帶下方。

以竈下黃土。水和爲泥作彈子丸百枚。暴乾。以火燒熱徹。以三年酢漬一丸。綿裹內玉門中。唯深。待冷。卽易之。新患者三十丸差。久者五十丸。餘皆自知卽佳。

必効療婦人帶下方。

取兎皮燒令煙斷爲末。酒服方寸匕。

婦人虛羸及月病不能食方三首

千金療婦人虛羸短氣。胸脅逆滿風氣。石斛生地黃煎方

石斛 甘草炙 紫菀各四兩 桂心二兩

生地黃汁 淳酒各八升 茯苓一斤 大黃八兩

麥門冬二升去心 桃人半升去皮尖熬

右十味擣末。合盛銅器中。加炭火。內鹿角膠一斤。數攪之得一升。次內飴三斤。白蜜三升合和調。更於銅器中釜湯上煎攪之。以生竹抄無令著器。攪令盡相得。藥成。先食酒服如彈丸。日一服。

又鍾乳澤蘭丸。主婦人久羸瘦。四肢百體煩疼。臍下結冷。不能食。面目瘀黑。憂恚百病。悉主之方。

澤蘭九分 芎藭 甘草炙 山茱萸

白芷 牛膝 當歸 署預

藁本各五分 栢子人 人參 乾地黃

麥門冬去心 石膏 石斛各六分 細辛

桂心各四分 蕪荑二分 艾葉三分

右十九味擣篩。蜜和丸如桐子大。服二十丸。加四十丸。酒下。忌如常法。並出第四卷中

救急療婦人月病不調。或一月不來。或隔月不來。或多或少。臍絞痛。面色痿黃。四體虛吸羸瘦。不能食方。

當歸 牛膝 桃人去皮尖 牡丹皮

大黃別漬各三兩 芎藭 土瓜根各二兩 芍藥

朴消 桂心各二兩 䗪蟲去翅足熬 水蛭熬各半兩

右十二味切。以水九升。煮取三升。分溫服。忌如常法。

婦人陰蝕及疳方八首

千金療陰蝕瘡方。

當歸二兩 地榆三兩 甘草炙 芎藭
芍藥各二兩

右五味切。以水五升。煮取二升。洗之。日三夜一。

又方

蒲黃一升 水銀一兩

右二味研之。以粉上。

又方

肥猪肉三十斤。以水三石。煮取熟。去肉。入盆中浸之。令郎易。不過三二度。並出第三卷中

崔氏療陰蝕洗搨湯方。

甘草炙 乾漆各一兩熬 黃芩 乾地黃
芍藥 當歸各二兩 龜甲五兩炙

右七味切。以水七升。煮取半。去滓。以綿帛內湯中。以搨瘡處。良久。郎易。日二度。每搨湯可行十里許。郎裛乾。捻取甘濕散薄付瘡上。使遍。可經半日。又以湯搨。搨訖。如前傅藥。其內甘濕散是蚺蛇膽等六味者。是在前療甘濕卷中。余家婢遇此疾。百方療不差。蝕處作兩瘡。深半寸。余於涓子方中撿得此甘草湯方。仍以自處蚺蛇胆散用。不經七日。瘡乃平復。甚効。凢救十八人。手下郎活。遇斯疾者。請廣流布傳之。出第十卷中

又療疳頻用大効方。

蚺蛇膽真者研 青木香 石硫黃研 鐵精
麝香各四分 舊用五月五日蝦蟆 麝香臨時分之多少入用。緣麝香辟蛇毒。若先以相和。蛇膽即無力也。

右六味等分。擣篩爲散。更細研。有患取如三棊子。和并花水。日再服。服訖。先令便利了。郎以後方桃枝熏下部訖。然後取散如二棊子。内竹管裏。深吹入下部中。亦日再。老小量減。其熏法每日一度。不用再爲之。甚良。

又療疳蟲食下部及五藏方。

取桃東南枝三七枚。輕打頭使散。以綿緩纏之。又擣石硫黃爲末。將此綿纒桃枝撚轉之。令末少厚。又截一短竹筒。先內下部中。仍以所撚藥桃枝熱然熏之。並出第三卷中

文仲療陰蝕欲盡者方。

蝦蟆 兎屎等分。末傅之良。

古今錄驗療婦人陰蝕苦中爛傷狼牙湯方。

狼牙三兩 㕮咀。以水四升。煮取半升。去滓。內苦酒如

雞子中黄一枚。煎沸。適寒温。以綿濡湯以瀝瘡中。日四五度即愈。

肘後療陰中腫痛方。

陰中腫痛方四首

灸枳實以熨之。

經心録療婦人陰中腫痛不可近者湯洗方。

防風三兩 大戟二兩 艾五兩

右三味。切。以水一斗。煮取五升。温洗陰中。日可三度良。

古今録驗療婦人陰腫堅痛礬石散方。

礬石二分，熬 甘草半分，炙 大黄一分

右三味。擣篩。取棗大。綿纏。導陰中。二十日即愈。

又療婦人陰腫苦瘡爛麻黄湯洗之。

麻黄去節 黄連 蛇牀子各一兩 酢梅十枚

右四味。切。以水一斗。煎取五升。洗之。

陰中瘡方五首

集驗療婦人陰中痛生瘡方。

羊脂一斤 當歸 杏人去皮尖 白芷 芎藭各一兩

右五味。細切。羊脂和。置甑中蒸之。藥成。取如大豆一枚。綿裹藥内陰中。日一度。

肘後療女子陰中瘡方。

末硫黄傅瘡上。

又療女子陰中瘡方。

杏人燒，末 雄黄 礬石燒，各二分 麝香半分

右四味。和傅之。日三度。

古今録驗療婦人陰中生瘡黄芩湯洗方。

當歸 黄芩 芎藭 大黄 礬石各二分 黄連一分 雄黄二分

右七味。切。以水五升。煮取四升。洗瘡。日三度。

又療婦人陰中生瘡雄黄散方。

芎藭 藜蘆 雄黄研 丹砂研 蜀淑汗 細辛 當歸各一分

右七味。擣篩散。取方寸匕。綿裹内陰中。又傅外瘡。方忌如常法。

陰痒方五首

廣濟療苦産門痒無計方。

蚺蛇膽研 雄黄研 石硫黄研 朱砂研 峭粉未詳 藜蘆 蕪荑各二分

右七味。擣。細篩。重蘿令調。以臘月猪脂和如泥。取故布作篆子如人指長一寸半。以藥塗上。内孔中。目一易。易

時宜以猪椒根三兩煮湯洗。乾拭內藥佳。

崔氏療陰痒痛不可忍方。

取蒜隨多少。水煮作湯洗之。日三。

又方

取狼牙蛇牀子煮作湯洗。日三。

又方

取杏人燒作灰。乘熱綿裹內陰中良。並出第十卷中

經心錄療陰痒方。

枸杞根一斤水三升煮十沸。適寒温洗之。

陰中痒有蟲方六首

千金療人陰蟲瘡方。

以肥猪肉一斤。以水煮肉令爛。去肉以湯令極熱。便灌瘡上。冷易之。

又方

取狼牙兩把。以水五升煮取一升洗之。日五六度。並出第三卷中

又方

崔氏療陰痒似有蟲狀煩悶眞丹散方。

眞丹一分研　礬石二分燒研　芎藭四分

右三味為散。以穀囊盛著陰中。蟲當死盡。

又陰痒有蟲方。

取雞肝去脂及熱內陰中。蟲當盡死。並出第十卷中

古今錄驗療陰痒有蟲方。

取牛肝截五寸。繩頭內陰中半日。蟲入肝出之。猪肝亦得。

又療陰中有蟲痒且痛。目腫身黃。欲得男子。漏血下白。少氣思美食方。

用生鯉魚長一尺去頭。取骨擣末。熬黃黑。以猪脂和。以絹袋盛如常法內陰中。至痛處即止。

陰下脫方四首

廣濟療陰下脫出方。

皂莢去皮子炙　半夏洗　大黃　細辛各四分

蛇牀子六分

右五味擣散。薄絹袋盛如指大。內陰中。日二易。又以羊脂煎。煮遍塗上。以鐵精傅脂上。多少令調。以火炙布令煖。以熨之。研磁石。酒服方寸匕。日三服。

集驗療婦人陰下脫散方。

當歸　黃芩　牡蠣熬各二兩　芍藥一兩半

猬皮一兩切熬

右五味擣散。酒服方寸匕。日三服。禁舉重良。千金同

千金療陰下脫硫黃散方。

硫黃研　烏賊魚骨各二分　五味子三銖

右三味擣散。以粉上。日三。出第三卷中

千金翼療諸婦人陰下脫方。

細研礬石。酒服方寸匕。日三服。出第六卷中

陰挺出方三首

廣濟療婦人子藏挺出數痛洗方。

蛇牀子一斤　酢梅十四枚

右二味。以水五升。煮取二升半。洗痛處。日夜十過。良。

又方

烏頭炮　白及各四分

右二味擣散。取方寸匕。以綿裹內陰中。令入三寸。腹內熱即止。日一度著。明晨仍須更著。以止爲度。

集驗療婦人陰下挺出方。

蜀椒　烏頭　白及各二分

右三味擣篩。以方寸匕綿裹內陰中。入三寸。腹中熱。明旦更著。差止。千金同

女人傷丈夫頭痛方二首

集驗療女人傷於丈夫。四體沉重。噓吸頭痛方。

生地黃八兩　芍藥五兩　香豉一升　葱白切一升

生薑四兩　甘草二兩炙

右六味切。以水七升。煮取二升半。分三服。不得重作。慎房事。千金同

千金翼療諸婦人傷丈夫。若頭痛欲嘔悶。桑白皮湯方。

桑根白皮半兩　乾薑半兩　桂心五寸　大棗二十枚

右四味切。以酒一斗。煮三四沸。去滓。分溫服之。適衣無令汗出。千金同出第八卷中

交接輒血出痛方二首

千金療女人交接輒血出方。

桂心二分　伏龍肝二分

右二味擣末。以酒服方寸匕。差止。出第三卷中

崔氏療合陰陽輒痛不可忍方。

黃連六分　牛膝　甘草炙各四分

右三味切。以水四升。煮取二升。洗之。日三四度。差止。出第十卷中

童女交接他物傷方三首

集驗療童女交接陽道違理。及他物所傷。犯血出流離不止方。

取釜底墨。斷葫蘆。以塗之。

又療童女交接陽道違理。血出不止方。

燒髮并青布。末。爲粉塗之。

又方

刳雞冠取血塗之。

小戶嫁痛方四首

千金療小戶嫁痛連日方。

甘草三分炙　芍藥二分　生薑三分　桂心

右四味切。以酒二升。煮取三沸。去滓。分溫服之。神良。出第三卷中

千金翼療小戶嫁痛單行方。

牛膝五兩

右一味切。以酒三升。煮再沸。分三服。

又療婦人嫁痛單行大黃湯方。

大黃三兩

右一味。以酒一升。煮一沸。頓服。

又療婦人小戶嫁痛烏賊魚骨散方。

烏賊魚骨二枚。燒爲屑。酒服方寸匕。日三。並出第八卷中

通真論療婦人子門冷坐藥法。

坐藥方三首

蛇牀子四分　茱萸六分　麝香二銖

右三味擣散。蜜丸綿裹如酸棗。內之。下惡物爲度。

近効坐藥。主下冷。子門痒閉方。

吳茱萸　葶藶子熬，各二分　蛇牀子三分　無食子一枚

右四味爲散。以綿裹如棗許。內子宮中。令熱爲度。

又方

遠志二分　蛇牀子　五味子各四分　乾薑

蓮花葉各三分

右五味擣散。以口中玉泉和。兎矢大。內陰門中。去冷內熱良。夏侯拯錄

婦人欲斷產方四首

小品斷產方。

故布方圓一尺。燒屑。以酒飲服之。終身不產。千金云蠶子故布

又療姙身欲去之。幷斷產方。

栝樓　桂心各三兩　豉一升

右三味切。以水四升。煮取一升半。分服之。

又方

附子二枚。擣爲屑。以淳苦酒和。塗右足。去之。大良。

千金斷產方。

油煎水銀。一日勿息。空肚服棗大一丸。永斷。不損人。

廸功郎充兩浙東路提舉茶鹽司幹辦公事張寔校勘

唐王燾先生外臺秘要方第三十四卷終

重訂唐王燾先生外臺秘要方第三十五卷目録 小兒諸疾上 三十六門

唐王燾先生外臺秘要方第三十五卷

宋朝散大夫守光祿卿直秘閣判登聞簡院上護軍臣林億等　上進

新安後學程衍道敬通父訂梓

弟位道素行父校閲

小兒方序例論一首

千金論曰夫生民之道莫不以養小爲大若無小卒不成大故易稱積小以成高大詩有厥初生民傳云聲子生隱公此之一義即是從微至著自少及長人情共見不待經史故今斯方先婦人小兒後丈夫耆老者則是崇本之義也小兒氣勢微弱醫人欲留心救療立功差難今之學者多不存意良由嬰兒在於襁褓之內乳氣腥臊醫者操行英雄詎肯瞻視靜而言之可爲太息者矣小品方云凡人年六歲以上爲小十六以上爲少三十以上爲壯五十以上爲老其六歲以下經所不載所以乳下嬰兒有病難療者皆爲無所承據也中古有巫妨者立小兒顱顖經以占夭壽判疾病死生世相傳授始有小兒方焉逮于晉宋江左推諸蘇家傳習有驗流於人間齊有徐王者亦有小兒方三卷故今之學者頗得傳授然徐氏位望隆重何暇留心於少小詳其方意不甚深細少有可採未爲至秘今博撰諸家及自經用有效者爲上下兩卷可披而尋之凡百居家皆宜達茲養小之術則無夭橫之禍也（出第五卷中）

小兒初生將護法一十七首

崔氏療小兒初生便以綿裹指拭口中及舌上青泥惡血此爲之玉衡（一作衡）若不急拭啼聲一發即入腹成百病矣

又療兒生落地不作聲方

取煖水一器灌之須臾自當啼

又兒生不作聲者此由難產少氣故也可取兒臍帶向身却捋之令氣入腹仍呵之至百度啼聲自發

又方

以葱白徐徐鞭之即啼

又方

小兒初生即當舉之舉之遲晚則令中寒腹内雷鳴乃先浴之然後斷臍不得以刀子割之須令人隔單衣物咬斷兼將煖氣呵七遍然後纏結所留臍帶當令長至兒足趺上短即中寒令兒腹中不調常下痢若先斷臍然後浴者則臍中水中水則發腹痛其臍斷訖連臍帶中若有蟲宜急剔撥去之不爾當入兒腹成疾矣

又兒中水及中冷則令兒腹中絞痛夭糺啼呼面青黑此是中水之過兒尿清（一云糞青）者冷也與兒臍中水即同方

當灸粉絮熨之不時治護臍至腫者當臍中隨輕重
重者便灸之乃可至八九十壯若輕者臍不大腫但
出汁時時啼呼者但擣當歸末和胡粉敷之仍灸絮
日日熨之至百日乃愈以啼呼止爲候
又兒初生法
宜用父故衣裹之若生女宜以母故衣勿用新帛切
須依之令兒長壽
又一晬之內兒衣皆須用故綿帛爲之善兒衣綿帛特忌
厚熱愼之愼之
又兒洗浴斷臍訖襁抱畢未可與朱蜜宜與甘草湯取甘
草可中指一節搥碎以水二合煮取一合以綿纏沾
取與兒吮之可得一蜆殼入腹止兒當快吐吐去心
胷中惡汁也如得吐餘藥更不須與若不得吐可消
息計如饑渴須臾復與之若前所服及更與並不得
吐者但稍稍與之令盡此一合止得吐去惡汁令兒
心神智慧無病也吮一合盡都不吐者是兒不含惡
血耳勿復與之乃可與朱蜜以鎮心神安魂魄也
又小兒初生三日中須與朱蜜只不宜多多則令兒脾胃
冷腹脹喜陰癎氣急變噤痓而死也與朱蜜法
以眞經飛鍊朱如大豆以赤蜜一蜆殼和之以綿纏
沾取與兒吮之得三沾止一日令盡此一豆許可三
日與之則用三豆許也亦勿過過此則傷兒與朱蜜
訖可與牛黄如朱蜜多少也牛黄益肝膽除熱定精
神止驚辟惡氣除小兒百病三日後應開腸胃助穀
神可研米作厚飲如乳酪厚薄以大豆粒多與嚥之
嚥三豆許止日三與之滿七日乃可與哺也
又兒生十日始哺如棗核二十日倍之五十日如彈丸百
日如棗若乳汁少不得依此法當用意少少增之若
至二十日而哺者令兒無病兒若早哺之及多者令
兒頭面身體喜生瘡愈而復發令兒尫弱難長乳兒
不用太飽飽則令吐候兒吐者乳太飽也當以空乳
乳之卽消夏不去熱乳令兒嘔逆冬不去寒乳令兒
欬痢乳母妳兒當先以手按散其熱氣勿令乳汁奔
出以令兒噎如噎卽便奪其乳令得氣息定復乳之
如是十反五反視兒饑飽以節度之一日之中幾乳
而足以爲常準又常捉去宿乳也乳母與兒卧當以
臂與兒枕之使乳與兒頭平乃可乳之令兒不噎母
欲睡卽奪去其乳勿令塡兒鼻口乳不知饑飽忌之
又兒初生著口噤不開不收乳方
赤足蜈蚣半枚去足炙令焦末研之絹篩以猪乳二

合和之分三四服與之差
又兒著口噤體熱者方
煖竹瀝二合分四五服之
又兒新生慎不可逆灸灸之忍痛動其五脉因喜成癇是
以田舍小兒任其自然皆無此夭也
又兒初生有鵝口者其舌上有白屑如米劇者鼻外亦有
療之法
以髮纏筯頭沾井花水撩拭之三旦如此便去不者
可煮栗荴汁令濃以綿纏筯頭沾拭之無栗荴煮栗
木皮如井花水法千金同並出第十上卷中
又仲療兒生有連舌舌下有膜如石榴子中隔連其舌下
漸漸喜令兒聲不發不轉法
以爪摘斷之微有血出無害若血出不止可燒髮作
末以敷之即止千金同
又兒初生六七日後血氣收斂成肉則口舌喉頰裏清淨
也若喉裏舌上有物如蘆蘀盛水狀者若懸癰有脹起者
以綿纏長針留刃處如粟米許大以刺決之令氣洩去青
黃赤血汁也一刺之止消息一日若不消又刺之不過三
刺自消或餘小小未消三刺之亦止自然消也有著舌下
如此者名重舌有著頰裏及上腭如此者名重腭有著齒
齗上者名重齗皆刺之去血汁差止千金同
又療兒初生出腹骨肉未斂肌肉猶是血也血凝乃堅成
肌肉耳其血阻一作沮敗不成肌肉則使面目繞鼻口左右
悉黃而啼一作不啼閉目聚口撮面口中乾燥四肢不能伸縮
者皆是血脉不斂也喜不育如此者宜與龍膽湯方在客
忤部中十味者是也千金同

兒初生將息法二首

千金兒初生不可令衣過厚熱令兒傷皮膚害血脉發雜
瘡而黃又小兒始生肌膚未成不可暖衣暖衣則令筋骨
緩弱宜時見風日若都不見風日則令肌膚脆軟便易中
傷皆當以故絮衣之勿用新綿也天和暖無風之時令母
將於日中嬉戲數見風日則血凝氣剛肌肉牢密堪耐風
寒不致疾病若常藏於幃帳之中重衣溫暖譬猶陰地之
草木不見風日軟脆不堪風寒也出第五卷中

小兒初受氣論一首

崔氏論曰凡小兒初受氣在娠一月結胚二月作胎三月
有血脉四月形體成五月能動六月筋骨立七月毛髮生
八月藏腑具九月穀氣入胃十月百神能備而生矣生後
六十日目瞳子成始笑應知人百五十日百脉生能反覆
百八十日尻骨成能獨坐二百一十日掌骨成能匍匐三

百日髖骨成能獨倚三百六十日爲一朞膝骨成乃能行此其定法若有不依期者必有不平之處

小兒變蒸論二首

崔氏小兒生三十二日一變六十四日再變兼蒸九十六日三變百二十八日四變又蒸百六十日五變百九十二日六變又蒸二百二十四日七變二百五十六日八變又蒸二百八十八日九變三百二十日十變又蒸此小變蒸畢也後六十四日又蒸蒸後六十四日又一大蒸蒸後百二十八日又一大蒸此大小蒸都畢也凡五百七十六日乃成人所以變蒸者皆是榮其血脉改其五藏故一變畢輒覺情態忽有異也其變蒸之候令身熱脉亂汗出目睛不明微似欲驚不乳哺上唇頭小白泡起如珠子耳冷尻亦冷此其診也單變小微兼蒸小劇先期四五日便發發後亦四五日歇凡蒸平者五日而衰遠至七日九日而衰當變蒸之時慎不可療及灸刺但和視之若良久熱不已可微與紫丸熱歇便止若於變蒸中加以天行温病或非變蒸而得天行者其診皆相似唯耳及尻通熱口上無白泡耳當先服黑散以發其汗汗出温粉粉之熱當歇便就差若猶不都除乃與紫丸下之其間節度甚多恐悠悠不能備行今略疏其經要者如此

又黑散方

麻黄一分去節　大黄一分　杏人二分去皮尖熬令變色

右三味先擣麻黄大黄爲散杏人别擣如脂乃細細内散又擣令調和訖内密器中一月兒服如小豆大一枚以乳汁和服之抱令得汗汗出温粉粉之勿使見風百日兒服如棗核以兒大小量之爲度

又紫丸方

代赭　赤石脂各一兩　巴豆三十枚去心皮熬　杏人五十枚去尖皮熬

右四味擣代赭等二味爲末巴豆杏人别擣如膏又内二味合擣三千杵自相和若硬入少蜜更擣密器中盛封之三十日兒服如麻子一丸與少乳汁令下喉食頃後與少乳勿令多至日中當小下熱除若未全除明旦更與一丸百日兒服如小豆一丸以此準量增減也小兒夏月多熱喜令發疹二三十日輒一服甚佳此丸無所不治代赭須真者若不真以左顧牡蠣代之忌豬肉蘆笋。並出第十上卷中

相兒命長短法並論二十九首

千金翼兒生枕骨不成者能言而死膝骨不成者能倨而死掌骨不成者能匍匐而死踵骨不成者能行而死腨骨不成者能立而死身肉不收者死魚口者

死。股間無生肉者死。頤下破者死。陰不起者死。囊下白者死。赤者死。

相法甚博略述十數條而已

兒初生陰大而與身色同者成人。兒初生額上有旋毛。早貴妨父母。兒初生叫聲連延相屬者壽。聲絕而復揚急者不壽。兒初生汗血者多厄不壽。兒初生目視不正數動者大非佳人。兒初生自開目者不成人。兒初生通身軟弱如無骨者不成人。兒初生髮稀少者不聽人。兒初生臍小者不壽。兒初生早坐早行早語早齒生惡性者非佳人。兒初生頭四破者不成人。兒初生頭毛不周匝者不成人。啼聲散不成人。啼聲深不成人。汗不流不成人。小便凝如脂膏不成人。常搖手足者不成人。無此狀候者皆成人

兒初生臍中無血者好。卵下縫通達黑者壽。鮮白長大者壽。論曰兒三歲以上十歲以下觀其性氣高下即可知其夭壽。兒小時識悟通敏過人者多夭則項橐顏回之流是也。小兒骨法成就威儀迴轉遲舒稍費人精神彫琢者壽。其預知人意迴旋敏速者亦夭則楊脩孔融之徒是也。由此觀之夭壽大略可知也。亦由梅花早發不覩歲寒甘菊晚榮終於年事。是晚成就者壽之兆也。並出第十一卷中

小兒藏衣法五首

崔氏凡藏兒衣法。

兒衣先以清水洗之。勿令沙土草汚。又以清酒洗之。仍內錢一文在衣中盛於新瓶內以青綿裹之。其瓶口上仍密蓋頭。且置便宜處待滿三日。然後依月吉地向陽高燥之處入地三尺埋之。瓶上土厚一尺七寸。惟須牢築。令兒長壽有智慧。若藏衣不謹。爲豬狗所食者。令兒癲狂。蟲蟻食者。令兒病惡瘡。犬鳥食之令兒兵死。近社廟傍者。令兒見鬼。近深水洿池。令兒溺死。近故竈傍。令兒驚惕。近井傍者。令兒病聾盲。弃道路街巷者。令兒絕嗣無子。當門戶者。令兒聲不出。耳聾。著水流下者。令兒青盲。棄於火裏者。令兒生癘瘡。著林木頭者。令兒自絞死。如此之忌皆須慎之。

又安產婦及藏衣天德月空法

正月天德在丁月空在丙壬　二月天德在坤月空在甲庚　三月天德在壬月空在丙壬

四月天德在辛月空在甲庚　五月天德在乾月空在丙壬　六月天德在甲月空在甲庚

七月天德在癸月空在丙壬　八月天德在艮月空在甲庚　九月天德在丙月空在丙壬

十月天德在乙月空在甲庚　十一月天德在巽月空在丙壬　十二月天德在庚月空在甲庚

凡藏兒衣皆依此法。天德月空處埋之。若有遇反支者。宜以衣內新瓶盛密封塞口。掛於宅外福德之上向陽高燥

之處待過月然後依法埋藏之大吉。

又法

甲寅旬日十日不得藏埋兒衣以瓶盛密封安置空處度十日即藏埋之。

又法

甲辰乙巳丙午丁未戊申此五日亦不藏兒衣還盛瓶中密塞勿令氣通挂著兒生處過此五日即埋之亦不得更過此日。

又法

甲乙日生兒丙丁日藏衣吉丙丁日生兒戊巳日藏衣吉戊巳日生兒庚辛日藏衣吉庚辛日生兒壬癸日藏衣吉。並出第十上卷中

浴兒法一十一首

崔氏初生浴兒良日此謂初生浴兒以後重浴亦吉寅卯酉日大吉壬午丁未癸巳日凶。

又浴兒虎頭骨湯主辟除惡氣兼令兒不驚不患諸瘡疥方。

虎頭骨五兩　苦參四兩　白芷三兩

右三味切以水一斗煮爲湯內猪膽汁少許適寒温以浴兒良。

又療兒若卒客忤中人吐下不乳哺面青黃色變弦急者以浴之方。

取錢七十文以水三斗煮令有味適寒温浴兒良。

又療兒生三日浴除瘡方。

桃根　李根　梅根各八兩

右三味切以意著水多少煮令三四沸以浴兒。

又療少小卒寒熱不佳不能服藥六物莽草湯浴兒方。

莽草　丹參　蛇牀子　桂心各三兩

菖蒲半斤　雷丸一斤

右六味㕮咀以水三斗煮三五沸適寒温浴兒避日向陰處。

又療少小身熱一物李葉湯方

李葉無多少以水煮去滓以浴兒良。忌準前

又方

白芷煎湯浴兒佳根苗皆得。

又方

苦參湯浴兒良。

又凡尋常浴兒不緣別療諸病只就浴者方。

湯熟添少許清漿水一捻鹽浴兒浴訖以粉摩兒旣不畏風又引散諸氣。

又兒不用數浴。數浴多背冷。令兒發癇。其湯必適寒温得所。

又療少小壯熱。不能服藥。宜此十二物寒水石粉散方。

寒水石　芒消　滑石　石膏　赤石脂　青木香　甘草炙　大黄　黄芩　芎藭　麻黄去節　牡蠣熬

右藥各等分。擣篩。以粉一升和藥屑三合。復下篩。以粉粉兒。日三。熱退即止。本方有防風無牡蠣

又少小盜汗。三物黄連粉方。

黄連　牡蠣熬　貝母

右藥各等分。擣篩。以粉粉兒良。出第十上卷中

剃兒頭法一首

崔氏初剃兒頭良日。寅丑日吉。丁未日凶。

哺兒法三首

崔氏初哺兒良日。以平定成日大吉。其哺不得令鹹。

又方

寅丑辰巳酉日良。

又方

男戊巳日不得。女丙丁日不得。

禳謝法一十二首

崔氏軒轅者乾神天丞相使者風伯犯之令兒驚吐可取梨枝六寸埋生處大吉

雷公者震神太陰使者天馬犯之令兒煩悶腹滿解之以三屠家肉爲餅於産處謝之大吉

咸池者坎神天之雨師使者犯之令兒啼不止用羊脯酒於生處謝之吉

豐隆者艮神天之東明使者天僕也害氣犯之令兒乍寒乍熱大腹以白魚二枚於生處謝之又大豆一升投井中亦大吉

招搖者坤神天上使者犯之令兒驚空嚼不止以酒餅生處謝之即愈

天候者巽神天一執法使者犯之令兒腹脹張眼以白魚二枚於生處謝之吉

吳時者離神天一將軍遊擊使者犯之令兒驚腹痛用馬脯五寸於生處謝之吉又以白魚五枚并棗餅埋其生處吉

大時者兑神小時北斗使者犯之令兒腹脹下痢解之以酒脯於生處謝之又以大豆一升投井中吉

犯月殺者小兒驚啼用丹雄雞血於生處謝之吉

犯白虎者用稻米一升雞子三枚於生處謝之吉黍米亦得

犯大夫者用羊肝三枚及稻米一升於生處謝之吉又用雞瓶羊皮黍米亦得

犯日遊者令兒口噤色變欲死者用三屠家肉麥餅於生處謝之吉

揀乳母法一首

崔氏乳母者。其血氣爲乳汁也。五情善惡。悉血氣所生。其乳兒者。皆須性情和善。形色不惡。相貌稍通者。若求全備。不可得也。但取不狐臭。瘿瘻。氣嗽。瘑疥。癡瘙。白禿。癧瘍。瀋脣。耳聾。齆鼻。癲癎。無此等疾者。便可飲兒。師見其身上舊灸瘢。即知其先有所疾。切須慎耳。

小兒驚癇啼壯熱不㗘妳吐不已不小便方五首

劉氏療小兒眠睡不安驚啼不㗘妳虎睛丸方。(小兒熱甚神効)

犀角(十二分屑) 子芩(五分) 梔子人 大黄(各十分)

虎睛(一枚研)

右五味擣篩，蜜和如梧子大，每服七丸，大小量之。妳母忌熱麪。小兒熱風癇，以乳汁或竹瀝研三丸服之，漸增以差爲度。小兒百日以下，蓐内壯熱，以妳汁研四丸與服，即差。

又療小兒初生不㗘妳方。

以乳兩合，葱白一寸，和煎一兩沸，去葱與㗘，即能㗘乳，立効。以蛉蜅灌之。

又療小兒㗘妳不穩，三日至七日以來，覺壯熱，顔色赤，及鼻孔黄，即恐作撮口，及孩子牙關裏有蟲似蝸牛，亦似黄頭白蜯螺者方。

燒竹取瀝半合，和少許牛黄與㗘，即差。又以豬肉拭口，即引蟲出，或自消便差。

又療小兒初生吐不止方。

人乳(二合) 蘧蒢茂(少許) 鹽(兩粟米大)

右三味，煎三兩沸，牛黄兩米許，研和與服，即差止。

又小兒初生不小便方。

人乳(四合) 葱白(一寸)

右二味相和煎，分爲四服，即小便利，神効。

小兒將息衣裳厚薄致生諸癇及諸疾方并灸法二十八首

廣濟療小兒驚癇，體羸不堪，療子母五癇煎方。

鈎藤(二分) 知母 子芩(各四分) 甘草(炙)

升麻 沙參(各三分) 寒水石(六分) 蚱蟬(一枚去翅炙)

蜣蜋(三枚炙)

右九味擣篩，以好蜜和薄泔著銅鉢，於沸湯上調之，攪不停手，如飴糖煎成，稍稍别出少許。一日兒啜之一枚，棗核大，日夜五六過服，不妨。五六日兒啜之三枚，一百日兒啜四枚，二百日兒至三百日兒啜五枚，三歲兒啜七枚，以意量之。

小品云：玄中記曰：天下有女鳥，一名姑獲，又名鈎星鬼也，喜以陰雨夜過飛鳴，徘徊人村里，唤得來也。是鳥純雌無雄，不産，喜落毛羽於中庭，置入兒衣中，便使兒作癇，必死，即化爲其兒也。是以小兒生至十歲，衣裳不可露，七八月尤忌之。

千金夫癇病，小兒之惡病也，或有不及求醫而致困者。然氣發於内，必先有候，常宜審察其精神，而採其候也。手白肉魚際脈黑者。是癇候。魚際脈赤者熱。脈青大者寒。青細者爲平也。

又鼻口乾燥大小便不利是癇候　又眼不明上視喜陽是癇候　又耳後完骨上有青絡盛卧不靜是癇候脈青大刺之令血出　又小兒髮逆上啼哭面暗色不變是癇候　又鼻口青時小驚是癇候　又意氣下而妄怒是癇候　又身熱小便難是癇候　又吐痢不止厥痛時起是癇候　又身熱目時直視是癇候　又目閉青時小驚是癇候　又咽乳不利是癇候　又身熱頭常汗出是癇候　又目瞳子卒大黑於常時是癇候　又身熱吐𠯗而喘是癇候　又喜欠目上視是癇候　又卧惕惕而驚手足振搖是癇候　又身熱目視不精是癇候　又卧夢笑手足動搖是癇候　又弄舌搖頭是癇候

以上諸候二十條。皆癇之初也。見其候。便當爪其陽脈所應灸。爪之皆重手。令兒驟啼。及足脈絕。亦依方與湯。

又直視瞳子動　腹滿轉鳴　下血身熱　口噤不得乳　反張脊強　汗出發熱　爲卧不悟　手足瘈瘲喜驚

凡八候。癇之劇也。如此非復湯爪所能救。便當時灸之。妙。

又小兒驚啼。眼中四肢掣動。變蒸未解。慎不可針灸爪之。動其百脈。仍因驚成癇也。惟陰癇噤痓。可針灸爪之。凡灸癇。當先下兒使虛。乃承虛灸之。未下有實而灸者。氣逼前後不通殺人也。

又癇平旦發者。在足少陽。黃昏發者。在足太陰。日中發者。在足太陽。夜半發者。在足少陰。人定發者。在足陽明。晨朝發者。在足厥陰。

右癇發時節病所在。視其發早晚。灸其所也。

又五藏之癇。六畜之癇。或在四肢。或在腹內。審察其候。隨病所在灸之。雖少必差。若失其要。則爲害也。

肝癇之爲病。面青。目反視。手足搖。灸陽明太陰各三炷

心癇之爲病。面赤。心下有熱。短氣息微數。灸心下第二肋端宛宛中此爲巨闕也又灸手心主及少陰各三炷

脾癇之爲病。面黃。腹大泄痢。灸胃管三壯俠胃管傍各二壯足陽明太陰各二炷

肺癇之爲病。面目白。口沫出。灸肝俞二壯又灸太陰二炷

腎癇之爲病。面黑。目正直視不搖如尸狀。灸心下二寸二分三壯又灸肘下動脈各二壯

膈癇之爲病。目反。四肢不舉。灸風府又灸頂上鼻人中下脣承漿皆隨年壯

腸癇之爲病。不動搖。灸兩承山又灸足心兩手勞宮又灸兩耳後完骨各隨年壯又灸臍中可五十壯

右五藏癇證候

又馬癇之爲病。張口搖頭。馬鳴欲反折。灸項風府臍中三壯病在腹中燒馬蹄末服

牛癇之爲病。目正直視。腹脹。灸鳩尾上及大椎各三壯燒牛蹄灰末服

雞癇之爲病。延頸反折。喜驚自搖。灸足諸陽各三壯

羊癇之爲病。喜揚目。吐舌。灸大椎上三壯

豬癇之爲病。喜吐沫。灸完骨兩傍各一寸七壯

犬癇之爲病。手屈拳攣。灸兩手心一壯灸足太陽各一壯灸肋戶兩聊頭兩穴各一壯良

右六畜癇證候

凡諸反張大人脊下容側手小兒容三指者不可療也又若目反上視瞳子動當灸顖中取之法橫度口盡兩吻際又橫度鼻下亦盡兩邊折去鼻度半都合口爲度從額上髮際上行度之灸度頭一處正在顖上未合骨中隨手動者是此最要處也次灸當額上入髮際二分許直望鼻爲正也次灸其兩邊當目瞳子直上入髮際二分許次灸頂上迴毛中次灸客主人穴在眉後際動脈是也次灸兩耳門當耳開口則骨解開動張陷中是也次灸兩耳上捲耳取之一法當捲耳上頭是也大人當耳上橫三指小小兒各自取其指也次灸兩耳後完骨上青脈亦可以針刺令血出次灸玉枕項後高骨是也次灸兩風池穴在項後兩轅筋外髮際陷中是也次灸風府當項中髮際亦可與風池三處高下相等次灸頭兩角兩角當迴毛兩邊起骨是也

右頭部凡二十九處。兒生十日可灸三壯。三十日灸五壯。五十日灸七壯。病重者具灸之。輕者唯灸顖中風池玉枕也。艾使熟。炷令平正著肉。火勢乃至病所也。艾若生。炷不平正不著肉。徒灸多炷無益也。

又若腹滿短氣轉鳴灸肺募穴在兩乳上第二肋間宛宛中垂繩取之當瞳子是也次灸膻中次灸胷堂次灸臍中次灸薜息穴薜息在兩乳下第一肋間宛宛中是也次灸巨闕穴巨闕人人鳩尾下一寸小兒去臍作六分分之去心鳩尾下一寸是也并灸兩邊次灸胃管次灸金門穴金門在穀道前囊之後當中央是也從陰囊下度至大孔前中分之

右腹部一十二處。胷堂巨闕胃管十日兒三炷。一月以上可五炷。陰下縫三炷。或云隨年壯以灸之。

又若脊強反張灸大椎并灸諸藏俞及督脊上當中央從大椎度至窮骨中屈更從大椎度之灸度下頭是督脊也

右背部一十二處。十日兒灸三壯。一月以上灸五壯。

又若手足掣瘲驚者灸尺澤次灸陽明次灸少商次灸勞宮次灸心主次灸合谷次灸三間穴次灸少陽

右手部一十六處。其要者陽明少陽心主尺澤合谷少商也。壯數如上。

又灸伏兔次灸三里次灸腓陽次灸鹿溪次灸陽明次灸少陽次灸然谷

右足部一十四處。皆要可灸如上壯數。手足陽明謂人四指。凡小兒驚癇皆灸之。若風病大動。手足掣瘲者。盡灸手足十指端。又灸本節後。

又論曰。若病家始發。便來告師。師可診候。所解爲法。作次序療之。以其節度首尾取差也。病家已經雜療無次序。不得制病。病則變異其本候。後師便不知其前證虛實。直依其後證作療。亦不得差也。要應精問察之。爲前師貫者所配。依取其前蹤。續以爲療。乃無逆耳。前師處湯。本應數劑乃差。而病家服一兩劑。求効便謂不驗。已後更問他師。師不尋前人爲療寒溫次序。而更爲療。而不依次前師療則斃也。或前已下之。後須平和療以接之。而得差也。或前人未下之。或不去者。或前療寒溫失度。後人應調理之。是爲療敗病。皆須邀射之。然後免耳。不依次第。及不審察。必及

重發也。又茵芋丸。療少小有風癇疹。至長不除。或遇天陰節變便發動。食飲堅強亦發。百脉攣縮。行步不正。言語不便者。服之不發方。

茵芋炙　鈆丹熬　鈎藤炙　杜蘅
防葵　石膏研　秦艽各四分　菖蒲
黃芩各六分　松蘿二分　蜣蜋十枚炙　甘草十四分炙

右十二味。擣篩。丸如小豆。三歲以下服五丸。三歲以上服七丸。五歲以上服十丸。十歲可至十五丸。大小量之。

又神農本草經說。小兒驚癇有一百二十種。其證候微異於常。便是癇候也。初出胎血脉不斂。五藏未成。稍將養失宜。即為病也。時不成人。其經變蒸之後有病。餘證並寬。唯中風最暴卒也。

又小兒四肢不好。驚掣。氣息小異。欲作癇。

又凡小兒不能乳哺。當與紫丸下之。小兒始生。生氣尚盛。但有微惡則須下之。必無所損。及其愈病則致深益。及變蒸日滿不解者。並宜龍膽湯也。方在客忤中　若不時下則成大病。病成則難療矣。凡下。四味紫丸最善。雖下不損人。足以去疾。若四味紫丸不得下者。以赤丸下之。赤丸不下。當倍之。若已下而有餘熱不盡。當按方作龍膽湯。稍稍服之。并摩赤膏。風癇亦當下之。後以豬心湯下之。驚癇但按圖灸之。及摩膏。不可大下也。何者。驚癇心氣不定。下之內虛。益令甚耳。驚癇甚者。特為難治。如養小兒。常慎驚。勿令兒聞大聲。抱持之間。當安徐。勿令怖也。又天雷時。便掩塞兒耳。并作餘細聲以亂之。

凡養小兒。皆微驚以長血脉。但不欲大驚。大驚乃灸驚脉。若五六十日灸者。驚復重甚。生百日後灸驚脉乃善。

治少小心腹熱除熱丹參赤膏方。

丹參　雷丸　芒消　戎鹽
大黃各三兩

右五味。切。以苦酒半升浸四種一宿。以成鍊豬脂一斤煎。三上三下。去滓。內芒消。膏成。以摩心下。冬夏可用。一方但丹參雷丸亦佳。並出第五卷中

千金翼凡小兒之癇有三種。有風癇。有驚癇。有食癇。然風癇驚癇時時有耳。十人之中未有一二是食癇者。凡是先寒後熱發癇者。皆是食癇也。驚癇當按圖灸之。風癇當與豚心湯下之。食癇當下乃愈。紫丸佳。凡小兒所以得風者。緣衣暖汗出。風因而入也。風癇者。初得之時。先屈指如數乃發作。此風癇也。驚癇者。起於驚怖。先啼乃發作。此驚癇也。驚癇微者急療。勿復驚之。或自止也。其先不哺乳。吐變熱後發癇。此食癇也。早治則差。四味紫丸逐澼飲最良。去

病速而不虚人。赤丸差駃。病重者當用之。小兒衣甚寒薄。則腹中乳食不消。其大便皆酢臭。此欲爲癖之漸也。便將紫丸以微消之。服法。先從小起。常令大便稀。勿使大下也。稀後便漸減之。屎不酢臭乃止藥。

又凡小兒冬月下無所畏。夏月下難差。然有病者不可不下。後腹中當小脹滿。故當節哺乳。將紫丸數日。又乳哺小兒常令多少有常劑。兒漸大。當稍稍增之。若減少者。此腹中已有小不調也。便微服藥。停哺。但與乳。甚者十許日。微者五六日止哺。自當如常。若不肯哺而欲乳者。此是癖。爲重要當下之。無不差者。不下則致寒熱。或反吐而發癇。或更致下痢。此皆病重。不早下之所爲也。此爲難療。

又凡小兒有熱。不欲哺乳。卧不安。又數驚。此癇之初也。服紫丸便愈。不差更服之。兒立夏後有病。療之愼勿妄灸。不欲吐下。但以除熱湯浴之。除熱散粉之。除熱赤膏摩之。又臍中以膏塗之。令兒在涼處。勿禁水漿。常以新水飲之。

又凡小兒屎黄而臭者。此腹中有熱。宜微將服龍膽湯。若白而酢者。此寒不消也。當服紫丸。微者少與藥。令內消。甚者小增。令小下。皆須節乳哺數日。令胃氣平和。若不節乳哺。則病易復。復下之則傷其胃氣。令腹脹滿。再三下之尚可。過此傷矣。並出第十一卷中

備急療少小百二十種癇病。胷中病。蛇蜕皮湯方。

蛇蜕皮三寸炙　細辛　甘草炙　釣藤
黄耆各二分　大黄四分　蚱蟬四枚炙　牛黄五大豆許

右八味切。以水二升半。煮取一升一合。百日兒一服二合。甚良。窮地無藥物。可一二味亦合。不可備用。然大黄一味不得常用效。

又療少小二十五癇大黄湯方。

甘草炙　大黄　甘皮　當歸各一兩
細辛半兩

右五味擣篩。以指撮著水一升。煮取二合。一歲兒服一合。日二。

古今録驗赤湯療二十五種癇。吐痢。寒熱百病。不乳哺方。

大黄五兩　當歸　芍藥　黄芩
栝樓　甘草炙　桂心　人參
赤石脂　牡蠣熬　紫石英　麻黄去節各二兩

右十二味擣篩。令調。盛以韋囊。八歲兒以乾棗五枚。用水八合。煮棗取五合。兩指撮藥入湯中。煮取三沸。去滓與兒服之。取利。微汗自除。十歲用棗十枚。三指撮藥。水一升。煮三沸。服之。此湯療小兒百病及癇。神驗。

又療未滿月及出月兒壯熱發癇。釣藤湯方

鈎藤一分　蚱蟬一枚去翅　柴胡　升麻
黄芩各二分　蛇脫皮二寸炙　甘草炙　大黄各二分
竹瀝三合　石膏三分碎
右十味切。以水一升。煮取三合半。和竹瀝服一合。得利。見湯色出停後服。至五十六十日兒一服一合。乳母忌海藻。菘菜等。崔氏云若連發不醒加麻黄一分去節

又療百日及過百日兒發癇。連發不醒。及胎中帶風。體冷面青反張。宜服麻黄五癇湯方。
麻黄去節　羌活　乾葛　甘草炙
枳實各二分炙　杏人二十枚　升麻　黄芩
大黄各四分　柴胡　芍藥各三分　鈎藤皮一分
蛇蜕三寸炙　蚱蟬二枚去翅炙　石膏六分碎
右十五味切。以水二升。并竹瀝五合。煎取六合。每服一合佳。

小兒驚悸方二首

必効鈎藤湯。療小兒壯熱。時氣驚悸。并熱瘡出方。
鈎藤　人參　蚱蟬炙　子芩各一分
蛇蜕皮三寸炙　龍齒四分　防風　澤瀉各二分
石膏一兩碎　竹瀝三合
右十味切。以水二升。并竹瀝。煎取七合。細細服之。以差爲度。

又方
牛黄大豆許研　蚱蟬炙各二分　龍齒　麥門冬去心各四分
人參三分　鈎藤一分　茯神　杏人十二枚
蛇蜕皮三寸炙末入
右九味切。以水二升。煎取六合。去滓。下牛黄末。分六服。消息服之。令盡差。

小兒夜啼方一十首

小品療小兒夜啼。一物前胡丸方。
前胡隨多少
右一味。擣篩。蜜丸如大豆。服一丸。日三。加至五六丸。以差爲度。千金同

又方
以妊娠時食飲偏有所思者。以哺兒則愈。千金同

千金療小兒夜啼不已。醫所不治者方。
取狼糞中骨燒作灰。水服如黍米粒一枚。即定。

又療小兒夜啼至明不安寐。芎藭散方。
芎藭　防已　白朮各二分
右三味。擣篩。以乳和之。與兒服之。量多少。又以兒母手掩臍中。亦以摩兒頭及脊。驗。二十日兒未能服散者。以

乳汁和之。服如麻子一丸。

又方

交道中土　伏龍肝各一把

右二味。以絹篩。水和少許服之。差。

又方

取馬骨燒灰。敷乳上飲兒。啼即止。並出第五卷中

備急或常好啼方。

取犬頭下毛。以絳囊盛。繫兒兩手。立効。

必効小兒夜啼方。

以日未出時及日午時。仰臥著於臍上橫文。屏氣以朱書作血字。其夜即斷聲。効。

古今録驗小兒夜啼如腹痛方。

䗪蟲熬令煙盡　芍藥炙　芎藭熬各等分

右三味。擣末。服如刀圭。日三。以乳服之。

又療小兒夜啼不止。腹中痛。宜以乳頭散方。

黄耆　甘草炙　當歸　芍藥

附子炮　乾薑各等分

右六味。爲散。以乳頭飲兒。丸可胡豆三丸。大小量之。

小兒驚夜啼方七首

廣濟療小兒五驚夜啼。龍角丸方。

龍角　黄芩　大黄各二分　牡丹皮一分

蚱蟬一枚炙　牛黄小豆大五枚

右六味。擣篩。蜜和丸如麻子。少小以意增減之。甚良。千金牡丹作牡蠣。崔氏名五驚丸

千金療小兒驚啼方。

以雞屎白熬末。以乳服少許。

又方

以臘月縛猪繩燒灰。服之。

又方

燒猬皮三寸。灰著乳頭飲兒。

又方

車轄脂如小豆許。内口中及臍中。差。

又小兒因宿乳不消。腹痛驚啼。牛黄丸方。

大附子二枚炮去皮　牛黄三銖　巴豆去心皮熬　杏人去尖皮

眞珠各一兩研

右五味。擣附子眞珠下篩。別擣巴豆杏人合如膏。内附子及牛黄。擣一千二百杵。若乾入少蜜足之。百日兒服如粟米一丸。三歲兒服如麻子一丸。五六歲兒服如胡豆一丸。日二。先乳哺了服之。膈上下悉當微轉。藥完出者病愈。散出者更服。並出第五卷中

文仲隱居効方。小兒夜啼不安。此腹痛故至夜輙劇。狀似鬼禍。五味子湯方。

五味子　當歸　芍藥　白朮各四分

甘草炙　桂心各二分

右六味切。以水一升。煎取五合。分服之。增減量之。

小兒客忤一十首

千金論曰。少小所以有客忤病者。是外人來氣息忤之。一名中人。爲客忤也。雖是家人。或別房異戸。或乳母父母從外還。衣服或經履鬼神麤惡暴氣。或牛馬之氣。皆爲忤也。發作喘息。乳氣未定者。皆爲客忤。其乳母遇醉及房勞後乳兒最劇。能殺兒也。不可不慎。

又論曰。凡中客之爲病。皆頻吐下青黃白色。水穀解離。腹痛夭糺。面色變易。其候似癇。但眼不上插耳。其脉急數者是也。宜與龍膽湯下之。

又龍膽湯。療嬰兒出腹。血脉盛實。熱温壯。四肢驚掣。發熱大吐哯者。若已能進哺。中食不消。壯熱及變蒸不解。中客人魃氣。并諸驚癇。方悉主之。小兒皆服之。小兒龍膽湯第一。此是新出腹嬰兒方。若日月長大者。以次依此爲例。若必知客忤及有魃氣者。可加人參當歸各如龍膽秤分多少也。一百日兒加半分。二百日兒加一分。一歲兒加半兩。餘藥皆準爾。

龍膽　鈎藤皮　柴胡　黃芩

桔梗　芍藥　茯神　甘草炙各一分

蜣蜋炙二分　大黃四分

右十味切。以水一升。煎取五合。爲劑也。服之如後節度。藥有虛實。虛藥宜足數合水也。兒生一日至七日。分取一合爲三服。生八日至十五日。分取一合半。爲三服。生十六日至二十餘日至四十日者。盡以五合爲三服。十歲亦準此。得下即止。勿復服也。

又少小卒客忤不知人者方。

取新熱馬屎一枚。絞取汁。飲兒下便愈。亦治中客忤而喔啼面青腹強者。

又少小見人來卒不佳。腹中作聲者。二物燒髮散方。

用向來者人頭生髮十莖。斷兒衣帶少許。合燒灰細末。和乳飲兒即差。

又少小中忤人一物馬通浴湯方。

用馬通三升。火燒令煙盡。以酒一斗。煮三沸。去滓。以浴兒即差。

又凡乘馬行。還得汗氣臭。又未盥洗易衣裝。而便向兒邊。令兒中馬客忤。兒忽卒見馬來。及聞馬鳴驚。及馬上衣物

馬氣皆令兒中馬汗氣及客忤愼護之特重一歲兒也

又凡非常人及諸物從外來亦驚小兒致病欲防之法諸有從外來人及有異物入戶當將兒廻避之勿令見也若不避者即燒牛糞令有煙氣置戶前則善

又方

吞麝香如大豆許立愈

又療少小客忤二物黃土塗頭方

以竈中黃土熟者曲蟮糞等分合擣如雞子黃大塗兒頭上及五心良 一方雞子清和如泥

又療小兒犯客忤發作有時方

取母月衣覆兒上大良

又療卒客忤方

剪取驢前膊胛上旋毛大如彈丸以乳汁煎之令毛消藥成著乳頭飲之下喉即愈

又療小兒卒客忤方

銅鑑鼻燒令赤投少許酒中大兒飲之小兒不能飲者含與之即愈 並出第五卷中

小兒癥瘕癖方六首

廣濟療少小及大人腹中宿食積成癥癖兩脅妨滿氣息喘急不能食面黃日漸瘦腹大脹硬除百病紫雙丸方

代赭研 丹砂研 大黃各八分 青木香
當歸各五分 桂心四分 犀角屑三分 巴豆六分

右八味擣篩蜜和丸如梧子大人小兒量之十歲兒服大豆二丸六歲者小豆許二丸以下臨時斟酌要瀉病出爲度又疾日一丸以溏洩而已不在猛瀉忌如常法

又療小兒痃癖發腹痛不食黃瘦鼈甲丸方

鼈甲炙 郁李人各八分 防葵 人參各五分
訶黎勒皮七顆 大黃四分 桑菌三分

右七味擣篩蜜丸大小量之以酒飲乳服五丸至十丸

千金牛黃鼈甲丸療小兒癖實壅腫壯熱食不消化中惡忤氣方

牛黃二分 鼈甲炙 麥麴熬 柴胡
大黃 枳實炙 芎藭各二兩 厚朴炙
茯苓 桂心 芍藥 乾薑各半兩

右十二味擣篩蜜丸如小豆日三服以意量之

又療小兒心下生痃痰澼結聚腹大脹滿身體壯熱不欲哺乳芫花丸方

芫花 黃芩各四分 大黃 雄黃細研各十銖

右四味擣篩爲末蜜和更擣一千杵三歲兒至一歲以下服如粟米一丸欲服丸內兒喉中令母與乳若長服

消病者。當以意消息與服之。與乳哺相避良。

又療小兒痰實結聚宿癖羸露瘦不能飲眞珠丸方。

眞珠半兩研 麥門冬一兩去心 蕤人五十枚一云二百箇

巴豆七枚去心皮熬一云四十枚

右四味擣篩。蜜和丸朞歲兒服二丸小豆大。二百日兒服如麻子二丸。漸增以知爲度。當下病赤黄白黑葵汁。勿絕藥。病盡下自止。久服令小兒肥白無病。已試驗。並出第五卷中

劉氏療小兒冷癖痃癖氣。不下食瘦。時時肋下痛方。

防葵 當歸 枳實炙 厚朴炙

楮實 人參 黄耆 茯神

白朮 訶黎勒皮各八分 郁李人去皮

柴胡 大麻人 芍藥 橘皮

防風 紫菀洗去土 薏苡人各六分 鼈甲炙

三稜根各十二分 桂心七分 仙鼠二枚如無以糞二合代

大附子二枚炮 乾薑末二分 甘草炙 乾地黄各十分

大黄十分 五味子四分 檳榔四顆 牛膝二分

右三十味擣篩。蜜丸如梧子。大小增減。以意量之。須飲服之良。

小兒痰結方二首

千金療少小宿食癖氣痰飲。往來寒熱。不欲食消瘦芒消紫丸方。

芒消四分熬 大黄四兩 半夏二兩洗 代赭一兩

甘遂二兩熬 巴豆三百枚去心皮熬 杏人一百二十枚

右七味擣篩。別治巴豆杏人。令如膏擣數千杵。令相和。如強內少蜜。百日兒服如胡豆十丸。過百日至一歲服二十九。隨兒大小。以意節度之。當候兒大便中藥出爲愈。若不出。復與加初。出第五卷中

古今錄驗療八歲以上兒熱結痰實。不能下食方。

大黄十二分 柴胡九分 黄芩 知母各十二分

升麻十分 枳實炙 杏人各六分 芍藥

梔子各八分 細辛二分半 竹葉切一升

右十一味切。以水六升。煮取一升八合。分四服。十歲兒分三服以下。以意消息多少量之。千金有桔梗黄連無枳實杏人

小兒因食痞滿羸瘦不下食肚脹方四首

小品療四五歲兒因食及在胎中宿熱。乳母飲食麤惡辛苦。乳汁不起。兒哺不爲肌膚。心腹痞滿。痿黄瘦瘠。四肢痿躄繚戾。服之令充悅方。

芍藥十分炙令黄 黄耆 鼈甲炙 人參各四分

柴胡八分 茯苓六分 甘草炙 乾薑各二分如熱以枳實代

右八味擣篩。蜜和爲丸如大豆。服五丸。日二服。忌如常法。千金有大黄無黄者云服一丸一歲以上乳服三丸七歲兒服十九日二

千金療少小傷寒。又病不除。差復劇。羸瘦骨立。五味子湯方。

五味子十銖　大黄六銖　芒消五分　麥門冬六分去心

石膏一兩　甘草炙　當歸　黄芩

黄連　前胡各一分

右十味切。以水三升。煮取一升半。服二合。下利即止効

又療小兒羸瘦惙惙。常服不妨乳方。

甘草五兩炙

右一味擣篩。蜜丸如小豆。一歲兒服十丸。日三。盡即更合。並出第五卷中

劉氏療小兒肚脹。漸瘦不食。四肢熱不調方。

甘草炙　鼈甲炙　柴胡　茯神

子芩各六分　訶黎勒皮十分　檳榔兼皮三顆研　芍藥

橘皮各三分　生薑　當歸各四分　知母五分

大黄八分

右十三味切。以水一升半。煎取七合。分爲數服。得瀉病差。

小兒食不下及不消不嗜食方四首

廣濟療小兒心腹滿。喫食不下。地黄飲子方。

生地黄汁三合　生薑汁三合　訶黎勒末四分　白蜜一匙

右四味相和調勻。分温服之。微利尤良。

小品療小兒宿食不消。發熱。九味當歸湯方。

當歸　甘草炙　芍藥　人參

桂心　黄芩　乾薑各一分　大棗五枚

大黄二分

右藥切。以水一升半。煎取六合。去滓。分服。

千金療少小五六日不食。氣逆。桂心橘皮湯方。

桂心半兩　橘皮三兩　薤白切五合　黍米五合

人參半兩

右五味切。以水七升。先煮藥取二升。次下薤米。米熟湯成。稍稍服之。

又療少小胃氣不調。不嗜食。生肌肉。地黄丸方。

乾地黄　大黄各五分　茯苓三分　當歸

柴胡　杏人各二分

右六味末之。以蜜丸如麻子大。服五丸。日三服。並出第五卷中

小兒霍亂方一十二首

廣濟療小兒霍亂。心腹刺痛。吐痢方。

茯苓　桔梗　人參各六分　白术五分

甘草炙　厚朴炙各四分

右六味切。以水二升。煮取六合。去滓。温服之。

又療小兒霍亂。嘔吐不止方。

人參六分　厚朴炙三分　陳倉米三合

右三味切。以水三升。煮取七合。去滓。分服之。

千金療小兒吐痢霍亂方。

人參四分　厚朴炙　甘草炙各二分　白术三分

右四味切。以水一升二合。煮取五合。六十日兒服一合。百日兒分三服。朞歲兒分再服。乳母忌油膩等。

備急療小兒霍亂吐痢方。

人參四分　厚朴炙　甘草炙各二分　乾薑一分

白术三分

右五味切。以水一升。煮取四合。分服之。

又療孩子霍亂。已用有効方。

人參　蘆籜各二分　扁豆藤二兩　倉米一撮

右四味切。以水二升。煮取八合。分服。

又方

人參四分　生薑三分　厚朴炙　白术

甘草炙各二分

右五味切。以水一升。煮取四合。分服。

又方

人參四分　木瓜一枚　倉米一撮

右三味切。以水煮。分服以意量之。立効。

必効主小兒霍亂方。

取厠屋戸簾燒灰。研以飲服一錢匕。

又方

訶黎勒一枚

右一味。先煎沸湯。研一半許。與兒服立止。再服神妙。

古今錄驗療小兒霍亂吐痢。人參白术湯方。

人參六分　白术　茯苓各四分　厚朴炙

甘草炙各三分

右五味切。以水一升半。煮取六合。分温服立効。

劉氏療百日以來及朞内兒霍亂方。

以人乳半合。及生薑汁少許相和煎。服入口定。

又療小兒霍亂方。

生薑四分　香薷一兩　薄荷一兩

右三味以水煎。分温兒與母俱服之。甚良。

小兒霍亂雜病方六首

劉氏療小兒霍亂。空吐不痢方。

人參六分　生薑四分　厚朴炙二分　橘皮一分

兎骨一兩炙碎
右五味切。以水一升二合煎取四合服之。即利。下部又以杏人鹽少許。皂莢末少許。麪和硬溲如棗核大。以綿裹内之。便通。妳母忌熱麪大効。

又療小兒霍亂。空利不吐方。

烏牛菴草一團 生薑 人參各三兩

右三味切。以甜不醋漿水一升半煎取五合。分服之。如孩子渴取曲䗪糞爛龍骨一兩。以漿水煎。澄清與兒喫即差。

又療小兒霍亂。不吐不痢肚脹妨滿。上下不通方。

甘草炙四分 當歸二分 石鹽三分

右三味切。以漿水一升半。煎取六合。去滓。牛黄麝香各半錢匕。研。蜜半匙相和。以下灌之。即通。妳母與漿水粥喫。勿喫麪肉等。

又小兒乾霍渴熱及壯熱。眼色慢四大困悶方。

以烏豆一升。淨乾擇生薑一兩切。以水三升煎烏豆皮欲爛。即濾取汁二合和少許蜜喫。即變吐。如人行六七里。又與喫無問大人小兒並與服之効。

又療小兒熱霍。諸藥不差方。

以蘆葉二大兩。糯米三大合。水三升先煮葉。入米煮。取一升。入蜜少許。和服即差。不足即取桑葉二升。生薑半兩切。以水三升煮取一升。著一匙白米爲飲服。

又療小兒霍亂吐痢不止方。

以人乳汁二合。生薑汁粟米許。荳蔻取人碎似蕎麥大二七枚。蘧蒢一小把。龍骨六分。以乳煎取一合。著少許牛黄麝香兎毛灰等和。分爲三服。如渴以糯米汁著蜜與喫。即差。

小兒吐痢方四首

千金療小兒吐痢方。

以亂髮灰二分。鹿角一分作末。以米飲服一刀圭。日三。

又方

以熱牛矢汁灌之。

又方

燒特猪矢水解取汁少少飲兒。

劉氏療百日以下蓐内兒吐痢方。

麪炒一錢 乳汁兩合 龍骨六分

右三味煎龍骨和炒麪服之。即差。

小兒噦方二首

備急療小兒噦方。

以生薑汁五合 牛乳五合

右一味合煎。取五合。分二服。

又方

以羊乳一升。煎減半。分五服。無。用牛乳代之。

小兒口噤方四首

千金療小兒口噤方。

以鹿角粉之。大豆末之。等分。和乳塗乳。飲兒。

又方

以驢乳二升。猪乳一升。合煎。得一升半。服如杏人三四服差。

備急療小兒鵝口。并噤方。

礬石燒末 朱砂各半分末

右二味和。研令極細。敷兒舌上。日三。以亂髮洗舌上垢頻頻令淨。卽差。

古今錄驗療小兒噤。其病在咽中。如麻豆許。令兒沫不能乳哺方。

取水銀如黍米。與服。覺病無早晚。水銀下咽便愈。以意量之。不過小麻子許。與可也。

小兒重舌方一十三首

千金療小兒重舌方。

灸行間。隨年壯。穴在足大指岐中是。

又方

取田中蜂房。燒灰。酒和。薄喉下。愈。

又方

以竈中黄土末。苦酒和。塗舌上。

又方

以赤小豆末。和醋。塗舌上。

又方

取簸箕舌。燒灰。敷舌上。

又方

黄蘗竹瀝漬。取細細點舌上。良。

又方

兒重舌。舌強不能收嚼。燒蛇脫末。以雞毛蘸醋。展藥掠舌下。愈。

千金翼療小兒重舌方。

取三屠家肉。各如指大。以摩舌上。兒立能乳。便啼。

又方

以衣魚燒作灰。以敷舌上。千金云衣魚塗舌上

又方

兒重舌。舌強不收嚼者。鹿角末如小豆許。著舌下。數

敷與之。

又療小兒重舌口中瘡涎出至多方。

以蒲黄敷舌上不過三度愈。

古今録驗療兒重舌欲死方。

灸右足踝三壯立愈又灸左右並良。千金云灸兩足外踝

又方

取亂髮燒灰末敷舌上甚佳。

小兒鵝口鷰口方六首

千金療小兒心藏熱口爲生瘡重舌鵝口方。

取柘根剉五升無根只以弓材佳。

右一味以水一斗煮取二升以汁更煎取五合細細拭齒數次良。

又方

口生瘡白漫漫取桑木汁先以父髮拭口次以桑汁塗之。

又療小兒鵝口不能飲乳方。

取白鵝屎汁瀝口中良。

又方

取黍米汁塗之。

又方

取父母亂髮淨洗纏桃枝沾取井華水東向日以髮拭口中得口中白乳以置水中七過瀝洗三朝作之。

救急療小兒鷰口兩吻生瘡方

取髮灰以猪脂和塗之。千金同

小兒口瘡方五首

小品療小兒口爛瘡方。

取羊乳細細瀝口中不過三度差。

千金療小兒口瘡方。

大青三分　黄連二分

右二味切以水三升煮取一升二合一服一合日再夜一。

文仲支太醫療小兒口瘡方。

桑木白汁　生地黄汁各一合　赤蜜半合

右三味和煖敷兒口中瘡便差。

救急療小兒口瘡方。

以蛇脫皮水漬令濕軟拭口内瘡一兩遍即差。

劉氏療小兒口瘡方。

黄蘗皮一兩切　烏豆一升

右二味以水二升煮取兩合去滓重煎如餳入少許龍腦香研和敷之甚良。

小兒口中涎出方三首

千金療小兒口涎出方。

以白羊屎內口中差。

又方

以東行牛口中沫。塗兒口中及頤上。

又方

桑白汁塗之差。

小兒舌上瘡脣腫方五首

小品療小兒脣腫及口赤生白瘡爛方

濇旦研桑木白皮取汁。以塗兒脣口即差。

又小兒舌上瘡方。

烏賊魚骨燒末。以雞子黃和塗之。至喉咽舌下遍敷。即差止。

千金療小兒舌瘡方。

蜂房燒灰屋間塵各等分和。先洗瘡使乾。敷之効。

又方

羊蹄骨中生髓和胡粉敷上。日三取差。

又舌腫強滿口方。

滿口含糖醋。少時熱氣通愈。

小兒咽喉生瘡方二首

千金療熱病口爛。咽喉生瘡。水漿不得入者。膏方。

當歸　射干　升麻各一兩　附子半兩

白蜜四合

右五味切。以猪膏四兩先煎之。令成膏。下著地。勿令大熱。內諸藥微火煎。令附子色黃。藥成去滓。投蜜更上火一兩沸。以器盛之。取杏人許含之。日四五。咽之無妨。大人小兒並用妙。

又療口中瘡。咽喉塞不利。口燥膏方。

猪脂一斤　黃連一兩　白蜜一升

右三味合煎。令成膏。去滓。合半棗大。日四五。夜亦含之。

小兒喉痺方四首

千金升麻湯。主小兒喉痺痛。若毒氣盛便咽塞。並大人喉咽不利方。

生薑　升麻　射干各三兩　橘皮一兩

右四味切。以水六升。煎取二升。分溫三服。

又療小兒卒毒腫著喉頸。壯熱妨乳方。

升麻　射干　大黃各一兩

右三味切。以水二升半。煮取八合。一歲兒分三服。餘滓敷腫處。冷更煖而薄。大兒以意加之。

又方

煮桃皮汁三升服之。又燒荆瀝汁服之。

劉氏療小兒喉痺熱塞方。

升麻五兩切　馬藺子一合

右二味。以水一升。煎取二合。入少白蜜與兒服之。甚良。

小兒聹耳方四首

千金療小兒聹耳方。

末石硫黄。以粉耳中。日一夜一。差。

又療少小聹耳方。

桃人熟末。以豉許裹塞耳中。

古今録驗小兒聹耳方。

青羊屎暴乾。以綿裹塞中。即差。

又小兒聹耳有瘡。及惡肉。敷耳雄黄散方。

白麻楷取皮一合　花燕脂十顆

右二味。擣篩。細研。敷耳中。令滿。一兩度。差。方無雄黄末詳其名

小兒鼻塞方四首

千金療小兒鼻塞不通。濁涕出方。

杏人二分　椒出汗　附子去皮　細辛各一分

右四味。切。以醋五合漬藥一宿。明旦以猪脂五合煎。令附子色黄。膏成。去滓。待冷。塗絮導鼻孔中。日再。兼摩顖上。

又療小兒鼻塞生息肉方。

通草　細辛各一兩

右二味。擣篩。以綿纏如棗核大。藥如豆。著綿頭。著鼻孔中。日二。

古今録驗療小兒鼻塞不通。細辛膏方。

細辛　通草各一分　辛夷人半分　杏人二分去皮

右四味。切。以羊髓三合。猪脂三合。緩火煎之。膏成。絞去滓。取一米粒許大。以内鼻孔中。頻易。差。

劉氏療小兒鼻塞不通。喫乳不得方。

醍醐三合　青木香　零陵香各四分

右三味。切。和前成膏。取少許。以膏和撚爲丸。或以膏塗兒頭上。及塞鼻中。以通。佳。

右廸功郎充兩浙東路提舉茶鹽司幹辦公事張　寔

校勘

重訂唐王燾先生外臺秘要方第三十五卷終

重訂唐王燾先生外臺秘要方第三十六卷目錄 小兒諸疾下五十門

小兒脫肛方六首
小兒䘌蟲蝕下部方四首
小兒疳濕瘡方六首
小兒蚘蟲方七首
小兒蟯蟲及寸白方五首
小兒瘻瘡方四首
小兒疥瘡方六首
小兒癬瘡方六首
小兒誤吞物方四首
小兒雜療方六首

重訂唐王燾先生外臺秘要方第三十六卷

宋朝散大夫守光祿卿直秘閣判登聞簡院上護軍臣林億等 上進

新安後學程衍道敬通父訂梓

小兒中風方四首

千金療少小中風。手足拘急。二物石膏湯方。

石膏 雞子大 真珠 一兩研

右藥以水二升。煮取五六沸。內真珠。煮取一升。去滓。稍稍分服之。

又療少小中風。脉浮發熱。自汗出。項強。鼻鳴。乾嘔方。

甘草 炙 芍藥 桂心 生薑 各一兩 大棗 四枚

右五味。切。以水三升。煮取一升。去滓。分溫三服。忌如常法。此張仲景桂枝湯但劑分小爾

又療少小新生中風。二物驢毛散方。

驢毛 一把鬐頭毛 生麝香 二枚大豆許

右藥以乳汁和。於銅器中微火上煎。令焦熟。出。研末之。小兒不能飲。以乳汁和之。於葦竹筒中盛。寫入咽中。然後飲乳汁。令入腹。

又療少小新生肌膚幼弱。喜為風邪所中。身體壯熱。或中大風。手足驚掣。五物甘草生摩膏方。

甘草 防風 各一兩 白朮 桔梗 各二十銖 雷丸 二兩半

右藥切。以不中水豬脂一斤。煎取成膏。合諸藥。於微火上煎之。消息視之。凝膏成。去滓。取如彈丸大一枚。炙手以摩兒百過。寒者更熱。熱者更寒。小兒雖無病。常以少膏摩顖上及手足心。甚辟風寒。良。翼同 並出第五卷中

小兒欬嗽方八首

小品療少小欬嗽腹脹。七物小五味子湯方。

五味子 碎 紫菀 各一分 黄芩 甘草 炙 麻黄 去節 生薑 桂心 各一分

右藥㕮咀。以水一升。煮取七合。分五服。忌如常法。

又療少小欬嗽。晝差夜甚。初不得息。不能復啼。四物款冬丸方。

款冬花 紫菀 各一兩半 伏龍肝 一分 桂心 二分

右藥擣篩。蜜和如泥。取如棗核大。塗乳頭。令兒飲之。日三。千金同

又療少小十日以上至五十日。卒得暴欬。吐乳。嘔逆。晝夜不得息。四物湯方。

桔梗 紫菀 各三分 甘草 一分炙 麥門冬 七分去心

右藥切。以水一升。煮取六合。去滓。分五服。以差爲度。千金有桂心無桔梗以水二升煮取一升以綿著湯中捉綿滴兒口中晝夜四五過節哺乳

又療小兒中冷及傷寒。暴欬嗽或上氣咽喉鳴氣逆者或惡寒鼻塞。清水出。紫菀湯方。

紫菀　杏人去皮尖　甘草炙　黄芩
麻黄去節　橘皮　桂心　青木香
當歸各一兩　大黄三分

右十味切。以水三升。煮取九合。去滓。一歲以上至五歲兒以意量之分服。千金云兒六十餘日至百日一服二合半百餘日至二百日一服三合餘同

千金療少小欬嗽。八物生薑煎方。

生薑七兩　乾薑四兩　桂心二兩　甘草三兩
杏人一升去尖皮　欵冬花　紫菀各三兩　蜜一升

右藥末之。以蜜合諸藥。微火煎之。使如飴餔。量其大小多少。與兒含咽之。百日小兒含如棗核許。日四五。甚良。出第五卷中

備急療少小欬嗽上氣。杏人湯方。

麻黄八分去節　杏人四十枚去尖

右二味切。以水一升。煮取七合。去滓。分服。百日小兒患熱氣急不得服。小便赤黄。服之甚良。大人孩童以意量之。忌如常法。

又療少小欬嗽方。

紫菀六分　貝母三分　欵冬花一分

右三味擣爲散。取豆許著乳頭令兒飲之。日三。妳母忌如常法。

劉氏療小兒欬嗽不得卧方。

甘草六分炙　桔梗四分　桑白皮　貝母
茯苓各三分　大青　吴藍　五味子
人參各二分

右九味切。以水二升。煮取八合。去滓。量多少大小與服。忌如常法。

小兒欬逆上氣方七首

千金杏人丸。主大人小兒欬逆上氣方。

杏人三升

右一味熟擣如膏。蜜一升分爲三分。以一分內杏人擣合強。更內一分擣之如膏。又內一分擣熟止。先食含之咽汁。量其多少。日三。每可半方寸。不得過也。

又射干湯。主小兒欬逆喘息如水雞聲方。

射干二兩　麻黄去節　紫菀　甘草炙
生薑各一兩　桂心五寸　半夏五枚洗　大棗二十枚去核

右八味切。以水七升。煮取一升半。內蜜五合。去滓。分温

服二合。忌餳、羊肉、生葱。

又方

半夏四兩，洗 生薑三兩 桂心 紫菀

細辛 阿膠各二兩 甘草二兩，炙 款冬花二合

蜜一合

右九味，切。以水一斗，先煮半夏。取六升，去滓。內諸藥，煮取二升五合。去滓。兩歲兒飲六合。五歲兒飲一升。量大小多少加減之。

又五味湯。主小兒風冷入肺，上氣氣逆，面青喘迫。晝夜不息。食則吐。不下方。

五味子二分 麻黄一分，去節 當歸二分 人參一分

細辛半分 乾薑一分 桂心一分 紫菀一分

款冬花半分 甘草一分，炙 大黄六分

右十一味，切。以水二升半。煮取九合。去滓。兒六十日至百日服二合半。百日餘至二百日。一服三合。一方無款冬、大黄，有大棗三枚。出第五卷中。通按：食則吐，乃吐食也。不下，不大便也，故用大黄以下之，氣降而吐自止，喘自定。

千金翼療小兒寒熱欬逆。膈中有澼。乳吐不欲食。

乾地黄四兩 麥門冬半升，去心 五味子五合 大黄

消石各一兩 蜜半升

右六味，切。以水三升。煮取一升。去滓。內消石、蜜，煮令沸。服二合。日三。胸中當有宿乳一升許出。兒大者服五合。

又療小兒大人欬逆短氣。胸中吸吸。呵出涕唾。嗽出臭膿方。

燒淡竹瀝。煮二十沸。一服一合。日五服。大人服一升。不妨食息乳哺。並出第十一卷中。

劉氏療小兒上氣急滿。坐卧不得方。

鼈甲一兩，炙令極熱，擣爲末 燈心一握

右二味。以水二升。煎取八合。以意量之與服。

小兒傷寒方三首

千金論曰。夫小兒未能冒涉霜雪。乃不病傷寒也。大人解脱之久。傷於寒冷。則不論耳。然天行非節之氣。其亦得之。有時行疾疫之年。小兒出腹便患斑者也。治其時行節度。故如大人法。但用藥分劑少異。藥小冷耳。

又療小兒傷寒方。

生葛汁 淡竹瀝各六分

右二味相和。二三歲兒分三服。不宜煮。生服佳。

又療少小未滿百日。傷寒鼻衄。身熱嘔逆。麥門冬湯方。

麥門冬三分 桂心八銖 寒水石 石膏碎

甘草炙，各二分

右五味，切。以水二升半。煮取一升。分服一合。日三。

又療少小傷寒，芍藥四物解肌湯方。

芍藥　黄芩　升麻　葛根各二分

右藥切，以水二升，煑取九合，去滓，分四服。朞歲以上分三服。並出第五卷中

小兒天行方八首

廣濟療小兒天行壯熱欬嗽，心腹脹妨方。

人參　甘草炙，各一分　生地黄　麥門冬去心　茅根各六分

右五味，切，以水二升，煑取七合，去滓，以意量之，分温與服。忌如常法。

又方

麥門冬去心　茅根各六分　甘草炙　人參各二分　紫菀　升麻　貝母　竹瀝各二分

右八味，切，以水二升，煑取八合，分服。忌如常法。

千金療少小有熱不汗，二味通汗散方。

雷丸四兩　粉半斤

右藥擣篩，以粉兒身，以差爲度。

又療小兒生一月至五月，乍寒乍熱方。

細剉柳枝，煑取汁，以洗兒，立效。若渴，絞冬瓜汁服之。

又療小兒寒熱及赤氣中人，豬蹄散方。

取豬後脚懸蹄，燒灰末，以乳汁飲一撮，立效。並出第五卷中

劉氏療小兒天行頭痛壯熱方。

青木香六分　白檀香三分

右二味，擣散，以清水和服之。以水調塗頂，頭痛立差。

又方

呉藍　大青各十分　甘草炙　生麥門冬去心　生薑各六分　茵蔯三分　梔子人十枚　蘆根一握，洗

右八味，切，以水二升，煑取九合，分温服之。忌如常法。

又療小兒天行五日以後，熱不歇方。

棗葉一握　麻黄一兩，去節　葱白一合，切　豉一合

右四味，切，以童子小便二升，煎取九合，去滓，分服之。

小兒諸黄方四首

千金療小兒黄方。

擣上瓜根汁，澄清，滴兒鼻中如大豆許，日服三合。

又方

擣麥青汁服之。

又方

擣韭根汁，以滴兒鼻中少許，即出黄水，差。

又療諸黄方。

小豆二十一枚　瓜蔕十四枚　糯米四十粒

右三味擣散。吹鼻中差。並出第五卷中

小兒諸瘧方九首

廣濟療小兒瘧方。

取蛇皮燒灰。一錢匕和冷水服之。

又方

取驢軸下垢膩。刮取和麪作燒餅與喫。以差止。

刪繁療小兒瘧。或自能飲。或不能飲。母含藥與飲之。常山酒煎方。

常山二兩　桂心一兩　甘草半兩

右三味切。以酒一升煎取七合。去滓。分服取吐。差止。

千金常山湯。主小兒溫瘧方。

常山四分切　淡竹葉一握切　小麥三合

右三味。以水一升半。煮取五合。一日至七日兒。一合爲三服。八日至十五日兒。一合半爲三服。十六日至二十日兒。二合爲三服。四十日至六十日兒。六合爲三服。六十日至百日兒。一服二合半。百日至二百日兒。一服三合。其一歲至七八歲兒。增藥水。並以此爲率。

又方

灸兩乳下一指各三壯。

又方

燒雞膍胵黃皮末。和乳與服。男雄女雌。

又方

生鹿角末。發時與一錢匕服之。

又方

燒鼈甲灰。以酒服一錢匕。至發時服三匕。出第五卷中

劉氏療小兒瘧方。

黃丹半錢匕。以蜜水和與服。若冷。以酒和與服之。良。

小兒眼赤痛方八首

古今錄驗療小兒眼痛方。

取淡竹瀝拭之。

又方

取鯉魚膽。點之。

又方

取車前草汁。和竹瀝點之。

又方

以人乳浸黃連。點之。

劉氏療小兒赤眼方。

黃連二分　朴硝一分令乾

右二味。以婦人妳汁浸之。點眼良。

小品療小兒蓐內赤眼方。

生地黄薄切。冷水浸以貼之妙。

又方

取羊子肝薄切。以井花水浸。以貼之妙。

又方

取黄蘗以乳浸。貼之。

小兒諸淋方六首

千金療小兒淋方。

車前子一升。水二升。煮取一升。分服之。一方用車前草

又方

以冬葵子煮汁服之。

又方

取蜂房亂髮燒灰。以水服一錢匕。日再服。

文仲療小兒淋。兼石淋方。

取特牛陰毛燒灰。以漿水服一刀圭。日再服。

又方

榆皮 瞿麥各六分

右二味切。以水一升。煮取半升。去滓。分溫服之。

又方

小麥一合 葱白一握

右二味。以水一升。煮去滓取一半。分服之。

小兒小便不通方五首

廣濟療小兒熱極病。小便赤澁。或不通。尿輒大啼呼。滑石湯方。

滑石十六分 子芩十四分 冬葵子八分 車前草切一升

右四味。以水二升。煮取一升。一歲至四五歲服一合。日再服甚良。

小品療小兒小便不通。地膚子湯方。

地膚子一分 瞿麥 冬葵子各三分 知母

黄芩 猪苓 海藻 橘皮

升麻 通草各一分半 大黄八分

右十一味切。以水二升。煮取一升。大小多少量與服。忌如常法。千金有枳實無橘皮

千金療小兒小便不通方。

車前草切一升 小麥一升

右二味。以水二升。煮取一升二合。去滓。以煮粥服。日三四。量與服。

又方

冬葵子一升

右一味。以水二升。煮取一升。入滑石末一分。溫分服。

劉氏療小兒忽不得小便急悶方。

葱白一握　通草一兩　冬葵子一合

右三味，切，以水二升，煮取一升，去滓，量服。

小兒遺尿失禁方五首

千金療小兒遺尿方。

瞿麥　龍膽　石韋去毛　桂心

皂莢炙，去皮子，各二分　雞腸草四分　車前子五分　人參二兩

右八味，擣篩，蜜丸如小豆，每服五丸，加至六七丸。

又方

灸臍下一寸半，隨年壯。

又方

灸大敦三壯。

又方

小豆葉擣汁服，佳。

又療失禁不覺尿出方。

以豆醬和竈突黑如大豆許，內尿孔中，佳。

小兒大便有血方三首

救急療小兒大便訖血出方。

鼈甲一枚，炙，末五分

右一味，以水和，量多少大小服，日三，忌如常法。千金云鼈頭一枚

又方

以車釭一枚，燒令赤，內水中與服，差。千金同

又方

燒甑帶灰，塗乳上與飲之，差。千金同

小兒大便不通方四首

千金紫雙丸，主小兒身熱頭痛，食飲不消，腹脹滿，或小腹絞痛，大小便不利，或重下數起，小兒無異疾，唯飲食過度，不知自止，哺乳失節，或驚悸寒熱，唯此丸治之，不差復可再服。小兒欲下，是其蒸候，哺食減少，氣息不快，夜啼不眠，是腹內不調，悉宜用此丸，不用他藥，數用神驗，千金不傳方。

巴豆去心皮，熬　蕤核人各十八銖，別擣　麥門冬十銖，去心　甘草五銖，炙

甘遂二銖　眞珠二銖　牡蠣熬　臘各八銖

右八味，以湯熟洗巴豆，研，以新布絞去油，別擣甘遂、甘草、牡蠣、麥門冬，細篩畢，擣巴豆、蕤人令極熟，乃內諸藥散，更擣三千杵，如藥燥，入少蜜足之。半歲兒可服如荏子一雙，一二歲兒服如半麻子，作一雙；三歲兒服如麻子一枚，作一雙；四歲兒服如麻子二丸；五六歲兒服如大麻子二丸；七八歲兒服如小豆二丸；九歲十歲兒微大於小豆二丸。常以雞鳴時服，至日出時不下者，飲熱粥汁數合，即下。丸皆雙出也。下甚者，飲冷粥止之。

必効療小兒大便不通方。

灸口兩吻各一壯。

又方

猪苓一兩

右一味，以水少許煮雞矢白一錢匕，與服立差。

又主小兒大小便不通妨悶方。

白蜜一合

右一味，煎爲丸，內下部中，即通。小便不通，嚼生葱以綿裹少許，內小便道中，即通。

小兒赤白痢方七首

廣濟療小兒赤白痢腹痛方。

赤石脂　龍骨　地榆　黄連各四分

厚朴炙　人參各三分　當歸　乾薑各三分

右八味，擣散，以飲汁服半錢匕，日再服之。蜜丸以乳汁下三丸至七丸，亦佳。此方甚效，以意量之。

又療小兒客冷白痢方。

人參六分　厚朴炙　甘草炙，各四分　茯苓

桔梗各五分　櫸皮炙，八分

右六味，切，以水三升，煮取一升，量其大小，可一合爲度，以差止。忌如常法。

救急療二百日小兒赤白痢，日夜五十行方

白术　乾薑各四分　茯苓　甘草炙，各四分

附子炮，二分

右五味，切，以水三升，煮取一升，分温服之。

必効療小兒一歲以上、二歲以下赤白痢，久不差。雞子餅方。

雞子二枚，取白　胡粉兩錢　蠟一兩

右三味，熬蠟消，下雞子、胡粉，候成餅，平明空腹與喫，可三頓，痢止。

劉氏療小兒赤白痢方。

油麻子一撮，炒令香

右一味，擣末，以蜜作漿，調與服。大人亦療之。

又療小兒赤白痢，咽脹不出方。

黄蘗炙，半兩　當歸六分

右二味，切，以水一升，煮取六合，分温服之，佳。

又方

莨菪子　羊肉薄切，布上

右二味，以綿裹，內下部中，不過再差。

小兒蠱毒血痢方九首

廣濟療小兒熱毒膿血痢方。

羚羊角　地榆　阿膠　赤石脂

黃連　當歸各八分　吳藍　茜根

甘草炙各六分　黃芩五分

右十味切，以水六升，煮取二升半，量大小服之，甚妙。

又療小兒熱毒血痢方。

犀角十分　地榆六分　蜜三分　地麥草五合

右四味切，以水三升，煮取二升，去滓，量大小服之。

又方

葱白三兩　香豉三合　梔子綿裹七枚　黃連一兩

右四味切，以水二升，煮取九合，去滓，分服。

又療下鮮血方。

取梔子人燒灰末，水和一錢匕服之，量其大小，加減服之。

小品療少小熱痢不止梔子丸方。

梔子人七枚　黃連五分　黃蘗三分炙　礬石四分燒

大棗四枚炙令黑

右五味末之，以蜜丸，空腹服小豆許七丸，差。如未除更服。忌如常法。

古今錄驗療小兒熱痢，子芩湯方。

子芩十二分　知母　女萎各六分　竹葉切八分

黃蘗　甘草炙各四分

右六味切，以水二升，煮取一升，分服甚妙。

又療小兒痢血，犀角櫸皮煎方。

犀角十二分屑　梁州櫸皮二十分炙切

右二味，以水三升，煮取一升，量大小服之，神良。崔氏同

又療小兒蠱毒痢血，蘘荷湯方。

蘘荷根　犀角屑　地榆　桔梗各二分

右四味切，以水二升，煮取九合，去滓，服一合，至再服。

劉氏療小兒血痢方。

地榆　黃蘗　黃連　黃芩各六分

馬蘭子二分　茜根一兩　生薑三分

右七味切，以水二升，煮取一升，分服，大小量與之，一合至二合爲度。

小兒熱渴痢方四首

小品療少小壯熱渴痢，八味龍骨散方。

龍骨研　甘草炙　赤石脂　寒水石

大黃　石膏　桂心　栝樓各三分

右藥擣散，以水及酒五合，煮散二合，量大小分服之，効。

又療少小夏月藥大下後，胃中虛熱渴，唯可飲麥門冬湯方。

麥門冬去心 甘草炙各四分 枳實炙 黃芩

人參各三分 龍骨六分

右六味切。以水二升。煮取九合。去滓。分溫服。

古今錄驗療小兒渴痢。櫸皮飲子方。

梁州櫸皮十二分 栝樓 茯苓各八分

人參六分 粟米二合

右五味切。以水三升。煮取一升二合。去滓分服。量大小與服之。

劉氏療小兒痢渴不徹肚脹不能食方。

訶梨勒皮六分 桑葉十分炙末

右二味切。以水一升。煮取五合。去滓。分服之。亦治大人。

小兒疳痢方七首

廣濟療老小一切痢。久成疳方。

白龍骨六分 黃連 白石脂 雞矢白熬

胡粉熬 茯苓 阿膠炙各四分

右七味擣篩。蜜丸。以飲汁下五丸。漸加至七丸十丸。大小增減服之。雞矢一作雞屎礬

又療小兒疳痢渴瘦方。

取樁木根乾末之 粟米舂粉

右二味。以蜜和作丸。服五丸至七丸十丸。以差爲度。崔氏同

又療大人小兒久痢成疳方。

豉三升 葱白一握 桃葉一握 鹽二十顆

苦參五寸 青黛一抄

右六味切。以水三升。煮取一升二合。去滓。仰臥。灌下部中。極妙。

又療小兒疳痢困垂死方。

益母草

右一味。煮食之。取差止。崔氏同

劉氏療小兒痢。大孔開。并有瘡疳痢。經四五月。吹藥止痢療疳神驗方。

黃連二分 麝香少許

右二味相和。以竹筒吹下部中。三兩度差止。

又療小兒疳痢。三歲以上。尸裏有瘡。身壯熱及手足心煩。大便極臭。即是疳痢方。

黃連 黃蘗 地榆炙 白頭翁

高良薑 酸石榴皮 生薑 當歸各二分

白术一分 龍骨四分

右十味切。以水二升。煮取八合。分服。大小量之。其尸中瘡。以盧會末赤地麥擣末。相和塗之下部。末蚺蛇膽黃

連麝香擣敷之兼以竹筒吹少許內下部中。差止。亦主小兒疥瘡。

必効療小兒久痢。無問冷熱疳痢。悉主之方。

棗一枚去核勿令皮破內胡粉令滿

右於炭火中燒令如炭。於瓷器中研之。以米飲和分服之。一歲以下分服之。不過三服差。王郎中處得之。此方傳用甚妙。

小兒無辜疳痢方三首

備急療小兒無辜疳痢方。

龍骨　當歸　黃連　人參

墨食子　甘草炙各一兩

右六味擣散。蜜丸服三丸。日再。以差爲度。大小增減量之。

救急療小兒瘦頭乾。無辜兼痢方。

馬齒莧

右一味擣絞汁。服三合。以差止。

劉氏療孩子頭乾肚中有無辜者。益腦散方。

地榆六分　蝸牛十二分熬　青黛三合　麝香一分

人糞燒灰　蘭香根燒灰　蚺蛇膽各一分　龍腦香兩豆許

右八味擣散。以飲下半錢匕。量大小與服之。忌如常法。

小兒諸雜痢方四首

劉氏療小兒膿痢。直從春至秋冬以來不差者方。

薤白切一合　生薑　蕪荑各一分　子芩

黃蘗　阿膠　芍藥　厚朴炙

人參各二分　地榆　當歸各三分　香豉一合

右十二味切。以煮銀水重濾者一升半。煮取九合。分服。以差爲度。秋末冬末加赤石脂半兩。乾薑一分。白朮二分。大小量之。忌如常法。

又療小兒痢後虛。手足心熱。痢縱未斷。亦可服之方。

橘皮　生薑各三分

右二味切。以牛乳半升。煎取四合。去滓。分温服之。

又療小兒水痢不止方。

厚朴炙　黃連各一兩

右二味切。以水一升。煎取六合。分服。雜痢此方並治之。

又療小兒久痢方。

甘草炙　茯苓各六分　人參四分　黃連各四分

厚朴炙　生薑各二分　龍骨八分

右七味切。以水一升。煎取三合。欲卧先取鹽麪麝香爲小丸。內下部中。後服此飲。分服甚妙。忌如常法。

小兒衄血方六首

深師療少小衄血方。

桂心十分　亂髮燒灰　乾薑各六銖

右三味擣篩爲散。服方寸匕。日再。

又方

燒桑耳令焦

右一味擣散。以内於鼻孔中。爲丸以内亦得。

小品療少小未滿百日傷寒身熱衄嘔逆。五味麥門冬湯方。

麥門冬去心　石膏　寒水石各三分　甘草二分炙

桂心一分

右藥切。以水一升。煮取八合。分服効。

古今錄驗療小兒鼻衄不止方。

以馬屎綿裹塞鼻孔中。

又方

燒髮灰末。吹鼻孔中亦佳。

又方

單服白馬屎汁三合甚良。

小兒齒不生方二首

小品療少小齒落不生方。

取牛屎中大豆二七枚。小開豆頭小許。以次注齒根。數度即當生。千金同

又方

取雌鼠屎三七枚。以一枚拭齒根處。盡此止。二十一日齒當生。雌鼠屎頭尖是也。千金同

小兒頭汗及盜汗方三首

千金療少小頭汗。二味茯苓粉散方。

茯苓　牡蠣各四兩熬

右藥以粉八兩合冶下篩。有熱輒以粉頭汗即自止。

又此由心藏熱之所感。宜服犀角飲子方。

犀角三分　茯神四分　麥門冬六分　甘草二分炙

白术一分

右五味切。以水九合。煎取四合。分再服即定。又加龍齒四分佳。

延年療小兒盜汗方。

麻黄根　雷丸　牡蠣各三兩熬　甘草二兩炙

乾薑一兩　粱米一升

右六味擣粉。以粉身。汗即止。

小兒顖開不合方四首

廣濟療小兒顖開不合方。

防風六分　白及　栢子人各四分

右三味擣末。以乳汁和塗顋上。以合爲度。千金同

范汪療少小腦長頭大顋開不合臂脛小不能勝頭三歲不合熨藥方。

半夏　芎藭各一升　細辛二兩　桂心三尺

烏頭十枚

右五味切。以淳酒四升漬之晬時。温之以絮熨兒顋門上。朝暮各二三。二十日自強急。千金桂一尺又有生薑一升

千金療小兒顋陷方。

灸臍上下各半寸。及鳩尾骨端。又足太陰各一壯。

又方

取猪牙車骨煎。取髓塗顋上。愈生用亦得。

小兒解顱方二首

千金療小兒解顱方。

蛇蜕皮熬末

右一味和猪頰車骨中髓。以塗顱上日三。

又療小兒解顱。三味細辛敷藥方。

細辛　桂心各一分　乾薑三分

右藥擣散。以乳汁和塗於顱上。乾復塗。兒面赤即愈。

小兒月蝕耳瘡方三首

集驗療小兒頭瘡月蝕。口邊肥瘡蝸瘡悉差。黄連胡粉膏散方。

黄連二兩　胡粉　水銀一兩研入各

右三味擣爲散。相和水銀研令相得。以敷瘡上。縱黄汁引成瘡。亦以粉之即差。一方有白礬一兩燒。蛇床子一兩末入用亦甚妙。至耳邊到項上並用。

又療小兒耳瘡方。

燒馬骨灰粉敷之。

又方

敷雞屎白佳。

小兒臍汁出并瘡腫方一十一首

廣濟療小兒臍汁出不止。兼赤腫。白石脂散方。

以白石脂一兩研成粉。熬令温。以粉臍瘡甚良。千金同

備急療小兒臍中生瘡方。

以桑汁塗乳上。使兒就飲之。千金同

又方

取羖羊乳飲兒。千金同

又方

取東壁土末。以敷之甚良。千金云若汁不止燒蒼耳子敷之

又方

燒甑帶灰和膏敷之。千金同

又兒生百日臍汁出方。

燒絳灰敷臍中。千金同

又兒臍赤腫方。

杏人二分 豬牙車骨中髓

右二味先研杏人。入此髓和令調。以塗臍上。千金同

古今錄驗療小兒風臍汁出甘草散方。

甘草炙 螻蛄熬各三分

右二味擣散。以安臍中差止甚妙

又療小兒臍中汁不差黃蘗黑散方。

黃蘗炙一兩 釜底墨四分

右二味擣和作散。以粉臍中即差。

又療小兒臍著濕。煖鹽豉熨方。

鹽 豉等分

右二味擣作餅如錢許。安新瓦上炙令熱。用熨臍上差止。亦用黃蘗末以粉之妙。

劉氏療小兒初生至七日者。臍欲落封藥方。

雄鼠屎七顆 乾薑棗許大 胡粉三分熬 麝香少許

緋綿灰

右五味擣研爲粉。看臍欲落不落。即取藥以敷之。是以不令風入故也。著乾薑恐痛。不著亦得。

小兒癰腫方二首

千金漏蘆湯。主小兒熱毒癰疽。赤白諸丹毒。熱瘡癤方

漏蘆一分用葉 升麻一分半 連翹一分 白歛一分

甘草炙一分 芒消一升 枳實炙一分半 麻黃去節一分半

黃芩一分半 大黃四分

右十味。以水一升。煮取五合。兒生一日以上至七日。取一合分三服。生八日至十五日。取一合半分三服。生十六日至二十日。取二合分三服。生二十餘日至三十日。取三合分三服。

又五香連翹湯。主小兒風熱毒腫腫色白。或有惡核瘰癧。附骨癰疽。節解不舉。白丹走遍身中。白疹搔不已方。

青木香 薰陸香 沉香 雞舌香

黃芩 麻黃去節各一分 連翹 海藻

射干 升麻 枳實炙各一分 麝香半分研

大黃八分 竹瀝三合

右十四味切。以水四升。煮取二升。內竹瀝煮取一升二合。兒生百餘日至二百日。一服三合。生二百日至朞歲一服五合。一方不用麻黃

小兒丹毒方七首

廣濟療小兒丹毒方。

青藍汁五合　竹瀝七合

右二味相和。分爲二三服。大小量之。一合至三合。

千金療小兒數十種丹皆主之。搨湯方。

大黄　甘草炙　當歸　芎藭

白芷　青木香　獨活　黄芩

芍藥　升麻　沉香　木蘭皮各一兩

芒消三兩

右十三味。切。以水一斗二升。煮取三升。去滓。內消。以綿揾湯以搨之。乾則易之。取差止。

又療小兒溺竈丹。初從兩髀及臍間起。走入陰頭。皆赤方。

以水二升。煮桑根皮。取一升。以浴之。

救急療小兒赤丹。一名丹溜方。

取小豆擣末。以雞子白和塗之。以差爲度。千金療赤丹

古今錄驗療月內兒發丹方。

升麻　黄芩　犀角　大黄別浸

柴胡各二分　石膏三分　藍葉切三合　梔子八分

甘草炙一分

右九味。切。以水一升二合。煮取八合。下竹瀝四合。更煎取一半。去滓。分二服。甚妙。

又療小兒丹毒方。

取慎火草擣。以封之。差止。

又方

擣藍汁塗之。又藍澱塗之。妙。

小兒禿瘡方七首

千金療小兒頭上禿瘡方。

取雄雞屎白陳醬汁苦酒和。以洗瘡。敷之。日一度。

又方

取不中水蕪菁葉燒灰。和猪脂敷之。

千金翼療小兒禿瘡。無髮苦癢方。

野葛一兩　猪脂　羊脂各一合

右三味。合煎令消。待冷以敷之。不過三上。千金同

備急療苦頭生瘡。白禿不生髮。有汁出。或無汁乾燥痛方。

煮雞子七枚剝去白

右一味。取黄於銅器中急火熬。乾末。以敷之。取差爲度。

又方

取春秋桃葉心。無問多少。擣汁塗之。千金并翼治小兒頭不生髮取楸葉擣汁以敷頭上差

又方

燒鯽魚末。以醬汁和塗之。上同

又方

取臘月猪屎乾末。以敷之。差爲度。

小兒頭瘡方三首

千金療小兒頭瘡方。

胡粉一兩　黄連二兩

右二味爲末。先洗瘡去痂。拭乾敷之。即愈。更發如前敷之。

又方

胡粉二兩　白松脂三兩　水銀一兩研　猪脂四兩

右四味。合煎。去滓。内胡粉水銀。攪令和調。敷之。大人同。翼同

救急療小兒頭瘡經年不差。差而復發方。

雄黄研　大黄　黄蘗　黄芩

薑黄　雌黄研　白芷　當歸

青木香各四分

右九味。切。㕮咀。以苦酒浸一宿。以猪脂一大升煎。候白芷色黄。膏成。去滓。入水銀一兩。以唾於手中研令消。入膏攪相得。於瓷器中收。每以皂莢湯洗瘡。乾拭。以膏塗之。日夜再换。以差爲度。

小兒頭面瘡方七首

廣濟療小兒頭面生熱瘡方。

黄連　蛇床子　黄蘗各八分　胡粉四合

右四味。擣散。以麻油和塗瘡。遍敷之。佳。

千金療三日小兒頭面瘡起身大熱方

升麻　柴胡　石膏各一兩　大黄

甘草二兩　當歸二兩

右六味。切。以水三斗。煮取一斗。去滓。以浴小兒瘡上。訖敷黄連散。

又療小兒身體頭面悉生瘡方。

榆白皮乾者多少任用

右一味。擣末。以醋和塗之。綿覆上。蟲出立差。亦可以猪脂和塗之。

千金翼苦參湯。主少兒頭面熱瘡方

苦參八兩　黄芩二兩　大黄　芍藥

黄連各二兩　蛇床子一升　黄蘗五兩　菝葜一斤洗

右八味。切。以水二斗。煎取一斗。以洗兒。日三。即差。千金云治上下徧身生瘡

又方

石南草　大黄　黄芩　黄蘗

礬石　澤蘭各一兩　戎鹽二兩真者　蛇床子二合

右八味。切。以水七升。煮取三升。以絮内湯中。洗拭兒。日

三度差。

備急療小兒三歲患頭上起熛漿如釘。蓋一二日及胸背皆生。仍成瘡方。

水銀　朱砂各半兩　石硫黃一兩研　臘月豬脂

右四味。煮桑葉湯洗以敷之。勿令豬犬婦人小兒等見之。無效。

古今錄驗療小兒頭瘡。面上亦有日益甚者方。

黃連　赤小豆各等分

右二味擣末。以臘月豬脂和塗之。即差止。

小兒瘰癧方二首

千金連翹丸。主小兒無辜寒熱。彊健如故。而身體項頸結核瘰癧。及心脅腹背裏有堅不痛。名為結風氣腫方。

海藻洗三分　連翹　桑白皮　牡丹

白頭翁　防風　黃蘗　桂心

香豉　獨活　秦艽各四分

右十一味擣篩。蜜丸如小豆。三歲以飲服五丸至十丸。五歲以上。以意加之。

必効療小兒項上瘰癧方。

以榆白皮爛擣如泥。封之頻易。

小兒侵淫瘡方三首

備急療小兒侵淫瘡方。

取竈中黃土亂髮灰各三分。研成粉。以豬膏和塗之差。亦治身赤腫起千金同

又方

燒艾作灰敷之。千金同

又方

以牛屎燒作灰敷之。千金同

小兒蠼螋瘡方二首

備急療小兒蠼螋瘡。繞身匝即死方。

擣蒺藜葉敷之。無葉子亦可。千金同

又方

取燕窠土研成粉。以豬脂和塗之。乾易。千金同

小兒惡瘡方五首

文仲療小兒身中惡瘡方。

取笋煮汁洗之。又燒笋皮作灰敷之。

古今錄驗療小兒惡瘡方。

取豆豉熬令焦黃。末以敷瘡差止。千金同

又療小兒惡瘡匝身。衆藥所不能療之方。

取父根洗取汁。以浴兒。勿使母知良。

又療小兒面及身上生瘡如火燒方。

取黄米一升。末以蜜水和塗之。差爲度。

又方

以赤地利擣末以粉之佳。

小兒火灼瘡方二首

千金療小兒火灼瘡者。一身盡有如麻豆。或有膿汁。乍痛乍痒方。

甘草　芍藥　白歛　黄芩

黄連　黄蘗　苦參各半兩

右七味擣末。以蜜和敷之。日二夜一。亦可作湯洗之。

千金翼療小兒火瘡方。

煮大豆濃汁。温洗之。差。亦令無瘢。

小兒風瘙癢方五首

廣濟療小兒風瘙浴湯方。

柳木空中屑二升　蒴藋根切，二升　鹽二合　櫨木切，一升

右四味切。以水二斗。煮取一斗。入鹽以洗浴。頻爲之。以差止。

又療小兒壯熱隱疹。已服湯丸不消。宜服竹瀝湯方。

淡竹瀝一升二合　葛根汁五合　牛黄豆粒三顆，研

右三味相和。與兒服。一歲至五六歲。一合至三合五合。再服。以意增減之。

千金療小兒風瘙癮疹方。

蒴藋切，一升　防風　羊桃　石南

秦椒　升麻　苦參　茵芋

芫花一作芫蔚　蒺藜子　蛇床子　黄礬石燒

枳實各一兩

右十三味切。以酢漿三斗。煮取一斗。内礬石令少沸。以浴之。

又療小兒風搔癮疹方。

牛膝末酒服方寸匕。漏瘡多年不差。擣末敷之。主骨疽癩病。瘰癧。絶妙。

千金翼療癮疹方。

巴豆五十粒去皮。以水三升。煮取一升半。以綿内湯中拭病上。隨手滅。神良。

小兒疝氣陰㿉方八首

小品療少小陰㿉。白頭翁敷之。神效方。

生白頭翁根不問多少擣之。隨病處以敷之。一宿當作瘡。二十日愈。一方三日上除日取之

千金療小兒狐疝傷損生㿉方。

半夏洗　芍藥　茯苓各三分　防風一作防葵

大黄各二分　桂心　椒各一兩，汗

右七味擣散。蜜丸如大豆。以湯飲下一丸至二丸三丸。日五服。以差爲度。

又方

桂心三分　地膚子一分　白朮五分

右三味擣。蜜丸如小豆。白酒服七丸。日三服。亦治大人。

千金翼療小兒氣㿗方。

土瓜根　芍藥　當歸各一兩

右三味切。以水二升。煮取一升。去滓。分服五合。日三。

備急療小兒㿗方。

以蜥蜴一枚燒灰末。以酒服之。

又方

灸足厥陰大敦。左患灸右。右患灸左。各一壯。卽當差。千金同

古今錄驗療小兒陰㿗方。

狐陰一具炙　飛生蟲十四枚　桂心　附子炮

乾薑　蒺藜　消石一作滑石　細辛各二分

卷柏　桃人去尖各六分

右十味擣散。蜜丸大豆許。以飲下五丸至七丸。再服差止。

劉氏療小兒疝氣。陰囊核腫痛。灸法。

如一歲兒患。向陰下縫子下有穴。灸三壯差。五歲以上。卽從陰上有穴灸之卽愈

小兒陰瘡及腫方八首

千金療小兒陰瘡及腫方。

取狼牙濃煮汁洗之。

又方

黃連　胡粉等分

右二味末和。以香脂油敷之差。

備急療小兒陰瘡方。

人屎燒作灰。以敷之。卽差。千金同

又方

貓兒骨燒作灰。敷之卽差。千金云狗骨灰敷之

又療小兒歧股間連陰囊生瘡汁出。先痒後痛。十日五日自差。一月二十日復發。連年不差者方。

灸瘡搔去痂。以綿拭令乾。以蜜敷麵作燒餅。熟卽以錫塗餅上熨之。冷卽止。再度差。千金同

又治小兒陰腫方。

猪屎五升。水煮沸。布裹安腫上。千金同

又方

灸大敦七壯差。千金同

又方

擣蕪菁菜葉根薄之。

小兒脫肛方六首

備急鼈頭丸。療少小積痢久下。下後餘脫肛不差。腹中冷肛中疼痛。不得入者方。

死鼈頭一枚炙令焦　小形蝟皮一枚炙焦　磁石四兩　桂心三兩

右四味擣篩。蜜丸如大豆。三歲至五歲。服五丸至十丸。日三。兒漸大以意加之。千金同

又療小兒脫肛方。

灸頂上旋毛中三壯。即入。

又方

灸尾翠三壯愈。千金同

又方

灸臍中三壯愈。千金云隨年壯

古今錄驗療小兒久痢脫肛方。

東壁土五分　鼈頭一枚炙焦　五色龍骨五分　卷栢四分

右四味擣散。以粉敷之按內之。即差。

又方

取鐵精粉敷內之差。

小兒䘌蟲食下部方四首

千金療小兒蟲食下部方。

胡粉熬　雄黃末各等分

右二味以著下部穀道中。即差。

又除熱結腸丸。斷小兒熱下黃赤汁沫。及魚腦雜血。肛中瘡爛生䘌蟲方。

黃連　蘗皮　苦參　鬼臼

獨活　橘皮　芍藥　阿膠炙各二分

右八味擣篩。以藍汁及蜜丸如小豆。日服五丸。冬天無藍汁。可用藍子一合舂。蜜和丸。凡三歲以下服三丸三歲以上服五丸五歲服十丸

又杏人湯方。

杏人五十枚去皮尖　鹽一合

右二味。以苦酒一升。煮取一半。量與服之。

又療小兒下部被蟲食大腸赤瘡爛方。

水銀一兩以棗水煮之取少許以唾研安著竹筒中吹入下部中。三度差。

小兒疳濕瘡方六首

備急療小兒疳濕瘡方

以鐵上衣少許內下部中。即差。千金同

又方

自大椎數至第十五椎夾骨兩傍灸七壯。不差加七

壯。千金同

又方

艾葉一兩。水一升。煮取四合。分三服差。千金云艾葉切五升以米一斗煮取一升半分三服

又小兒疳瘡方。

胡粉熬八分。猪脂和塗之。差爲度。油亦得。千金同

又方

嚼栗子塗之差。千金云嚼麻子敷之日六七度

又方

羊膽二枚。以醬汁和灌下部中。猪膽亦得。千金同

小兒蚘蟲方七首

千金療小兒蚘蟲方。

楝木削上蒼皮。以水煮取汁飲之。量大小多少。爲此有小毒。

又方

大麻子研。取汁與飲之。

又方

石榴根一把。水五升。煮取一升。分二服。

又小兒羸瘦有蚘蟲方。

雚蘆二兩。以水一升。米二合。煮取米熟去滓。與服之。

又方

萹蓄三兩。水一升。煮取四合。分服之。擣汁服亦佳。

又方

東引茱萸根白皮四兩　桃白皮三兩

右二味切。以酒一升二合漬之一宿。漸與服取差。

又方

蕪荑六分　狼牙四分　白歛二分

右三味擣末。以苦酒和量與服之。

小兒蟯蟲及寸白方五首

千金療小兒蟯蟲方。

取猪膏服尤妙。

又方

擣生槐實內下部中。差爲度。

又主寸白蟲方。

東行石榴根一把。水一升。煮取三合。分服

又方

桃葉擣絞取汁服之。

又小兒蟲方。

雷丸　芎藭各等分

右二味擣散。服一錢七。日三。

小兒瘻瘡方四首

千金療小兒瘻方。

塚中石灰研敷之。厚著之良。

又方

燒桑根灰敷之。并燒烏羊角灰和敷之。

又療小兒疽瘻方。

丹砂　大黃各五分　雌黃　雄黃

藺茹各四分　礬石燒如馬齒者佳　莽草各三分　黃連六分

右八味㕮咀。以猪脂一升三合微火煎三上三下。膏成去滓。下諸藥末攪凝塗之差。

備急若患漏瘡。頭盡開出膿夜復合者方。

大附子一顆。內鯽魚腹中。於炭火上燒灰。研以敷之。更擣蒜以封之良。

小兒疥瘡方六首

范汪療小兒疥瘡雄黃膏方。

雄黃研　雌黃研各一兩　烏頭一枚　松脂

亂髮各一雞子許　猪脂一升半

右六味和煎之。候髮消烏頭色黃黑膏成去滓以敷之。熟塗之。

千金瘡疥方。

以臭蘇和胡粉敷之。差爲度。

備急療疥方。

燒竹葉灰。以鷄子白和塗之。以差爲度。

又方

以亂髮灰。以猪膏和敷之效。

救急療疥瘡。及小兒身上熱瘡。並主之方。

黃連　黃蘗　赤小豆　臭黃各一兩

水銀半兩研相和

右五味爲散。以麻油和。先淨洗瘡。然後塗之甚佳。

又療小兒瘡疥等神驗方。

黃連　糯米粉各十二分　水銀八分碎　胡粉六分

吳茱萸　赤小豆各一兩

右六味擣散。水銀手中和唾研如泥。以猪脂并水銀成膏。先洗瘡乾拭令淨。以塗藥。三兩度差。忌猪鷄魚肉

小兒癬瘡方六首

集驗療小兒癬方。

以蛇床子末。以白膏和敷之。

千金療小兒濕癬方。

枸杞根擣末。和臘月猪膏敷之。一云酢和亦佳

又方

桃青皮擣末。以醋和敷之。日二。

又方

煎馬尿洗之。

又方

揩破。以牛鼻上津塗之。

又方

狗屎灰和豬脂以塗之。

小兒誤吞物方四首

小品療小兒誤吞鐵珠子如狸豆大者。經年不以爲害。後病瘦瘠。食不生肌膚。時下痢。或寒熱。服諸藥自療來。反劇不效。有師診之。云是吞物不消。作法服衆藥。所吞物不去。終不差。令其家中察之。云兒近歲常弄十六貝鐵珠。覺失一顆。慮是吞之。從來積歲。實不以爲疑之。師六診乃信。是故令病矣。爲處湯藥。所患即差。復與將療。其兒肌膚充悦。而忘說其方。且記之。又有一家女子六七歲許。患腹痛。其母與摩按之。覺手下有一横物在兒肉裏。正平横爾。問兒。曰。邪得鍼在肉中。大驚怪。脱衣看之。肉完淨。無有刺處。按之兒亦不患鍼痛。惟覺腹裏痛耳。其母即以爪甲重重介之。乃横物折爪下兩段。亦不偏痛。迎師診之。共察若吞鍼刺物者。其嬰兒時不經鯁㮛。惟恐養兒時。母常帶鍼。襁抱横兒體。鍼入兒肌膚中。兒縱覺痛啼呼。與乳卧息便止。遂成不覺。今因腹痛。摩之知耳。鐵得土木濕。皆生屑易朽。鍼在人肉中。經數歲。肉得血氣。皆朽也。故介之即折。令患腹痛不安。但療腹痛。服温中湯下心腹病。差後長大。嫁因産乳。不聞道鍼處爲患。故記之。

千金療小兒吞鍼方。

取磁石如棗核大。吞之。其鍼立出。

又誤吞鐵等物方。

艾蒿一把。剉。以水五升。煮取一升。頓服之。即下。

肘後療小兒誤吞梅李方。

以少許水灌小兒頭。承其水與飲之。即出良。

近効療小兒誤吞錢在喉中不出方

取麩炭末。指彈入喉中。其兒當便咯出妙。

小兒雜療方六首

劉氏療小兒上冷下熱。上熱下冷。難將息方。

犀角末　甘草　生地黄各六分　芍藥五分

白术　茯苓　梔子各三分　柴胡

人參　大黄　生薑各四分　黄芩二分

桂心一分

右十三味。切。以水三升。煮取一升。分温服之。

又療小兒身體滿氣急卧不得方。

郁李人一合擣末。和麪溲作餅子如常法。與兒喫。微利即差。

又方

郁李人末六分。以水七合和調。去滓煮粥。與兒喫之。

又療小兒油丹赤腫方。

栝樓三大兩。以釅醋擣藥以敷之佳。

又方

取蕎麥麪。以醋和塗之差。

又療小兒野雞下部痒悶方。逿按野雞未詳

枳實二兩　鬼箭　青木香　鬼臼各二兩

右四味擣爲末。以釅醋和。以青布裹以熨之。有頭即破。熨訖。令根拔去之。差止甚佳

右廸功郎充兩浙東路提舉茶鹽司幹辦公事張寔　校勘

重訂唐王燾先生外臺秘要方第三十六卷終

重訂唐王燾先生外臺秘要方第三十七卷目錄 乳石論十九門

唐王燾先生外臺秘要方第三十七卷

宋朝散大夫守光祿卿直秘閣判登聞簡院上護軍臣林億等　上進

新安後學程衍道敬通父訂梓

乳石論序

按古先服餌賢明繼踵合和調鍊道術存焉詳其羽化太清則素憑仙骨若以年留壽域必資靈助此蓋金丹乳石之用豈流俗淺近而能知所患其年代淺深訣籙微密世有傳習罕能詳正更加服石之士精麤不同雖志貪補養而法未精妙遂使言多鄙褻義益繁蕪每加披覽實長疑惑既子弟不得親授亦家童莫能曉了存諸左右殆謂闕如余宿尚谷神栖心勿藥歲月云久經書粗通知文字之一失乃性命之深誤是以會集今古考量論訣取斷名醫都凡纂要建題篇目并五藏合氣經絡受病八風所中形候論訣兼諸家會同將息妙術及乳石丹與雜石壓理之法錄定倫次即以時代為先後今刪略舊論纂集新要分成上下二卷可謂價重千金比肩萬古垂之於後學豁若冰消者乎

薛侍郎服乳石體性論一首

中書侍郎薛曜論曰夫金石之性堅剛而急烈又性清淨而惡滓穢凡服乳石訖即須以意消息尋檢舊法不可無備忌也但人性或冷或熱或寬或急皆須量性將衛不可輕有犯觸凡乳石一服之後常在腸胃若人氣力衰石氣強即發動若人氣力盛石氣安即強健謹按古法皆令五十以上始服乳石殊謂不然今驗所見年少服者得力速兼無病患何以言者年少筋力滿盛飲食飽飫彌益精明壯健終無發理年歲遲暮氣候衰竭食飲失宜此石氣勝人無不發動歷觀得失莫過於此夫人年少縱不喫飲食血氣自強年老力微縱肉精細餚不可健以此言之足明古法疎矣凡人身血脉經行不絕如血脉微有滯處便於其處發瘡或發熱神氣昏悶必欲防之每朝及暮溫一兩盞清酒或可以生薑刮碎和少茱萸飲之令遍體熱薰薰又作熱羹粥歠之使腸胃通利即石氣流行其初服石一二百日尤宜作此將息是古法服石不取夏月只取冬月所以然者石有發動與服時皆背此又殊乖通論今驗服石飲食失時勞役過度立即發動豈待背時今歷見將衛得宜並不發動復見名醫平章服石之人常作熱將息儻發調適乃易耳脫若石氣發動暫須宣洩服少冷藥便得轉瀉若得通暢熱氣併除若常作冷將息脫若石氣發動用冷藥無由得轉此一曲之說今古存之但欲廣聞見爾

其將息皆須自量本性冷熱爲候務取安穩不可拘執古論捨已從人庶通幽君子以此爲意也按本草石鍾乳味甘溫無毒主欬逆上氣明目益精安五藏通百節利九竅下乳汁益氣補虛損療脚弱疼冷下焦傷竭強陰久服延年益壽好顏色不老令人有子不鍊食之令人淋一名公乳一名蘆石一名夏石生少室山谷及太山採無時蛇牀子爲之使惡牡丹玄石牡蒙畏紫石蘘草少室猶連嵩山也今第一出始興而江陵及東境名山石洞亦皆有之唯通中輕薄如鵝翎管碎之如爪甲中無鴈齒光明者爲善長挺乃有一二尺者黃色以苦酒洗刷則白仙經用之少俗法所重亦甚貴之謹按鍾乳第一始興其次廣連澧朗郴等州者雖厚而光潤可愛餌之並佳今硤州清溪房州三洞出者惡本草作亞於始興自餘非其土地不可輕服多發淋渴只可擣篩白練裹之合諸草藥酒浸服之耳陶云鍾乳一二尺者謬說也

李補闕研鍊鍾乳法一首

研鍊鍾乳法

取韶州鍾乳無問厚薄但令顏色明淨光澤者即堪入鍊唯黃赤兩色不任用欲鍊亦不限多少置鍾乳於金銀器中即以大鐺中著水沈金銀器於鐺中用火煎之常令如魚眼沸水減即添若薄乳三日三夜即得若麤肥厚管者即七日七夜候乳色變黃白即熟如疑生更煎滿十日最佳煮訖出金銀椀其鐺內煮乳黃濁水弃之勿令人服服必損人咽喉傷人肝肺令人頭痛兼復下利不止其有犯者食猪肉即愈弃此黃水訖更著清水準前更煮經半日許即出之其水色清不變即止乳無毒矣即於甕盆鉢中用玉鎚著水研之其鉢及鎚須夾白練袋籠口稍長作之使鎚得轉兼通上下每日著水攪令調勻勿使著鎚鉢即封繫練袋自作字記勿使人開一即免纖塵入中二免研人竊喫研覺乾澀即是水盡即更添水常令如稀泔狀乳細者皆浮在上麤者沈在下復繞鎚鉢四邊研之不及者即麤細不勻爲此每日須一開或二開攪刮令勻勿使著鎚即得勻熟免有麤細研至四五日狀若乳汁研揩視之狀如書中白魚膩即成自然光白便以水洗之不隨水落者即熟若得水而落者即未成更須研之以不落爲限熟訖澄取暴乾任將和藥及和酒空腹服佳千金翼同

曹公草鍾乳丸法二首

主五勞七傷肺損氣急療丈夫衰老陽氣絕手足冷心中

少氣。髓虛腰疼。脚痺體煩。口乾不能食。服之安五藏。補腸胃。能息萬病。下氣消食。長肌和中方。唐尚書用之

鍾乳（二兩別研十日） 吳茱萸（二分） 石斛 菟絲子（各一兩酒浸別擣）

右四味擣篩。蜜丸如梧子。空腹服七丸。日再服。訖行數百步。温酒三合飲之。復行二三百步。口胷內熱。熱如定。即食乾飯豆醬。過一日食如常。須暖將息。不用聞見屍穢等氣。亦不用食麤臭陳惡食。初服七日內勿爲事。過七日後任性。然亦不宜傷多。服過半劑覺有效。即相續服三劑。終身更無所患。欲多陽事者。加雄蛾三十枚。若失精。加蓯蓉花三兩佳。千金翼同

又鍾乳丸法。

成鍊鍾乳（二十四分） 石斛 蛇牀子（各五分） 人參 桂心（各四分） 乾薑（三分） 椒（三分汗去目并合口者）

右七味擣四十八分。計一十二兩。以鍊白蜜和之。擣三千杵。藥成。丸如梧子。空腹温無灰清酒下二十五丸。日再服。如性飲。宜加飲少許。仍行三數百步。即乳氣溜下。任食。若能節量甚佳。古法云。令食乾飯。得丸力速。如覺熱衝上。進一兩口飯。行步消息良久。任食。若能節食甚佳。古法云。令食乾飯豆醬。不得過多。不可依古法。終是節食。忌行陽事最要。能依此法將慎。補益之功。不可具述。終妙也。

崔尚書乳煎鍾乳餌法二首

療風虛勞損。腰脚弱。補益充悅。強氣力法。

鍾乳三兩研如麪。以夾綿練袋盛。稍寬容。急繫頭。內牛乳一大升中煎之。三分減一分。即好。去袋。空飲乳汁。不能頓服。爲再服亦得。若再服。即待晩間食消時服之。如能頓服。即平朝盡服之。不吐不利。若稍虛冷人。即微下少溏利。亦無所苦。明朝又以一大升牛乳準前煎之。依法服餌。其鍊袋每煎訖。即以少許冷水濯。不然氣不通洩。如此三十度以上四十度以下。即力盡。其袋中滓和麪。飼母雞。取其生子食亦好。不然用浸藥酒亦得。若有欲服白石英。並依此法。若患冷人。即用酒煎。患熱人。即用水煎。若用水及酒。例須減半乃好。若用牛乳三分減一分。補益虛損。無以加之。永不發動。千金翼同忌在別卷中

服乳粉法。

乳小秤一兩。分爲兩服。朝服夜盡。無問多少。一準此法。一兩爲度。凡服乳。皆須温淸酒服之。常令酒氣不絕爲佳。不得使醉吐。唯須少食。日食一升許飯。得滿三日不出。即乳不隨食下。化爲度。三日外。任意作美

食將息。其乳多少任人貧富服之。師云：服一斤百病自除，二斤流及三世，三斤臨死之時顏色不變，在土下滿五百年後乃成強壯人。通按：三日不出，謂三日不大便，使乳氣不下泄也。

雜餌鍾乳丸散補益法二首

千金鍊鍾乳散，療虛羸不足，六十以上人瘦弱不能食，息百病法，能多得常服益佳。

鍾乳一斤，取白淨光明色好者，即任用之，非此者不堪用。一味先泥一鐵鐺，受四五斗者爲竈，貯水令滿，去口二寸，內乳著金銀甕器中，任有者用之，使得沈之於鐺中，令水沒器留一寸餘，即得常令如此，勿使出水也。微火煮之，日夜不絕，水欲竭即添成煖水，每日一周時，輒易水洗鐺并淘乳，七日七夜出之，淨淘訖，內甕鉢中，玉鎚縛格著水研之，一日一夜，多著水攪令大濁，瀉取別澄爲粉，其乳麤者自然沈底，可研之。凡三日三夜皆細，逐水作粉畢，澄取暴乾，更於銀鉢中研之一日，候入水洗不落爲佳，可分秤入散藥服之。取鍊成乳粉三兩。

上人參　上石斛　乾薑各三分

右三味，擣篩，與乳令相得，均分作九貼，早朝空腹温酒服一貼，昬黄後服一貼，三日內準此服之，三日後還須準舊服如前，盡此一斤乳，訖其氣力當自知耳，不能具述也。新撰、英乳論同

延年秘錄鍾乳散，主補虛勞，益氣力，消食法。

防風　人參各一分　鍾乳二分，研　細辛半分

桂心二銖　乾薑一銖

右六味爲散，分作三貼，每晨温酒服一貼，食時服一貼，食時進不用過飽，亦不得過饑，常令飲酒使體中薰薰有酒氣。若熱煩，以冷水洗手面，不用熱食，亦不得冷。忌法如常。

雜餌鍾乳酒法二首

纂靈記鍾乳酒，主風虛氣上，安五藏，通百節，利九竅，益精，明目，補下焦傷竭，脚弱疼，久服延年益壽，肥健好顏色，不老法。

鍾乳三兩，細研，兩重綿練袋盛，內六升清酒中，用白甕器盛，密封，安湯中煎，令三分可減二分，即出湯還添酒滿元數，封頭七日，取飲一服三合。忌如藥法

又和酒服餌鍾乳法。

成鍊鍾乳三兩，以無灰新熟清酒一斗，於不津器中相和，密封閉，冬七日，夏二日，空腹温服三合，日再服，漸加以知爲度，十五日令盡，亦有用此三兩和酒服，三

日令盡。並令節食忌陽事雜慎如藥法千金翼同

東陵處士錬乳丸餌并補乳法二首

鍾乳無問州土。但白薄光潤者即堪以疎布袋盛懸於釜中。勿令著底。炭火煮之。日三度易水出釜水淨洗訖。內釜中發火如前。候水色不變爲度。將乳袋出於新汲清水中。洗去乳袋上浮沫。更以牛乳五升緩火煮之一日。欲服乳。先飲此牛乳任和酒飲之。其袋中乳傾出於盤中。以水淨洗。入鉢即研研滿七日七夜。常添水。令如牛乳狀。勿令乾燥。使麤細不勻。候白光可愛。水

其四色英今不復用。謹按白石英所在皆有。今澤州號州洛州山中俱出。號州者乃大徑三寸長五六寸者。今通以澤州所出爲勝。採之妙。又經云。紫石英味甘辛溫無毒。主心腹欬逆邪氣。補不足。女子風寒在子宮絕孕。十年無子。療上氣心腹痛。寒熱邪氣結氣。補心氣不足。定驚悸。安魂魄。填下焦。止消渴。除胃中久寒。散癰腫。令人悅澤。久服溫中。輕身延年。生太山山谷。採無時。長石爲之使。得茯苓人參芍藥共療心中結氣。得天雄菖蒲共療霍亂。畏扁青附子。不欲鮀甲黃連麥勻

薑。今第一用太山石。色重澈。下有根。次出雹零山亦好。又有南城石無根。又有青綿石色亦重黑不明澈。又有林邑石。腹裏心有一物如眼。吳興石四面纔有紫色。無光澤。會稽諸暨石。形色如石榴子。先時並雜用。今散家採擇唯太山最。餘處可作丸酒耳。仙經不正用。而爲俗法所重也。採時依此。

又錬服石英法。周司戶處溫傳授云。於段侍郎處得甚妙。

白石英五大兩 微擣碎。以醶酢五大升於不津甕器中。蓋頭。埋屋北陰處。經七十日出。瀉除酢。擣碎研以水飛如出粉法。澄清瀉之。更研飛之。可經二七日。以醶酢三小升還置不津甕器中。蓋頭。又埋可經二十日出。以水洗去酢味盡。研之極細。即以好驢乳三大升安不津器中。重湯煮。令乳竭止。依方用和後丸。

又丸法。

生乾地黃 茯苓華州者 人參潞州者 蜀天門冬去心

枸杞白皮取時月州土者各三兩

右五味擣篩爲散。入前石粉令相得勻調。錬蜜和丸如梧子。初服十丸。加至二十丸。日一服。以後地黃酒服之。

又酒法。

生地黃切五小升 烏豆二小升

右二味以無灰清酒漬經五宿。取服。

雜煮石英和金銀草藥餌及銀鑵中煮水飲法三首

千金翼煮石英服餌法。

石英五大兩。澤州光浄無點翳者。取石英打碎如小豆蕎麥許大。去細末。更於水中濤洗令浄。重練袋盛之。以繩子繫頭。取五大升清水於不津鐵鐺中煮之。煮時石袋不用著鐺底。恐沙石煎壞。先以一杖横鐺口。挂石袋著杖上。去底三二分許。煮取一升汁。置椀中經宿。澄取清。平朝空腹頓服。若以此汁煮稀粥服之亦佳。每服後可行五百步。并飲三兩盞清酒。又更依前法煮石二十度者。石即無力。以布裹埋南牆下深三尺。滿百日又堪用服之。然終不如新者。

又石英和金銀人參煮服餌法

金十大兩 銀四大兩 白石英五大兩 人參二大兩

右四味。取一鐵釜浄洗。即下前件藥於釜中。先下水三大升。立一杖入釜中。令至底。水所浸著處。即刻記之。更下水二大斗七升。通前總三大斗。煎之。如魚眼沸。漸減至杖所刻處。即停火。急取濕土置釜底。取其汁貯以不津器中。其金銀石等漉出。收取其人參隨藥汁細細喫却。其汁每朝空腹服三大合。夜間又服二大合。欲作食餌亦任。每服之後。隨性多少酒使行藥氣。忌如常法。

纂靈記銀鑵煮白石英服水法。

白石英五大兩上上者。通按鑵底多開小孔四旁亦然欲令火氣通入鑵內而石又不焦損也

右以銀鑵盛石。受可一小升。鑵底開小孔子。令遍側畔近下又兩行開孔遶遍。於鐵鐺中著水五大升。則內銀鑵水中。炭火上煎。取二小升。去鑵澄清。分再服。服訖飲少酒。脯行一二百步。訖。其石三遍煎。一廻打碎一片作兩片。乃至麻米大。即休弃之。不堪服也。無所誡忌。

同州孟使君餌石法一首

服石法

麤白石英一大斤。敲碎顆粒如酸棗核大。不用全取白石顆。先砂盤中和麤磊磊砂。使壯兒仍少著水和挼二三千下。訖。即浄洗取石。又於砂盤中和砂。更挼一二千下。依前浄洗。即安柳簸箕中。蒿葉兼少許水熟挼訖。以水浄淘。出曬令乾。又以手細細挼之。令浮碎總盡。熟挼使光滑。即盛於夾帛練袋中。若出將行。若於家內安當門牀上。每月平明未梳裹前。取七顆含於口中。以酒或水下之。一顆一廻咽。七廻呑。直令到小腹下。以兩匙飯壓著。即依大家食。一無所忌。死生穢惡。白酒牛肉。但是石家所忌。皆總不忌。所以辛

苦料理使光滑者。恐有浮碎薄入腸胃作小瘡子。亦無他疑。即每日亦起梳裹前。依前服之。值冷熱都總無忌。比至日午左側。即便轉出爲新石推陳石下。下訖。還依大家食時即飡飯。若自知病羸。至夜食前又服七顆。依前法吞。一夜令在小腹下。温齊脚。明日平明先便轉陳石。總與石下訖。又朝法夜法服之。此石常在小腹内。仍附肏門。但小腹温熱。於四肢膀胱頭目髓腦膚體之内。元無石氣。欲發從何而作。丈夫婦人多有積冷。若下熱必須上冷。若上下俱冷。胃口不下食。便成消渴致死。若上下俱熱。頭面生瘡。唇乾。服赤。手脚枯槁。皮毛浮起。不久成骨蒸。凡人必須上下焦冷熱氣息調和。筋脉通達。若上熱下冷。必有癖積。服石之後。即下熱自然上冷。骨氣堅實。腰腎強健。萬病自除。若不得力。十斤亦須常喫。若得力。訖一斤即止也。

羊肉中蒸石英及石汁缹猪肉兼作薑豉服餌法三首

羊肉中蒸石英服餌法。

精羊肉一斤　白石英三兩

右二味。先取肉擘作兩段。鑽作孔。内石著肉中。還相合即用荷葉裹。又將臘紙裹。又將布裹。於一石米飯中蒸之。候飯熟即出。却石後。取肉細切。和葱椒薑等。絶小作餛飩子。熟煮。每旦空腹冷漿水中吞一百子。吞訖將冷飯壓之。百無所忌。宜春夏服。大驗。其石永不發。勿令餛飩破碎。其石三兩。廻用之。乃换之。

又石汁中缹猪肉餌法。

白石英一大兩

右一味。絹袋盛。以水三斗。煎取四大升。去石。以猪肉一斤細切。椒葱鹽豉一如食法。煮之。任意服。隔十日一度。打碎煮之。一無所忌。甚妙。

又石英汁作薑豉服餌法。

白石英二大兩　肥猪肉三斤通按中破者打作兩塊也

右二味。以水八升。煮石英。取五升。量煮猪肉。得爛熟。爲度。取猪肉汁下葱豉切肉。作薑豉食之。一劑可六七日喫令盡。二兩石英三度煮之。第一度全用。第二度中破。第三度擣碎煮之。每煮皆用白練袋盛之。其石經三度煮。即須换新者。二月以前八月以後皆可作餌也。千金翼同

猪肚中煮石英及飼牛取乳兼石英和磁石浸酒服餌法三首

千金翼猪肚煮石法。年四十以下服二大兩。年四十五十

乃至六十以上。加二兩。常用。四月以後服之者。緣石性重。服經兩月以後。石力若發。卽接秋氣。石力下入其藏。腰腎得力。終無發理。

白石英二大兩末以生絹袋重盛縫却口　人參末　生地黃切
生薑細切各三大兩　葱七莖細切　豉一抄
椒四十九顆去目合口者　羊肉半斤細切
豬肚一具淨料理如食法　新粳米一合和前件藥并石英袋內著豬肚中急縛口勿使少洩氣及水入

右十味。以水二斗。煮至八升。卽停。出藥肚。著盤上使冷。然後破之。如熱破。恐汁流出。先出石袋訖。取煮肚汁將作羹服之。每年三度服。每服石英依舊。餘藥換之。分數一依初法。每服隔一兩日。不得食木耳竹笋。

又石英飼牸牛取乳服餌法。

白石英三大斤取好者以上亦得

右一味。擣篩細研三兩日。研了。取一牸牛十歲以上養犢者。唯瘦甚佳。每日秤一大兩石末。和剉豆與服。經七日。卽得取乳。每朝空腹熱服一升。餘者作粥喫。任意食之。百無所忌。以五月上旬起服大好。如急要亦不待時節。終無發也。牛糞糞地。隨意種菜。供服乳人喫之。

又石英和磁石浸酒餌法。

白石英五大兩澤州上好者
磁石五兩去毛石引鍼多者十兩亦得二物各擣令碎各用兩重帛練袋盛之

右二味。以好酒一斗。置不津器中。懸藥浸經五六日以後。每日飲三兩盞。常令體中微有酒氣。欲加牛膝。丹參。杜仲。生地黃。吳茱萸。黃耆等藥者。各自量冷熱及所患。并隨所有者加之。仍隨所加有忌者禁之。餘百無所忌。一年以後。鬚髮變黑。腰疼耳聾。悉差。其酒三五日已後。卽漸添一二升。常令瓶滿。所加草藥。疑力盡者。任換之。經三四箇月。疑石力稍微。卽更出擣碎。還以袋盛。經半年以後。弃之。準前更合。

服石後有不可食者。有通食而無益人者。有益人利石者藥菜等一十條。

不可食者油脂其性滑腸而令人不能食縱喫勿煎炙也
又蕪荑能生瘡發石氣　又薺苨亦發石亦云損石
又芥子及芥菜皆能發藥發熱　又蔓青菜發氣損石
又葵菜滑而且擁亦不可食　凡不可食者勿食爲佳
若欲食者。皆須報鍊。雜以葱椒。然可通食者。蘇其物潤腹而能行石氣
又冬瓜龍葵此二味甚壓石亦多食　又蔓菁作黃虀和肉作羹始可少食亦須椒葱雜之
又葵不可空喫腹胃燥澀可取三五葉入肉時

食一頓也

張文仲論服石法要當違人常性五乖七急八不可

兼備不虞藥并論二十三條

五乖

重衣更寒一乖凡人寒衣即暖服石人宜薄衣若重衣更寒經云熱極生寒故云一乖

飢則生臭二乖平人飲食不消作生食氣服石人忍飢失食即有生食氣與常人不同故云二乖

極即自勞三乖平人有所疲極即須消息恬養服石人久坐久卧疲極唯須自勞適散石氣即得暢故云三乖

溫則泄利四乖平人因冷乃利得暖便愈服石人溫則泄冷即差故云四乖

飲食欲寒五乖平人食溫暖則五內調和服石人食飲欲寒乃得安穩故云五乖千金翼名六反云

腫瘡水洗六反也餘同此但有五條名五乖

七急

當洗勿失時一急若覺身體暖疼關節強直翕翕發熱憒憒心悶即須洗浴若初寒先用冷水後用生熟湯若初熱先用煖水後用冷水浴訖可以二三升冷水淋頭故云一急

當食勿飢二急須食即食不得忍飢故云二急

酒必淳清令溫三急無問冬夏常須飲多少任性熱飲尤佳故云三急

衣溫便脱四急

食必極冷五急

卧必㭊薄六急

食不厭多七急

八不可

冬寒欲火一不可

飲食欲熱二不可

當疥自疑三不可凡服石常須消息節度覺小不安將息須依法不得自生狐疑

畏避風濕四不可若覺頭風熱悶憒憒心煩則宜當枕頭以水洗手面即好不比尋常風濕依此尤佳

極不欲行五不可若久坐久卧有所疲極必須行役自勞

飲食畏多六不可

居貪厚席七不可

所欲從意八不可不用從意所違石性將息節度爲妙

凡藥石發。宜浴。浴便得解。浴訖不差者。乃可餘療。若浴不差。即得依後服葱白麻黃等湯諸隨身備急藥目新附。

紫雪　金石凌未詳何也　甘草　萎蕤

黃芩　大黃　狗白糞　芒消

朴硝二加　蘆根　麥門冬　香豉

石膏　犀角　胡豆　露蜂房

白鴨通　大麥奴

右以上諸藥。皆乳石所要仲嗣今與名醫擇之。常用隨身備急。

寒食諸法。服之須明節度。明節度則愈疾。失節度則生疾。

愚者不可強強必失身智者詳而服之審而理之曉然若秋月而入碧潭豁然若春韶而泮冰積實謂美矣凡將理解折法具在中卷參而行之

乳石陰陽體性并草藥觸動形候等論并法一十七首

延年秘錄論曰乳者陽中之陰石者陰中之陽乳石從來陰陽精體處至陰之裏有正陽伏其中正陽之中復在至陰之裏故陽生十一月甲子後服乳陰生五月甲子後服石陰陽發明互相爲用而服之皆理於內不泄於外也夫人膚虛皆帶風氣處人全軀常經含象理之有法則禍害不生乖於時候則危殆立至竊覽古法皆云四月服石此謂浮學不曉由來按闡承開服石僉曰四月雖開而未平六月謂得氣之節他皆倣此常以不全實其府不全虛其藏即入風之道無所滯焉或有藥觸成痾飲食發疹今并倫次詳而行之通按雖開而未五字疑有闕

舊論曰神農桐君深達藥性所以相反畏惡備於本草但深師祖學道洪道洪所傳何所依據云

鍾乳動朮令人頭痛目疼朮動鍾乳即胷塞氣短海蛤動乳即目疼氣短雖患不同其療一矣如與上患相應速服葱白豉湯其五石大散自後人發動將療亦非古法乃云鍾乳與朮更互相動本草既無成文但學者穿鑿今但依頭疼目痛胷塞氣短證候速服葱白豉湯方千金云鍾乳又對栝樓

葱白切一斤去青　香豉三升綿裹　吳茱萸一升　甘草三兩炙切

右四味以水一斗半先煮葱白澄清取八升內藥煮取三升分三服訖令人按摩搖動口中嚼物然後仰卧覆以暖衣汗出去衣服湯熱歇即便冷濤飯醬脯等物任意食之千金用葱半斤豉二升甘草人參各三兩無吳茱萸若服此不解復服甘草湯方

甘草三兩炙　桂心二兩　豉二升　葱白半斤

右四味合服如上法若服此已解肺家猶有客熱餘氣復服桂心湯方

桂心　麥門冬去心各三兩　人參

甘草各二兩炙　葱白半兩　豉二升

右六味合服如前法出千金

防風細辛動硫黃令人煩熱脚疼腰痛或嗔忿無常或下痢不禁防風細辛能動硫黃而硫黃不能動彼纔覺發便服杜仲湯方

杜仲三兩　枳實炙　甘草炙　梔子人十四枚

李核人去皮各二兩　豉二升

右六味合服如上法若不解復服大麥奴湯方

大麥奴四兩兩　甘草炙　人參　芒硝

桂心各一兩　麥門冬去心半斤

右六味合服如上法。若服此已解。脾腎猶有餘熱氣或冷。復服人參湯方。

人參　乾薑　甘草炙　當歸各一兩

附子一枚炮

右五味合服如上法。出千金

附子白石英兩更相觸。若白石英先發。令人煩熱腹脹。若附子先發。令人嘔逆不食。或口噤不開。或言語難。手足酸疼。初覺宜服生麥門冬湯方。

生麥門冬四兩去心　甘草二兩炙　麻黃二兩去節　豉二升

右四味切。先以水一斗煮麻黃。掠去沫訖。內諸藥。煮取三升。分三服。服訖。若按摩臥覆取汗。候藥氣散。溫飯餐菜脯等任食。若熱未退。更服大黃湯方。

大黃三兩別漬　甘草二兩炙　梔子二十九枚擘　豉二升

右四味切。以水九升煮甘草梔子。取二升半。然後下大黃。煎三四沸。去滓。分三服。得下便止。不下當盡服。一法若煩熱。加細辛一兩。若熱勢未除。視瞻高而患渴。復服栝樓湯方。

生栝樓　大麥奴各四兩　甘草二兩炙　葱白半斤

豉二升

右五味合服如上法。稍稍一兩合服之。隱約得一升許。便可食少糜。動熱若已解。胃中有餘熱。復服芒硝湯方。

芒硝　桂心各二兩　通草　甘草各三兩炙

白术一兩　大棗二十枚擘　李核人二十一箇去皮

右七味合服如上法。若腹脹。去芒硝。加人參二兩。出千金

人參動紫石英。令人心急而痛。或驚悸不得臥。或恍惚忘誤。失性發狂。或惛惛欲眠。或憒憒喜嗔。或差或劇。乍寒乍熱。或耳聾目暗。又防風雖不動紫石。而紫石猶動防風。爲藥中亦有人參。緣防風動人參。轉相發動。令人心痛煩熱。頭項強。纔覺發宜服麻黃湯方。千金服後人參湯

麻黃二兩去節　人參一兩　甘草二兩炙　葱白一升切

豉一升　大麥奴一把

右六味切。以酒五升湯三升。煮取三升。分三服。良。

又解服人參湯法

人參三兩　細辛一兩炙　白术二兩　桂心二兩

豉三升

右五味。以水一斗。煮取三升。去滓。分三服。若瞋盛。加大黃黃芩梔子各三兩。出千金有甘草二兩

若忘誤狂發猶未除。服麥門冬湯方。在後寒石發下

若心有餘熱氣。更服人參湯方。

人參 防風 甘草炙各三兩 桂心二兩

生薑切 白朮各■一兩

右六味合服如上法。出千金

桔梗動赤石脂，令人心痛寒噤，手脚逆冷，心中煩悶。赤石脂動桔梗，令人頭痛目赤，身體壯熱，始覺發，宜溫清酒飲之，隨能解，須酒勢行則解，亦可服大麥麨方。

大麥熬令汗出，燥止，勿令大焦，舂去皮，細擣篩，以冷水和服之，入蜜亦佳。千金翼云炒去皮蒸令熟暴乾香擣篩

礜石無所偏對，發則令人心急口噤，骨節疼強，或節節生瘡，將食太過，發則多壯熱，以冷水洗浴，然後用生熟湯五六石灌之，食少煖食，飲少熱酒，行步自勞，即服麥門冬湯方。

麥門冬半斤去心 豉二升 葱白半斤切

右三味，以水七升，煮取三升，分三服，覆暖衣，汗出即差。一法加甘草三兩，人參一兩半。千金又有桂心二兩。云始覺發，即服葱白豉湯，用葱白半斤，豉二升，甘草二兩炙，三味以水六升，煮取二升半，分三服，若散發身體卒生瘡，即服麥門冬湯。

銓擇薛侍郎等服石後將息補餌法一十五條

薛侍郎曰：服石之後，一二百日內，須喫精細飲食，羹粥酒等，使血脉通利。羹法

取麞鹿兔雉鵝鴨肉等，以水淨洗，切如指大，於鐺中炒令欲熟，即多下葱白，少下椒鹽，熬令香，即下少水煮，次下粳米糝，次下豉清醬汁，調鹹酸適口，每欲食先須歠十數口羹汁，令胃口開通，皮膚津潤，然後進諸食，縱噉炙肉亦無所慮，作此將養，食多且健，縱噉餺飩亦須多啜臛汁。

又若覺體氣沉滯，石勢不行，慎勿喫麪，若覺虛惙，任餌薯蕷餺飥方。

取大薯蕷刮去皮，薄切，日暴乾，承潤挼作粉，不粉者更暴，依前挼粉訖，下篩，以煖湯及鹽如麪，細切作餺飥，肉造臛如前羹法，用澆餺飥，任食。此肉補益強筋骨，止渴。

又若覺渴及熱盛，慎勿食炙肉，羊麞尤惡，自外肉性平冷者通食，仍勿熱進，恐成消渴。

又若欲知體實而壅者，先看脚拇指甲肉滿及肉色赤是實也，實即畏熱，發當須服藥微瀉。

又若覺四肢筋強，背脊重，或頭痛如刺，眼睛欲脫者，宜以香湯浴，須虛靜大屋內，適寒溫，先以湯淋大椎及顖上三五十椀，然後乃浴，勿令見風，浴訖，覆被安臥，擬取汗，仍須

喫葱根葛豉粥法。

葱根三大握 乾葛六兩切 豉三合 葱白一大握劈
生薑少許切 椒十五顆

右六味。先以水五大升煮葱根。減半。去滓下葛及豉煮取二大升。去滓。細研少米作稀粥。并著葱白等煮熟。承熱啜服之。訖。依前覆被取汗。訖。令婦人以粉遍身揩摩。使孔合半日許。始可出外。其病立差。如不損。可重爲之。

又若覺大熱者。可服紫雪或金石凌或絳雪或白雪等。但温半大升水。取次研一大兩。香湯浴後頓服之。候一兩行利。熱乃退矣。凡此救急。紫雪爲上。如不得通洩。宜服黄芩飲子法。

黄芩二大兩 梔子人二七枚 乾葛二大兩 芒硝半大兩

右四味。切。以水三大升。煮取軟一大升。絞去滓。下芒硝調之。分温兩服。快利即差止。

又若發熱。但依法次第將息及服藥後。得微汗微利爲佳。不要多利。利多即反損石勢。又加虚人。

又若覺體氣惛惛。不痛不痒。小便赤澀。即擣茅根汁服之。

又若口乾。即擣蔗汁服之。其甘蔗能利大小腸。如先利即勿喫。甘蔗在下卷口乾法中

又若少覺不下食。服生薑汁酒等法。

生薑汁一合 白蜜一匙 清酒倍生薑汁

右三味相和。温頓服之。半日乃效。甚佳。

又若覺食不下兼嘔。宜服麥門冬飲子法

麥門冬一大兩去心 甜竹葉一大握 生薑半大兩切
小麥四合淘去土粃

右四味。以水三升。煮取一升半。分温兩服。

又若不下食。體弱乏氣力。即宜食鮮鯽鱠法。

取鮮鯽魚剝去鱗。破去腸血。勿洗之。但用新布一二尺淨拭。令血脉斷。名曰上鱠。餘依常鱠法。美作蒜虀。仍食瓜薑等醬。尤益人下食。亦療氣痢赤痢。

又若發瘡及腫。有根無根。但服五香連翹等湯及丸。其法在此卷末癰疽法中。

忌食豬肉蒜生菜等。唯宜食兎肉。仍須熟喫。甚佳。

又若腫有根。堅如鐵石。帶紫赤色者。服湯後仍以小小艾炷當腫上炙之。日一兩炷爲佳。養如常法。

又若觸穢必不善。四體懔懔。飲食無味。亦可含香丸。如不瘳。服一盞五香湯。取微利一行佳。則不煩沐浴也。

飲酒發熱諸候將息補餌論并法一十條

古今錄驗論曰。飲酒則石勢敷行經絡。氣力強溢。腎氣堅王。即頓爲陽事。陽事過多。便腎虚。腎虚則上熱。熱盛則心下滿。口乾燥。飲隨嘔吐。胃府不和。宜服葛根飲。安穀神除

熱嘔止渴也。且石酒相得，遞相爲用，若石勢不行，則須少飲，如石氣調歇，不復須飲。

又若熱盛充滿經絡，心腹少脹，欲心下痞痞不消，或時聚如堅，隨復消者，宜服秦艽湯，得利便差。秦艽湯法。

秦艽三兩，細切 以牛乳一大升，煮取一小升，去滓，頓服之，得利即差。若老弱，可量氣力進之。其飲食亦宜清冷，不得濁熱。濁熱則使石勢壅塞不行，喜嘔吐，病堅結也。亦能發黃，或小便赤，心堅痛者，亦宜服秦艽湯。得溏泄差，熱氣散後，黃色縱徹皮膚，是差候，勿怪。熱散後慓慓寒顫，若困顫黃復出外者，是謂餘熱欲散也。勿厚覆，但使肌膚中少寒顫即止。

又若熱觧寒不解者，可飲三合熱酒使解。

又若寒解後，頭重耳鳴，滿眼漠漠，心下痛者，可飲二合許清酒便差。寒溫宜依此法。

又若心下結硬，腹脹，大小便不利者，急服前胡大黃湯下之。法在下卷小便淋法中。

又若欲狂癖失常者，與白薇湯下之。法在下卷痰澼乾嘔法中。

又若酒熱歇，石熱亦不復行，心下熱結已消，黃縱未歇，亦無所苦。但冷飲食，勿進辛辣菜及熱補食。若不欲進清冷者，可和煖餌，勿令大熱。

又若飲熱歇後，石勢虛損，飲食入口，自覺諸脉中瘠瘠如冷水入者，是酒石俱退，經絡空虛故也。宜積日調冷食，兼依服進猪蹄羮通養諸脉，自差止。

又若頭眩，耳聞空中有人語，心怯恐懼，兼憂悴不安，四肢如痺，或越眠即輒驚，如被虎狼所逐，威勢所攝者方。

服淡竹瀝一二升，乃至三升差止。亦可進白薇湯下之。消息稍與令飲粥，常令有食力時進雞心酸棗湯，常令對偶安慰之，以美言相悦。慎不可以惡事驚之。

又雞心酸棗湯，療飲後陽多，腎虛發熱，積日不食，胃中虛熱，飲食不已，氣入百脉，心藏虛甚，令人失常法。出古今錄驗

雞心十枚 酸棗半升 人參一兩 茯神
芍藥各二兩 白薇 枳實炙 知母
甘草炙 栝樓各二兩 生地黃八兩

右十一味，切，以水一斗，煮藥半熟，內心煮，取三升，冷分三服。

餌寒食五石諸雜石等解散論并法四十九條

小品論曰：凡服五石散及鍾乳諸石丹藥等，既差節度，觸動多端，發狀雖殊，將攝相似。比來人遇其證，專執而療之，或取定古法，則與本性有違；或取決庸醫，則昧於時候，皆

爲自忤。遂推石過深。省其理。未曰合宜。每尋古醫。互相晦見。直言沐浴。實未探微。寒溫適情。蓋須自度。隨時之義。易所通焉。故陶正白云。昔有人服寒食散。簡古法以冷水淋身滿二百罐。登時彊斃。又有取汗。乃於狹室中四角安火。須臾則殞。據茲將息。豈不由人。追之昔事。守株何甚。今列篇章。幸擇長而錄用耳。寒食藥得節度者。一月輒解。或二十日解。堪溫不堪寒。卽已解之候也。其失節度者。或頭痛欲裂。爲服藥食溫作癖。宜急下之。

又若手腳卒患頑癖者。爲犯熱經久故也。急與冷水洗。飲熱清酒。進冷食卽止。一法飲冷清酒亦止。

又若髖上生瘡。結氣腫痛不得動者。爲自勞太過也。宜服香豉飲法。

香豉三升 葱白一虎口

右二味。以水三升。煮三沸。服之。不止。乃至三四劑自止。

又若腰痛欲折。兩目欲脫者。爲熱上肝膈。腰腎冷極故也。宜服黃連飲法。腰痛欲折兩目欲脫千金翼作二條

黃連 甘草炙各一兩 葳蕤二兩

右三味。切。以水三升。煮取一升。去滓。內朴硝一兩。頓服。得微利止。

又若肱目欲倒者。爲衣厚犯熱故也。宜冷水淋頭并洗之。須臾卽愈。千金翼云宜洗頭

又若腳疼欲折者。爲久坐溫處故也。宜常須單牀行役。并以冷水洗浴卽止。

又若腹脹欲裂者。爲久坐下熱。衣溫失食故也。宜數冷食。冷洗。當風取冷。須臾卽差。

又心痛如刺者。爲應食不食。應洗不洗。寒熱相擊。氣結不通。塡於心中故也。宜數飲熱酒。任性多少。酒氣行經絡通達。淋以冷水。又冷淹手巾搭著苦處。溫復易之。須臾解也。解後仍速與冷食。食多益善。於諸痛之中。心痛最急。宜速救之。法在下卷心痛法中。

又若發急。遍身熱如湯火。或氣結不識人。時倒口噤不開。不自覺知者。救之要。以熱飲隨其性。酒之卒不得下者。當打去齒。灌之。咽中塞盛。酒入必還出。但灌勿止。半日許。以酒下氣徹。乃蘇。酒卒不下者。難可救矣。

又若下痢如寒中者。爲行止食飲犯熱所致。宜速脫衣。冷食。冷飲。冷水洗。卽差。

又若百節酸疼者。爲臥處太厚。又蓋覆被衣。溫不脫故也。但單牀薄被。單衣。或以冷水洗。勿著新衣。著故垢衣。雖冬寒。常須散髮受風。仍以冷石熨其衣。勿繫帶。若犯此酸悶者。急入冷水浴。勿忍病而畏冷。兼食冷飯。

又若兢顫惡寒或發熱如溫瘧者。爲失食忍肌失洗不行。又食臭穢故也。宜急飽冷食冷水洗數行即愈。

又若惡食臭如死物氣者。爲食溫作癖故也。宜急以三黃湯下之。若不下終不差。法在下卷解壓法中。

又若咽中痛鼻中塞清涕出者。爲衣溫近火故也。但速脫衣取冷當風。以冷石熨咽鼻。當自差。不假洗也。

又若胃腸滿氣上嘔逆者。爲飢而不食。藥氣上衝故也。速與冷水洗。食冷飯止。

又若食便吐出。不得安住者由癖故也。宜急以甘草飲下之。不下當危人命。爾甘草飲法。

甘草二兩炙　大黃三兩別漬　黃芩二兩

右三味切。以水三升煮三兩沸。去滓分服。以利爲度。

又若大便難。腹中堅如盤蛇者。爲犯溫積久。腹中有乾糞不去故也。宜銷酥蜜膏服一二升。津潤腹內即下。若不可服大黃朴硝等下之。

又若患淋者。爲久坐溫處。或乘鞍馬。坐處大熱。熱入膀胱故也。但冷食。冷水洗。冷石熨腹。不過一日即差止。千金翼云若不止可下之不下殺人

又若寒慄頭掉不自支持者。爲食少。藥氣溢於肌膚。五藏失守。百脉搖動與正氣相競故也。宜強飲熱酒以和其脉。強食冷食以定其藏。強行以調其關節。強洗以宣其擁滯。即差。

又若小便稠數者。爲熱食及噉諸熱餅肉之屬故也。宜冷水洗腹。兼服梔子湯法。

梔子人二兩　甘草炙　芒硝湯成下　黃芩各二兩

右四味切。以水五升煮取二升。分溫二服。取利即差。

又若失氣不可禁止者。爲犯溫不時洗故也。但冷水洗之即差。

又若遺糞不自覺者。爲熱氣入胃。大腸不禁故也。當冷洗即差。

又若目痛如刺者。爲熱氣衝肝上眼故也。但數冷食。清旦溫小便洗之。不過三日即差止。

又若耳鳴如風聲。又有汁出者。爲自勞過度。陽事不節。氣上耳故也。宜數飲食補之。節禁陽事即差。

又若口中傷爛。舌強而燥。不得食味者。爲食少。穀氣不足藥氣積在胃管故也。宜急作豉湯服之。豉湯法。

香豉二升　萎蕤　甘草炙各二兩　麥門冬去心　小蘗各三兩

右五味切。以水六升。煮取二升。分溫三服。能頓服益佳。再合爲度。

又若關節強直不可屈伸。爲久停息。不自勞洩。藥氣不散。漸侵筋血故也。出力使温。冷洗即差止

又若得傷寒温瘧者。爲犯熱故也。宜以常療藥救之無咎。但勿服熱藥耳。其傷寒瘧藥等皆除熱破癖。不與寒食相妨故通服也。凡服寒食雖已熱解而更病者。要先以寒食救之。終不中冷。其法在下卷解壓法中

又若飲酒不解。食不得下。乍寒乍熱。不洗便熱。洗之復寒。甚者數十日。輕者數日。晝夜不得寢寐。愁悲恚怒。自驚跳悸恍惚。忘誤者。爲犯温積久。寢處失節。食熱作癖。内熱與藥併行。寒熱交爭。雖以法救之。終不可解也。昔皇甫氏曾餌此散。每發即欲自刑。尊親制之。乃免斯禍。強令飲食。其熱漸除。縱家有寒熱藥。發急皆忘。雖素聰明。發皆頑冥。告令難喻。爲茲斃者不可勝數。遂簡家兄士元救急之法。合三黄湯服之。大下便差。止而錄之。法在下卷解壓法中。

又若脫衣便寒。著衣便熱。爲脫著之間失適故也。小寒自可著。小温便可脫。即止洗之則爽然差。慎勿忍之。使病成也。小品云。洗則了然差矣。應洗勿忍之。忍則病成也。

又若齒斷腫脣爛。牙齒搖痛。頰車噤。爲坐犯熱故也。宜時救之。可當風張口。使冷氣入咽。漱寒水即差。

又若脉洪實。或斷絕不足似死脉。或細數弦駃。其所犯非一。此脉無醫不識也。熱多則弦駃。有癖則洪實。急痛則斷絕。凡寒食藥熱率常如此。自無所苦。非死。唯勤節度爲妙。

又若大便稠數。爲坐久失節度。將死之候也。如此難療矣。可與前大黄黄芩梔子芒硝湯下之。儻十有一生耳。可爲必死之療。不可不利。致死令人恨也。

又若人已困而脉不絕。爲藥氣盛行於百脉。人之真氣已盡。藥氣尚自行。故不絕。非生氣也。死後體因温如生人肌。腹中雷鳴。顏色不變。一兩宿乃作死人也

又若周體患腫。不能迴轉者。爲久坐不行。又不飲酒。藥氣滯在皮膚之内。血脉不通故也。宜飲酒。冷水洗。自勞即差。若不能行者。遣人扶持強行。使肢節調暢乃止。亦不得令過度。使反發熱。或反熱者。還當洗之。

又若食患冷不可下者。爲久冷食。口中不知味故也。當作白酒糜。多著蘇熱食一兩頓。若小悶者。還令冷飲食即差止

又若下部臭爛者。爲坐薦席厚熱故也。當坐冷水中即差。

又若夜眠不得睡者。爲食少。熱在内故也。服梔子湯方。

梔子人十四枚　大黄三兩　黄芩二兩

右三味。切。以水五升。煮取三升。去滓。分三服。微利。又當數進飧食。自得眠睡。

又若嘔逆咽喉中傷清血出者爲卧溫及食熱故也但飲冷水。冷石熨咽喉即差。

又若藥發。輒安卧不與人語者。爲熱盛食少。失其性故也但與熱酒。冷洗冷食自勞便差。千金翼云藥發輒尸卧不識人由熱氣盛食少不充邪忤正性故也

又若四肢面目浮腫者。爲飲食溫久不自勞力藥與正氣相隔故也。但飲熱酒。冷食自勞洗浴。即差。千金翼云藥氣與正氣相併

又若鼻中有氣如蝦雞子臭者爲著衣溫故也或陰囊臭爛。爲坐熱故也。入冷水中即差宜脫衣洗浴即自差。

又若卒目暗無所見者。爲飲食居處太溫故也。但脫衣冷洗冷食須臾差止。

又若身肉痛痛無常處如遊風者。爲犯熱所作非風冷也。宜冷洗以冷石熨之自差。

又若服藥心悶亂者。爲服溫藥與疾爭力故也法當大吐。如或不吐。病當至死若吐不絶可食冷食飲自然差也若絶不識人。口復不開者。亦當斷齒以熱酒灌之入咽吐出者更與之。但得酒氣下通不半日即便蘇矣。

又若嗜寐不覺者。爲久坐熱悶故也宜冷洗冷食即差。

又若肌膚堅如石。不可屈伸爲熱食溫卧作癖五藏隔閉血脉不通故也。急服前三黄湯下之。食冷食。飲熱酒自勞即差。

又若臂脚偏急痛苦者。爲久坐卧。溫熱不自移轉氣入肺脾胃故也宜勤以二布巾淹冷水搭之。覺溫則易。如此不過三日即差。千金翼云熱入腹附骨故也

又若患腹背熱。如子如杯如盤許大者。以冷石隨處熨之。

又若脚指間生瘡者爲履襪大溫故也當以脚踐冷地以冷水洗足差。

又若口熱痛煩悶者方。

生雞子五枚

右一味頓服之。即便愈。

癰疽發背證候等論并法五十四首

夫二儀含象三才貫形五體以類於五行六府乃同於六呂人之肉也則脾之所主人之皮膚則肺之所管膚肉受病皆繇滋味而與衣服衣服厚暖則表之呼寒滋味失度則府藏皆熱府藏既擁則血脉不流血脉不流則毒氣偏注湊於俞穴俞穴之所陰陽會津承虚伏守必煮其血血敗即潰肉肉腐而成膿實則爲癰浮則爲腫也若兼腎肝虚熱遂成疽成癰矣且疽則附骨癰則著筋凡曰癰疽脉皆有狀有浮有滑有數有澀有弱有沈浮爲陽虚滑爲陽實數爲陽燥澀爲陰寒弱爲陰虚沈爲陰堅三陽三陰之

脉也。若三部之中脉有一陰一陽復結爲失常經者，癰疽之候也。且脉法：心洪，肺浮，肝弦，腎沈，若肺肝心俱至，即發癰疽。何以言之？爲一陰一陽水火競焉。舊論寒熱客於經絡，血澀不通，其理爭也。論熱盡發於內而形於外，未有外熱能入於內而成其腫，皆繇表虛客寒所搏，故衣厚暖呼其寒，是其義也。凡癰發生，皆繇自召：一呼吸失度，二喜怒不調，三飲食慾時，四陰陽爭候。犯此四者，則六府不和，榮衛不利。榮者血也，衛者氣也，血傷寒則澀，氣傷熱則益，氣則爲火，血則爲水，水火相搏，遂形癰疽。故加虛則氣撮心慨，四肢顫掉，若有失而悸，此爲膿不出盡之候，久即成漏，縱差終發，宜服排膿補養藥，即無咎也。癰疽之名，大體相似，發有深淺，療有虛盈，然攝之於藥物，殊途而同歸也。

凡人強壯之年，少陽氣省，皮膚疏薄，滋味愜情，腸胃壅塞，因壅發熱，即受其寒，寒氣總至，受有深淺，隨處爲證。淺即內陽尚壯，中即少虛，深即虛竭。病在陽即易去，在陰即難除。其有决生死之神功，辨形色之宗旨，明劉涓之術錄爾。

凡癰疽膿出後不可療者有五：一眼白睛青黑而小，二咽藥而嘔，三傷痛渴甚，四膊項中不仁，五音嘶色奪，此爲極也。

又凡食諸生果，皆召其病。養生法云：勿食不成核之果，勿食和污粒之食，皆爲瘡癰，略爲綱舉，以曉將來耳。

千金論曰：凡發背皆繇服五石寒食更生散所致，亦有單服鍾乳而發者，又有生平不服石而自發背者，此是上代有服之者。其候率多於背兩胛間起，初如粟米大，或痛或痒，仍作赤色，人皆初不以爲事，日漸長大，不過十日，遂至不救。及其臨困時，瘡方圓徑三四寸，高一寸，兼有數十孔，以手按之，諸孔之中膿皆反出，尋即失音不言。所以養生者，小覺背上痛痒有異，即取淨土水和作泥，捻作餅子，徑一寸，厚二分，貼著瘡上，以麤艾大作炷灸之，一炷一易餅子。腫若粟米大時，可灸七餅即差；若如榆莢大，灸七七炷即差；若至錢許大，日夜灸不住，乃差。并服五香連翹湯及鐵漿諸藥攻之，乃愈。

又五香連翹湯方

青木香　沈香　獨活　連翹　升麻各二兩　麝香半兩　薰陸香攻頭痛不著亦得　雞舌香各二兩　射干二兩，一法一兩　大黃三兩，別漬　淡竹瀝二升　桑寄生二兩　通草二兩

右十三味，切，以水九升煮藥，待水減半後，內竹瀝更煮，取二升，分温三服，甚佳。千金本方有丁香，無雞舌香。

又五香丸，療心腹鼓脹冷瀉鬼氣疰忤方。亦名沈香丸

沈水香　青木香　丁香　硃砂一兩各別研

麝香別研　犀角屑錯取　薰陸香　梔子人

連翹　石膏二兩各別研　芒硝熬　蜀升麻

大青　乾藍　栝樓　乾葛

茵蔯　黃芩　肉桂　芎藭

茯苓各三兩　巴豆三兩去心皮熬令變色別研如脂　大黃二兩

右二十三味擣篩。蜜和更擣一千杵。封以油臘紙。無在有患時溫熱疰病。鬼瘧病。心腹鼓脹。疸黃垂欲死者。可服四五丸。丸如梧子大。或至六七丸。但取三兩行快利爲度。利止即差。

又療發背腸癰乳癰。一切毒腫。服之膿化爲水神驗方。

犀角十二分屑　大黃五分　蜀升麻　梔子人

黃芩　防風　蜀當歸　甘草炙

乾藍　人參　黃連　黃耆各四兩

巴豆二十顆去心皮熬別擣

右十三味擣篩。蜜和爲丸。初服十丸。取快利三兩行。如不快利。更服三兩丸。以快利爲度。若利多。以冷酢飯止之。已後服每減丸。常取溏利。腫消乃止。一方有蔘實

又療一切腫。初覺痛不可忍神効方。

取麪溲如十指許。麤繞腫令匝。滿中布生椒。又以一片麪可椒上蓋之。當中以艾炷如酸棗大灸之。蓋麪欲焦即換著新麪。痛停止。

又療風毒及一切腫塗散方。天后賜會稽王。岑十六遂於嶺南見郭訥駙馬。患腫發背。會稽與蘆黃門等親與藥。須臾平復。岑侯因得此法。

大黃五兩　白斂三大兩　寒水石　紫葛

青木香各一大兩　硝石　黃芩各二大兩　大青三兩

苦參一兩

右九味擣散。和牛乳塗故布上。搨腫上。隨著即消。乾復易之。若腫在骨節。即搨近骨節好肉處。移取腫偏即消。

又方汝陰靈明府說。傳云甚驗。

水銀二斤

右一味。以紙分爲兩裹。蜜繫頭。更以帛重裹。勿令走失。遞互將搨上。覺溫即易。不過十數度。熱毒盡歇即消矣。神効。

又發背神驗方。

狗白糞半兩

右一味。覺欲作腫者。以煖水一升絞取汁。分再服。以滓敷上。每日再爲之。差止。

又方

凡腫起於背胛中。頭白如黍粟。四相連腫赤黑。令人悶亂者。名發背也。宜禁陽事酒蒜麪。若不灸療。即入內殺人。可當瘡灸七八百壯。有人不識。多作雜腫療皆乃死。

又方

取三年酢滓。微火煎。和牛脂封上。日一易之。

又方

取亂髮灰。酒服一方寸匕。亦治瘭疽。

又方

狗牙灰。酢和封之。差。

又方

飲鐵漿三升。下利即差。

又方

猪羊脂封之。亦療乳癰。妙。

又方

鹿角灰。酢和塗之。佳。

又療石氣在皮膚腫熱膏方。

生麥門冬（去心）　葳蕤　鼠李皮　石膏（碎）

凝水石　沙參（各一兩）　青葙子　露蜂房（各一分）

竹瀝（一大合）　杏人油（一大合）　牛酥（五大兩）　生地黃汁（三合）

右十二味。切。內酥油瀝中。微火上煎。令魚眼沸。一炊久膏成。覺有熱處。即摩之。差止。

又療發背及癰疽潰漏。并未潰腫毒方。

栝樓　榆皮　胡鷰窠　鼠坌土

女人潮信帛（水洗取汁）

右五味。等分。潮信汁和如泥。塗腫上。乾即易之。潰者四面封。亦覺即封之。三五日差。

又排膿內塞散。主大瘡熱已退。膿血不止。瘡中肉虛疼痛方。

防風　茯苓　白芷　桔梗

遠志（去心）　甘草（炙）　人參　芎藭

當歸　黃耆（各一兩）　附子（二枚，炮）　桂心（二分）

厚朴（二兩，炙）　赤小豆（五合，熬）

右十四味。擣散。酒服一方寸匕。日三服。夜一服。

又排膿止痛利小便散方。

瞿麥（二兩）　芍藥（三兩）　赤小豆（微熬）　桂心

芎藭　麥門冬（去心）　白歛（各二分）　黃耆

當歸（各二兩）

右九味。擣篩。先食溫酒服一方寸匕。日三。

又療癰腫令自潰長肉薏苡人散方。

薏苡人　桂心　白歛　當歸
肉蓯蓉　乾薑各二兩
右六味擣篩爲散。先食溫酒服一方寸匕。日三夜再之。
又療諸虛不足。發背。及癰疽差後經年復發背。由太風聚結。毒氣在內閉塞得夏月出攻背。不治積聚作膿血。或爲內漏。內塞排膿散方。
山茱萸　五味子　茯苓　乾薑各六分
當歸　石韋去毛　芎藭各四分　附子二分炮
肉蓯蓉　巴戟天去心　遠志去心　麥門冬去心
乾地黃各八分　菟絲子酒漬　地麥各三分取洗者　石斛
人參　甘草炙　芍藥　桂心各五分
右二十味擣散。服一方寸匕。日三夜一。稍加至二匕。長服終身不發癰癤。
又療癰疽發背。婦人發乳。諸癤已潰未潰者便消。不消者速潰。疾愈。內補散方。
木占斯　敗醬　細辛　乾薑
厚朴炙　桔梗　甘草炙各一兩　人參六分一法二兩
栝樓子六分　防風六分
右十味擣篩爲散。酒服方寸匕。日三夜二。間食長服去敗醬

又療癰疽發背。豬蹄湯方。
豬蹄一具　黃耆　黃連　芍藥
黃芩各二兩　薔薇根　狼牙各八兩切
右七味切。以水三斗煮豬蹄令熟。澄取三升。漬諸藥煮。取一升洗瘡。一食頃著帛拭乾。著生肌膏。日二。生痂止。瘡痛者加當歸甘草各二兩。
又蝕惡肉散方。
馬齒礬石燒研　藺茹　麝香研　丹砂研
雄黃研　雌黃研　白礬各三分燒汁盡研
硫黃三分研
右八味細作散傅之。先蝕惡肉令盡。即封生肌膏。
又癰疽蝕惡肉膏方。
大黃　附子去皮　莽草　芎藭
雄黃研　雌黃研　真珠研各一兩　白歛
礬石燒研　黃芩　藺茹各二兩
右十一味。先以豬膏一升半煎六種草。去滓。內藺茹礬石末。絞之。塗瘡中。惡肉盡即止。
又散方。
藺茹漆頭者　礬石燒研　雄黃研　硫黃研各二分
右四味爲散。內瘡孔中。惡肉盡止。勿使過好肉也。

又療癰疽發十指。或起膀胱。及發背。去惡肉方。

豬蹄一具治如食法　當歸　大黃　芎藭

芍藥　黃芩　獨活　莽草各一兩

右八味。以水三斗煮豬蹄。取八升汁。內藥煮取四升。去滓洗瘡。兩食頃拭令燥。以後麝香膏封之。

又麝香膏。主諸惡瘡及癰疽發背。去惡肉方。

麝香　礬石燒　雄黃　真珠各一兩研作末

右四味。以豬脂攪令如泥。塗惡肉盡即止。更敷生肌膏。

又生肌膏。主癰疽發背已潰方。

甘草　當歸　白芷　椒去目

乾地黃　細辛　續斷各三兩一法無續斷

烏喙六枚去皮　肉蓯蓉三兩　薤白二十莖　蛇銜一兩

右十一味。切。以好酢半升和漬一宿。取豬膏三斤。微火煎之。令魚眼沸。三上三下。候白芷黃膏成。用塗之。佳。

又療胸背遊腫癰。黃耆湯方。

黃耆　人參　麥門冬去心　石膏碎

芎藭　當歸各二兩　生地黃八兩　甘草炙

芍藥各三兩　生薑五兩切　大棗三十枚擘　半夏四兩洗去滑

竹葉一握

右十三味。切。以水一斗煮竹葉。取九升。去滓內藥煮。取三升。分四服。日三夜一。

又療服石之人患瘡腫等。單服牛蒡方。

每吞三撮。

又方

每食訖。含生乾地黃丸如胡桃大。除熱補益也。

又療年四十以上。強壯常熱。發癰無定處。大小便不通。大黃湯方。

大黃　黃芩各三兩　升麻二兩　梔子五枚

芒硝一兩湯成下

右五味。切。以水五升。煮取二升四合。去滓下芒硝。攪令調。分三服。得利爲度。不過三劑即差。

又療散發生瘡腫赤焮方。

取赤石臼一片。燒令赤。置酢中。擣作末敷之。如燥更易。以差爲度。又取糞中蠐螬蟲擣如泥塗腫上。不過三度即合口。甚妙。

又主腹內癰方。

大黃四兩　牡丹三兩　芥子半升　硝石三合

桃人五十枚去尖皮碎切

右五味。切。以水六升。煮取一升五合。分再服。膿即下。無膿者下血。

又若大熱背腫身多生瘡。下諸石方。

露蜂房六兩　木緋帛一尺　亂髮二兩　升麻三兩

右四味。先用緋帛裹蜂房等。以麻纏使遍。於炭火上燒。令烟盡。及熱擣碎作黑灰。篩之取末。候熱時空腹酒和服一方寸匕。日再服此藥五六日。即常以小便及大便下青黃赤汁。及黑物極滑而腥臭者。此石下候。三五度下即休。若多恐令瘦損。若不大急困。但煮五加木汁服。亦療丁腫。

又療背上初欲作腫方。

大黃　升麻　甘草炙　黃芩各三兩

梔子人百枚

右五味。切。以水九升。煮取二升半。分服。快利便止。不下便進。

又凡發背爲癰疽腫已潰未潰方。

香豉三升

右一味少著水和。熟擣如強泥。作餅子厚三分。依腫大小貼之。以艾布其上。灸其豉餅。使溫溫熱而已。勿令破肉也。若熱痛急易之。或一日二日灸之。若先有瘡孔。勿令豉餅蓋却。但四面著灸。孔中汁出。即差止。

又療惡毒腫著陰卵。或偏著一邊。疼急攣痛。牽入小腸。痛不可忍。一宿殺人方。

茴香草

右一味擣取汁。飲一升。日三四服。又取滓敷腫。此外國神法。從元嘉末來用之。神効起死人。

又生魚薄主乳癰方。

生鯉魚長七寸　大黃　莽草　竈中黃土各六兩

右四味。别擣魚如膏。三味下篩。更擣令調。以生地黃汁和敷腫上。日五六夜二三。即愈。

又療動散背腫。已自利。虚熱不除。宜服竹葉黃耆湯方。出古今録驗

竹葉切三升　黃耆四兩　小麥一升　芍藥三兩

甘草炙二兩　石膏研二兩　人參三兩　升麻一兩

茯苓二兩一法七分　桂心六分一法二分　當歸三兩　乾棗十四枚

五味子三兩　生薑三兩　乾地黃一兩　麥門冬三兩去心

知母一兩

右十七味。切。以水一斗二升。煮竹葉小麥。取九升。去滓内藥煮取三升。溫分四服。

又商陸貼諸腫方。

商陸二兩　黃芩　黃連　白芷

白歛　大黃　莽草各二兩　白芨二兩

右八味擣篩，消膠汁和如泥，塗紙貼腫，乾即易之。

又有患癰破下膿訖，著兌藥塞瘡孔，乃瘡痛煩悶困極，有人爲去兌藥，以楸葉十重，以布帛裹緩急得所，日再三易之，痛悶即止，此法大良，無比勝於衆法，貼此主癰疽潰後及凍瘡有刺不出甚良，冬無楸葉，當早收之，臨時以塩湯沃令潤用之，亦佳，薄削楸白皮用之亦得。

又梔子湯，主表裏俱熱，三焦壅實，身體生瘡，或發癰癤，大小便不利方。

芒硝（湯成下）　甘草（炙，各二兩）　黄芩　知母（各三兩）

大黄（四兩，別漬）　梔子人（七枚）

右六味切，以水五升，煮四味，減半，下大黄，煮取一升八合，去滓，内芒硝，分三服。

又療癰疽發背後小瘰癧，李根散方。

李根（切，一升）　甘草（炙）　桔梗　黄芩（各二兩）

葛根　當歸（各三兩）　桂心　芍藥（各四兩）

芎藭（六分）　通草　白歛　厚朴（炙）

附子（炮，各一兩）　栝樓子（一升）　半夏（洗，一升）

右十五味擣篩爲散，酒服一方寸匕，日三，瘡大困者，夜再，有人發背骨出十餘節，服此即差。

又主癰瘡發背方。

蜀椒（汗）　黄芩　人參（各二兩）　乾薑

附子（炮）　白歛　防風　桂心

甘草（炙，各一兩）　芎藭（二兩）　赤小豆（一合半）

右十一味爲散，酒服一方寸匕，日三夜再服之。

又内補散，療癰疽發背，已潰未潰，排膿生肉方。

當歸　人參（各二兩）　桂心　芎藭

厚朴（炙）　防風　白芷　桔梗

甘草（炙，各一兩）

右九味爲散，以酒服一方寸匕，日三夜再，瘡未合，服勿停。

又瞿麥散，主諸癰未潰，瘡中疼痛，膿血不絶法。

瞿麥　白芷　黄耆　當歸

細辛　芍藥　芎藭　薏苡人

赤小豆（末，各一兩）

右九味，先以清酒一升漬小豆，出銅器中熬之，乾復漬，漬復熬，五遍止，然後擣諸藥下篩，酒服一方寸匕，日三夜二，服三五日後，痛者痒，肌肉生，一法以春酒漬小豆，多痛倍瞿麥，痛未開倍白芷，多膿倍黄耆、薏苡人、芍藥，甚妙。

又黄耆散，主癰疽撮膿方。

黃耆五分多膿倍　赤小豆一分熱口乾倍　芎藭二分肉不生倍

芍藥三分痛不止倍　白歛三分　栝樓三分小便多倍之

右六味擣散。酒服方寸匕。日三服之。一方有甘草三分

又療發背及癰腫熱焮。已熟者即膿出。未熟者自然消除。神驗方。

牛蒡根嫩者洗去土勿令見風細切一大升

右一味。以水三大升煮令爛。絞去滓。更盛於甕器中重湯煎之。使如稀糊。以塗爛帛貼腫上。熱則易之。驗。

右迪功郎充兩浙東路提舉茶塩司幹辦公事張　寔

較正

重訂唐王燾先生外臺秘要方第三十七卷終

重訂唐王燾先生外臺秘要方第三十八卷目録乳石下一十八門

乳石發動熱氣上衝諸形候解壓方五十二首

石發熱嗽衝頭面兼口乾方六首

石發兼虚熱痰澼乾嘔方五首

石發吐血衂血方七首

石發熱煩及渴方一十六首

石發熱風頭痛心煩寒熱方三首

石發口瘡連胷面及身上心痛方一十四首

諸石發腹脹痞滿兼心痛諸形證方七首

石發熱目赤方一十首

石發痰結大小腹留壅老小虚羸方六首

石發大小便澀不通兼小便淋方一十六首

石發後變霍亂及轉筋方一十六首

石發後變下痢及諸雜痢方一十二首

石發兩脚卒冷兩脅腋卒熱并口噤方三首

石發苦熱解折下石方四首

服石後將息飲食所宜法二首

紫餺飥并食飲將慎法三首

服石後防慎貯雜藥等一首

唐王燾先生外臺秘要方第三十八卷

宋朝散大夫守光祿卿直秘閣判登聞簡院上護軍臣林億等　上進

新安後學程衍道敬通父訂梓

乳石發動熱氣上衝諸形候解壓方五十二首

論曰：夫乳石之性。緩而且速。能悍風寒。逐暑濕。導經脉。行飲食之氣。在陰即補其不足。在陽即能發其炎。陰盛陽虛。則二儀亢位。所以炎上府之受邪。則表熱氣隔。至陰之伏也。脉形陽浮而數。陰伏而沈。理之於經。自然通泰。若炙之於孫絡。即血脉遄流。或全抑之。則乖於石性。理而兼助。則表裏周縈。若遇小發。可自勞力按摩。不可即治。熱不已者。别法隨事擇用解散方。

療寒熱。胷中塞。面腫。手足煩疼。是鍾乳發。宜服生麥門冬湯方。

生麥門冬四兩，去心　豉三升，綿裹　葱白切，半斤

右三味。以水八升。煮取三升。分服。體氣熱是客熱。當自漸加衣物。雖似惡。加之後必佳。忌如常法。此方甚良。千金同

又壓丹石發方。天台山國清師所傳用

杏人一百枚，去皮尖

右一味。以水一升。於盤中研之。絞取汁令盡。以白麪二升。用杏人汁溲作餺飥。還以杏人汁煮。務令極熟。其病者量性多少噉之。令盡訖。又取美酒數升。煮十餘沸。候熱訖。病者量性多少飲之。徐令盡。蓋覆安卧。初覺心悶。項間四體輕虛。一服三年不發。大効。

又療乳石發方。

甘草炙　麻黄去節，各一兩

右二味。切。以水三升。煮取半升。和清酒半升。其患者先須火邉炙熱。徹欲汗。承熱服令盡。蓋衣卧。須臾大汗即差。千金翼同

又若因食倉米臭肉動乳方。

必須葱豉湯細細服之。五六度即差。千金翼同

又食飲損者方。

於葱豉湯中加當歸一兩。煎之。去滓。分服即差。若未可。即服蘆根湯。千金翼同

又若已服安和藥仍不退者。此小觸動。服葱豉等湯不解者。可服蘆根湯解壓之方。

蘆根　地榆　五加根各一兩

右三味。切。以水三升。煮取一升。服之即解。千金翼同

又若得時氣冷熱不調動乳者。皆是寒熱所致。其狀似瘧。

久久不療。損人性命。縱服湯藥。必終難差。宜作生熟湯浴之方。

以大器盛湯。若大熱投少冷水。即於湯中坐。勿動。須臾百節開。寒熱之氣皆從毛孔中出。變作流汗。若心中熱悶者。還服少許熱湯。即定。久乃出湯。以衣被覆蓋睡。豁然平復。如患太重者。不過三兩度即差。千金翼同

又解一切石發方。僧琢法

胡豆半升

右一味。擣研之。以水八合。絞取汁。飲之即差。虛弱人半升。中平以意量之。

又大黃丸方。

大黃五兩擣末　大麻子五兩熬勿令焦待冷於簸箕中以手挼去皮取人研如膏

右二味。合冶令勻。以蜜和丸如梧子大。以湯飲下十丸至二十丸。以宣利為度。此方甚妙。通腸壅秘。服之尤良。忌如常法。

華佗薺苨湯。療石毒卒發者。慄慄如寒。或欲食或不欲食。若服紫石英發毒者。亦熱悶惛惛喜卧。起止無氣力。或寒。皆是腑臟氣不和所生。療之方。

薺苨四兩　甘草　藍子各一兩　茯苓　黃芩各二兩　蔓菁子一升　人參一兩　芍藥二兩

右八味。切。以水一斗。煮蔓菁子。取八升。去滓。內餘藥。煎取三升。去滓。分三服。日三。若虛弱。倍人參。若氣上。加茯苓、薺苨一兩。甚良。千金翼云若體寒者倍人參減黃芩若氣上倍茯苓加薺苨一兩

應揚州所得异故單葱白湯藥。療沈體中數年或更發。宜服之方。

葱白一斤切

右一味。以水五升。煮取二升半。去滓。服盡。未定更作服之。至三劑即差止。

又療乳石發。樊尚書傳。蕭亮常服。良驗。余因熱重盛。切慮不安。遍於李虔祐。率更吳昇。諸議處求解法。亦稱此味奇絕方。

甘草二兩炙　生犀角一兩牛屑　萎蕤三兩

右三味。切。以水四升。煮取一升半。分服。甚效。

又方

烏豆二升

右一味。以水九升。煮取五升。去滓。以銅鉢重湯煮。取一升。每服一匙。盡即差。未定更作佳。

又若盛熱發方。

取無灰酒煮三五沸。承稍熱服之。以布手巾兩箇浸水以搨熱處。取差為妙。更互用之。

又療諸乳石發動，口乾，寒熱，似鬼神爲病方。
麥門冬八分，去心　五加皮　犀角屑　黄芩各四分
萎蕤四兩　梔子四分　升麻四兩　大黄五分
芍藥四分　大青　甘草炙，各三分　苦參六分
右十二味，擣篩，蜜丸，食後以蜜水服十四丸，漸加至二十九，日再，以意加減。千金翼同
又療諸石發熱困苦方。
豬脂五合，成鍊者　芒硝四分　葱白五合，切　豉心三合
右四味，以水三升，煮葱豉，取一升二合，去滓，下豬脂、芒硝，分三服，未差再服。千金翼同
又療石發熱盛，充實，四體煩滿，脉急數，大小便赤澀，升麻湯方。
升麻　黄蘗　黄連　甘草炙，各三兩
黄芩四兩　芍藥六兩　白鴨通五兩　淡竹葉切，一升
梔子十四枚　豉一升　大黄三兩
右十一味，切，以水二斗煮竹葉、鴨通，取一斗一升，去滓，澄清，取一斗，内諸藥，煮取四升，去滓，分三服。若上氣者，加杏人五合；滿，加石膏二兩。千金同
又常防備熱發法方。
麥門冬三兩，去心　甘草一兩　人參二兩

右三味，擣篩，蜜和丸如彈丸，一日服三丸，甚良。千金翼同
又三黄湯，折石熱，通氣，泄腸胃，解肌方。
大黄三兩，別漬　黄芩二兩　梔子一七枚　甘草二兩，炙
豉一升　麻黄一兩，去節
右六味，切，以水九升，煮麻黄，去上沫，下諸藥，煎取三升半，下大黄，三五沸，去滓，分服，得利以差止。千金翼同
又方
黄芩二兩　豉五合，綿裹　葱白五合　梔子二七枚
右四味，切，以水四升，煮取一升八合，去滓，分服，三劑差止。千金翼同
又療石發，身熱如火燒，黄芩湯方。靳邵法
黄芩三兩　枳實二兩，炙　厚朴炙　栝樓
芍藥各一兩　梔子人十四枚　甘草炙，兩
右七味，切，以水七升，煮取三升，去滓，分三服，忌如常法。千金翼同
又療熱氣結滯，經年數數發方。
胡荽半斤，五月五日採，陰乾。如此物可先收貯備之
右一味，以水七升，煮取一升半，去滓，分服，未差更作服。春夏取葉，秋冬取根莖用。
又療膈上熱方。

柴胡　黄芩　甘草炙　茯苓

麥門冬去心　枳實炙　生地黄各三兩　竹葉切一升

右八味。切。以水一斗。煮取三升。去滓分服。

又方

取河中石不限多少。燒令赤。投小便一大升。候冷頓服之良。

又方

取寒水石長含。以差爲度。

又方

取黄連水漬服。一升最良。

又療心下煩熱悶。內熱不安。冷石湯方。

冷石半兩細研之

右一味。以水攪如白飲。頓服。不差更作。

又去石毒麻黄湯方。

麻黄二兩去節　甘草二兩炙　豉一升綿裹

右三味。切。以水五升。煮取一升。去滓分温再服之。

又猪膏湯解大散方。

猪膏二兩烊之　豉一升

右二味。以水三升。煮豉取汁一升。內猪膏。服七合。日三。

服石人飲食宜清冷。不宜熱。熱即氣擁痞石。唯酒一種須熱也。千金翼同

又療乳石發。如寒熱狀似瘧方。

前胡半升　黄芩　甘草炙　生薑

知母各三兩　牡蠣熬　石膏各六兩　大棗二十枚擘

右八味。切。以水一斗。煮取四升。去滓分爲四服。取差爲度。此方甚良。

又療胷背頭中遊熱。補虛方。

黄耆　芍藥各三兩　甘草炙　桂心各一兩

茯苓　人參　石膏　生乾地黄

生薑　麻黄去節　麥門冬去心各二兩　大棗三十枚擘

竹葉切一升

右十三味。切。以水一斗二升。煮竹葉。取一斗。去滓下諸藥。煎取三升。去滓分服之。一方無茯苓有大黄

又療石發。諸藥療不差方。

以硝石含之效。

又方

若熱盛。可向冷地臥。腰下以厚物薦之。腰以上令薄。使受稍似凉即起。不得過度。

又三黄丸療虛熱氣壅不通方。

黄連　黄芩各三兩　大黄二兩

右三味擣篩蜜丸以湯飲下十五丸至二十丸如梧子以利即差。

又療精神如失氣攻上胃熱方。

柴胡　升麻　黃芩　澤瀉各三兩

淡竹葉切一升　生地黃切二升　乾藍　芒硝各二兩

右八味切以水八升煑取三升去滓下芒硝分服取利止忌如常法。

又療石熱將行體微筋急。即此方從叔汾州刺史河東公口受此法。余久服石每服此飲頗甚爲効方。

茱萸　萎蕤各一兩　豉心一升　葱白一握

右四味切以水四升煑取減半分服。

又療服諸藥石後或熱不禁多向冷地臥又不得食諸熱麪酒等方。

五加根皮二兩

右一味切以水四升煑取二升半候石發之時便服未定更作服。

又療諸石盛熱不除心腹滿小便赤大便不利吐逆氣衝胷口焦乾目赤重熱三黃湯方。

黃連　芒硝各二兩　甘草炙　大黃一兩

黃芩三兩

右五味切以水五升煑取二升半去滓下芒硝分服以利爲度甚良妙。

又療天行丹石發動上下擁隔不通頭痛口苦不能食立効方。醴泉杜主簿傳

青木香　紫葛　紫參　玄參

丹參　苦參　人參　石膏

代赭　細辛　桂心　獨活

茯苓　乾薑　齊鹽　吳藍各一分

巴豆二分去皮心熬

右十七味擣篩蜜和丸如梧子有患服三丸強者服五丸餘即量與之以飲下得快利三兩行即差忌如常法

又療石發內有虛熱胷中痞滿外風濕不解肌肉拘急方。

香豉一升　梔子十四枚　葱白一握　黃芩二兩

右四味切以水七升煑豉五六沸去豉內藥煑取三升分三服之不止更爲之。千金翼同

又療熱腫初起始欲作癰便宜服升麻湯方。

升麻　大黃　黃芩　芍藥

枳實各二兩　甘草炙　當歸各一兩

右七味切以水八升煑取三升分三服腫即消散如熱加黃芩三兩。千金翼同

又淡竹葉湯方。

淡竹葉切一升　茯苓　白朮　甘草炙

枳實炙　梔子　人參各一兩　大黃二兩

黃芩三兩

右九味，切，以水七升，煮取三升，分服，以差止。

又療服散不得力，食不下，飲酒解散，輒嘔吐，七味三黃湯方。

豉五合綿裹　梔子十四枚　枳實八分炙　甘草炙

前胡　大黃各一兩　芒硝二兩

右藥切，以水七升，煮取三升，分服。

又增損竹葉湯，解散下氣方。

黃連　麥門冬去心　竹葉切　人參各二兩

枳實炙　梔子各一兩　甘草炙　茯苓各二兩

右八味，切，以水八升，煮取三升，分服之，差止。

又療心忪熱煩悶如火氣上方。

石膏八兩　茯神　萎蕤　黃芩各四兩

橘皮　五味子　乾藍　麻黃去節

甘草炙　犀角屑各二兩　杏人去皮尖　梔子各三兩

右十二味，切，以水八升，煮取三升，分服之，差止。

又療虛勞，下焦虛熱，骨節煩疼，肌肉急，內痞，小便不利，大便數而少，吸吸口燥，少氣，折石熱方。

大麻人五合研　豉二升

右二味，以水四升，合煮取一升五合，分三服，三劑即止。千金翼同

又療內熱結不除，或更服散，或以飲酒冷食澡洗猶不解，或腹脹頭痛，眼眶疼，或先有癖實不消，或連飲不食，或時作心痛，服此湯皆愈方。

甘草炙　黃芩　大黃各二兩

右三味，切，以水五升，煮取二升，分三服。千金翼同

又散熱白鴨通湯方。

白鴨通五升，以沸湯二斗半淋之，澄清取一斗　麻黃四兩去節　豉二升

冷石一兩　梔子人二十一枚　甘草炙五兩　石膏三兩碎

右七味，切，以鴨通汁煮取六升，去滓，內豉，煮三沸。一每服五合，若覺冷，小便利，潤其間；若熱猶盛，小便赤促，服之不限五合，宜小小勞，漸漸進食，不可令食少，但勿頓多耳。千金同

又下氣除熱前胡湯方。

前胡　黃芩　甘草炙　茯苓各二兩

梔子人　枳實炙　大黃各一兩　杏人六十枚去尖皮

生薑三兩切

右九味，切，以水九升，煮取二升半，分服。

又麻黄湯，下氣解肌折熱方。

麻黄四兩 黄芩 甘草炙 石膏各三兩，碎

升麻二兩 梔子人一兩

右六味，切，以水一斗，煮取三升半，分三服之。

又療服升麻湯內解外不解者，宜此麻黄湯方。

麻黄去節 升麻 大黄 黄芩

石膏各三兩，碎 甘草一兩，炙 梔子人三合

右七味，切，以水九升，煮取三升，分服之，差止。

又療腹中無妨，直患虛汗方。

澤瀉 知母 石膏各二兩，碎 當歸

甘草炙 人參 桂心 黄芩

茯苓各三兩 麥門冬三兩，去心 竹葉切，三升

右十一味，切，以水一斗二升，煮竹葉取一斗，去滓，下諸藥，煮取四升，分服，差。忌如常法。

石發熱嗽衝頭面兼口乾方六首

論曰：五藏之尊，心雖爲王，而肺最居其上也。肺爲華蓋，覆其四藏，合天之德，通達風氣，而肺母火也，性慣受温而惡寒。心火更炎上蒸其肺，肺金被火傷，則葉萎倚著於肝，肺發痒即嗽，或因石增熱，心肝虛弱，不能傳陽至下焦，遂被正陽俱跻，變成嗽矣。或爲發背，或作癰頭也。決言惡寒，則何以知也？肺主皮毛，皮毛遇寒，即慄而粟起，其肺嗽亦萎倚著肝而成病，亦由木能扣金與鳴也。凡如此，先食養肺，抑心肝虛熱，和其腎，即愈矣。

療石發熱衝頭面，兼口乾嗽方。

生麥門冬去心 萎蕤 石膏各三兩，碎 生地黄汁七合

葱白一握，和鬚 乾葛四兩 豉心三合

右七味，切，以水七升，煮取三升，分三服。忌如常法。

又療熱嗽方。

取生豉漬汁，温之，纔免冷，食服訖，即臥，勿令入腹中故也，以意消息之。

又天門冬煎，主定肺氣，去風熱，明目，止嗽喘，癰血腥，乳石發冷而補之方。通按：天冬性冷而能補病虛熱者宜服

天門冬汁一升 生地黄汁二升 生薑汁二合 杏人五合，去皮尖，研如膏

白蜜八合 牛酥五合 款冬花 升麻

百部根 紫菀 麻黄去節，各二兩 甘草四兩，炙

右十二味，切，以水八升，煮麻黄，去沫，下諸藥煎，取二升，去滓澄濾，銅器中微火煎，去半，下天門冬等汁，次第下之，鍊成煎，取一匙含咽之，日三五度，取差。忌如常法。

又療上氣肺熱，呼嗽沸唾方。

麥門冬十分去心 杏人三十枚去皮尖研 貝母 生薑各六分切
石膏八分碎 黄芩五分 甘草炙 五味子
白朮各四分 淡竹葉切一握 白蜜一匙
右十一味。切。以水四升。煮取一升二合。去滓內蜜。分服。
若須利入芒硝。
又療肺脹氣急呀嗽喘麤眠臥不得極重恐氣即絕。紫菀
湯方。
紫菀六分 甘草炙 茯苓各八分 檳榔七枚碎
葶藶子三分熬末之
右五味切。以水六升。煮取二升。去滓分再服。
又宜服丸主上氣呀嗽不得臥臥即氣絕方。
芸薹子 葶藶熬各十二分 馬兜苓十顆 紫菀
人參 杏人去皮尖 皂莢去皮子炙 白前
甘草各六分炙 漢防巳八分
右十味擣篩。蜜和丸如桐子大。服十丸至二十丸。增減
量之。
石發兼虛熱痰澼乾嘔方五首
論曰。凡人有五藏。合則脾胃爲水穀之府。且國府足穀。則
足食足兵也。人胃足食。則榮衛不厥。若人能食則能悅也。
陰陽和平。有何患乎。若服食之人。皆增於熱。失時不食。則
胃口乾焦。胃口乾焦。則土不足。或因飲酒水。而食少。變爲
痰結。酒水流下。迎令上昇。下焦無陽。即陽虛也。中府無穀。
上焦漸炎。致陽嘔噦。經曰。陽數即嘔吐。又曰。嘔噦發下焦
之間。此之義也。可以破痰結。通水穀。填胃府。則無咎也。夫
通填之義。不可虛其虛。實其實。岐伯曰。瀉虛補實。神去其
室。他藏皆倣此。
療因飢空腹飲酒飲水。食少痰結心頭乾嘔方。
枳實三兩炙 梔子人一兩 香豉半升 大黄二兩別浸
右四味切。以水六升。煮取二升。分再服。忌如常法。
又療結熱澼心下腫胷中痞塞嘔逆不止鳫肪湯方。
鳫肪一具 甘草炙 當歸 桂心
芍藥 人參 石膏各二兩碎 桃人三十枚去皮尖
大棗二十枚擘 大黄二兩
右十味切。以水一斗二升。煮鳫肪。取汁一斗。煮諸藥。取
五升。去滓分服。無鳫肪。以鳫肉。無鳫以鴨代之。雞亦得。
又療嘔不止不下食方。
薤白一握 橘皮一兩 豉半升 麥門冬二兩去心
粟米一合
右五味切。以水三升。煮取一升。去滓。細細服之。差止。
又療熱發胷中痰醋乾嘔煩熱方。

半夏洗 白薇各一兩 乾薑一兩 甘草半兩炙

右四味切，以苦酒五升，煮取三升，分服。夫苦酒能令石朽爛，故用之。

又療數振動煩悶嘔逆，人參湯方。

人參 甘草炙 栝樓 麥門冬去心各二兩

黃芩 蘆根各一兩

右六味切，以水四升，煮取二升，分四服，差止。

石發吐血衄血方七首

論曰：五藏所藏，心藏血也。血之傷盛，則心脫力，制固無守，自然流溢，爲陽氣傷故也。或有衄血者，加以肺風熱之謂也。若益之於服石，則客熱復盛，榮衛增勞，旋周無度，則投虛而出，出而多則傷榮，氣色奪而黃，久不療則氣攝攝傷損，先須破汚血，留好血，調經絡，平腑藏，則愈也。

療石發熱盛吐血方。

生地黃五兩擣碎 小薊根一升切 黃芩二兩 豉一升

梔子人三七枚

右五味切，以水五升，煮取二升，分溫服之。

又衄血方

生地黃汁 小薊汁

右二味隨多少，以點鼻中，兼服之良。

又療心腑中熱甚，鼻中衄血不止方。

胡粉熬 光墨末 釜下墨末 乾薑

髮灰 伏龍肝末等分

右六種但得一物，以兩碁子許，以竹筒吹令入兩鼻孔中，即止。

又方

橘皮 蒼耳莖葉 翹遥莖葉 生地黃

雞蘇苗

右五種但得一味，擣絞汁，服五六合，即止。如未定，即更服之。

又療頭痛壯熱，鼻衄血，心上硬，遍身疼痛，四肢煩悶，兩髀舉不得方。

小薊四兩 青竹茹 生麥門冬去心碎 雞蘇各三兩

生薑二兩切 生地黃汁半斤

右六味切，以水九升，煮取三升，去滓，分服之，以止爲度。忌如常法。

又療卒吐血一二升，口鼻俱出，至一二斗者方。

生地黃汁 小薊汁 生麥門冬汁 伏龍肝十匙

右地黃等三味汁相和，每服五合，著伏龍肝末一匙許，和攪服之，以止爲度。忌如常法。

又療心悶吐血方。

生麥門冬八分去心　生地黃二十四分碎　甘草四分炙　薺苨

乾薑各六分　茅根十分　香豉五合以綿裹

右七味。切。以水五升。煮取二升。去滓。分服之。忌如常法。

石發熱煩及渴方一十六首

論曰。凡人陽處其表。陰處其裏。則非純陰在其下。復非純陽在其上。皆須陰陽通于。陰陽通乎。則五氣不乏。五氣不乏。則人無病。只如服石之人多爲陰虛而服。攝之過溫。則經脉湊溢。或遭陽時亦發其證也。正陽本自浮昇。石力更藏陽氣。客主兩陽併蒸肺肝。故患渴也。或藏實腑虛而生發背亦渴。不獨兩陽爲禍也。且肺是庚辛。庚辛畏火。卽告其子。其子腎。腎爲壬癸。雖子投而性惡寒。陽雖得水暫寒。而水潛流於下。客水正水足爲滂沱。渴乃未除。更增腎冷。凡遇此候。皆先泄溝瀆。致陰氣於腎。微理其石氣。孰不痊乎。

療解散失度。飲食冷熱不消。虛脹吐清水而渴悶欲死方。

人參　栝樓　枳實炙　甘草炙

白朮各一兩　大棗二十枚擘

右六味。切。以水六升。煮取二升半。分溫二服。差止。

又療發癰。虛熱大渴方。

生地黃八兩　竹葉切三升　小麥二升　黃耆

黃芩　通草　前胡各三兩　栝樓四兩

芍藥　升麻　甘草炙　大黃別浸

知母　茯苓各二兩　人參　當歸各一兩

右十六味。切。以水二斗。煮竹葉小麥。取一斗。去滓。內餘藥。煮取四升。去滓。分服之。小便利。除通草。大熱者去人參當歸。忌如常法。

又療客虛熱衝上焦。胷中。口乾燥。頭面熱。亦并渴方。

生葛汁　生地黃　生麥門冬汁　白蜜各一升

棗膏八合　生薑汁二合

右六味。和煎之。內蜜候如稀餳。食後漸漸含之。其功甚妙。

又療消渴止小便方。

黃連一斤金色者　麥門冬八兩去心　生地黃汁　羊乳

栝樓汁各三兩

右五味。擣上二味爲末。以汁相和藥末。衆手一時丸如梧子。食後以飲服二十丸。忌如常法。

又療熱渴。竹葉湯方。

淡竹葉切五升　茯苓　石膏各三兩碎　小麥三升

栝樓二兩

右五味切。以水二斗煮竹葉。取八升。下諸藥。煮取四升。去滓。分温服。忌如常法。

又療發癰盛患渴。口乾。排膿止渴方。

黄耆　梔子人　栝樓　生乾地黄　升麻各二兩　麥門冬去心　芍藥各二兩　黄芩一兩半

右八味切。以水一斗。煮取三升。服之。差止。忌如常法。

又療消渴方。

取螺二升

右一味。以一石江水浸養之。傾澄取汁飲之。經日放却。更取新者漬之。准前服。

又方

竹根濃煮汁飲之。

又方

煮青粱米汁飲之。

又方

擣冬瓜汁飲之。

又方

冬麻子二升

右一味擣。以水煮三四沸。飲之。

又方

以水浸雞子。取清生服。甚良。

又方

黄蘗一斤

右一味切。以水一斗。煮汁飲之。

又方

桃人五升，去尖熬　研白米三升

右二味。以水一斛。煮取三升。渴即飲之。良。

又方

石膏碎　枳實炙　茯苓各三兩

右三味切。以水九升。煮取四升。分服之。

又方

茯苓半斤　澤瀉四兩　白朮　乾薑　桂心各三兩　小麥三升　甘草二兩，炙

右七味切。以水一斗。煮小麥。取八升。入藥。煎取五升。分服之。

石發熱風頭痛心煩寒熱方三首

論曰。五行五藏。皆互相生。肝雖處中而爲藏首。位在甲乙。懷養懷仁。故應春而王也。爲心之母。餘藏循而次生焉。心爲王。主身神。毅而無纖不察。四藏爲四鄙。四鄙有憂。王必懷憂。四藏和平則王有悦。悦則榮衛不錯。憂則經絡患生。

心不受邪所病者爲憂樂能致也肺爲風府施於太穹爲呼吸之門氣息之道也諸藏紊亂氣息皆形誰能出不繇戸耳若熱風盛心憂卽頭痛若過憂卽心煩熱盛必寒寒盛必熱倚伏之道足可明焉皆繇風在邪熱之謂也但平風熱抑在邪榮衛自然通泰也

療熱如火燒頭痛心煩悶乍寒乍熱胷中熱嘔逆方

升麻　前胡　甘草炙　黃連各二兩

黃芩　生地黃各三兩　枳實炙　梔子人

栝樓各一兩　豉五合綿裹

右十味切以水八升煮取三升分服忌如常法

又療食訖心煩悶眩心下胷中不安方

茵陳四兩　大黃二兩　梔子人二十枚

右三味切以水五升煮取二升分服取差

又療頭疼欲裂方

取當歸二兩清酒一升煮取六合飮至再服

石發口瘡連胷面及身上心痛方一十四首

論曰夫人痒者爲虛痛者爲實在表爲虛在裏爲實心肺虛熱衝胷口乾乾久乃成瘡生膿則痒矣自然虛極非是實也藏者藏也爲不能含藏陽氣使陽氣妄出發則日虛若獨肝家有風卽木氣搏心故痛亦非眞心痛苦眞心痛只得半日而死爲心不受邪故也

療乳石熱發頭痛心痛胷脇脹滿寒熱手足逆冷或口生瘡爛或乾嘔惡聞食氣氣上欲絕久虛者方

前胡　芍藥　黃芩　大黃

甘草炙各二兩　大棗二十枚擘

右六味切以水八升煮取三升分服若堅實加茯苓二兩若胷滿塞加枳實一兩炙若吐逆加乾薑二兩若口燥加麥門冬二兩增減以意量之忌如常法

又療食失度口中發瘡漱之湯方

黃芩三兩　升麻　甘草炙各二兩　石膏五兩碎

右四味切以水五升煮取三升去滓冷含漱口吐却日十數過差止

又療口瘡方

子蘗四兩　龍膽三兩　黃連二兩　升麻一兩

右四味切以水四升煮取二升別取子蘗冷水浸投湯中令相得絞取汁稍稍含之取差忌如常法

又若熱發腹內胷悉有瘡方

升麻二兩　烏梅十枚　黃芩　黃連

栝樓　甘草炙各一兩

右六味切以水五升煮取半去滓含之咽亦不妨

又療體赤熱煩悶。口中瘡爛。表裏如燒。痛不能食方。

黄芩三兩　梔子人二十一枚　香豉二升　大黄二兩

右四味切。以水四升。煮取一升半。去滓分服。

又塗飛雪湯方。

麻黄四兩去節　石膏二兩碎　黄芩三兩　芒硝四兩

右四味切。以水八升。煮取四升。去滓内生雞子白二枚及芒硝。攪令匀。以拭瘡上。取瘡差即止。

又療熱不散。體生細瘡并熱不止方。

黄連　芒硝各五兩

右二味切。以水六升。煮取三升。去滓内硝。以拭瘡上。取差爲限。

又療紫石發動。惡寒壯熱。口舌乾焦方。

烏豆二兩

右一味。以水四升。煮令稀稠得所。如餳。去豆下蜜二合。更一兩沸。以匙抄細細含之。如腹中鳴轉欲利即停。得利即差。忌熱食陳臭物。千金翼治發背癰疽

又療石氣發熱。身體微腫。而生瘡方。

升麻　萎蕤各六分　黄芩　紫雪各八分湯成下

甘草炙　犀角各四分　梔子十四枚

右七味切。以水五升。煮取二升。内雪分服之。以飛雪湯塗之即差。千金翼同

又療體卒熱生瘡。麥門冬湯方。

麥門冬五兩去心　豉二升　桂心　人參各二兩

甘草三兩炙　葱白一斤

右六味切。以水一斗。煮取三升。去滓分服之。忌如常法。

又療表裏俱熱。身體生瘡。或發癰癤。大小便不利方。

芒硝湯成下　黄芩　知母　甘草各二兩

梔子人二七枚　大黄四兩

右六味切。以水五升。煮取二升。下芒硝。分服。忌如常法。

又療兩鼻生瘡。熱痒。内亦熱。兼頭痛方。

麥門冬去心　知母　澤瀉　甘草炙各二兩

粳米五合　竹葉切一升　小麥二升

右七味切。以水一斗半。煮竹葉小麥。取九升。去之。内諸藥。煮取四升。去滓分服。日三夜一。忌如常法。

又療生瘡熱氣奔胷方。

豉一升　葱白切　梔子人各十四枚

右三味。以水二升。煮取九合。去滓分服之。忌如常法。

又療石熱發。煩熱滿脹。及體生瘡。兼氣力弱方。

黄芩　芒硝　麥門冬各二兩　大黄三兩

梔子十四枚　甘草一兩炙

右六味，切，以水六升，煮取二升，分再服之。

石發腹脹痞滿兼心痛諸形證方七首

論曰：服石之人，發狀非一，或發於外陽，則頭角皮膚作病，癰腫頭痛是也；或發於內陰，則反冷藏虛，口瘡吐血是也。凡氣內溫五藏，外榮經絡，石性清淨，不喜煩穢，目所覩，鼻所聞，皆欲馨香，不願鬱腐，因成種種之病也。或食陳臭生酸之物，貯於胃腑，胃腑不受，推諸藏，諸藏不受，即肝膈痞滿，或爲臚脹而堅積，便發心痛，亦非心自然而痛，爲穢觸神氣也。覺此候者，可速滌腸胃，無令留壅，不然，即成痰澼，其心轉痛，豈能不勉哉。

靳邵療寒過度成痰澼水氣心痛百節俱腫者大黃丸方

大黃　葶藶子熬　豉各一兩　杏人去尖皮熬

巴豆各三十顆去皮心熬

右五味，大黃擣篩末，四味別擣如膏，入少蜜和，更擣一千杵，以飲下一丸如麻子，稍強至二丸、三丸，以意量之。忌如常法。

又療赤石脂發心痛，飲熱酒不解方。

葱白半斤切　豉二升綿裹

右二味，以水六升，煮取二升半，分服之，良。

又療大熱，心腹滿脹方。

石膏半斤碎　黃芩　麻黃　芍藥各二兩

大青　續斷各三兩

右六味，切，以水八升，煮取四升，去滓，分服之。

又療心腹痛不解，若通身顫寒者，榮衛不通，人參湯方。

麻黃三兩去節　人參　枳實炙　黃芩

甘草炙　茯苓各一兩

右六味，切，以水五升，煮二升，分服之。

又療散發心痛，腹脹，兼冷熱相搏，甘草湯方。

甘草炙　枳實炙　白术　梔子各二兩

桔梗三兩

右五味，切，以水六升，煮取二升，分再服之。忌如常法。

又療腹脹頭痛，眼瞤疼，先有癖實不消，或飲酒下食內熱，或時時心急痛方。

甘草炙　黃芩　大黃別浸　麥門冬去心

芒硝各二兩　梔子三十枚

右六味，切，以水七升，煮取三升，分服之。忌如常法。

又療石發動，上氣，熱實不除，心腹滿，小便赤，大便不利，痞逆衝胸，口乾燥，目赤痛方。

大黃一兩別浸　黃芩三兩　黃連　甘草炙

芒硝　麥門冬去心各二兩

右六味切以水五升煮取二升入大黃更煎三五沸去滓分再服之

石發熱目赤方一十一首

論曰凡人五藏盡有風而發有高下動有深淺則腎風發腳氣肝風目淚而暗肺風鼻鼽噎而嗽脾風肉緩而重心風恍惚而忘若加於熱亦隨藏覩候即肝風脅滿而怒喜靜加之熱即目漠漠而暗若石氣兼之則赤而益痛或生努肉及腫而爛速可隨輕重瀉之不然喪明矣經曰肝王則目赤若兼石則冬慎勿食熱熱既不散遂成伏氣遇春必發預宜法防之即非石藥之過豈不惜哉黃帝曰形受味精受氣皆爲飲食寒温呼吸之召也諸藏倣此

療眼乆赤痛方

乾棗相接長一尺切　黃連相接長一尺擘

右二味以水一升煎三合綿裹夜臥點眼眥中以差爲度忌如常法

又瀉肝湯不服石人亦主之方

大黃　黃連　石膏各二兩碎　甘草炙

黃芩　細辛　生薑　半夏洗各一兩

梔子十四枚擘

右九味切以水八升煮取三升分溫服忌如常法

又療眼赤閉目不開煩悶熱胷中澹澹瀉肝湯方

前胡　大青　秦皮　乾薑

子芩　細辛各三兩　決明子三枚　梔子人二兩

石膏八兩碎　淡竹葉　車前葉各切一升

右十一味切以水一斗煮取三升去滓分服或加朴硝三兩得利即差忌如常法

又療眼腫痛不開方

精猪肉薄切以貼眼上熱即易之一方用子肝又以井花水浸更再用之取差

又療乆風目赤兼胎赤方

光明鹽六分　杏人油五合又云半雞子

右二味以淨銅鑼一尺面者一枚內鹽油即取青柳枝如筋大者一握急束截令頭齊用研之三日候如稠墨即先剜地作一小坑置瓦于底又取熱艾一鷄子許于瓦上燒火即安前藥鑼覆坑上令烟熏之勿令火滅候火盡可收置於銅合子或埆合子中每夜用點目眥間便臥頻點之取差通按前目病胎赤用此方

又主眼生赤脉息內磣痛不開者方

大棗七枚取肉　黃連二兩碎綿裹　淡竹葉切五合

右三味以水二升煮竹葉取一升澄清取八合內棗肉

黃連煎。取三合。去滓。以點眼眥中。差止。

又療目痒赤方。

黃連半兩碎　丁香二七枚碎　黃蘗皮半兩切　青錢七文

棗人三七枚碎

右五味。以水二升。煮取一升。去滓。以綿纏杖子頭點之妙。

扁鵲療令人目明髮不落方。

取十月上巳日槐子。去上皮。不限多少。於瓶中封口三七日。初服一枚。再服至二枚。十日十枚。還從一起甚驗。

又療發熱。心腹脹滿。小便赤。大便難。逆衝胷中。口燥目赤痛方。

黃芩　大黃各二兩　梔子一兩　豉三合

右四味。切。以水三升。煮取一升二合。去滓。分服。

又療目瞖方。

乾藍二分　雄黃二分研

右二味相和。以少許點上。三五度即便差。

石發痰結大小腹留壅老小虛羸方六首

論曰。夫老小厖羸。爲和氣不足。寒氣獨積于地。炎氣獨散于天。天地不交。故體成否。體成否則肌肉不潤。腠理不通。胷膈氣急。腸胃招滿。爲陰氣衝陽。陽不接也。或膀胱堅積。支足沉痾。爲陽氣不能下營。陰氣獨盛也。致大腸留擁。湯藥不下。或水穀不消。更加短氣。若不利關格。寔不得其死也。

療羸劣老弱。體性少熱。因服石散而寒氣盛。藥伏胷膈。冷熱不調。煩悶短氣欲死者。藥既不行。又不能大便。作害於人。急宜吐之方。

甘草四兩生用

右一味。切。以水五升。煮取折半。去滓。令頓服之。當大吐。藥亦與病俱去。便愈矣。夫散家患心腹痛。服諸藥不差者。服此甘草湯。諸膈即通。大便亦利。甚驗。

又療甚虛羸。去熱益氣力方。

竹葉切一升　大棗二十枚擘　黃耆四兩　芍藥三兩

甘草炙　人參　乾地黃　升麻

生薑各二兩　桂心　黃芩　茯苓各一兩

右十二味。切。以水一斗五升。煮竹葉。取一斗。去竹葉。入諸藥。煎取三升。分溫服之。忌如常法。

又療散發後虛熱羸乏。或脚疼腰痛。本是虛勞人。并挾風。宜腎瀝湯方。

羊腎一具去脂膜切　五味子三兩　當歸　甘草炙

芎藭　遠志去心　芍藥　麥門冬去心

茯苓各一兩　乾地黃　生薑各四兩切　黃芩

桂心各一兩　大棗二十枚擘

右十四味。切。以水一斗煮腎。取八升。內諸藥煎。取三升半。去滓。分服。忌如常法。

又療性熱虛羸。補益方。

生地黃二石細切蒸之極熟

右一味。以好酒一升灑之。暴乾。擣。衆併手丸之。每食前含一丸如胡桃大。咽令盡。日三五度。甚妙。

又療人身體黃瘦不能食。及服藥腰背拘急痛。眠臥僭狀。沈重不能起行。宜秋夏中服之方。

半夏洗　茵蔯各四兩　生薑　茯苓各三兩

黃芩　土瓜根　梔子各二兩　大黃一兩別浸

右八味。切。以水八升。煮取三升。去滓。分溫服。

耆婆湯。療人風勞虛損。補髓令人健方。

麻油一升　牛酥一斤　蔥白一握　胡麻人一升研

豉二升以水二升漬一抆取汁　蜜一升　上酒二升

右七味。先於鍋中入油煎令沸。著蔥白令色黃。下酥蜜豉汁麻人。沸。下酒。成煎。收不津器中盛之。日服一匙兩匙。或和酒服亦妙。冷即加生薑一斤取汁。乾薑末亦可用之。

石發大小便澀不通兼小便淋方一十六首

論曰。夫言大小便澀者。皆繇大腸虛受邪氣所致也。且府有高下。而肺府係在天上。中接土府。名之大腸。爲傳導之府也。有風氣熱結。即大便乾澀而不通順。或發癰腫。口鼻乾燥。或腎府有虛。則心肺俱熱。使小便赤而澀也。或腎氣虛熱。膀胱不足。加之以渴飲。即小便淋澀。皆繇藏虛不能主其府也。且形能受味。氣能致精。氣散則精虛。味益則體實。體實之人。筋骨有餘。因勞精氣。精氣既衰。即招其病。故石氣流入膀胱。作其淋疾。則非正石氣而行。此肺遭熱盛傳之於腎。腎爲精竭。純陰自孤。石氣懼陰不入。便投其膀胱。膀胱受邪。遂成淋也。淋狀合澀數赤熱而痛。何以知之。澀至。故知肺傳於子也。數至。爲子被母逼。水急奔下也。熱赤至。爲心與石氣相傳也。痛至。爲本藏自虛。客氣衝擊也。所以服石藥者。藉其少滋味而助精氣。即神門之固。病邪不能入也。何以知因石虛竭。虛竭之人。其陰好怒而交接難畢。其病名強中。或不交接。其精自流也。或爲消利。爲作消渴。皆由少服諸石。用之傷勞也。夫遇茲候等。可救其病。失時不療。便至夭枉。不可全服補虛之藥。恐變諸疹。常以不虛不實於大腸。不寒不燥於腠理。能調神氣。有何患乎。

療小便淋澀。少腹痛方。

大黃　芍藥　茯苓各一兩　麻人四兩研

右四味切。以水五升。煑取二升。去滓。分服之。良。

又方

桑螵蛸二十枚熬　黃芩一兩

右二味切。以水一升。煑取四合。頓服之。

又療熱淋澀痛方。

車前草　葵根各切一升　通草三兩　芒硝八分

右四味切。以水五升。煑取二升。去滓。入芒硝。分服之。

又療血淋不絕方。

雞蘇　竹葉各一握　葵子末　石膏各八分碎

蜀椒末四分

右五味切。以水二升。煑取九合。後下葵末服之。

又療初患淋方。

滑石五兩　通草二兩　石韋拭去毛　瞿麥各三兩

芒硝二兩湯熱下　冬葵子二升

右六味切。以水九升。煑取三升。分服之。忌諸熱物。

又療淋積年醫不能愈。或十日五日一度發。即可。時或頻發不定方。

冬葵子　滑石各八分　茯苓　芍藥

子芩　蒲黃　芒硝各六分　石韋去毛

瞿麥各五分　陳橘皮四分

右十味擣散。空腹煑後飲子和服一方寸匕。加至二匕。以小便通利爲度。忌如常法。

下散飲子方

桑白皮六分　白茅根十分　通草八分　甘草四分炙

滑石十分

右五味擣散。煎湯服前散。

又卒患淋方。

取舡底青苔如雞子大。以水一升煑服之。

又主熱淋方。

白茅根四斤切

右一味。以水一斗半。煑取五升。適寒溫飲之。差止。

又石淋狀如碎沙石下者方。

車前子二升以絹囊盛

右一味。以水八升。煑取三升。經宿空腹服之。即石下。

又療煩熱。身體微腫。不能食飲。小便不利方。

茯苓三兩　甘草炙　栝樓根　人參

黃芩　桂心　白朮各一兩　枳實二兩炙

右八味切。以水六升。煑取三升。去滓。每服三合。盡。即差甚妙。

又療氣上不得食嘔逆大小便澀氣滿煩悶折熱下氣方。

前胡 黄芩各三兩 梔子 大黄各一兩

甘草炙 茯苓 生薑各二兩 杏人四十枚去尖皮碎

右八味切以水八升煮取三升分服之忌如常法。

又療熱小便數少如淋葵子湯方。

冬葵子一升

右一味以水三升煮取一升半分服之忌如常法。

又若大小便塞不通或淋瀝尿血陰中疼痛此是熱氣所致先以冷物熨之小腹又以熱物熨更互冷熱若小便數亦是取冷所致即暖將息也。

療發熱體氣昏昏不痛不痒小便赤澀方。

生茅根五大斤淨洗擣絞取汁服之差。

又若發熱口乾小便澀方。

取甘蔗去皮盡足喫之咽汁若口痛擣取汁服之。

又方

取萎蕤五兩煮汁飲之差。

石發後變霍亂及轉筋方一十六首

論曰服石之人體常多熱熱即引飲飢復加飡水穀既傷胃府失度土既衰損木必來乘故曰肝入胃即泄或單下而不吐是肝乘之盛也木既尅土尅過必宜二氣俱虚而肝必怒陽氣既乏則發轉筋變吐加腎肝之病也宜速止之仍温足而兼復調以五味其病必痊矣。

療石發霍亂絞痛不可忍方。

茱萸一升

右一味以酒三升煮取一升强服之得下差。

又療霍亂吐多者必轉筋不渴即臍上築者腎氣虚先療其築理中湯方。

人參 桂心 甘草炙各三兩 乾薑二兩

右四味切以水八升煮取三升分服又加白术三兩。

又療霍亂轉筋入腹方。

取雞屎白乾者一方寸匕以水和頓服之。

又療轉筋入腹痛方。

灸脚心下當拇指上七壯。

又方

灸足大拇指下約中一壯。

又乾嘔方。

灸手腕後中指兩筋間左右各七壯名間使。

又若吐止而下痢不止方。

灸臍下一跌約上二七壯。

又嘔不息者方。

薤白一握

右一味切以水一升。煮取六合。頓服之。

又吐痢不止轉筋入腹欲死方。

生薑三兩切

右一味。以酒一升半煮三沸。頓服之良。

又方

藿香一把

右一味以水四升。煮取一升。服之差。艾亦佳。

又療轉筋不吐不下。氣息急方。

木瓜一枚

右一味切。以水二升。煮取一升。服之差。

又方

高良薑五兩搥碎

右一味。以酒二升。煮取一升。服亦主腹痛。

又方

桑葉切二升

右一味。以水三升。煮取一升三合。去滓服之。

又療腹滿痛不可忍方。

取鹽一合熬。以水二升。煮取一升。頓服。即得吐止。若吐痢止。心中煩悶及渴不止。取竹瀝一升分服即止。不止。心中復似冷。取茱萸一兩於鐺中炒擣末。以水二升。煮取一升。著少鹽澄清服之。取差。

又療霍亂吐痢不止方。

粟米任多少研

右一味以水攪如乳。服之即差

又療脚轉筋方。

灸兩大拇指爪甲後連肉處當中尖三壯。

石發後變下痢及諸雜痢方一十二首

論曰。凡石性剛烈。氣多炎上。理之傷温。即火轉爲熾。內煎脾肺。脾肺苦熱。遂成其渴。飲水過量。即洩腸胃。胃得水則吐。腸得水即金寒。藏雖寒火炎不滅。水漸流下而爲行潦遂變擁。腸胃虛冷。水穀不消。在陽益氣不飡。在陰腸鳴而泄。久將不差。有成痢者。經言嘔噦發下焦之間。其斯之謂歟。療下痢乾嘔。服香豉多服之佳。如不損更發。宜服此方。

香豉二升　乾薑三兩　甘草二兩炙　葱白一升切

右四味切。以水五升。煮取二升。去滓。温分服之。甚良。

又方

乾薑五兩

右一味切。以水二升。煮取一升。去滓頓服之。

又療白赤痢兼熱悶方。

梔子人十四枚　薤白一握切

右二味。以水三升。煮取一升二合。去滓分服之良。

又療白痢方。

黃連一兩碎綿裹　白蜜一合

右二味。以童子小便二升漬一宿。煮取一升。去滓入蜜分服之。

又方

黃連一兩碎　薤白切一升　烏梅一握

右三味。以水二升。煮取一升。分温服之。

又療解散巳經快利。熱尚不退。兼痢不斷。黃連湯方。

黃連一兩碎　白粱米二合

右二味。以水五升。煮取二升。分服之。

又療癰腫熱盛。取冷過多。寒中下痢。食完出方。

甘草炙　乾薑　附子炮各六兩　蜀椒二百三十枚汗

右四味。切。以水六升。煮取三升。分服之。忌如常法。

又療天行。兼有客熱。下血痢。止血。破棺起死。黃連湯方。

黃連四兩　黃蘗三兩　梔子人十五顆　阿膠一兩炙

乾薑　枳實炙　芍藥各二兩

右七味。切。以水六升。煮取三升。分服之。忌如常法。

又療解散除熱止痢。黃連湯方。

甘草炙　升麻各一兩　黃連三兩　豉五合

梔子人十四枚

右五味。切。以水三升。煮取一升。分温服之。

又解散因痢。宜服甘草湯方。

甘草炙　人參　黃連各一兩　梔子人二十一枚

右四味。切。以水五升。煮取二升。分服之。

又療熱毒赤白痢方。

羊肝去膜切以水洗二十遍血盡以粟米飯拌作麪餅

右一味。以水煮熟。漉著漿水中淘之。乾漉。以美蒜虀候極飢食之。不過三兩頓。即差。

又療水穀痢方。

取鯽魚。無問多少。治如食法。以新布乾拭。斷血脉。切作鱠。以蒜虀食之。取足。候至夜。要以白粥量事喫之。即得差。忌如常法。

石發兩脚卒冷兩脅腋卒熱并口噤方三首

論曰。經言脉有陰蹻陽蹻。有陰搏陽搏。此在三陰位也。脉足大陰。脾脉也。脾爲中州。含藏陽氣。壓本脉者矣。若人之和平。則脾能行陽氣。暖其三陰。三陰暖則足能舒適。若脾虛不能含藏。則地氣漸泄。陽上騰。則三陰堅寒。足便冷也。

或有踵緩急不仁者。則加之以腎肝之氣不足。使少陰厥陰之闕也。所以足無載運之功。而不能蹻捷其力。是陰搏其陽。此由藏虛所生。陽氣傷狂。而陰不能獨理。有因發熱口噤。及腋下熱不可近者。即三陽傷盛之所致也。況服石增熱。飡餌失度。在陰爲疢。可外温其足。內置陽氣於三陰則愈也。在陽爲疢。可微冷於外。又以寒藥散其內熱。其痾豈能逃乎。

療兩脚卒冷方。

以醋漿温置盆中以浸脚。即差。

又療口噤氣上欲絕方。

蔓菁子二升 茯苓三兩 蓼藍子 人參
薺苨 甘草炙 黃芩 白术各一兩

右八味切。以水二斗煮蔓菁子取八升。去滓內餘藥煮。分服。若口噤以物嚾之。即差。

又療兩腋熱不得相近方。

滑石一斤 寒水石三斤 芒硝一斤

右三味擣散。取絹一尺分作袋盛散藥。結口。更互於腋下夾之勿住。取凉冷止。

石發若熱解折下石方四首

論曰。五形之人。其性各別。則土形之人。骨聳氣清。水形之人。體薄氣長。木形之人。筋骨麤。聲圓而長。火形之人。性急氣尖而散。其有固疾者。則先服草藥。病愈後始服石。必速應也。凡土火二形人。性躁氣高而肥盛。多火氣。若更服石。益之於炎。物盛必衰。自焚之名也。若覺禍發。速宜下之。只如固疾之人服石者。病氣久強。石熱尚薄。不能破其病。但增其熱。亦能損人。若熱不濟者。亦可速下。自餘形人服之者。如有發動。但以石投之。自然而差。不可見小熱即求大冷。爲山九仞。終虧一簣。醫者意也。詳而行之。臣億等按論中五形少金別無本校今闕

蜂房飲解石餘方。

露蜂房三兩

右一味。以水三升。煮取一升。去滓。頓服。不定。三五日更服。如熱悶服後方。千金翼療石發熱困苦宜下石方露蜂房一升切以水二升煮取一升一服五六合日三服石從小便下如細沙盡停無所忌

又下石方。

葛根 紫草各八兩 犀牛角十二兩屑 露蜂房十兩炙
芒硝 大黃各二兩 薺苨 人參各七兩
玄參 甘草炙 銀屑細研各四兩 猪脂十二兩臘月者

右十二味。以無灰酒漬經十日。其猪脂用酒一升。煎取脂三兩。取銀屑和研。內藥中。每日空腹服之一匙。前合

藥未得本法元本如此可求别定本細而勘之千金翼方中更有升麻葵䕅各七兩黄芩八兩梔子十四枚計十六味以無灰酒八升漬經十日猪脂用酒一升煎鍊取三兩與銀屑和研内藥中每日空腹服之量力多少忌熱麪炙肉海藻菘菜等

又療散發不可堪忍欲下之方

肥猪肉五斤　葱白　薤白各半斤

右三味並擣研合器中蒸之令熟早朝噉之盡爲度

又療雖服乳石等而常患冷此由不先服瀉湯而服石等以其病藥各在一處丹石不行則病所以依舊患冷宜依此法瀉之冷自差石勢行方

人參　茯苓　乾地黄　當歸

桔梗　甘草炙　芍藥各二兩　大黄四兩

右八味切以水三升煮取一升二合去滓分服之

服石後將息飲食所宜法二首

論曰服石所宜飲食時宜以自調護隨所取適若一一依方慎之則動成滯礙能依此法庶得通濟方

取少脂猪肉一月二服百沸餺飥任性無妨新熟白酒少飲亦好及白羊頭蹄并猪肉作虀豉任作食之壓石肥肉棃柿等甚佳

凡欲喫熱羊肉餺飥宜先食三五匙冷飯後喫之即不畏熱喫訖乃速以飯壓之行步適散乃可不慮致損生菜亦然芸臺胡荽等亦不宜多食服石人有性好麪嗜醋不能禁慎者宜食淡糠醋百沸紫餺飥及水溲餅即不慮熱冷韭薤亦大補時時宜食之諸飲食品類既多不可一一但言不得服所不宜者服石人亦不宜多飲酒飲酒多則失食味失食味則不多食不多食則令人虛熱虛熱則令石數發惡寒寡沉又損石力爲酒能壓石故也多飲則損石勢亦令人風虛脚弱此緣飲酒致之耳若能飲食者大佳甚妙其方藥如右服石特忌熱麪陳臭哀孝哭泣憂恚大醋生蒜薹芥醬雞犬肉老牛肉鮑魚肉鮓衝熱忍飢冷酒有灰酒蕎麥小豆胡麻餺飥枸杞羹倉米臭魚脯勿承飢虛熱沐浴夏月不宜喫猪肉冷水恐致滑痢不止傷冷飲食不消或成霍亂特宜消息慎之

紫餺飥并食飲將慎法三首

千金紫餺飥方

烏豆任多少煮取濃汁

右一味以和麪稍鹽和之依常法作餺飥以此豆汁中熟煮可三二十沸溢添冷烏豆汁以猪羊肉爲臛亦精好或以山芋粉尤妙

又宜食麪餅方

取麪溲如家常作餅法細切如小豆許以麪於簸箕

中拌令圓。煮之令極熟。承熱任以諸肉作臛食之。大凉補腰脚。又夏月冒熱遠行。早食晚失飢。石氣發動。作大麥餅將行在路食之。亦壓得石氣。

凡患瘡腫。無問大小。或如黍米。即須加意專精療之。或以冷水淋。或鹽湯洗。以指擿破。即以指甲細細搯傍邊。亦以藥塗之。或以蒼耳湯淒洗之。或以冷石熨之即差。夫服石將慎至難。若不能將息。特宜勿服。非但服之若瘦熱。更增他疾。性行躁暴。唯多忿恚。飲食日減。形體日消。妻子不能供承。卑下何其能濟。此皆由將慎失度致使然也。人之無檢慎勿輕服。至於背圻腦裂。藥物無及也。婦人則發乳體腫。帷簿不脩。特宜審慎。自量其力。將息尤佳。

服石後防慎貯備雜藥等一首

凡服石人。當宜收貯藥等。

人參　朴硝　苦竹瀝　大黃

梔子　大麥麨　好豉　薺苨

黃連　升麻　石膏　荊瀝

葛根并粉　豬膏　酥　蜜

紫蘇子　白鴨屎　粳米　前胡

冬葵子　生薑　冬瓜　大豆

車前　地榆　五加皮　大小麥奴

天門冬　葱白　萎蕤　麥門冬

生地黃　蘆根　紅雪　紫雪

黃芩　露蜂房

右廸功郎充兩浙東路提舉茶鹽司幹辦公事張　寔校勘

重訂唐王燾先生外臺秘要方第三十八卷終

重訂唐王燾先生外臺秘要方第三十九卷目錄 明堂灸法七門

唐王燾先生外臺秘要方第三十九卷

宋朝散大夫守光祿卿直秘閣判登聞簡院上護軍臣林億等　上進

新安後學程衍道敬通父訂梓

明堂序

夫明堂者。黃帝之正經。聖人之遺教。所注孔穴。靡不指的。又皇甫士安。晉朝高秀。洞明醫術。撰次甲乙。並取三部爲定。如此則明堂甲乙。是醫人之秘寶。後之學者。宜遵用之。不可苟從異說。致乖正理。又手足十二經。亦皆有俞。手足者陰陽之交會。血氣之流通。外勞肢節。內連藏腑。是以原明堂之經。非自古之神解。孰能與於此哉。故立經以言疾之所繇。圖形以表孔穴之名處。比來有經而無圖。則不能明脉俞之會合。有圖而無經。則不能論百疾之要也。繇是觀之。書之與圖不可無也。又人形不同。長短異狀。圖象參差。差之豪釐。則孔穴乖處。不可不詳也。今依準甲乙正經。人長七尺五寸之身。千金方云七尺六寸四分 今半之以爲圖。人長三尺七寸五分。千金方云三尺八寸二分 其孔穴相去亦半之。五分爲寸。其尺用古尺。其十二經脉。皆以五色作之。奇經八脉。並以綠色標記。諸家並以三人爲圖。今因十二經而晝圖人十二身也。經脉陰陽。各隨其類。故湯藥攻其內。以灸攻其外。則病無所逃。知火艾之功。過半於湯藥矣。其針法古來以爲深奧。今人卒不可解。經云。針能殺生人。不能起死人。若欲録之。恐傷性命。今並不録針經。唯取灸法。其穴墨點者。禁之不宜灸。朱點者灸病爲良。其注於明堂圖人並可覽之。黃帝素問擿孔穴原經脉。窮萬病之所始。九卷甲乙及千金方甄權楊操等諸家灸法。雖未能遠窮其理。且列流注及傍通。終疾病之狀爾。

論邪入皮毛經絡風冷熱灸法

素問岐伯曰。夫邪之客於形。必先入於皮毛。留而不去。入於孫絡。又留而不去。入於經脉。內連五藏。散於腸胃。陰陽俱感。五藏乃傷。此邪之從皮毛而入於五藏之次也。如此則療其經。今邪客於皮毛。入於孫絡。留而不去。閉塞不通。不得入於經。溢於大絡。而生奇病焉。出第二卷中

夫五藏六腑精靈之氣。順脉而出。附經而入。終而復始。如環無端。若越其數者。則傷脉而損經。變爲異病也。

岐伯曰。凡欲療風。則用火灸。風性浮輕。色或赤或白。痒多者。風熱也。寒性沉重。色或青或黑。痛多者寒也。濕性萎潤。色黃鮮。瘀痺多者。濕也。此三種。本同而末異也。風爲百病之長。邪賊之根。一切衆病。悉因風而起也。欲灸風者。宜從少以至多也。灸寒者。宜從多以至少也。至多者。從三壯五

壯七壯，又從三十五十七十壯，名曰從少至多也。灸寒濕者，宜從多以至少也。從七十五十三十又從七百五百三百名曰從多以至少也。灸風者不得一頓滿一百。若不灸者，亦可以蒸藥熨之。灸寒濕者不得一頓滿千。若不灸亦可蒸藥熏之。風性浮輕則易散，故從少而至多也。寒性沉重則難消，故從多而至少也。

論疾手足腹背灸之多少及補寫八木火法

楊操音義云：凡手足內脉皆是五藏之氣所應也。手足外脉皆是六腑之氣所應也。四肢者，身之支幹也。其氣係於五藏六腑出入，其灸疾不得過頓多也。宜依經數也。若頓多血脉絶於火下，而火氣不得行，隨脉遠去也。故云三壯五壯七壯者。經曰：乃更添灸，以差爲度。其手足外皆是陽脉也，不得過於二壯。腹中者，水穀之所盛，風寒之所結，灸之務欲多也。脊者身之梁，太陽之所合，陰陽動作，冷氣成疾，背又重厚，灸之宜多。經脉出入往來之處，故灸能引火氣。凡灸皆有補寫，補者無吹其火，須炷自滅；寫者疾吹其火，傳其艾，須其火至滅也。其艾炷根下廣三分，長三分，若減此不覆孔穴，不中經脉，火氣不行，亦不能除病也。

凡灸忌用松栢桑棗竹柿楓榆八木，以用灸人，害人肌肉筋脉骨髓。可用陽燧火珠映日取火。若陰無火，鑽槐木以菊莖延火，亦可硝石以艾蒸之，取火用灸，大良。又無此，宜以香油布纏及艾莖，別引取火，則去疾不傷人筋骨。皆欲得觸傷其痛根瘡，若不壞則病不除也。甲乙丙卷云：灸則不發者，灸故履底令熱，好熨之，三日即發也。得發則病愈矣。

不宜灸禁穴及老少加減法

甲乙經

頭維　下關　承光　腦戶　氣衝　脊中　伏兔
乳中　地五會　風府　泉腋　瘖門　天府　經渠
白環輸　鳩尾　迎香　石門女子　絲竹空　承泣
耳門　人迎　瘈脉　少商　尺澤　陰市　陽關甲乙經
少海　小海　睛明　關衝

右三十二穴並禁不宜灸。千金翼、權、楊操同，出第三卷中。

凡灸有生熟，候人盛衰及老少也。衰老者少灸，盛壯肥實者多灸。

凡孔穴皆逐人形大小，取手中指頭第一節爲寸，男左女右。又一云三寸者，盡一中指也。

凡人年三十以上，若不灸三里，令人氣上眼闇，所以三里下氣也。出第三十七卷中黃帝問曰。凡灸大風大雨大陰大寒灸否。既不得灸。有何損益。岐伯荅曰。大風灸者。陰陽交錯。大雨灸者。諸經絡脉不行。大陰灸者。令人氣逆。大寒灸者。血脉蓄滯。此等日灸。乃更動其病。令人短壽。大風者。所謂一復時不可加火艾。大寒者。所謂盛冬凌晨也。大雨者。但雨日即不得。雖然有卒得。又逢大雨。此止可灸之。大陰者。謂諸雲霧惄合。凡人初患卒得。終是難下手。經云。當其盛也。慎勿衰傷。即是初得重病之狀候。

年神傍通法

論曰。此等諸法。並散在諸部。不可尋究。故集之一處。造次易知。所以省披討也。

孔穴主對法

論曰。凡云孔穴主對者。穴名在上。病狀在下。或一病有數穴。或數病共一穴。皆臨時斟酌作法用之。其有須灸者。即灸之。不宜灸者。經穴了注其名。並爲良法。但恨下里間知者鮮爾。所以學者深須解之。皆須妙解知灸知藥。固是良醫。

通按 此款出千金本文言針言灸言藥合治方爲良法今刪去針單言灸藥遂覺文理欠順又云經穴注了其灸似誤或是了注其名

臍 心 肘 咽 口 頭 脊 膝 足

年一	十	十九	二八	三七	四六	五五	六四	七三	八二
二	十一	二十	二九	三八	四七	五六	六五	七四	八三
三	十二	二一	三十	三九	四八	五七	六六	七五	八四
四	十三	二二	三一	四十	四九	五八	六七	七六	八五
五	十四	二三	三二	四一	五十	五九	六八	七七	八六
六	十五	二四	三三	四二	五一	六十	六九	七八	八七
七	十六	二五	三四	四三	五二	六一	七十	七九	八八
八	十七	二六	三五	四四	五三	六二	七一	八十	八九
九	十八	二七	三六	四五	五四	六三	七二	八一	九十

以上人神所在傍看他皆倣此

右件九部。人神歲移一部。周而復始。不可灸凶。

心 喉 頭 肩 背 腰 腹 項 足 膝 陰 股

年一	十三	二五	三七	四九	六一	七三	八五
二	十四	二六	三八	五十	六二	七四	八六
三	十五	二七	三九	五一	六三	七五	八七
四	十六	二八	四十	五二	六四	七七	八八
五	十七	二九	四一	五三	六五	七八	八九
六	十八	三十	四二	五四	六六	七九	九十
七	十九	三一	四三	五五	六七	八十	九一
八	二十	三二	四四	五六	六八	八一	九二
九	二一	三三	四五	五七	六九	八二	九三
十	二二	三四	四六	五八	七十	八三	九四
十一	二三	三五	四七	五九	七一	八四	九五
十二	二四	三六	四八	六十	七二	八五	九六

右件十二部。人神所在。並不可灸及損傷。慎之。

推月忌日忌傍通法

月忌法。

	正	二	三	四	五	六	七	八	九	十	十一	十二	
血忌	丑	未	寅	申	卯	酉	辰	戌	巳	亥	午	子	凶
月厭	戌	酉	申	未	午	巳	辰	卯	寅	丑	子	亥	凶
四激	戌	戌	戌	丑	丑	丑	辰	辰	辰	未	未	未	凶
月殺	丑	戌	未	辰	丑	戌	未	辰	丑	戌	未	辰	凶
月刑	巳	子	辰	申	午	丑	寅	酉	未	亥	卯	戌	凶
六害	巳	辰	卯	寅	丑	子	亥	戌	酉	申	未	午	凶
天醫	卯	寅	丑	子	亥	戌	酉	申	未	巳	午	辰	吉

右于天醫上取師療病吉。餘不得灸。及取師凶。

日忌法。

一日在足大指　二日外踝
三日股內及腳腨　四日腰及髀
五日口齒舌根咽懸癰及足指　六日手小指少陽及臍下
七日內踝　八日足腕一云在腳
九日尻及龜尾手陽明　十日腰眼及足拇指
十一鼻柱及眉　十二面髮際
十三牙齒　十四胃脘咽喉足陽明
十五遍身　十六胸乳
十七氣衝及脇　十八腹內
十九足趺足下及項　二十膝以下一云踝及膊
二一唇舌足小指　二二伏兔外踝一云胸臆中
二三肝俞足趺兩腋　二四手陽明兩脇及小腸
二五足陽明心腹一云膝足　二六手足胸
二七膝內踝一云肩膊膈下及兩足并陰囊中　二八陰中及耳頰
二九膝頭顳顬兩手足　三十足趺上及頰膝頭又云關元下至足心又云遍身

右件人神所在。上件日並不宜灸。

十干人神所在法。

甲日在頭　乙日在項　丙日在肩臂　丁日胸脇
戊日在腹及頷頸　己日在背　庚日在膝及髀腰　辛日在脾及心肺
壬日在腎及手　癸日在足

十二支人神所在法。

子日在目孫氏云在肩口　丑日在耳及腰　寅日在胸面孫云在口
卯日在脾孫云在鼻　辰日在腰　巳日在頭目孫云在手
午日在心腹　未日在兩足心孫云在足　申日在肩額孫云在頭腰
酉日在腰孫云在背　戌日在咽喉孫云在頭一作項　亥日在臂頸又云在膝孫云在項

十二時人神所在法。

子時在踝　丑時在頭　寅時在耳孫云在目
卯時在面孫云在目　辰時在項孫云在口　巳時在乳一云肩
午時在胸脇　未時在腹　申時在心
酉時在膝孫云在背胛　戌時在腰孫云在陰左右　亥時在股

十二祇人神所在法。

建日不治足一作頭禁晡時　除日不治眼一作膝禁日入
滿日不治腹禁黄昏　平日不治腰背禁人定
定日不治心禁夜半　執日不治手禁雞鳴
破日不治口禁平旦　危日不治鼻禁日出
成日不治唇禁食時　收日不治頭一作足禁食時
開日不治耳禁日中　閉日不治目禁日斜

又法

甲乙日忌寅時不灸頭　丙丁日忌辰時不灸耳
戊巳日忌午時不灸髮鬢一云不灸臍腹　壬癸日忌酉時不灸足

又方

每月六日十五日十八日二十四日小盡日。
甲辰　庚寅　乙卯　丙辰　辛巳　五辰　五酉
五未　八節日前後各一日
若遇以上日並凶。不宜灸之。

又法

正月丑　二月戌　三月未　四月辰　五月丑
六月戌　七月未　八月辰　九月丑　十月戌
十一月未　十二月辰

又法

男忌　壬辰　甲辰　巳巳　丙午　丁未
女忌　甲寅　乙卯　乙酉　乙巳　丁巳

又法

男忌　除日　女忌　破日

又法

男忌　戌日　女忌　辰日　孫氏方忌巳日

又法

丙子日天子會　壬子日百王會　甲子日太子會
丁巳日三公會　丙辰日諸侯會　辛卯日大夫會
癸卯日人臣會　乙亥日以上都會

又法

木命人　行年在木。不宜鍼及服青藥。
火命人　行年在火。不宜汗及服赤藥。
土命人　行年在土。不宜吐及服黄藥。
金命人　行年在金。不宜灸及服白藥。
水命人　行年在水。不宜下利及服黑藥。

凡不知此法下藥。若遇命厄會深者。下手即死。

又法

立春　春分　脾　立夏　夏至　肺　立秋

秋分　肝　立冬　冬至　心　四季十八日

腎

又法

春左脇　秋右脇　夏在臍　冬在腰

以上人神並不宜灸之。傷神殺人。

五藏六腑變化流注出入傍通宜傍看從腎藏至天井三焦出入止

凡五藏六腑變化無窮。散在諸經。其事隱沒難得具知。今纂集相附。以爲傍通。令學者少留意推尋。則造次可見。

論曰。假令肝心脾肺腎爲藏。則膽小腸胃大腸膀胱爲腑。足少陰爲腎經。足太陽爲膀胱經。下至五藏五菓五菜皆爾。觸類長之。他皆倣此。出千金方第二十九卷中　近附二十四條

五藏

肝　心　脾　肺　腎

六腑

膽　小腸　胃　大腸　膀胱

三焦

五藏經

足厥陰　手少陰　足太陰　手太陰　足少陰

六腑經

足少陽　手太陽　足陽明　手陽明　足太陽

手少陽

五行各主一藏

木　火　土　金　水

五藏數五行數配五藏

三八　二七　五十　四九　一六

五行色五藏所象

青　赤　黄　白　黑

五行相生

水　木　火　土　金

五行相尅

金　木　土　水　火

五藏胎月不宜灸吐利

八月　十一月　五月　二月　五月

五藏相月不宜補養

冬三月木相　春三月火相　夏三月土相　季夏六月金相　秋三月水相

五藏旺月有疾可宣泄

春三月木旺　夏三月火旺　季夏土旺　秋三月金旺　冬三月水旺

五藏廢月 宜補不宜瀉
夏三月廢木 季夏火廢 秋三月廢土 冬三月廢金 春三月廢水
五藏囚月 宜補不宜瀉
季夏木囚 秋三月囚火 冬三月囚土 春三月囚金 夏三月囚水
五藏死月 宜補
秋三月死木 冬三月死火 春三月死土 夏三月死金 季月水死
五藏旺日 五藏主日不灸不服藥
甲乙 丙丁 戊巳 庚辛 壬癸
五藏旺時 不灸
寅至辰 巳至未 辰戌丑未 申至戌 亥至丑
五藏困日 宜補養
戊巳土也 庚辛金也 壬癸水也 甲乙木也 丙丁火也
五藏困時 宜補養
食時日昳土也 晡時日入金也 人定夜半水也 平旦日出木也 禺中日中火也
五藏忌日 忌此日得疾病
庚辛 壬癸 甲乙 丙丁 戊巳
五藏忌時 並忌此時得病
申至酉 亥至子 寅至卯 巳至午 辰戌丑未
五時
春 夏 季夏 秋 冬

五音 象五行應五藏
角絲六十四 徵絲五十四 宫絲八十一 商絲七十二 羽絲十八
五星 一星各象一藏
歲東方 熒惑南方 鎮中央 太白西方 辰北方
五常 各從五藏出
仁肅 禮哲 信聖 義乂 智謀
五樂 外象五行內應五藏
琴 笙 鼓 磬 瑟
五兵
矛 劍 鎗 戟 弩
五味 五藏所宜
酸 苦 甘 辛 鹹
五宜 子來益母
苦 甘 辛 鹹 酸
五不宜
辛 鹹 酸 苦 甘
五事 隨藏所感
貌恭 視明 思睿 言從 聽聰
五咎
狂 豫 蒙 僭 急

六情出五藏

好喜　怵慮一作惠好　樂　威怒一作感怒　惡哀惡哀二字文不類無本可較姑闕疑

八性各稟之性

慈恚怒　愛　公私怒　氣正　欲忌

生各隨初生長

革　肉　髓　骨　腦

形外應五行之形內法五藏之象

直　銳　方　圓　曲

五養各從五藏所養

筋　血脉　肉　皮毛氣　骨精

五液各隨藏所生

泣淚一方　汗　涎　涕　唾

七神脾腎各二神故七神

魂　神　意智　魄　精志

五竅

目左目甲右目乙　舌榮於耳外爲血內主五音左耳丙右耳丁　唇口爲戊舌爲巳　鼻左孔庚右孔辛　耳左腎壬右腎癸

五聲五藏若中風有此聲應

呼　言　歌　哭　呻噫

五響

諷詠　肆　唱　歌　吟

五氣有疾各隨其藏消息其法在調氣論

呵　吹呼　唏　噓　呬謹按肝噓心呵脾呼肺呬腎吹與此不同未知孰是

五惡氣之惡

風　熱　濕　寒　燥

五惡味之惡

辛　鹹　酸　苦　甘

五有餘病實則此疾見

怒　笑不止　脹滿噫　喘欬上氣　脹洩欠

五不足病虛則此疾見

悲　憂　少氣　息痢　厥

五積

肥氣　伏梁　痞氣　息賁　賁豚

生疾將息失度乃生此疾

奔氣　憂恐　食飲　風寒　強力

五傷

久行傷筋　久視傷心　久坐傷肉　久臥傷皮　久立傷骨

五氣千金作五臭五藏各有此氣

臊羶　焦　香　腥　腐

五方神象五藏

青龍　朱雀　黃龍　白虎　真武

五畜各主本藏所宜

虎兔（千金云雞） 蛇馬（千金云羊） 龍牛（羊大） 猴雞 鼠豬

五穀養五藏

麻 麥 稷 黃黍（千金云稻） 大豆

五果益五藏

李 杏 棗 桃 栗

五菜充五藏

韭 薤 葵 葱 藿蓼

五木宜助五藏

榆 栗 桂 桑 梧桐

五藏斤兩五藏輕重數

四斤四兩 十二 二斤二兩 三斤三兩 一斤一

六腑斤兩六腑輕重數

三兩三銖 二斤十四兩 三斤十四兩 二斤十二兩 九兩二銖

六腑尺寸六腑長短數

三寸三分 二丈四尺四分（廣二寸） 二尺六寸（一云大一尺五寸） 一丈二尺（廣六寸） 九寸（一云廣七寸）

六腑所受六腑受盛數

三合（一云一合） 二斗四升 三斗五升 一斗二升 九升九合（一云九升二合）

五藏官

尚書（一主將軍又爲郎官） 帝王 諫議大夫 上將軍（一云大尚書） 後宮列女

六腑官

將軍 決曹吏 監倉吏（內澁吏） 監倉掾 水曹掾

五藏俞

九椎下兩傍。五椎下兩傍。十一椎下兩傍。三椎下兩傍。十四椎下兩傍。（每傍各一寸半是穴）

六腑俞

十椎下兩傍。十八椎下兩傍。十二椎下兩傍。十六椎下兩傍。十九椎下兩傍。十三椎下兩傍。（每傍各一寸五分是穴）

五藏募

期門 巨闕 章門 中府 京門

六腑募

日月 關元 太倉 天樞 中極 石門三焦

五藏脉

弦長 洪盛 緩大 浮短 沉濡

五藏流注傍通

所出爲井木

大敦 中衝 隱白 少商 湧泉

通按 中衝心包絡穴少衝心經穴不云少衝而云中衝者以心藏另爲一條也

所流爲榮火

行間 勞宮 大都 魚際 然谷

所注爲俞土

太衝　太陵　太白　大淵　太谿

所行爲經金

中封　間使　商丘　經渠　復溜

所入爲合水

曲泉　曲澤　陰陵泉　尺澤　陰谷

謹按銅人鍼經。甲乙經。九墟經。並無五藏所過爲原穴。惟千金外臺秘要集有之。今列穴名于左。

中郄腧中　內關　公孫　列缺　水原即水泉

心之藏主出入

少衝金出井　少府水流滎　神門木注俞　通里原過　靈道火行經　少海土入合

六腑流注傍通六腑出入

所出爲井金

竅陰　少澤　厲兌　商陽　至陰

所流爲滎水

俠谿　前谷　內庭　間谷一云二間　通谷

所注爲俞木

臨泣　後谿　陷谷　三間　束骨

所過爲原

丘墟　腕骨　衝陽　合谷　京骨

所行爲經火

陽輔　陽谷　解谿　陽谿　崑崙

所入爲合土

陽陵泉　小海　三里　曲池　委中

三焦流注傍通三焦出入

關衝金出井　掖門水流滎　中渚水注俞　陽池過原　支溝火行經　天井土入合

十二身流注五藏六腑明堂

肺人肺者藏也兩傍一十八穴　通按本經十一穴兩傍共二十二穴今移中府雲門二穴入脾經止共一十八穴又按中府雲門胸傍四行脾經周榮穴上移肺穴入脾經論行不論經也

甲乙經

肺出于少商。少商者木也。在手大指端內側去爪甲如韭葉手太陰脈所出也冬月宜灸

流于魚際。魚際者火也。在手大指本節後散脈中手大陰脈所流也爲滎夏月宜灸

注于太淵。太淵者土也。在掌後陷者中手太陰脈所注也爲輸亘月宜灸

行于經渠。經渠者金也。在寸口陷者中手太陰脈所行也爲經禁灸

入于尺澤。尺澤者水也。在肘中約紋上動脈手太陰脈所入也爲合秋月宜灸

少商通按聖濟總錄少商穴下云唐刺史成君綽忽題頷腫大喉中閉塞三日水粒不下鍼之立愈不宜灸　在手大指端內側去爪甲如韭葉灸一壯主瘧寒熱煩心善噦心滿汗出而寒唾沫唇乾引飲手腕攣指支痛肺脹上氣耳中生風咳喘痹臂痛嘔吐食飲不下膨膨然病象瘧振慄鼓頷腹脹喉中鳴耳前痛甄權云在手大栂指甲外畔當角一韭葉白肉際宛宛中是也此脈脾肺之候不宜灸忌生冷熱食

魚際

在手大指本節後內側散脉中灸三壯主虛極洒洒毛起惡風寒舌上黄身熱欬嗽喘痺走胸背不得息頭痛甚汗不出寒厥及熱煩心少氣不足以息陰濕痒腹痛不下食飲肘攣支滿喉中焦乾渴痓上氣熱病振慄鼓頷腹滿陰㿗欬引凡溺出虛也膈中虛食飲嘔身熱汗不出數唾涎嘔吐血下肩背寒熱脘色目泣出皆虛也唾血時寒時熱厥心痛臥若徒居心間痛動作痛益甚色不變者肺心痛也短氣心痺悲怒逆氣恐狂易霍亂胃氣逆

太淵

在手掌後陷者中灸三壯主胸痺逆氣寒厥煩心善唾噦噫胸滿嗷呼胃氣上逆心痛欬逆煩悶不得臥胸中滿喘背痛肺脹滿彭彭臂厥肩膺胸滿痛目生白瞖眼背赤筋掌中熱作寒作熱缺盆中相引痛數欠喘不得息臂內廉痛膈飲煩滿病溫身熱五日以上汗不出厥心痛臥若徒居心間痛動作痛益甚色不變者肺心痛也妬乳噫胃氣上逆心痛唾血振寒嗌乾口僻肘中痛瘖瘂痺

經渠

在寸口陷者中不可灸傷人神明主瘧寒熱胸背痛腹中彭彭然甚則交兩手而瞀爲暴痺喘逆喉痺掌中熱欬逆上氣喘息數欠熱病汗不出心痛欲嘔

列缺

手太陰絡去腕上一寸半灸五壯甄權云腕後臂側三寸交叉頭兩筋骨罅宛宛中是也主偏風口喎半身不隨腕勞灸三壯主瘧甚熱驚癇如有見者欬喘掌中熱虛則肩背寒慄少氣不足以息寒厥交兩手如瞀爲口沫出實則肩背熱痛汗出四肢腫身濕搖時寒熱飢則煩飽則面色變口噤不開惡風泣出喉痺欬上氣數欠四肢厥逆善笑溺白熱病先手臂痛身熱瘈瘲脣口聚鼻張咽下汗出如連珠小便白熱痛兩孔下三寸堅脇下滿悸善忘口中沫出

孔最

手太陰郄去腕上七寸灸五壯主熱病汗不出此穴可灸五壯汗卽出厥頭痛

尺澤

在肘中約紋上動脉灸三壯甄權云在臂屈橫紋中兩筋骨罅陷者宛宛中不宜灸主喉痺上氣舌乾脇痛心彭彭痛欬逆上氣心煩肩寒少氣不足以息腹脹喘振慄瘈瘲欬嗽吐濁氣膈善嘔鼓頷不得汗煩滿身痛因爲縱䘐唾血時寒時熱胞中有水疝瘕積與陰相引痛苦冗泄上下出喉痺哽塞熱實則肩背熱痛汗不出四肢暴腫虛則臂背寒短氣癲疾嘔沫手肘不得上頭肘痛

俠白

在天府下去肘上五寸動脉手太陰之別灸五壯主心痛欬乾嘔煩滿

天府

在腋下三寸臂臑內廉動脉手太陰脉氣所發禁不可灸使人逆氣主欬上氣喘不得息暴痺內逆肝肺相搏口鼻出血身脹逆息不得臥風汗出身腫喘喝多睡恍惚善忘嗜臥不覺甄權千金楊操同

大腸人。大腸者。肺之腑也。兩傍四十二穴并下三單穴共四十五穴

甲乙經

大腸出于商陽。商陽者金也。

一名絶陽在手大指次指內側去爪角如韭葉手陽明脉之所出爲井冬三月宜灸之

流于二間。二間者水也。

一名間谷在手大指次指本節前內側陷者中手陽明脉之所留也爲榮春三月宜灸之

注于三間。三間者木也。

一名少谷在手大指本節後內側陷者中手陽明脉之所注也爲輸夏三月宜灸之

過于合谷。

一名虎口在手大指岐骨間手陽明脉之所過也爲原

行于陽谿陽谿者火也。

一名中魁在腕中上側兩筋間陷者中手陽明脉之所出也爲經

入于曲池。曲池者土也。

在肘外輔骨屈肘曲骨之中手陽明脉之所入也爲合秋三月宜灸之出第三卷中甄權千金揚操同

商陽

一名絶陽在手大指次指内側去爪甲角如韭葉灸三壯右取左左取右如食頃立已主氣滿胸中喘息支脇熱病汗不出耳中生風耳鳴耳聾時不聞熱瘧口乾下齒痛臂瘈引口中惡寒頔腫肩痛引缺盤喉痺青盲

二間

一名間谷在手大指次指本節前内節陷者中灸三壯主多卧善唾肩髃痛塞鼻鼽赤多血浸淫起面身熱喉痺如哽背傷忽振寒背疼齒痛

三間

一名少谷在手大指本節後内側陷者中灸三壯主喉痺腫如哽齒齲痛惡清多卧善唾胸滿腸鳴痞瘧寒熱唇口乾身熱喘息目背急痛善驚

合谷

一名虎口在手大指岐骨間灸三壯主寒熱痞瘧狂易鼻鼽衂熱病汗不出臆目目痛瞑頭痛齒齲驚喉痺痱痿臂腕不舉唇吻不收耳中不通痞不能言口噤不開

陽谿

一名中魁在腕中上側兩筋間陷者中灸三壯主熱病煩心臆目目痛泣出厥逆頭痛胸滿不得息寒熱癲疾嘔沫善笑見鬼喉痺耳聾鳴齒痛驚瘈瘧寒甚熱病腸澼臑肘臂痛虛則氣膈滿肩不舉吐舌戾頸妄言痂疥

偏歷

手陽明絡在腕後三寸灸三壯主寒熱風瘧汗不出臆目目𥇖𥇖癲疾多言耳鳴口僻頰腫實則聾喉痺不能言齒齲痛鼽衄虛則痺膈

温溜

一名逆注一名蛇頭手陽明郄在腕後小士五寸大士六寸灸三壯主腸鳴而痛傷寒寒熱頭痛噦衂肩不舉癰面赤腫口齒痛癲疾吐舌鼓頷狂言見鬼狂卧喉痺不能言虛氣面腫

下廉

在輔骨下去上廉一寸輔兊肉其分外斜灸三壯主眼痛溺黄

上廉

在三里下一寸陽明之會灸三壯主小便黄腸中鳴相逐

三里

在曲池下二寸按之肉起兊肉之端灸三壯主腹䐜時寒腰痛不得卧齒痛頔頰腫

曲池

在肘外輔骨屈肘曲骨之中灸三壯主肩肘中痛難屈伸手不可舉喉痺不能言目不明腕急身熱驚狂躄痿痺重瘈瘲癲疾吐舌胸中滿耳前痛齒痛目赤痛頸腫寒熱渴飲輒汗出不飲則皮乾熱傷寒餘熱不盡髎窌同

肘窌

在肘大骨外廉陷者中灸三壯主肩肘節戾重痺痛不可屈伸

五里

在肘上三寸行向裏大脉中央灸十壯主風勞驚恐久吐血肘不欲舉風癇嗜卧四肢不欲動搖身黄寒熱頸瘰咳嗽呼吸臆目目𥇖𥇖少氣痎瘧心下脹滿痛上氣左取右右取左

臂臑
在肘上七寸䐃肉端手陽明絡會灸三壯主寒熱頸項拘急肩臂痛不可舉

臑會
一名臑髎在肩前廉去肩頭三寸手陽明之絡灸五壯主項瘿氣瘤臂痛氣腫脥理氣

肩髎
在肩端臑上陷中針舉臂取之灸三壯主肩重不舉臂痛

肩髃
在肩端兩骨間陷者宛宛中舉臂取之手陽明蹻脉之會灸三壯主肩中熱指臂痛

巨骨
在肩尖端上行兩叉骨陷者中灸三壯手陽明蹻脉之會主肩髆痛胸中有瘀血肩臂不得屈伸而痛

扶突
一名水穴在曲頰下一寸人迎後一寸五分手陽明脉氣所發仰而取之灸三壯主欬逆上氣咽喉鳴喝喘息暴瘖氣哽

天鼎
在頸缺盆直扶突氣舍後一寸半手陽明脉氣所發灸三壯主暴瘖氣哽喉痺咽腫不得息飲食不下

禾髎
一名頗直鼻孔下俠水溝傍五分手陽明脉氣所發主鼻窒口僻清涕出不可止鼽衄有癰口噤不可開

水溝
在鼻柱下人中督脉手陽明脉之會直唇取之灸三壯主寒熱頭痛癲疾互引水腫人中盡滿唇反者死振寒手捲前僵鼻鼽不能息不知香臭鼽不止口噤喎僻瞤目

兌端
在唇上端手陽明脉氣所發灸三壯主寒熱鼓頷口噤癲疾吐沫寒熱痓互引唇吻強上齒齲渴嗜飲目瞑身汗出衄血不止

齗交
在唇內齒上齗縫灸三壯主痓煩滿寒熱口僻癲疾互引目痛不明齒間出血者有傷酸齒尖落痛口不可開引鼻中鼻中息肉不利鼻頭額頞中痛鼻中有蝕瘡甄權千金楊操同

肝人肝者藏也兩傍二十二穴

甲乙經

肝出於大敦。大敦者木也。

在足大指端去爪甲如韭葉及三毛中足厥陰脉之所出也爲井冬三月宜灸之

流於行間。行間者火也。

在足大指間動脉應手陷者中足厥陰脉之所留也爲滎春三月宜灸之

注於太衝。太衝者土也。

在足大指本節後二寸或一寸半陷者中足厥陰脉之所注也爲輸夏三月宜灸之

行於中封。中封者金也。

在足內踝前一寸仰足取之陷者中伸足乃得之足厥陰脉之所行也爲經

入於曲泉。曲泉者水也。

在膝內輔骨下大筋上小筋下陷者中屈膝而得之足厥陰脉之所入也爲合秋三月宜灸之出第三卷中甄權千金楊操同

大敦

在足大指端去爪甲如韭葉及三毛中灸三壯主卒心痛汗出陰跳遺溺小便難而痛陰上入腹中寒疝陰挺出偏大腫腹臍痛腹中悒悒不樂小兒癇瘲遺清溺虛則病諸瘕癲實則閉癃少腹中熱善寐尸厥死不知人脉動如故痓

行間

在足大指間動脉應手陷者中灸三壯主欬逆上氣唾沫溺難痛白濁卒疝少腹腫欬逆嘔吐卒陰跳腰痛不可以俛仰面蒼黑熱腹中䐜滿身熱厥痛心痛色蒼蒼如死狀終日不得太息肝心痛也月事不利見赤白而有身皮敗陰寒腹痛上支心心下滿癃莖中痛怒瞋不欲視泣出長太息癲疾短氣嘔血胸背痛善驚悲不樂厥脛足下熱面盡熱嗌乾渴喉痺口喎喉咽如扼狀

太衝

在足大指本節後二寸半或一寸半陷者中灸三壯主腰痛少腹滿小便不利如癃狀羸瘦意恐懼氣不足腹中悒悒狐疝環臍痛陰攣兩丸縮腹堅不得臥黃疸熱中善渴女子疝及少腹腫溏泄癃遺溺陰痛面蒼黑目下眥痛暴脹胸脇支滿足寒大便難面脣色白時時嘔血男子精不足女子漏血乳難嘔厥寒時有微熱脇下支滿喉痺痛嗌乾膝外廉痛淫濼脛痠腋下腫馬刀瘍瘻脣腫吻傷痛肝脹心痛色蒼蒼然如死狀終日不得太息者肝心痛也

中封

在足內踝前一寸仰足而取之陷者中伸足乃得之灸三壯主色蒼蒼然太息如死狀振寒小便白便難痿厥身體不仁手足偏小癲疝陰暴腫疝癃臍少腹引腰中痛身黃時有微熱不嗜食膝內廉內踝前痛少氣身濕重女子少腹大乳難嗌乾嗜飲俠臍疝

蠡溝

足厥陰絡在內踝上五寸灸三壯主女子疝少腹腫赤白淫時多時少陰跳腰腹痛實則挺長寒熱攣暴痛遺溺偏大虛則暴痒氣逆睾腫卒疝小便不利如癃狀數噫恐悸氣不足腹中悒悒少腹痛嗌中有熱如息肉狀背攣不可俛仰

中郄

一名中都足厥陰郄在內踝上七寸脛骨中灸五壯主癩疝崩中腹上下痛腸澼亦止精

膝關

在犢鼻下二寸陷者中足厥陰脉氣所發灸五壯主膝內廉痛引臏不可屈伸連腹引喉咽痛

曲泉

在膝內輔骨下大筋上小筋下陷者中屈膝乃得之灸三壯主女子疝按之如湯沃兩股中少腹腫陰挺痛脛背來下血陰中腫或痒瘻青汁若葵血閉癲疝陰跳痛引臍中不得尿陰痿腹脇下支滿癃閉後時少泄四肢不舉實則身熱頭眩痛汗不出目䀮䀮筋攣膝不可屈伸發狂衄血喘呼少腹痛引喉咽病泄下血

陰包

在膝上四寸股內廉兩筋間足厥陰別走灸三壯主腰痛少腹痛

五里

在陰廉下二寸去氣衝三寸陰股中動脉灸二壯主少腹中滿熱閉不得溺

陰廉

在羊矢下去氣衝二寸動脉主婦人絕產若未曾產灸三壯甄權千金楊操同

膽人膽者肝之腑也兩傍一百四穴

甲乙經

膽出於竅陰。竅陰者金也。

在足小指次指之端去爪甲如韭葉足少陽脉之所出也爲井冬三月宜灸之

流於俠谿。俠谿者水也。

在足小指次指岐骨間本節前陷者中足少陽脈之所留也爲榮春三月宜灸之

注於臨泣。臨泣者木也。

在足小指次指間本節後間陷者中去俠谿一寸半足少陽脈之所注也爲輸夏三月宜灸之

過於丘墟。

在足外廉踝下如前陷者中去臨泣三寸足少陽脈之所過也

行於陽輔。陽輔者火也。

在足外踝上四寸輔骨前絶骨端如前三分許去丘墟七寸足少陽脈之所行也爲經

入於陽陵泉。陽陵泉者土也。

在膝下一寸外廉陷者中足少陽脈之所入也爲合秋三月宜灸之出第三卷中甄權千金楊操同

竅陰

在足小指次指之端去爪甲如韭葉灸三壯主脇痛欬逆不得息手足清煩熱汗不出轉筋頭痛如錐刺之循循然不可以動動益煩心喉痹舌卷口乾臂内廉痛不可及頭耳聾鳴

俠谿

在足小指次指岐骨間本節前陷者中灸三壯主胸中支滿寒如風吹狀寒熱熱病汗不出目外眥赤痛頭眩兩頷痛寒泣出多汗耳鳴聾目痒胸中痛不可反側痛無常處瘖瘧狂疾

地五會

在足小指次指本節後陷者中不宜灸灸使人瘦不出三年死主内傷唾血不足外無膏澤乳腫

臨泣

在足小指次指間本節後去俠谿一寸半陷者中灸三壯主厥四逆喘氣滿風身汗出而清髖髀中痛不得行足外皮痛胸中滿腋下腫馬刀瘍瘻善自齧頰天牖中腫淫濼胻酸頭眩枕骨頷顱痛目澀身痹洒淅振寒季脇下支滿寒熱胸脇腰腹膝外廉痛月水不利見血而有身則敗及乳腫胸痹心下痛不得息痛無常處大風目外眥痛身熱痱缺盤中痛瘧日西發

丘墟

在足外廉踝下如前陷者中去臨泣三寸灸三壯主目視不明振寒目瞖瞳子不見腰脇痛脚痠轉筋胸脇痛善太息胸滿彭彭然瘧振寒腋下腫痿厥寒足腕不收躄坐不能起髀樞脚痛大疝腹堅寒熱頸腫狂疾

懸鐘

足三陽大絡在外踝上三寸動者中按之陽明脈絶乃取之灸五壯主腸滿胃中有熱不嗜食小兒腹滿不能飲食

光明

足少陽絡在外踝上五寸灸五壯主身體寒少熱甚惡心惕然此與絶骨穴療病同功主淋瀝脛腋熱病汗不出狂病虚則痿躄坐不能起實則厥脛熱膝痛身體不仁手足偏小嚙頰不能俛仰痓

外丘

足少陽郄少陽所生在外踝上七寸灸三壯主膚痛痿痹胸脇滿頭痛項内寒熱癲疾嘔沫

陽輔

在外踝上四寸輔骨前絶骨之端如前三分許去丘墟七寸灸三壯主寒熱腰痛如小錐居其中沸然腫不可以欬欬則筋縮急諸節痛上下無常處寒熱痠痟四肢不舉腋下腫馬刀瘻髀膝脛骨搖酸痹不仁喉痹

陽交

一名別陽一名足窌陽維郄在外踝上七寸斜屬三陽分肉間灸三壯主寒厥癲疾噤齘瘈瘲驚狂喉痹胸滿面腫寒熱髀脛不收着不能言

陽陵泉 在膝下一寸外廉陷者中足少陽脉氣所發灸三壯主太息口苦咽中介介數唾脇下支滿嘔吐逆髕痺引膝股引廉痛不仁筋急嘔宿汁心澹澹如人將捕之膽脹

陽關 在陽陵泉上三寸犢鼻外陷者中不宜灸主膝外廉痛不可屈伸脛痺不仁

中瀆 在髀外膝上五寸分肉間陷者中足少陽脉氣所發灸五壯主寒氣在分肉間痛攻上下筋痺不仁

環跳 在髀樞中側卧伸下足屈上足取之足少陽脉氣所發灸五十壯主樞中痛不可舉腰脇相引急痛痺筋瘈脛痛不可屈伸痺不仁

本神 在曲差傍一寸半髮際上目直耳上入髮際四分足少陽陽維之會灸五壯主頭目眩痛頸項强急胷脇相引不得傾側癲疾嘔沫小兒驚癇

頭維 在額角髮際本神傍一寸五分禁不可灸主寒熱頭痛如破目痛如脫喘逆煩滿嘔吐流汗難言

臨泣 當目上眥直上入髮際五分陷者中足少陽太陽之會灸三壯主頰青不得視口沫泣出兩目眉頭痛小兒驚癇反視

目窗 一名至營在臨泣後一寸足少陽陽維之會灸三壯主頭痛目瞑遠視䀮䀮上齒齲腫

正營 在目窗後一寸足少陽陽維之會灸五壯主牙齒痛脣吻急强齒齲痛惡寒

承靈 在正營後一寸半足少陽陽維之會灸五壯主腦風頭痛惡見風寒鼽衄鼻窒喘息不通

腦空 一名顳顬在承靈後一寸半俠玉枕骨下陷者中足少陽陽維之會灸五壯主頭痛身熱引兩頷急腦風目瞑頭痛風眩目痛鼻管疽發爲厲鼻癲疾大瘦

風池 在顳顬後髮際陷者中足少陽陽維之會灸三壯主寒熱癲疾僵仆溫熱病汗不出頭眩痛瘄瘧頸項痛不得顧目泣出多氣多鼻鼽衄目內眥赤痛氣發耳寒目不明喉痺傴僂引項筋攣不收

顱息 在耳後青脉間足少陽脉氣所發灸三壯主身熱頭重脇痛不可反側小兒癇喘不得息耳鳴

懸顱 在曲角顳顬上廉足少陽脉氣所發灸三壯主熱病頭痛引目外眥而急煩滿汗不出引頷齒面赤皮痛

頷厭 在曲角顳顬上廉足少陽陽明之會灸三壯主善嚏頭痛身熱目眩無所見偏頭痛引目外眥而急耳鳴

懸釐 在曲角顳顬下廉手足少陽陽明之會灸三壯主熱病偏頭痛引目外眥耳鳴善嚏

陽白 在眉上一寸直瞳子灸三壯主頭目瞳子不可以視頸項强急不可以顧

絲竹空

一名目窌，在眉後陷者中，足少陽脉氣所發，不可灸，不幸使人目小及盲，眩頭痛，互引目中赤，䀮䀮，臍風，目上插，痓及目僧風，癲疾在煩滿

瞳子窌

一名後曲，在目外去眥五分，手足少陽之會，灸三壯，主青盲無見遠視䀮䀮，目中膚瞖白膜

天衝

在耳上如前三寸，灸九壯，主頭痛，癲，淚下，嘔沫，痓，互引善驚

蟀谷

在耳上入髮際一寸五分，嚼而取之，灸三壯，主醉酒風發，兩角弦痛，一云兩目眩，不能飲，煩滿嘔吐

曲鬢

在耳上入髮際曲隅陷者中，鼓頷有空，足太陽少陽之會，灸三壯，主頸頷支滿，引牙齒，口閉不開，急痛不能言

浮白

在耳後入髮際一寸下曲頰後，灸三壯，主足緩不收，痿不能行，不能言，寒熱，喉痺，欬逆，痰沫，胸中滿不得喘息，胸痛，耳聾嘈嘈無所聞，頸項癰腫，不能言及瘿氣，肩背不能舉，齒牙齲痛

竅陰

在完骨上枕骨下，手足太陽少陽之會，灸五壯，主營疽發厲，項痛引頸，癰腫

完骨

在耳後入髮際四分，足太陽少陽之會，灸三壯，主風頭耳後痛，煩心，足痛不收，失履，口喎僻，頭項搖瘈，牙車急，癲疾，僵仆，頭面虛腫，齒牙齲痛，小便赤黃，喉痺，項腫不可俛仰，頰腫引耳，瘤瘧在易

淵腋

在腋下三寸宛宛中，舉臂取之，主胸滿，馬刀，臂不舉，禁不可灸，灸之不幸生腫，馬瘍內潰者死，寒熱生馬瘍可療

大包

脉出淵腋下三寸，脾之大絡，布胸脅中九肋間及季脇端，灸三壯，主腹有大氣不得息，息即胸脇中痛，實則其身盡寒，虛則百節皆縱

輒筋

在腋下三寸，復前行一寸著脇，足少陽脉氣所發，灸三壯，主胸中暴滿不得卧，喘息

天池

一名天會，在乳後一寸，腋下三寸，著脇直腋撅肋間，手心主足少陽脉之會，灸三壯，主寒熱，胸滿，頸痛，四肢不舉，腋下腫，上氣，胸中有聲，喉中鳴

章門

脾募也，一名長平，一名脅髎，在大橫外直臍季肋端，足厥陰少陽之會，側卧屈上足，舉臂取之，灸三壯，主腹中鳴盈盈然，食不化，脅痛不得卧，煩熱，口乾燥，不嗜食，胸脅支滿，喘息而衝膈，嘔，心痛及傷飽，身黃羸瘦，腰痛不得反側，賁豚，腹腫，腰清脊強，四肢懈墮，善怒，欬，少氣，鬱鬱然不得息，厥逆，肩不舉，馬刀，身瞤，石水，胃脹

帶脉

在季肋下一寸八分，灸五壯，主婦人少腹堅痛，月水不通

五樞

在帶脉下三寸，一云在水道下一寸半，灸五壯，主男子陰疝，兩丸上下入腹痛，婦人下赤白，裹急，瘈瘲

京門

腎募也，一名氣府，一名氣輸，在監骨腰中季肋本俠脊，灸三壯，主痓，脊反折，腰痛不可久立，俛仰，寒熱，腹䐜央央然不得息，溢飲，水道不通，溺黃，少腹裹急，痛，洞泄，髀痛引背

維道　一名外樞在章門下五寸三分足少陽帶脉之會灸三壯主欬逆不止三焦有水氣不能食

居髎　在長平下八寸三分監骨上陷者中陽蹻足少陽之會灸三壯主腰痛引少腹在腋前兩筋間主肩前痛與胷相引臂裏攣急手不得上舉至肩甄權千金楊操同

後腋　在腋後廉際兩筋間主腋外相引而痛手臂拘攣急不得上頭

轉穀　在傍二骨間陷者中主胷脇支滿不欲食穀入穀不化嘔吐復出舉腋取之

飲郄　在食門下一寸骨間陷者中主腹滿臚脹痛引臍傍腹鳴濯濯若中有水聲仰腹取之

應突　在飲郄下一寸主飲食不入腹中滿大便不得節腹鳴泄注仰腹取之

脅堂　在腋陰下二骨陷者中主胷脅支滿臚脹噴𣫷噫噦喘逆䀮䀮目黄舉腋取之

旁庭　在脅堂下二骨間陷者中舉腋取之灸三壯主卒暴中飛尸遁及胷脅支滿時上搶心嘔吐喘逆咽乾脅痛

始素　在腋脅下廉下二寸骨陷者中主脅下支滿腰痛引腹筋攣陰氣上縮舉臂取之

脾人。脾者藏也。兩傍四十八穴。

甲乙經

脾出於隱白。隱白者木也。

在足大指端内側去爪甲角如韭葉足太陰脉之所出也爲井冬三月宜灸之

流于大都。大都者火也。

在足大指本節後陷者中足太陰脉之所留也爲滎春三月宜灸之

注于太白。太白者土也。

在足内側核骨下陷者中足太陰脉之所注也爲輸夏三月宜灸之

行于商丘。商丘者金也。

在足内踝上微前陷者中足太陰脉之所行也爲經

入于陰陵泉。陰陵泉者水也。

在膝下内側輔骨下陷者中伸足乃得之足太陰脉之所入也爲合秋三月宜灸之出第三卷中甄權千金楊操同

隱白　在足大指端内側去爪甲角如韭葉灸三壯主腹中有寒氣起則氣喘熱病衄血不止煩心善悲腹脹逆息熱氣足脛中寒不得卧氣滿胷中熱暴泄仰息足下寒腨中悶嘔吐不欲飲食尸厥死不知人脉動如故飲渴身體痛多唾

大都　在足大指本節後陷者中灸三壯主熱病汗不出厥手足清暴泄厥心痛腹脹滿心尤痛甚者胃心痛也瘧不知所苦風逆暴四肢腫濕則唏然寒飢則煩心飽則眩

太白

在足內側核骨下陷者中灸三壯主病先頭重頰痛煩寃身熱腰痛不可以俛仰腹滿兩頷痛甚暴泄善飢而不欲食善噫熱中足清腹脹食不化善嘔洩有膿血苦嘔無所出先取三里後取太白章門厥心痛腹脹滿心尤痛甚者胃心痛也胷脅支滿腹中切痛霍亂逆氣大便難身重骨痿不相知熱病滿悶不得卧脾脹

公孫

在大指本節之後一寸別走陽明太陰絡也灸三壯主瘧不嗜食多寒熱汗出實則腹中切痛厥頭面腫煩心狂言多飲不嗜卧虛則鼓脹腹中氣大滿熱痛不嗜飲霍亂

商丘

在內踝微前陷者中灸三壯主癲疾狂多食善笑不休發於外煩心中渴瘧寒腸中痛已汗出腹滿響響不便心下有寒痛陰股內痛氣逆狐疝走上下腹痛脟虛令人病寒不樂好太息喉痺寒熱善嘔骨痺煩滿痛瘈手足擾癲疾目昏口噤溺黃筋攣痛病善厭夢者絕子厥頭痛面腫起欬而泄不欲食痔疾骨疽蝕

漏谷

在足內踝上六寸骨下陷者中亦足太陰絡灸三壯主腹中熱若寒腸鳴強欠時內痛心悲氣逆腹滿腹脹而氣快然引肘脅下皆主之少腹脹急小便不利厥氣上頭巔

三陰交

在內踝上三寸骨下陷者中足太陰厥陰少陰之會灸三壯主足下熱脛疼不能久立濕痺不能行腹中熱若寒膝內痛心悲氣逆腹滿小便不利厥氣上及巔脾病者身重若飢足痿不欲行善噦脚下痛虛則腹脹腹鳴溏洩食飲不化脾胃肌肉痛此出素問

地機

一名脾舍足太陰郄別走上一寸空在膝下五寸灸五壯主癲疝溏瘕腹中痛藏痺

陰陵泉

在膝下內側輔骨下陷者中伸足乃得之灸三壯主溏洩穀不化腹中氣脹嗌嗌脅下滿腹中氣盛腹脹逆不得卧腎腰痛不可俛仰氣癃尿黃寒熱不節女子疝瘕按之如似湯沃其股內至膝殰泄婦人陰痛少腹堅急痛重下不嗜食心下滿寒中小便不利霍亂足痺痛

血海

在膝下臏上內廉白肉際二寸中足太陰脉氣所發灸五壯主婦人漏下惡血月閉不通逆氣腹脹

箕門

在魚腹上越筋間動應手陰市內足太陰脉氣所發云在股上起筋間灸三壯主淋遺溺鼠鼷痛小便難

期門

期門肝經肝募也在第二肋端不容傍一寸五分上直兩乳足太陰厥陰陰維之會舉臂取之灸五壯主婦人產餘疾飲食不下胷脅支滿目眩足寒小便難心切痛善噫聞酸臭痿痺腹滿少腹尤大息賁脅下氣上下胷中有熱目青而嘔霍亂泄痢痓腹太堅不得息欬脅下積聚喘逆卧不安席時寒熱心大堅奔豚上下癃遺溺鼠鼷痛小便難而白瘖不能言

日月

日月膽經膽募也在期門下五分灸五壯主太息善悲小腹有熱欲走多唾言語不正四肢不收

腹哀

在日月下一寸半足太陰陰維之會灸五壯主便膿血寒中食不化腹中痛

大橫

在腹哀下三寸直臍傍足大陰陰維之會灸五壯主大風逆氣多寒善悲

腹結

一名腸窟在大橫下一寸三分灸五壯主繞臍痛搶心膝寒洩痢

府舍

在腹結下三寸足太陰陰維之會灸五壯主疝瘕髀中急痛循脅上下搶心腹滿積聚厥逆霍亂

衝門

一名慈宮去大横五寸在府舍横骨兩端約中動脈足太陰陰維之會灸五壯主寒氣腹滿癃淫濼身熱腹中積痛陰疝乳難子上衝心

雲門

雲門中府肺經在巨骨下氣戸傍各二寸陷者中動脈應手手太陰脈氣所發舉臂取之灸五壯主喉痺胸中暴逆先取衝脈後取三里雲門皆寫之欬喘不得息坐不得卧呼吸氣索咽不得胸中熱暴心腹痛疝積時發上衝心肩痛不可舉引缺盆脈代不至寸口四逆脈鼓不通

中府

肺募也一名膺中俞在雲門下一寸一云一寸六分乳上三肋間動脈應手陷者中手太陰之會灸五壯主肺系急胸中痛惡清胸滿悒悒然膽熱嘔逆氣相追逐多濁唾不得息肩背風汗出腹脹食壹不下喉痺肩息肺脹皮膚骨痛寒熱煩滿

周榮

在中府下一寸六分陷者中足太陰脈氣所發仰而取之灸五壯主胸脅支滿不得俛仰飲食不下欬唾陳膿

胷鄉

在周榮下一寸六分陷者中足太陰脈氣所發仰而取之灸五壯主胸脅支滿却引背痛卧不得轉側

天谿

在胷鄉下一寸六分陷者中足太陰脈氣所發仰而取之灸五壯主胸中滿痛乳腫賁膺欬逆上氣喉鳴有聲

食竇

在天谿下一寸六分陷者中足太陰脈氣所發舉臂取之灸五壯主胸脅支滿膈間雷鳴濇濇常有小聲甄權千金楊操同

胃人。胃者脾之腑也。兩傍九十三穴。去下承漿一單穴（共九十二穴）

甲乙經

胃出于厲兌。厲兌者金也。

在足大指次指之端去爪甲如韭葉足陽明脈之所出也爲井冬三月宜灸之

流于内庭。内庭者水也。

在足大指次指外間陷者中足陽明脈之所留也爲滎春三月宜灸之

注于陷谷。陷谷者木也。

在足大指次指之間本節後陷者中去内庭二寸足陽明脈之所注也爲輸夏三月宜灸之

過于衝陽。

一名會骨在足趺上五寸骨間動脈上去陷谷三寸足陽明脈之所過也爲原

行于解谿。解谿者火也。

在衝陽後一寸半腕上陷者中陽明脈之所行也爲經

入于三里。三里者土也。

在膝下三寸胻外廉足陽明脈之所入也爲合秋三月宜灸之出第三卷中甄權千金楊操同

厲兌

在足大指次指之端去爪甲如韭葉灸一壯主尸厥口噤氣絶脈動如故其形無知如中惡狀瘧不嗜食腹寒脹滿熱病汗不出鼽衄眩前仆面浮腫足脛寒惡人與木音喉痺齲齒惡風鼻不聞多卧善驚

内庭

在足大指次指外間陷者中灸三壯主四肢厥逆手足悶者使人久持之逆冷脛痛腹脹滿皮膚痛善伸數欠惡人與木音振寒嗌中引痛熱病汗不出下齒痛惡寒目急喘滿寒斷口噤僻不嗜食

陷谷

在足大指次指之間本節後陷者中去內庭二寸灸三壯主熱痢面腫目癰腫善齧唇善噫腹痛脹滿腸鳴熱病汗不出水腫留飲胸脅支滿

衝陽

一名會原在足跗上五寸骨間動脉上去陷谷三寸灸三壯主皮先寒熱病汗不出口熱痛胃管痛時寒熱皆主之齒齲痛腹大不嗜食振寒而欠狂妄而行登高而歌棄衣而走足下緩失履風水面胕腫

解谿

在足衝陽後一寸半腕上陷者中灸三壯主熱病汗不出者噫腹脹滿胃熱譫言風水面胕腫顏黑厥氣上支腹脹大下重瘈瘲驚膝股重胻轉筋頭眩痛癲疾厥寒熱欠煩滿悲泣出狂易見鬼與火霍亂風從頭至足面目赤腫眉蓄痛

豐隆

足陽明絡也在外踝上八寸下廉胻外廉陷者中灸三壯主厥逆胸痛如刺腹中切痛大小便澀難厥頭痛面浮腫煩心狂見鬼善笑不休發於外有所大喜喉痺不能言

巨虛下廉

足陽明與小腸合在上廉下二寸灸三壯主少腹痛飧泄出糜次指間熱若脉陷寒熱身痛唇乾不得汗出毛髮焦脫肉少氣內有熱不欲動搖泄膿血腰引少腹痛暴驚狂言非常女子乳癰驚痺脛腫足跗不收跟痛

條口

在下廉上一寸足陽明脉所發灸五壯主脛寒不得卧脛疼足緩失履濕痺足下熱不能久立

巨虛上廉

足陽明與大腸合在三里下三寸灸三壯主飧泄大腸痛狂妄走善欠大腸有熱腸鳴腹滿俠臍痛食不化喘不能行立胸脅支滿惡聞人木音風水面腫甄權云主大氣不足偏風腲腿脚不隨

三里

在膝下三寸胻外廉灸三壯主陽厥悽悽而寒少腹堅頭痛脛股腹痛消中小便不利善噦痓中有寒腹中寒脹滿善噫聞食臭胃氣不足腸鳴腹痛食不化心下脹熱病汗不出喜嘔吐苦癃痓身反折口噤喉痺不能言寒熱陰氣不足熱中消穀善飢腹熱身煩狂言胸中瘀血胸脅支滿膈痛不能久立膝痿寒水腹脹皮腫乳癰有熱五藏六府脹狂歌妄言怒恐惡人與火罵詈霍亂遺矢失氣

犢鼻

在膝臏下胻上骨俠解大筋中足陽明脉氣所發灸三壯主犢鼻腫先熨去之其赤堅勿攻攻者死膝中痛不仁難跪起諸腫節潰者死不潰可療也

梁丘

足陽明郄在膝上二寸兩筋間灸三壯主火驚乳痛脛苦痺膝不能屈伸不可以行

陰市

一名陰鼎在膝上三寸伏兔下若拜而取之足陽明脉氣所發不可灸主寒疝下至腹腠膝腰痛如清水大腹諸疝按之下膝上伏兔中寒痛腹脹滿痿厥少氣

伏兔

在膝上六寸起肉足陽明脉氣所發禁不宜灸

髀關

在膝上伏兔後交分中灸三壯主膝寒痺不仁痿不得屈伸

承泣
一名谿穴一名面髎在目下七分直目瞳子蹻脉任脉足陽明之會甄權云在眼下八分禁不宜灸無問多少三日以後眼下大如拳息肉長疣許大至三十日即定百日都不見物或如升大目不明淚出目眩瞢瞳子痒遠視䀮䀮昏夜無所見目瞤動與項口參相引喎僻口不能言

四白
在目下一寸足陽明脉氣所發灸七壯主目痛口僻淚出目不明

迎香
一名衝陽在禾髎上鼻下孔傍手足陽明之會主鼻鼽不利窒洞氣寒喎僻多涕鼽衄有癰不宜灸

巨髎
在俠鼻傍八分直瞳子蹻脉足陽明之會主面目惡風寒䪼腫癰痛招搖視瞻瘈瘲口僻青盲無所見遠視䀮䀮目中淫膚白膜覆瞳子

地倉
一名胃維俠口傍四分如近下蹻脉手足陽明之會灸三壯主口緩不收不能言語手足痿躄不能行

承漿
一名天池在頤前下唇之下足陽明任脉之會開口取之灸三壯主寒熱悽厥鼓頷癲疾嘔沫寒熱痓互引口乾小便赤黄或時不禁消渴嗜飲目瞑身汗出衄血不止上齒齲

頰車
在耳下曲頰端陷者中足陽明脉氣所發灸三壯開口有空主頰腫口急頰車骨痛齒不可用嚼

大迎
一名髓孔在曲頷前一寸二分骨陷者中動脉足陽明脉氣所發灸三壯主寒熱頸瘰瀝癲疾口喎喘痓悸口噤厥口僻失欠下牙痛頰腫惡寒口不收舌不能言不得嚼

上關
一名客主人在耳前上廉起骨開口有空灸三壯主唇吻強上齒齲痛口僻噤不開耳痛聾鳴瘈瘲口沫出寒熱痓青盲䁾目惡風寒

下關
在客主人下耳前動脉下空下廉合口有空張口而閉灸三壯主失欠下齒齲下牙痛䪼腫耳聾鳴痓口僻耳中有乾底聤耳有膿不可灸之

耳門
在耳前起肉當耳中缺者灸三壯主耳中有膿及底耳聤耳皆不灸主耳痛鳴聾頭頷痛上齒齲

人迎
一名天五會在頸大脉動應手俠結喉傍以候五藏之氣足陽明脉氣所發禁不可灸灸之不幸殺人一云有病可灸三壯主陽逆霍亂陽逆頭痛胸滿不得息胸滿呼吸喘喝窮屈窘不得息刺人迎入四分不幸殺人

水突
一名水門在頸大筋前直人迎下氣舍上足陽明脉氣所發灸三壯主欬逆上氣咽喉癰腫呼吸短氣喘息不通

氣舍
在頸直人迎俠天突陷者中足陽明脉氣所發灸三壯主欬逆上氣瘤瘿氣咽腫肩腫不得顧喉痹

氣戶
在巨骨下俞府兩傍各二寸陷者中足陽明脉氣所發仰而取之灸五壯主胸脅支滿喘逆上氣呼吸肩息不知食味

庫房

在氣戶下一寸六分陷者中足陽明脉氣所發仰而取之灸五壯主胷脅支滿欬逆上氣呼吸多唾濁沫膿血

屋翳

在庫房下一寸六分陷者中足陽明脉氣所發仰而取之灸五壯主胷脅支滿欬逆上氣呼吸多唾濁沫膿血身體重皮膚不可近衣淫濼瘈瘲不仁

膺窗

在屋翳下一寸六分灸五壯主胷滿癰腫乳癰寒熱短氣卧不安

乳中

禁不可灸灸之生瘡瘡中有膿血清汁者可療瘡中有息肉若蝕瘡者死

乳根

在乳下一寸六分陷者中足陽明脉氣所發仰而取之灸五壯主胷下滿痛膺腫乳癰悽索寒痛不可按搔

不容

在幽門傍各一寸半去任脉二寸直四肋端足陽明脉氣所發灸五壯主嘔血肩息脅下痛口乾心痛與背相引不可欬引腎痛

承滿

在不容下一寸足陽明脉氣所發灸五壯主腸鳴相逐不可傾側肩息唾血

梁門

在承滿下一寸足陽明脉氣所發灸五壯主脅下積氣結痛

關門

在梁門下五分一云一寸太一上足陽明脉氣所發灸五壯主遺溺腹脹善滿積氣身腫

太一

在關門下一寸足陽明脉氣所發灸五壯主狂癲疾吐舌

滑肉門

在太一下一寸足陽明脉氣所發灸五壯主狂癲疾吐舌

天樞

一名長谿一名穀門去肓俞一寸半在俠臍二寸陷者中足陽明脉氣所發灸三壯主臍疝繞臍而痛時上衝心共子胞絡中痛月水不以時休止腹脹腸鳴氣上衝胷不能久立腸中痛濯濯冬月重感於寒則泄當臍而痛腸胃間遊氣切痛食不化不嗜食身重夾臍急癨振寒熱盛狂言脾脹四肢重不能勝氣疝煩嘔面腫大腸脹

外陵

在長谿下五寸太巨上足陽明脉氣所發灸五壯主腹中盡痛

大巨

一名掖門在長谿下二寸足陽明脉氣所發灸五壯主腹滿痛善煩癲疝偏枯四肢不用善驚

水道

在大巨下三寸足陽明脉氣所發灸五壯主少腹脹滿痛引陰中腰背中痛腹中瘕子門有寒引髕髀三焦約小便不通

歸來

一名谿穴在水道下五寸灸五壯主少腹痛賁豚卵上入痛引莖中女人陰中寒

氣衝

在歸來下一寸鼠鼷上一寸動應手足陽明脉氣所發灸三壯主腸中大熱不安腹有逆氣女子月水不利或

閉塞暴腹脹滿癃淫濼身熱腹中絞痛癩疝陰腫乳難子上搶心若胞不出衆氣盡亂腹滿不得反息腰痛控睪少腹及股卒俛不得仰脫下石水無子少腹痛陰疝莖中痛兩丸騫痛不可仰卧甄權千金楊操同

心人。心者藏也。兩傍一十六穴。

甲乙經

心出于少衝。少衝者木也。一名經始在手小指內廉之端去爪甲如韭葉手少陰脉之所出也爲井冬三月宜灸之

流于少府。少府者火也。在手小指本節後陷者中直勞宮手少陰脉之所留也爲榮春三月宜灸之

注于神門。神門者土也。一名兌衝一名中都在掌後兌骨之端陷者中手少陰脉之所注也爲輸夏三月宜灸之

過于通里。手少陰絡在腕後一寸

行于靈道。靈道者金也。在掌後一寸半或一寸手少陰脉之所行也爲經

入于少海。少海者水也。一名曲節在肘內廉節後手少陰脉之所入也爲合秋三月宜灸之出第三卷中甄權千金楊操同

少衝

一名經始在手小指內廉之端去爪甲如韭葉灸一壯主熱病煩心上氣心痛而冷煩滿少氣悲恐善驚掌中熱肘腋胷中痛口中熱咽喉中酸作寒作熱手捲不伸掌痛引肘腋

少府

在手小指本節後陷者中直勞宮灸三壯主煩滿少氣悲恐畏人臂酸掌中熱手捲不伸

神門

一名兌衝一名中都在掌後兌骨之端陷者中灸三壯主瘧心煩甚欲得冷水寒則欲處熱熱中咽乾不嗜食心痛數噫恐悸少氣不足喘逆身熱狂悲哭嘔血上氣遺溺手及臂寒

少陰郄

在掌後脉中去腕半寸灸三壯主十二癎失瘖不能言悽悽寒欬吐血氣驚心痛

通里

手少陰絡在腕後一寸灸三壯主熱病先不樂數日熱熱則卒心中懊憹數欠頻伸悲恐頭眩痛面赤而熱無汗及癲心下悸臂臑肘痛實則支滿虛則不能言苦嘔喉痺少氣遺溺

靈道

在掌後一寸半或云一寸灸三壯主心痛悲恐相引瘈瘲臂肘攣暴瘖不能言

少海

一名曲節在肘內廉節後陷者中動應手灸五壯主寒熱齒齲痛狂易癰背振寒引肘腋痛甄權云穴在臂側曲肘內橫文頭屈手向頭而取之陷者中主腋下瘰癧不宜灸

極泉

在腋下筋間動脉入胷手少陰脉氣所發灸五壯主心腹痛乾嘔噦是動則病嗌乾心痛渴而欲飲爲臂厥是主心所生病者目黃脅痛臑臂內後廉痛掌中熱痛甄權千金楊操同

黃帝問曰手少陰之脉獨無俞何也岐伯對曰少陰者心脉也是五藏六府之大主也精神之舍也其藏堅固邪不能害害之則心傷心傷則神去神去則死矣故諸邪之在于心者皆在心之包絡包絡者心主之脉也故獨無俞焉曰少陰無俞者不病乎對曰其外經脉病而藏不病故獨取其經于掌後兌骨之端出第三卷中

小腸人。小腸者心之腑也。兩傍二十六穴。

甲乙經

小腸出於少澤。少澤者金也。

一名少吉在手小指之端去爪甲一分手太陽脈之所出也爲井冬三月宜灸之

流於前谷。前谷者水也。

在手小指外側本節前陷者中手太陽脈之所留也爲榮春三月宜灸之

注於後谿。後谿者木也。

在手小指外側本節後陷者中手太陽脈之所注也爲輸夏三月宜灸之

過於腕骨。

在手外側腕前起骨下陷者中手太陽脈之所過也爲原

行于陽谷。陽谷者火也。

在手外側腕中兊骨之下陷者中手太陽脉所行也爲經

入於小海。小海者土也。

在肘內大骨外去肘端五分陷者中屈肘乃得之手太陽脈之所入也爲合秋三月宜灸之出第三卷中甄權千金楊操同

少澤

一名少吉在手小指之端去爪甲下一分陷者中灸一壯主振寒小指不用寒熱汗不出頭痛喉痺舌急卷小指之間熱口中熱煩心心痛臂內廉脅痛欬瘛口乾項痛不可顧瘖瘧寒熱

前谷

在手小指外側本節前陷者中灸三壯主熱病汗不出狂互引癲疾耳鳴寒熱頷腫不可顧喉痺勞痺小便赤難欬衄胷滿肘臂腕中痛頸腫不可以顧頭項急痛眩淫濼肩甲小指痛臂不可舉頭項痛咽腫不可咽鼻不利目中白翳目痛泣出甚者如脫瘖瘧

後谿

在手小指外側本節後陷者中灸一壯主振寒寒熱肩臑肘臂痛頭眩痛不可顧煩滿身熱惡寒目赤痛爛眥生翳鼽衄發聾臂重腫肘攣痂疥胷滿引臑泣出驚頸項強身寒耳鳴瘖瘧寒熱頸頷腫狂互引癲疾數發

腕骨

在手外側腕前起骨下陷者中灸三壯主熱病汗不出脅痛不得息頸頷腫寒熱耳鳴無聞衄狂易痓互引消渴偏枯臂腕痛肘屈不得伸風頭痛泣出肩臂臑頸痛項急煩滿驚五指掣不可屈伸戰慄痎瘧

陽谷

在手外側腕中兊骨之下陷者中灸三壯一云在腕上側兩筋間陷者中主狂癲疾熱病汗不出脅痛不得息頸頷腫寒熱耳聾鳴牙上齒齲痛肩痛不能自帶衣臂腕外側痛不舉風眩驚手腕痛泄風汗出至腰項急不可以左右顧及俛仰肩弛肘廢目痛痂疥胠瘈瘲頭眩目痛痎瘧胷滿不得息

養老

手太陽郄在踝骨上一空在後一寸陷者中灸三壯主肩痛欲折臑如拔手不能自上下

支正

手太陽絡在腕後五寸別走少陰者灸三壯主驚恐振寒寒熱頸項腫實則肘攣頭眩痛狂易虛則生肬小者痂疥風瘧

小海

在肘內大骨外去肘端半寸陷者中屈肘乃得之灸三壯甄權云屈手向頭而取之不宜灸主寒熱齒齲痛風眩頭痛狂易瘈肘瘧背膂振寒項痛引肘腋腰痛引少腹中四肢不舉

天窓　一名窓聾在曲頰下扶突後動應手陷者中手太陽脉氣所發灸三壯主耳聾無聞頰痛腫喉痛瘖不能言肩痛引項汗出及偏耳鳴

秉風　在俠天髎外肩上小髃後手太陽陽明手足少陽之會舉臂取之灸五壯主肩痛不能舉

天宗　在秉風後大骨下陷者中手太陽脉氣所發灸三壯主胷脅支滿搶心欬逆肩重肘臂痛不可舉

臑俞　俠肩髎後大骨下甲上廉陷者中手足太陽陽維蹻脉之會舉臂取之灸三壯主寒熱肩腫引胛中臂酸寒熱頸癧適肩痛不可舉臂

睛明　一名淚孔在目內眥手足太陽陽明之會灸三壯主目不明惡風目淚出憎寒頭痛目眩瞢內眥赤痛目䀮䀮無所見眥痒痛淫白膚瞖甄權云不宜灸甄權千金楊操同

心包人。心脉也。兩傍一十六穴。通按　本經原九穴此少天池一穴入膽只八穴故左右共十八穴也

甲乙經

心出于中衝。中衝者木也。

在手中指之端去爪甲如韭葉陷者中手心主脉之所出也爲井冬三月宜灸之

流于勞宮。勞宮者火也。

一名五里在掌中央動脉手心主脉之所留也爲滎春三月宜灸之

注於太陵。太陵者土也。

在掌後兩筋間陷者中手心主脉之所注也爲輸夏三月宜灸之

行于間使間使者金也

在掌後三寸兩筋間陷者中手心主脉之所行也爲經

入於曲澤曲澤者水也

在肘內廉下陷者中屈肘得之手心主脉之所入也爲合秋三月宜灸之出第三卷中甄權千金楊操同

中衝　在手中指之端去爪甲如韭葉陷者中灸一壯主熱病煩心心悶而汗不出掌中熱心痛身熱如火侵淫煩滿舌本痛

勞宮　一名五里在掌中動脉灸三壯主熱病發熱滿而欲嘔噦三日以往不得汗怵惕胷脅痛不可及側欬滿溺赤大便血衂不止嘔吐血氣逆噫不止嗌中痛食不下善渴口中爛掌中熱風熱善怒中心善悲厭嘔噦欲善笑不休煩心欬寒熱善噦少腹積聚小兒口中腥臭胷脅支滿黄癉目黄

太陵　在掌後兩筋間陷者中灸三壯主心痛善悲厥逆懸心如飢之狀心澹澹而驚恐熱病煩心而汗不出肘攣腋腫善笑不休心中痛目赤黄小便如血欲嘔胷中熱狂言不樂太息喉痺嗌乾喘逆身熱如火頭痛如破短氣胷痛而手攣不伸及腋偏枯不仁手瘈偏小筋急嘔血痒欲嘔耳鳴

內關　手心主絡在掌後去腕二寸灸三壯主面赤皮熱熱病汗不出中風熱目赤黄肘攣腋腫實則心暴痛虛則煩心心惕惕不能動失智心澹澹善驚恐心悲

間使

在掌後三寸兩筋間陷者中灸三壯主心痛善悲厥逆懸心如飢之狀心澹澹而驚恐熱病面赤目黄煩心喜噦胷中澹澹善動如熱頭身風熱嘔吐怵惕寒中少氣掌中熱肘攣腋腫卒心中痛瘈瘲互相引肘内廉痛心熬熬然胷痺引背時寒喜驚瘖不能語咽中哽頭大浸淫

郄門

手心主郄去腕五寸灸五壯主心痛衂噦嘔血驚恐畏人神氣不足

曲澤

在肘内廉下陷者中屈肘得之灸三壯主心痛卒欬逆心下澹澹然喜驚身熱煩心口乾手清逆氣嘔血肘瘈善搖頭清汗出不過肩傷寒病温

天泉

一名天濕在曲腋下二寸舉腋取之灸三壯主足不收痛不可以行心痛胷中痛脅支滿痛膺背甲間兩臂内廉痛甄權千金楊操同

腎人。腎者藏也。兩傍五十四穴。并二十三單穴共七十七穴

甲乙經

腎出于涌泉。涌泉者木也。

一名地衝在足心陷者中屈足捲指宛宛中足少陰脉之所出也爲井冬三月宜灸之

流于然谷。然谷者火也。

一名龍淵在足内踝前起大骨下陷者中足少陰脉之所留也爲滎春三月宜灸之

注於太谿。太谿者土也。

在足内踝後跟骨上動脉陷者中足少陰脉之所注也爲輸夏三月宜灸之

行於復溜。復溜者金也。

一名伏白一名昌陽在足内踝上二十陷者中足少陰脉之所行也爲經

入於陰谷。陰谷者水也。

在膝内輔骨之後大筋之下小筋之上按之應手屈膝而得之足少陰脉之所入也爲合秋三月宜灸之出第三卷中甄權千金楊操同

涌泉

一名地衝在足心陷者中屈足捲指宛宛中灸三壯主腰痛大便難少腹中痛小便不利甄權云在脚心底宛宛中白肉際主熱中少氣厥寒灸之熱去頭痛煩心心痛不嗜食欬而短氣喉痺熱痛脊脅相引忽忽善忘足厥喘逆足下清至膝陰痺腹脹頭項痛眼眩男子如蠱女子如阻身體腰背如解不欲食丈夫𤸇疝陰跳痛篡中不得溺腹脅下支滿閉癃陰痿後時少泄四肢不舉實則身頭痛汗不出目𥇒𥇒然無可見怒欲殺人暴痛引腰下節時有熱氣筋攣膝痛不可屈伸狂如新發衂不食喘呼少腹痛引嗌足厥痛肩背頭痛時眩婦人無子咽中痛不可内食轉筋風入腹中俠臍胷脅支滿下之五指端盡痛足不得踐地癲疾瘖不能言

然谷

一名龍淵在足内側踝前起大骨下陷者中灸三壯主不嗜食心如懸京而善怒嗌内腫心惕惕恐如人將捕之多涎出喘少氣吸吸不足以息心痛如似刺厥心痛與背相引善瘈如從後觸其心傴僂者腎心痛也厥心痛如錐刺其心心痛甚者脾心痛也胷中寒脉代時不至上重下輕足不能安地少腹脹上搶心胷脅支滿欬唾有血喉痺癃疝石水女子不字陰暴出淋漏男子精溢胻酸不能久立寒熱消渴黄癉足一寒一熱舌縱煩滿小兒臍風口不開善驚瘈厥癲疾洞泄

太谿

在足内踝後骨上動脉陷者中灸三壯主久瘧欬逆心悶不得臥嘔甚熱多寒少欲閉戶而處寒厥足熱腎脹熱病汗不出默默嗜臥溺黄少腹熱嗌中痛腹脹内腫涎下厥心痛如錐刺其心心痛甚者脾心痛也霍亂出

泄不自知消癉善噫氣走喉咽而不能言手足清尿黃大便難嗌中腫痛唾血口中熱如膠胞中有大疝瘕積與陰相引如痛苦況泄上下出渥胷中滿痛乳腫潰欬逆上氣喉咽喝有聲厥氣上逆

大鍾

在足跟後衝中走太陽足少陰絡灸三壯主實則閉癃悽悽腰脊強痛嗜臥口中熱虛則腰痛寒厥煩心悶喘少氣不足以息腹滿大便難時上走胷中鳴脹滿口舌乾口中吸吸善驚咽中痛不可內食善怒驚恐不樂欬喉中鳴欬唾血大腸結

照海

陰蹻脈所生在足內踝下灸三壯主熱痛煩心足寒清多汗先取然谷後取太谿大指上動脈皆先補之目痛引脊少腹偏痛嘔痹瘲視昏嗜臥痓驚善悲不樂如墮狀汗不出面塵黑病飢不欲食卒疝少腹痛病在左取右右取左立已陰暴起疝女子不下月水婦人淋漓陰挺出四肢淫濼心悶乆瘧及諸淋目中赤痛偏枯不能得行大風默默不知所痛視如見星尿黃少腹熱咽乾痹

水泉

足少陰郄去太谿下一寸在內踝下灸五壯主月經不來來而多心下痛目䀮䀮不可遠視

復溜

一名伏白一名昌陽在足內踝上二寸陷者中灸五壯主腰痛引脊內廉嗌乾腹瘈痛坐起目䀮䀮善怒多言瘧熱少氣足胻寒不能自溫腹䐜切痛引心心如懸陰厥腳腨後廉急不可前却腸澼便膿血足趺上痛舌卷不能言善笑足痿不收病溺青赤白黃黑青取井赤取滎黃取輸白取經黑取合血痔泄後重腹痛如淋狀及火氣涎出鼻孔中痛腹中雷鳴骨寒熱無所安汗出不休心風四肢腫氣在橫骨風逆四肢腫乳難

交信

穴在內踝上二寸少陰前太陰後廉筋骨間足陰蹻之郄灸三壯主氣癃㿗疝陰急股引腨內廉骨痛

築賓

在足內踝上腨分中灸五壯主大疝絕子狂癲疾嘔吐

陰谷

在膝內輔骨之後大筋之下小筋之上按之應手屈膝而得之灸三壯主舌縱涎下煩悶脊內廉痛溺難陰痿不用少腹急引陰及腳內廉痛婦人漏血腹脹滿不得息小便黃男子如蠱女子如阻寒熱腹偏腫

輸府

在巨骨下去璇璣旁各二寸陷者中足少陰脈氣所發仰臥而取之灸五壯主欬逆上氣喘不得息嘔吐胷滿不得飲食

彧中

在輸府下一寸六分陷者中足少陰脈氣所發仰臥而取之灸五壯主欬逆上氣涎出多唾呼吸喘悸坐不得安

神藏

在彧中下一寸六分陷者中足少陰脈氣所發仰而取之灸五壯主胷滿欬逆喘不得息嘔吐煩滿不得飲食

靈墟

在神藏下一寸六分陷者中足少陰脈氣所發仰而取之灸五壯主胷脅支滿痛引膺不得息悶亂煩滿不得飲食

神封

在靈墟下一寸六分陷者中仰而取之灸五壯主胷脅支滿不得息欬逆乳癰洒淅惡寒

步郎

在神封下一寸六分陷者中足少陰脈氣所發仰而取之灸三壯主胷脅支滿鬲逆不通呼吸少氣喘息不得

舉臂

幽門 一名上門，在巨闕傍半寸陷者中，衝脉足少陰之會。灸五壯。主胷脅背相引痛，心下溷溷，嘔吐，多唾，飲食不下，善噦，支滿不能食，數欬，善忘，泄有膿血，嘔沫吐涎，少腹堅，善唾，女子心痛逆氣，善吐食不下。

通谷 在幽門下一寸陷者中，衝脉足少陰之會。灸五壯。主失欠口喎僻不端，食飲善嘔，不得言，一云舌下腫難以言，舌縱喎戾不端。

陰都 一名食宫，在通谷下一寸，衝脉足少陰之會。灸五壯。主身寒熱瘖瘧，心滿氣逆。

石關 在陰都下一寸，衝脉足少陰之會。灸五壯。主痓脊強，口不可開，多唾，大便難，婦人子藏中有惡血，內逆滿痛。

商曲 在石關下一寸，衝脉足少陰之會。灸五壯。主腹中積聚，時切痛。

肓俞 在商曲下一寸，直臍膀五分，衝脉足少陰之會。灸五壯。主心大堅，大腸寒中，大便乾，腹中切痛。

中注 在肓俞下五分，衝脉足少陰之會。灸五壯。主少腹有熱，大便難。

四滿 一名髓府，在中注下一寸，衝脉足少陰之會。灸五壯。主臍下積聚疝瘕，胞中有血，腸澼泄，切痛，振寒，大腹石水，腎痛。

氣穴 一名胞門，一名子戶，在四滿下一寸，衝脉足少陰之會。灸五壯。主月水不通，奔氣上下，引腰脊痛。

大赫 一名陰維，一名陰關，在氣穴下一寸，衝脉足少陰之會。灸五壯。主女子赤淫，男子精溢，陰上縮。

橫骨 一名下極，在大赫下一寸，衝脉足少陰之會。灸五壯。主少腹滿，小便難，陰下縱，卵中痛。

鳩尾 一名尾翳，一名䯏骭，在臆前蔽骨下五分，任脉之別。不可灸刺，一云灸五壯。主心中寒脹滿，不得息，息賁，時唾血，血瘀熱病，胷中痛不得臥，心痛不可按，善噦，心疝，大息，面赤，心背相引而痛，數噫喘息，胷滿欬嘔，腹痛，皮瘙痒，喉痺，食不下。甄權云：宜針，不宜灸。

巨闕 在鳩尾下一寸，任脉氣所發。灸五壯。主心痛不可按，煩心，熱病，胷中澹澹，腹滿暴痛，恍惚不知人，手清，少腹滿，瘈瘲，病心疝滿，不得息，息賁，時唾血，心腹脹滿，噫煩熱，善嘔，膈中不通利，霍亂，發狂，妄言，怒恐，惡火，善罵詈，狐疝，驚悸，少氣，胷脅支滿，瘈瘲引少腹痛，短氣煩滿，嘔吐，心脹。

上管 在巨闕下一寸五分，去蔽骨三寸，足陽明、手太陽、任脉之會。灸五壯。主寒中傷飽，食飲不化，䐜脹，心腹胷脅支滿，脉虛則生百病。甄權云：主心風驚悸，不能食，心下有膈，嘔血，目眩，頭懸眩，痛身熱汗不出，心痛有三蟲，多涎，不得反側，腹中滿暴痛汗出。

中管 一名太倉，在上管下一寸，手太陽、少陽、足陽明所生，任脉之會。灸七壯。主腹脹不通，心大堅，胃脹，霍亂出泄不自知先取太谿後取太倉之原溢飲脅下堅痛腹脹不通寒中傷飽食飲不化頭熱衄血目黃振寒噫煩滿膈嘔傷憂損思氣積瘧甄權云主因讀書得賁豚氣積聚腹中脹暴滿心痛身寒難以俛仰衝疝胃死不知人心腹痛發作腫聚往來上下行痛有休止腹中熱善涎出是蛕咬也鼻聞焦臭大便難小腸有熱尿赤黃病溫汗不出有血溢水

建里　在中管下一寸灸五壯主心痛上搶心不欲食支痛斥膈甄權云主腹脹逆氣上并霍亂

下管　在建里下一寸是太陰任脉之會灸五壯主飲食不化入腹還出六腑之穀氣不轉甄權云主小便赤腹堅硬孕婦不可灸

水分　在下管下一寸臍上一寸任脉氣所發灸三壯主痓脊强裏急腹中拘急痛甄權云主水病腹腫孕婦不可灸

臍中　神闕穴也一名氣舍灸三壯主水腹大臍平腹無理不治絕子灸令人有子臍疝繞臍痛衝胸不得息甄權云主水腫臌脹腸鳴狀如雷聲時上衝心口灸七壯至四百壯

陰交　一名少關一名横户在臍下一寸任脉衝脉少陰之會灸五壯主水脹水氣行皮中甄權云穴在陰莖下附底宛宛中主驚不得眠善斷水氣上下五藏遊氣也陰疝引睾女子手脚拘攣腹滿疝月水不下乳餘疾絕子陰痒賁豚上䐜腹堅痛引陰中不得小便兩丸騫孕婦不可灸

氣海　一名脖胦一名下肓在臍下一寸半任脉氣所發灸五壯主少腹疝臥善驚甄權云主下熱小便赤氣痛狀如刀攪孕婦不可灸

石門　一名利機一名精露一名丹田一名命門在臍下二寸任脉氣所發灸三壯女子禁不可灸主臍疝繞臍痛三焦脹水腹大及水氣行皮中心腹中卒痛而汗出氣癃小便黃氣滿虛則遺溺身寒熱吐逆溺難腹滿疝積乳餘疾絕子陰痒賁豚上䐜腹痛口强不能言莖腫先引腰後引少腹腰髖少腹堅痛下引陰中不得小便兩丸騫甄權云主婦人因產惡露不止

關元　一名次門在臍下三寸任脉足三陰之會灸七壯主寒熱石水痛引脅下脹頭眩痛身盡熱氣癃尿黃甄權云主小便處痛狀如散火轉胞不得尿少腹滿引脅下脹頭眩痛身盡熱賁豚寒熱入少腹時欲嘔傷中溺血小便數腰背臍痛下引陰腹中窘急欲湊後泄不止癲暴疝痛少腹大熱身所傷血出多灰中風寒若有所墜四肢解㑊不收名曰體解女子絕子衃血在內不下

中極　一名氣原一名玉泉在臍下四寸任會足三陰之會灸三壯女子禁中央腹熱痛婦人子門不端少腹苦寒陰痒及痛經閉不通乳餘疾絕子內不足賁豚上搶心甚則不能息忽忽少氣尸厥心煩痛飢不能食善寒中腹脹引脇而痛少腹與脊相控暴痛時窘之後經閉不通小便不利丈夫失精孕婦不可灸

曲骨　在横骨上中極下一寸毛際陷者中動應手任脉足厥陰之會灸三壯主膀胱小便難脚屈轉胞不得尿婦人赤白淫陰中乾痛惡合陰陽水脹滿尿澁癲疾不嘔沫

會陰　一名屏翳在大便前小便後兩陰間任脉別絡俠督脉衝脉之會灸三壯主痺小便難竅中熱實則腹皮痛

虛則痒搔疥與陰相通者死陰中諸病前後相引痛不得大小便女子血不通男子陰端寒上衝心中狠狠

廉泉

一名本池在頷下結喉上舌本下陰維任脉之會灸三壯主舌下腫難以言舌縱涎出欬逆少氣喘息嘔沫噤齗上氣胷滿

天突

一名玉戶在頸結喉下五寸中央宛宛中陰維任脉之會灸三壯主欬上氣喘暴瘖不能言及舌下俠青縱脉頸有大氣喉痺咽中乾急不能息喉中鳴翕翕寒熱頸腫肩痛胷滿腹皮熱衄氣鯁心痛癮疹頭痛面皮赤熱身肉盡不仁

璇璣

在天突下一寸中央陷者中任脉氣所發仰頭取之灸五壯主胷滿痛喉痺咽癰水漿不下

華蓋

在璇璣下一寸陷者中任脉氣所發仰頭取之灸五壯主胷脅支滿痛引胷中欬逆上氣喘不能言

紫宮

在華蓋下一寸六分陷者中任脉氣所發仰而取之灸五壯主胷脅支滿痺痛骨疼飲食不下嘔逆上氣煩心

玉堂

一名玉英在紫宮下一寸六分陷者中任脉氣所發灸五壯主胷中滿不得息脅痛骨疼喘逆上氣嘔吐煩心

亶中

一名元兒在玉堂下一寸六分直兩乳間陷者中任脉氣所發仰而取之灸五壯主胷痺心痛煩滿欬逆喘唾短氣不得息不能言

中庭

在亶中下一寸六分陷者中任脉氣所發灸三壯主胷脅支滿膈塞飲食不下嘔吐食復還出甄權千金楊操同

膀胱人。膀胱者腎之腑也。兩傍一百二十穴。

并二十二單穴及膏肓附穴共一百四十四穴

甲乙經

膀胱出于至陰。至陰者金也。

在足小指外側去爪甲角如韭葉足太陽脉之所出也爲井冬三月宜灸之

流于通谷。通谷者水也。

在足小指外側本節前陷者中足太陽脉之所留也爲滎春三月宜灸之

注於束骨。束骨者木也。

在足小指外側本節後陷者中足太陽脉之所注也爲輸夏三月宜灸之

過於京骨。

在足外側大骨下赤白肉際陷者中足太陽脉之所過也爲原

行於崑崙。崑崙者火也。

在足外踝後跟骨上陷者中足太陽脉之所行也爲經

入於委中。委中者土也。

在膕中央動脉足太陽脉之所入也爲合秋三月宜灸之甄權千金楊操同

至陰

在足小指外側去爪甲角如韭葉灸三壯主頭重鼻衄及瘛汗不出心煩足下熱不欲近衣項痛目翳及小便不利痟瘧寒熱疝風寒從足小指起

通谷
在足小指外側本節前陷者中灸三壯主身疼痛善驚互引鼻鼽癲疾寒熱目䀮䀮善欬喘逆狂疾不嘔沫痓
善晞頭眩項痛
煩滿振寒瘖瘂

東骨
在足小指外側本節後陷者中灸三壯主身痛狂善行癲疾寒熱腰痛如折痓驚互引腳如結踹如裂暴病頭痛身熱痛肌肉動耳聾惡風目眥爛赤
項不可顧髀樞痛泄腸澼瘧從䯒起

京骨
在足外側大骨下赤白際陷者中灸三壯主瘠瘧寒熱善晞頭重足寒不欲食腳攣癲疾狂妄善自齧頰偏枯腰髀樞痛善搖頭鼽衄頭痛目白瞖跟尻瘈瘲頭腫痛泄注上搶心目赤眥爛無所見痛從內眥始腹滿頸項強腰背不可俛仰眩瘈厥身體不仁手足偏小先取京骨後取中封絕骨寫之厥心痛與肩背相引善瘈如從後觸其心傴僂者腎心痛也痓目反白多鼻不通利涕黃便血

申脈
陽蹻所出也在足外踝下陷者中容爪甲灸三壯主腰痛不能舉足小坐若下車躓地脛中燆燆然寒熱頸掖下腫癲疾互引僵仆通按燆音蹺火行貌

金門
足太陽郄一名關梁在足外踝下灸三壯通按外踝下一作外踝下一寸主尸厥暴死霍亂轉筋癲疾不嘔沫馬癇

僕參
一名安邪在跟骨下陷者中拱足得之足太陽陽蹻脈所會灸三壯主腰痛不可舉足跟中踝後痛腳痿癲疾僵仆轉筋尸厥暴霍亂馬癇

崑崙
在足外踝後跟骨上陷者中灸三壯主痓脊強頭眩痛腳如結踹如裂厥心痛與背相引善瘈如從後觸其心傴僂者腎心痛也寒熱癲疾目䀮䀮鼽衄瘧多汗腰痛不能俛仰目如脫項如拔脊強大風頭多汗腰尻腹痛踹踝腫上齒痛脊背尻重不欲起聞食臭惡聞人音狂易女子字難若胞衣不出泄風從頭至足癎瘈口閉不得開每大便腹暴滿按之不下噫悲喘

付陽
足陽蹻之郄在外踝上三寸太陽前少陽後筋骨間灸三壯主痿厥風頭重眩頞痛樞股踹外廉骨痛瘈瘲痺不仁振寒時有熱四肢不舉

飛揚
一名厥陽在足外踝上七寸足太陽絡灸三壯主身懈寒少氣熱甚惡人心惕然取飛揚及絕骨跗上臨泣遥濼脛痠熱病汗不出皆主之下部寒體重逆氣頭眩痛痓反折瘧實則腰背痛虛則鼽衄不渴間日作狂癲疾體痛頸項痛歷節汗出而步失履寒腹不仁踹中痛痔篡痛

承山
一名魚腹一名肉柱在兌踹腸下分肉間陷者中灸五壯主寒熱篡反出癲疾瘈瘲鼽衄腰背痛腳踹酸重戰慄不能久立踹如裂腳急腫痛足攣少腹痛引喉咽大便難腹痛

承筋
一名踹腸一名直腸在踹中央陷者中足太陽脈氣所發灸三壯主大腸實則腰背痛寒痺轉筋頭眩痛氣虛則鼻衄癲疾腰痛濈然汗出令人欲食欲走寒熱篡後出瘈瘲腳踹痠重戰慄不能久立腳急腫痛跗筋足攣少腹痛引喉嗌大便難痔篡痛腰背相引霍亂脛痺不仁

合陽
在膝約紋中央下二寸灸五壯主痺厥癲疾不嘔沫瘈瘲拘急跟厥膝重腰脊痛引腹篡陰股熱陰暴痛寒熱

膝酸重

委中

在膕中央動脉灸三壯主腰痛俠脊至頭沈沈然目䀮䀮瘧頭痛寒從背起先寒後熱渴不止汗乃出癲疾反折熱痛俠脊痛痔篡痛遺溺筋急身熱少腹堅腫少腹時熱小便難尻股寒髀樞痛外引季脅內控八髎衄血不止

委陽

在足太陽之前少陽之後出于膕中外廉兩筋間承扶下六寸此足太陽之絡灸三壯一云屈身取之主胷滿彭彭然實則閉癃腋下腫痛虛則遺溺脚急兢兢然筋痛不得小便痛引腹腰痛不得俛仰

浮郄

在委陽上一寸展膝得之灸三壯主不得卧

殷門

在肉郄下六寸灸三壯主腰痛得俛不得仰仰則痛得之舉重惡血歸之

承扶

一名肉郄一名陰關一名皮部在尻臀下股陰上衝紋中一云股陰下衝紋中灸三壯主腰脊尻臀股陰寒大痛虛則血動實則熱痛痔篡痛尻脽中腫大便直出陰胞有寒小便不利

附分

在第二椎下附項內廉兩傍各三寸手足太陽之會灸五壯主背痛引頭

魄戶

在第三椎下兩傍各三寸足太陽脉氣所發正坐取之灸五壯主肩膊間急悽厥惡寒項背痛引頸欬逆上氣嘔吐煩滿背痛不能引顧

神堂

在第五椎下兩傍各三寸陷者中足太陽脉氣所發灸五壯主肩痛胷腹滿悽厥脊背急強

譩譆

在肩膊內廉俠第六椎下兩傍各三寸以手按之痛病者言譩譆足太陽脉氣所發灸五壯主腋拘攣暴脉急引脅痛內引心肺從項至脊以下十二椎應等灸之立已熱病汗不出肩背寒熱痓互引身熱欬逆上氣虛喘喘逆鼽衄肩甲內廉痛不可俛仰眇季脇引少腹而脹痛小兒食晦頭痛引顖瘖瘂風

膈關

在第七椎下兩傍各三寸陷者中足太陽脉氣所發闔肩取之灸五壯主背痛惡寒脊強俛仰難食不下嘔吐多涎

魂門

在第九椎下兩傍各三寸陷者中足太陽脉氣所發正坐取之灸三壯主胷脅脹滿背痛惡風寒飲食不下嘔吐不留住

陽綱

在第十椎下兩傍各三寸陷者中足太陽脉氣所發正坐取之灸三壯主食飲不下腹中雷鳴大便不節小便赤黃

意舍

在第十一椎下兩傍各三寸陷者中足太陽脉氣所發正坐取之灸三壯主腹滿臚脹大便泄消渴身熱面目黃

胃倉

在第十二椎下兩傍各三寸灸三壯主臚脹水腫食飲不下多寒不能俛仰

肓門 在第十三椎下兩傍各三寸叉肋間灸三十壯主心下大堅婦人乳餘疾

志室 在第十四椎下兩傍各三寸陷者中足太陽脉氣所發正坐取之灸三壯主腰痛脊急脅下滿少腹堅急

胞肓 在第十九椎下兩傍各三寸陷者中足太陽脉氣所發伏而取之灸三壯主腰脊痛惡寒少腹滿堅癃閉下重不得小便以手按之則欲小便溢而不得出肩上熱手足小指外側及脛踝後皆熱若脉陷取委中央

秩邊 在第二十一椎下兩傍各三寸陷者中足太陽脉氣所發伏而取之灸三壯主腰脚骶寒俛仰急難陰痛下重不得小便

攢竹 一名員柱一名始光一名夜光一名明光在眉頭陷者中足太陽脉氣所發灸三壯主風頭痛鼻鼽衂眉頭痛善嚏目如欲脫汗出惡寒面赤頰中痛項椎不可左右顧目系急瘈瘲癲疾互引反折戴眼及眩狂不得卧意中煩目䀮䀮不明惡風寒癎發目上插痔痛

曲差 一名鼻衝俠神庭一寸半在髮際足太陽脉氣所發正頭取之灸五壯主頭痛身熱鼻窒而息不利煩滿汗不出

五處 在督脉傍去上星一寸半足太陽脉氣所發灸三壯主痓脊强反折瘈癲疾頭重寒熱

承光 在五處後二寸足太陽脉氣所發不可灸主熱病汗不出而苦嘔煩心目生白翳遠視不明

通天 一名天白承光後一寸半足太陽脉氣所發灸三壯主頭痛重僵仆鼻窒鼽衂不得通喎僻多涕鼽衂有瘡

絡却 一名强陽一名腦盖反行在通天後一寸半足太陽脉氣所發灸三壯主青盲無所見癲疾僵仆目妄見恍惚不樂狂走瘈瘲

玉枕 在絡却後七分半俠腦戶傍一寸三分起肉枕骨入髮際三寸足太陽脉氣所發灸三壯主頭項痛惡風汗不出悽厥惡寒嘔吐目內系急痛引頞頭重項痛寒熱骨痛頭眩目痛頭半寒目痛不能視項似拔不可左右顧癲疾不嘔沫互引

天柱 在俠項後髮際大筋外廉陷者中足太陽脉氣所發灸三壯主寒熱暴拘攣癎眩足不任目䀮䀮赤痛痓厥頭痛項先痛腰脊爲應眩頭痛重目如脫項如拔狂見目上及項直不可以顧暴攣足不仁身痛欲折咽腫難言小兒驚癎

大杼 在項第一椎下兩傍各一寸半陷者中足太陽手少陽之會灸七壯主癲疾不嘔沫瘖瘂頭項痛不可以俛仰頭痛振寒瘈瘲氣實脅滿傷寒汗不出腰背痛痓脊强喉痺大氣滿喘胷中鬱鬱身熱眩目䀮䀮項强急寒熱僵仆不能久立煩滿裏急身不安席

風門 一名熱府在第二椎下兩傍各一寸半督脉足太陽之會灸五壯主風頭眩痛鼻鼽不利時嚏清涕自出

肺俞

在第三椎下兩傍各一寸半灸三壯主肺寒熱呼吸不得臥欬上氣嘔沫喘氣相追逐胷滿背膺急息難振慄脉鼓氣隔胷中有熱支滿不嗜食汗不出腰背痛肺脹癲疾憎風時振寒不能言得寒益甚身熱狂欲自殺目妄見瘛瘲泣出死不知人

心俞

在第五椎下兩傍各一寸半灸三壯主寒熱心痛循循然與背相引而痛胷中邑邑不得息欬唾血多涎煩中善噎飲食不下嘔逆汗不出如瘧狀目䀮䀮淚出悲傷瘖瘧心脹

膈俞

在第七椎下兩傍各一寸半灸三壯主悽悽振寒數欠伸欬而嘔膈寒食飲不下寒熱皮肉骨痛少氣不得臥胷滿支兩脅膈上兢兢脅痛腹䐜胃管暴痛上氣肩背寒痛汗不出喉痺腹中痛積聚嘿嘿然嗜臥怠惰不欲動身常湿心痛周痺身皆痛痓大風汗出癲狂

肝俞

在第九椎下兩傍各一寸半灸三壯主欬而脅滿急不得息不可反側掖脅下與臍相引筋急而痛反折目上視眩中循循然眉頭痛驚狂衂少腹滿目䀮䀮生白臀欬引胷痛筋寒熱唾血短氣鼻酸痓筋痛急互相引肝脹癲狂

膽俞

在第十椎下兩傍各一寸半足太陽脉氣所發正坐取之灸三壯主胷滿嘔無所出口苦舌乾飲食不下

脾俞

在第十一椎下兩傍各一寸半灸三壯主腹中氣脹引脊痛食飲多身羸瘦名曰食晦先取脾俞後取季脅黄癉善欠脅下滿欲嘔身重不動脾痛熱痓大腸轉氣按之如覆杯熱引胃痛脾氣寒四肢急煩不嗜食痺脹

胃俞

在第十二椎下兩傍各一寸半灸三壯主胷中寒脹食多身羸瘦腹中滿而鳴腹䐜風厥胷脅支滿嘔吐脊急痛筋攣食不下

三焦俞

在第十三椎下兩傍各一寸半足太陽脉氣所發灸三壯主頭痛飲食不下腹鳴臚脹欲嘔時注泄

腎俞

在第十四椎下兩傍各一寸半灸三壯主腰痛不可俛仰反側熱痓寒熱食多身羸瘦兩脅引痛心下焦痛心如懸下引臍少腹急痛熱面黑目䀮䀮喘欬少氣溺滑赤骨寒熱便難腎脹風頭痛如破足寒如水頭重身熱振慄腰中四肢淫濼欲嘔腹鼓大寒中洞泄食不化骨寒熱引背不得息

大腸俞

在第十六椎下兩傍各一寸半灸三壯主大腸轉氣按之如覆杯食飲不下善噎腸中鳴腹䐜而腫暴泄腰痛是主津液所生病者目黄口乾衂喉痺肩前臑痛大指次指痛不用氣盛有餘則熱腫虛則寒慄

小腸俞

在第十八椎下兩傍各一寸半灸三壯主少腹痛熱控睪引腰脊疝痛上衝心腰脊强溺難黄赤口乾大小便難淋痔

膀胱俞

在第十九椎下兩傍各一寸半灸三壯主熱痓互引汗不出反折尻臀內痛似癉瘧狀腰脊痛强引背少腹俛仰難不得仰息痿重尻不舉溺赤腰以下至足清不仁不可以坐起

中膂內俞

在第二十椎下兩傍各一寸半俠脊起肉灸三壯主腰痛不可以俛仰寒熱痓反折互引腹脹腋攣背中快快

引脅痛內引心從項始數脊椎俠膂如痛按之應手灸立已

白環俞 在第二十一椎下兩傍各一寸半足太陽脉氣所發不可灸主腰脊以下至足不仁小便黃

上窌 在第一空腰髁下一寸俠脊陷者中足太陽少陽之絡灸三壯主腰脊痛而清善傴睪跳騫寒熱熱病汗不出瘖瘂女子絕子陰挺出不禁白瀝

次窌 在第二空俠脊陷者中灸三壯主腰痛怏怏然不可以俛仰腰以下至足不仁脊腰背寒先取缺盆後取尾骶與八窌女子赤白瀝心下積脹

中窌 在第三空俠脊陷者中灸三壯主厥陰所結腰痛大便難飧洩尻中寒女子赤淫時白氣癃月事少男子癃小腸脹

下窌 在第四空俠脊陷者中灸三壯主腰痛引少腹痛女子下蒼汁不禁赤淫陰中痒痛引少腹控眇不可以俛仰腹腸鳴澼泄

會陽 一名利机在陰尾骨兩傍督脉氣所發灸五壯主五藏腹中有寒泄注腸澼便血

素窌 一名面王在鼻柱端督脉氣所發不宜灸主衄洟出中有懸癰宿肉窒洞不通不知香臭

神庭 在入髮際五分直鼻督脉足太陽陽明之會灸三壯主頭腦中寒鼻鼽目泣出癲疾嘔沫風眩善嘔煩痟瘧寒熱頭痛喘喝目不能視

上星 在顱上直鼻中央入髮際一寸陷容豆督脉氣所發灸五壯主風眩善嘔煩滿顏青痟瘧鼻鼽衄熱病汗不出目睛痛不能視面胕腫癲疾凡云上星主之者皆先取譩譆後取天牖風池甄權云不宜多灸

顖會 在上星後一寸陷者中督脉氣所發灸五壯主痓風眩善嘔煩滿頭痛顏青癲疾嘔沫暫起僵仆惡見風寒面赤腫

前項 在顖會後一寸五分骨陷中督脉氣所發灸五壯主風眩目瞑惡風寒面赤腫小兒驚癇

百會 一名三陽五會在前項後一寸半項中央旋毛中陷容指督脉足太陽之會灸五壯主痎瘧癲疾不嘔沫耳鳴痓項上痛風頭重目如脫不可左右顧

後項 一名交衝在百會後一寸五分枕骨上督脉氣所發灸五壯主風眩目眩顱上痛䀮䀮不明惡風寒眩偏頭痛癲疾瘈瘲狂走項直頸痛

強間 （通按強間一作灸七壯）一名大羽在後項後一寸半督脉氣所發灸五壯主頭痛如針刺不可以動項如拔不可左右顧癲疾狂走瘈瘲搖頭口喎戾頸強

腦戶

一名匝風一名合顱在枕骨上强間後一寸半督脈足太陽之會不可灸主目赤痛不可視面赤腫頭重項痛目不明風眩腦中寒重衣不熱汗出頭中惡風癲疾骨痠眩狂瘈瘲口噤羊鳴舌本出血瘖不能言痓目不眴寒熱

風府

一名舌本入項髮際一寸大筋內宛宛中督脈陽維之會不可灸之主頭痛項急不得顧側目眩暈不得喘息舌急難言狂易多言不休狂走欲自殺目反妄見暴瘖不得言喉嗌痛足不仁

瘖門

一名横舌一名舌厭在項髮際宛宛中人繫舌本督脈陽維之會仰頭取之不可灸令人瘖主項强舌緩瘖不能言脉傍去上星一寸五分灸三壯此以寫諸陽氣熱衄善瘛風頭痛汗不出寒熱痓脊强反折瘈瘲癲疾頭重

大椎

在第一椎上陷者中三陽督脈之會灸九壯主寒熱以年爲壯數傷寒熱盛煩嘔

陶道

在項大椎節下間督脈足太陽之會俛而取之灸五壯主頭重目瞑悽厥寒熱項强難以反顧汗不出

身柱

在第三椎節下間督脈氣所發俛而取之灸五壯主癲疾怒欲殺人身熱狂走譫言見鬼瘈瘲

神道

在第五椎節下間督脈氣所發俛而取之灸三壯主身熱頭痛進退往來痎瘧恍惚悲愁

至陽

在第七椎節下間督脈氣所發俛而取之灸三壯主寒熱淫濼脛痠四肢重痛少氣難言

筋縮

在第九椎節下間督脈氣所發俛而取之灸三壯主小兒驚癇瘈瘲狂走癲疾脊急强目轉上插

脊中

在第十一椎節下間督脈氣所發不可灸之主腹滿不能食腰脊强不得俛仰黄癉

懸樞

在第十三椎節下間督脈氣所發灸三壯主腹中積上下行水穀不化下利腰脊强

命門

一名屬累在第十四椎節下間督脈氣所發伏而取之灸三壯主頭痛如破身熱如火汗不出癲瘈腰腹相引痛

腰俞

一名背解一名髓孔一名腰柱一名腰戶在第二十一椎節下間灸三壯主腰痛引少腹控眇不可俛仰以月死生數發針在左取右右取左立已腰以下至足清不仁不可以坐起尻不舉寒熱女子閉溺脊强互引反折汗不出乳子下赤白

長强

一名氣之陰郄督脈絡別在脊骶端少陰所結灸三壯主腰痛實則脊急强癲疾發如狂者面皮敦敦厚者不療虚則頭重洞泄瘧痔大小便難腰尻重難起居寒熱痓反折心痛氣短小便黄閉小兒癇瘈瘲脊强互相引

膏肓俞

主無所不療諸羸弱瘦損虚勞夢中失精上氣欬逆狂惑妄誤取穴之法先令病人正坐曲脊伸兩手以臂著膝前令正直手大指與膝頭齊以物支肘勿令臂得動也從甲骨上角模索至甲骨下頭其間當有四肋三間灸中間依甲骨之裏去甲骨容側指許摩胎去表肋間空處按之自覺牽引於肩中灸兩甲中各一處至六百

壯多至千壯當覺下㗖㗖然流水狀亦當有所下出若停痰宿疾則無所不下也若病人已困不能正坐當令側臥挽上臂令前取穴灸之求穴大較以右手從左肩上住指頭所不及者是也左手亦然乃以前法灸之若不能久坐伸兩臂者亦可伏衣襆上伸兩臂令人挽兩甲骨使相離不爾甲骨覆穴不可得也所伏衣襆當令大小有常定不爾則前却失其穴也此穴灸訖後令人陽氣盛當消息以自補養令得平復其穴近第五椎相準

論曰昔者和緩不救晉侯之疾以其在膏之上肓之下針藥所不能及即此穴是也人不能求得此穴所以宿病難遣若能用心此方便求得灸之無疾不愈出第三十卷中

三焦人。三焦者腑也。兩傍五十八穴。

甲乙經

三焦出於關衝。關衝者金也。

在手小指次指之端去爪甲如韭葉手少陽脉之所出也爲井冬三月宜灸之

流於腋門。腋門者水也。

在手小指次指之間陷者中手少陽脉之所留也爲滎春三月宜灸之

注於中渚。中渚者木也。

在手小指次指本節後陷者中手少陽脉之所注也爲輸夏三月宜灸之

過於陽池。

一名別陽在手表腕上陷者中手少陽脉之所過也爲原

行于支溝。支溝者火也。

在腕後三寸兩骨之間陷者中手少陽脉之所行也爲經

入于天井。天井者土也。

在肘外大骨之後肘後一寸兩筋間陷者中屈肘得之手少陽脉之所入也爲合秋三月宜灸之甄權千金楊操同

關衝

在手小指次指之端去爪甲如韭葉灸三壯主喉痹舌卷口乾煩心臂表痛不可及頭在左取右右取左熱病汗不出肘痛不能自帶衣起頭眩頷痛面黑肩頭痛不可顧霍亂寒熱耳聾鳴甄權云不宜灸

腋門

在手小指次指間陷者中灸三壯主熱病汗不出風寒熱在痎瘧頭痛目澁暴變耳聾鳴眩寒厥手臂痛下齒齲則上齒痛善驚妄言面赤

中渚

在手小指次指本節後間陷者中灸三壯主熱病汗不出頭痛耳鳴目痛寒熱嗌外腫肘臂痛手上類類也五指瘈不可屈伸頭眩耳聾兩顳顬痛身面痒瘧項痛目眈眈無所見喉痹

陽池

一名別陽在手表腕上陷者中灸三壯主寒熱痎瘧肩痛不能自舉汗不出頸腫

外關

手少陽絡在腕後二寸陷者中灸三壯主肘中濯濯臂內廉痛不可及頭耳焞焞渾渾聾無所聞口僻噤

支溝

在腕後三寸兩骨之間陷者中灸三壯主熱病汗不出互引頸嗌外腫肩臂酸痛脅腋急痛四肢不舉痂疥項不可顧霍亂馬刀腫瘻目痛肩不舉心痛支滿逆氣汗出口噤不可開暴瘖不能言男子脊急目赤欬面赤熱

會宗

手少陽郄在腕後三寸空中灸三壯主肌肉痛耳聾羊癇

三陽絡 在臂上大交脉支溝上一寸灸九壯主嗜臥身體不能動搖大濕內傷不足

四瀆 在肘前五寸外廉陷者中 灸三壯主卒氣聾齒痛

天井 在肘外大骨之後肘後一寸兩筋間陷者中屈肘得之 灸三壯主肘痛引肩不可屈伸振寒熱頸項肩背痛臂痿痺不仁大風默默然不知所痛嗜臥善驚瘈瘲胷痺心痛肩內麻瘧食時發心痛悲傷不樂癲痺吐舌沫出羊鳴戾頸

清冷淵 在肘上二寸伸肘舉臂取之灸三壯主頭痛振寒肩不舉不得帶衣

消濼 在肩下臂外開腋斜肘分下行 灸三壯主寒熱痺頭痛項背急

和髎 在耳前兌髮下動脉手足少陽之會灸三壯主頭重頷痛引耳中聵聵嘈嘈

聽會 在耳門前陷者中張口得之動脉應手手少陽脉氣所發灸三壯主寒熱喘喝目視不能視目泣出頭痛耳中顛顋風齒齲痛

聽宮 在耳中珠子太如赤小豆手足少陽手太陽之會灸三壯主耳聾填填如無聞膿膿嘈嘈若蟬鳴鶂鴂鳴驚狂瘈瘲眩仆癲疾瘖不能言羊鳴沫出

角孫 在耳郭中間上開口有空是也 灸二壯主齒牙不可嚼齲腫

瘈脉 一名資脉在耳本雞足青絡灸三壯主小兒癇瘈吐泄驚恐失精視瞻不明眵瞢

翳風 在耳後陷者中按之引耳中手足少陽之會灸三壯主聾僻不正失欠脫頷口噤不開痓不能言

天牖 通按 聖濟天牖不宜灸 在頸筋缺盆上天容後天柱前完骨下髮際上手少陽脉氣所發灸三壯主肩背痛寒熱歷適頸有大氣暴聾氣啄瞀耳目不用頭頷痛淚出洞鼻不知香臭風眩喉痺三焦病腹氣滿少腹尤堅不得小便窘急溢則爲水留則爲脹瘠瘧

天容 在耳下曲頰後手太陽脉氣所發灸三壯主寒熱病積胷痛不得息胷中痛陽氣大逆上滿於胷中憤䐜肩息大氣逆上喘喝坐伏病咽噎不得息欬逆上氣唾沫肩痛不可舉頸項癰腫不能言耳聾嘈嘈無所聞喉痺

顴髎 一名兌骨在面頄骨下廉兌骨端陷者中手少陽太陽之會主口僻痛面赤目赤目黃口不能嚼頰腫脣癰

肩井 通按 聖濟肩井在肩上陷解缺盆上大骨前一寸半以三指按之當中指下陷中是所主病與此不同 在肩上陷解中缺盆上大骨前手足少陽陽維之會灸五壯主肩背痺痛臂不舉寒熱悽索

天髎 在肩缺盆中上毖骨之際陷者中足少陽陽維之會灸三壯主肩肘中痛引項寒熱缺盆痛汗不出胷中熱滿

肩貞

在肩曲甲下兩骨解間肩髃後陷者中灸三壯主寒熱項歷適耳鳴無聞引缺盆肩中熱痛手臂小不舉

肩外俞　在肩甲上廉去脊三寸陷者中灸三壯主肩甲中痛熱而寒至肘

肩中俞　在肩甲內廉去脊二寸陷者中灸三壯主寒熱厥目不明欬上氣唾血

曲垣　在肩中央曲甲陷者中按之痛應手灸十壯主肩痛周痺

缺盆　一名天蓋在肩上橫骨陷者中灸三壯主寒熱歷適胷中滿有大氣缺盆中滿痛者死外潰不死肩引項臂不舉缺盆中痛汗出喉痺欬嗽血甄權千金楊操同

右從事郎克兩浙東路提舉茶塩司幹辦公事

趙子孟　校勘

重訂唐王燾先生外臺秘要方第三十九卷終

重訂唐王燾先生外臺秘要方第四十卷目錄 蟲獸傷觸人及六畜疾三十二門

唐王燾先生外臺秘要方第四十卷

宋朝散大夫守光祿卿直秘閣判登聞簡院上護軍臣林億等　上進

新安後學程衍道敬通父訂梓

熊虎傷人瘡方七首

肘後療熊虎爪牙所傷毒痛方

燒青布以熏瘡口。毒即出。仍煑葛根汁令濃以洗瘡日十度。并擣葛根爲散。煑葛汁以服方寸匕。日五。甚者夜二。文仲備急姚方小品删繁古今錄驗並同千金方治虎咬

又方

嚼粟塗之。姚方文仲備急古今錄驗千金同

又方

煑生鐵令有味以洗瘡。姚方文仲備急古今錄驗千金同

又凡猛獸毒蟲。皆受人禁氣。今人將入山草中。自宜先作禁以防之。可不俟備而後療也。其經術云。到山下先閉氣三十五息。所在山神將虎來到吾前。乃存吾肺中有白帝出收取虎兩目。塞吾下部中。乃吐肺氣。上白通冠一山林之上。於是艮久。又閉氣三十五息。兩手捻都監目作三步。步皆以右足在前乃止。祝曰。李耳李耳。圖汝非李耳耶。汝盜黃帝之犬。黃帝教我問汝。汝荅之云何。畢。便行。一山虎走不可得見。若卒逢之者。因正而立。大張左手五指。側之極勢。跳手上下三度。於跳中大喚咄曰。虎。北斗君使汝去。虎即走止。宿亦先四向如此。

又方

雄黃　硫黃　紫石

右三物擣末。以絳囊盛之。帶以防用。本方無硫黃

集驗療熊虎傷人瘡方

取蒴藋一大把。剉碎。以水一升漬。須臾。取汁飲之。餘滓以敷瘡上。

備急入山辟虎法。

燒牛角羊角。虎不敢近人。文仲肘後千金姚同出第八卷中

辨蛇一首

肘後云。惡蛇之類甚多。而毒有差劇。時四五月中青蝰蒼虺白頸大蜴。六月中竹狩文蝮黑甲赤目黃口反鈎白蝰三角。此皆蛇毒之猛烈者。中人不即療多死。第一有禁。第二則藥。今凡俗知禁者少。縱尋按師術。已致困斃。唯宜勤事諸藥。但或經行草路。何由皆齎方書。則應儲具所製之藥。并佩帶之自隨。天下小物。能使人空致性命者。莫此之甚。可不防慎之乎。文仲備急同出第八卷中

禁蛇法三首

崔氏禁蛇法。路安滿所傳

有人被蛇螫者。縱身不得自來。但有報人至前。使之坐。問被螫何處。即面已地依左右駃指頭指內第一節曲文頭側上。仍心想口暗誦曰。

囓蛇頭。掐蛇目。望蛇鄉。踏蛇足。訖則放前人去。待極遠。然後緩放所掐處。即差。

路安滿禁蛇法。

五月五日從門東剌向南三步。九跡四方取氣。訖重向南方取氣。即切切誦後呪文四十九遍。於後任所行用其遮吒呵迦吒僧禁吒哫歙吒蛇毒死哫歙嚴

蛇毒爛若欲誦呪時。須在月建上立。喚被螫人當前立定。然後背足行七步。仍頓足廻身。向被螫人立。掐指二所如了。乃誦呪七遍。即放所患者歸。可一炊久放掐目也。若不解呪。蛇致死。乃放掐目誦云。吾庭前者木百尺無枝。鳳皇在上。資斯速出放汝去。攝汝毒命寧收。急急如律令。出第五卷中

古今錄驗禁蛇囓方。高元海大李叅軍送

呪曰。某郡某縣里男女姓名年若干。於某年月日時。於某處爲某色蛇螫某處。陰呪云。你是巳功曹。我是亥明府。你若不攝毒。吾當掐你口。閉氣隨想掐蛇口。蛇口在食指第二節白肉際文。以手大指甲掐之。各自以其手屈食指掐之。閉氣急掐。若螫右手。右手掐左手。左手掐。螫當中。兩手盡掐。急忘任放手。腫處手剌去血。即便差。出第四十五卷中

辟蛇法三首

肘後姚氏仙人入山草法。辟蛇之藥雖多。唯以武都雄黃爲上。帶一塊古稱五兩於肘間。則諸蛇毒物莫之敢犯。他人中者。便摩以療之。帶五蛄黃丸良。以丸有蜈蚣故也。人入山伐船。有太赤足蜈蚣置管中繫腰。又有鼊龜噉蛇帶其尾亦好。鵋日喙彌佳。禁法中亦有單行輕易者。今疏其數條。然皆須受而後行。不爾。到山車口住立。存五蛇一頭乃閉氣以物屈刺之。因左廻兩步。思作蜈蚣數千以衣身便行無所畏也。張文仲備急同

集驗入山草辟衆蛇方

乾薑　生麝香　雄黃

右三味等分擣。以小絳囊盛。男左女右帶佩。則蛇逆者辟。人爲蛇所中。便以療之。如無麝香。以射菵和帶之。療諸毒良。肘後千金文仲備急古今錄驗同出第九卷中

千金療入山辟衆蛇方。

當燒羚羊角。令煙出。蛇則去矣。肘後同出第二十六卷中

蛇嚙人方一十四首

廣濟療毒蛇嚙方。

取慈孤草擣以薄之。即差。其草似鷰尾者是。大効。出第五卷中

肘後蛇嚙毒腫方。

乾薑末敷之。燥復易之。備急文仲千金同

又方

灸嚙處三五壯。則毒不能行。

又方

擣射罔塗腫上。血出乃差。備急文仲千金同

又方

猪屎熬令焦末。藍一把水三升。煮取二升。挍屎攪和以洗之差。

文仲療蛇嚙方。

擣雄黄末以敷之。日三四度差。

又方

取梳裹垢如指大長二寸。以屎和敷之。

又方

灸梳使汗出。以熨瘡口。即驗。備急千金同

又方

取雞屎二七枚。燒作灰。投酒服之差。千金同

必効療蛇咬方。

五月五日前七日即齋。不得食飲酒肉五辛。仍先向桑下覓莵葵。先知處記之。至五月五日中時。先手摸桑木陰一遍。仍著上摸索之。訖。即以口嚙取莵葵嚼使熟。以唾塗手。熟揩令遍。五月七日潔齋。如後七日內亦不得洗手。後有蛇蝎螫者。以手摩之。即差止。

又方

燒桑刀。麝香少許和刀上。以烙嚙處。令皮破。即差。

又方

生蠶蛾陰乾爲末。敷嚙處孔中。數易之。其蛾有生子者妙。

又方

麝香　雄黄　半夏　巴豆

右四味等分爲末敷之。

又方

先以唾塗咬處。熟挼生大豆葉封之。

蛇螫方六首

肘後蛇螫人瘡已合。而餘毒在肉中淫淫痛痒方。

取大小蒜各一升合擣。以熱湯淋取汁。灌瘡中。姚同

崔氏療被蛇螫驗方。

生椒三兩　好豉四兩

右二味以人唾和擣令熟用薄傷處須臾即差。

又方

取獨顆蒜截兩頭著螫處一頭大作艾炷灸之如此即愈未愈更灸以差爲度。

又方

取狼牙草六月已前用葉巳後用根生㕮咀以葉裹塘火炮令熱用冷即易之。

又方

取醋草熟擣以敷螫處仍將膩幞頭裹之數易其醋草似初生短嫩苜蓿苗是。

又方

取遠志嚼令碎以敷之并內一片子於所螫瘡處孔中數易之。並出第五卷中

蛇毒方三首

救急療蛇毒方

雄黄　麝香　乾薑

右三味各等分擣研以蜜和爲膏敷毒螫處良。兎含中疑有蛇處取雄黄燒令氣散及蛇並走不住

又方

取獨狼牙擣臘月豬脂和以敷毒上立差。

又方

取荆葉以袋盛薄瘡腫處即差止。肘後同

青蝰蛇螫方二首

小品療竹中青蝰蛇螫人方。

雄黄　乾薑

右二味各等分擣篩以射菵和之著小竹管中帶之行。有急便用敷瘡兼療諸蛇毒。千金同肘後有麝香爲三味

肘後青蝰蛇論此蛇正緑色喜緑木及竹上與竹木色一種人卒不覺若人入林中行脫能落頭背上然自不甚嚙人嚙人必死那可屢肆其毒此蛇大者不過四五尺世人皆呼爲青條蛇其尾二三寸色異者名熇尾最烈療之方。

破烏雞熱敷之。

蝮蛇螫方一十首

肘後療蝮蛇螫人方。

桂心　栝樓

右二味等分爲末用小竹筒密塞之以帶行卒爲蝮蛇所螫即敷之此藥療諸蛇毒塞不密則氣歇不中用。文仲同

又方

急掘地作坎埋所螫處堅築其上。毒則出土中。須臾痛緩乃出。徐徐以藥療之。

又方

擣小蒜絞之。飲其汁。以滓封瘡上。

又方

取猪耳中垢著傷瘡中。當黃汁出差。牛耳中垢亦可用之良。

又方

嚼鹽唾瘡上訖。灸三壯。復嚼鹽唾上。

備急療蝮蛇螫人方。

燒蜈蚣末敷瘡上良。肘後同

又方

蠟及蜜等分。於鐺中消令和。以無節竹筒著瘡上。以蠟蜜灌竹筒。令下入瘡中差。無蜜唯蠟用之亦得。

又方

急屎瘡中。乃拔刀向日閉氣三步。以刀掘地作小坑。以熱湯沃坎中。取泥作三丸如梧子大。服之。取少泥塗瘡上。肘後同

文仲療蝮蛇螫人方。

細辛　雄黃

右二味等分。以內瘡中。日三四敷之。兼療諸蛇及虎傷瘡良。

又云蝮蛇形不長。頭扁口尖。頭斑身赤文斑。亦有青黑色者。人犯之頭腹貼相著是也。東間諸山甚多。其毒最烈。草行不可不慎之。又有一種狀如蝮而短。有四脚。能跳來嚙人。東人呼爲千歲蝮。或中之必死。然其嚙人畢。即跳上林木作聲。云斫木斫木者。但營棺。其判不救。若云博叔博叔者。猶可急療之。吳音呼藥爲叔故也。

虺蛇螫方四首

古今錄驗療虺蛇毒方。

擣葵根以敷之。

肘後療虺蛇衆蛇螫人方。

以頭垢敷瘡中。張文仲備急同

又方

以兩刀於水中相摩良久。飲其汁。痛即止。備急張文仲同

又方

擣葎草以敷之。立愈神良。

衆蛇螫方七首

集驗療衆蛇螫人方。

取紫莧菜擣飲汁一升滓以少水和塗瘡上又擣冬瓜根以敷之。肘後千金同

又方

取常思葉擣取汁飲一升以滓敷瘡上又以鬼目葉薄之止痛。肘後云擣鬼針草敷上並出第九卷中

文仲療衆蛇螫方。

嚼乾薑薄瘡上不過三四差又煮呉茱萸湯以漬瘡上立差。集驗同

又方

擣生蓼絞汁飲之少少以滓薄瘡上又挼藍青薄之。

又方

擣大蒜塗之以少鹽豉合擣尤佳。備急集驗古今錄驗同

又方

以繩縛瘡上一寸許卽毒氣不得走便令人以口嗍所螫處取毒數唾去之毒盡卽不復痛口嗍當小腫無苦狀。備急同

又云此衆蛇者非前件三種也謂赤⿰虫連音連黄頷之類復當六七種不盡知其名水中黑色名公蠣山中一種亦相似並不闘螫人有鉤蛇尾如鉤能倒牽人獸入水後而食之又南方有吶蛇人忽傷之不死終身伺覓其主雖百人衆中亦直來取之唯逺去百里乃免耳又有拖長七八尺如拖毒中人必死卽削取船拖煮漬之便愈凡大蛇多是神不可妄殺之又額上有白色狀如王字者有靈或有角形者此是欲變爲龍也凡青蝰中人立死蝮中人一日死虺毒急於衆蛇不早療之多殘斷人手足藥不可以一法宜審按之。並出第八卷中

蜘蛛咬方六首

廣濟療蜘蛛咬方。

取生鐵衣以醋研取汁塗之差。肘後同

又蜘蛛咬作瘡頻療不差方。

取蘿摩草擣如泥封之日二三毒化作膿膿出頻著勿停。

又方

棗葉 栢葉各五月五日採陰乾 生鐵衣 晚蠶沙

右四味各等分擣散以生麻油和如泥先灸咬處塗之差。並出第五卷中

千金療蜘蛛咬人方。

以烏麻油和胡粉如泥塗之乾則易之取差止。肘後同出第二十六卷中

備急療蜘蛛咬人方。

取羊桃葉擣敷之立愈。肘後同

又方

以蒜切作兩斷以揩之。又以蒜摩地取泥塗之。文仲同並出第八卷中

蜂螫方一十首

肘後療蜂螫人方。

取人溺新者洗之差。備急文仲必効刪繁同

又方

斫穀木取白汁塗之。桑汁亦良。備急文仲小品古今錄驗同

又方

煮蜂房洗之。又燒灰末以膏和塗之。千金同本方云燒羊角灰苦酒和塗之

又方

刮齒垢塗之。備急文仲千金同

千金治蜂螫方。

蜜五合　蠟二兩　猪脂五合

右三味和煎如膏。候冷以塗之甚良。一云稍稍食之

又方

以淳醋沃地。取泥塗之。

又方

以尿泥塗之。

又方

取蛇皮以蜜塗之。炙令熱以貼螫處効。又以醬汁塗蛇皮。炙以封之甚効。並出第二十六卷中

必効療蜂螫方。

擣青蒿封之。亦可嚼用之。肘後同

又方

近用薄荷挼貼之大効。蜀中用驗。並出第六卷中

蜈蚣螫方八首

肘後療蜈蚣螫人方。

割雞冠取血塗之差。備急文仲刪繁必効同

又方

嚼鹽塗之効。又以鹽拭瘡上。蜈蚣未遠不得去。備急小品文仲古今錄驗同

又方

嚼大蒜若小蒜或桑白汁。以塗之。亦以麻履底土揩之良。小品備急文仲必効古今錄驗同

又方

挼蛇銜草封之佳。

備急療蜈蚣螫人方。

挼藍汁以漬之即差。蜈蚣不甚齧人。甚亦微殊。輕於蜂。當時小痛易歇。朊爲所中。幸可依此療之。藥家皆用赤足者。今赤足者螫人。乃痛於黄足者。是其毒烈故也。張文仲肘後同

又方

取屋中土。以水和敷之。小品同

崔氏療蜈蚣螫人方。

趂雄雞令走。以雞嘴氣阿之。數易雞立差。

張文仲療蜈蚣螫人方。

取錫。炙令熱。以熨之。不越十度即差。出第十卷中

蠍螫人二十七首

廣濟療蠍螫毒方。

擣蒜塗之。崔氏備急同

又方

半夏以水研塗之。亦止。

又方

呪曰。一名蒿枝。一名薄之。傍他籬落。螫他婦兒。毒氣急去。不出他道。你愚癡。急急如律令。並出第五卷中

集驗療蠍蟲螫人方。

余身經遭此毒。手指痛苦不可忍。諸法療皆無効。有人見令以冷水漬指。亦漬手。即不痛。水微暖便痛。即以冷水漬。小暖即易之。餘處冷水浸。故布以搨之。此實大驗。肘後備急千金必効文仲同

又方

蠍有雄雌。雄者止痛在一處。雌者痛牽諸處。若是雄者用井底泥敷之。温則易。雌者用當屋及溝下泥塗之。若不値天雨。可用新汲水從屋上淋下。於下取泥敷之。

又方

畫地作十字。取上土。水服五分匕。並出第一卷中

千金療蠍毒方。

取齒中殘飯敷之。又以猪脂封之。又以射菵封之。

又方

硇砂和水塗上愈。救急同

凡一切螫毒之物。見必不得起惡心向之。亦不得殺之。若輒殺之。於後必遭螫。慎之慎之。治亦難差。

又方

嚼茱萸以封之立愈。

又方

生烏頭末。唾和塗之良。

崔氏療蠍螫人方。

取人參。嚼以敷痛處。立差。又以黄丹塗之差。

又方

深削桂心。醋磨塗之。立定。

又方

滴蠟燭熱脂於螫處。三兩度易之。並出第五卷中

備急療蠍螫人方。

蜀葵花　石榴花　艾心

右三味等分。並以五月五日午時取。陰乾合擣。和水塗螫處。立定。花取未開者。張文仲同

又方

温湯浸之。肘後崔氏同

又方

挼馬莧菜封之差。肘後備急文仲同

又方

嚼乾薑塗之差。肘後備急文仲同並出第八卷中

必効療蠍咬人方。

温酒以漬之。又擣豉作餅如錢大。貼螫處。以艾灸七壯。問被咬人云是物。遣報云蠍螫。即語云没所苦。語訖。即私向一處搦一丸。還安舊。勿使其人知。廻更問差未。遣報云差。訖。即痛止。神効。

古今錄驗療蠍螫人方。

取苦李子人。嚼以封之。即差。

又方

挼蛇銜。取汁以敷之差。

又方

以木梳率取此螫處。即以木梳合之。便差。神驗。

又方

挼鬼針草。取汁敷之。即差。

又方

五月五日取莧葵熟擣。以遍塗手。至後日中時。然後洗手。若有人被螫。以手摩索。應手即差。

又禁蠍螫人法

呪曰。緊胡計反梨乎俱尚蘸婆訶。於五月五日桑木正北陰中莧葵。日正午時。先七步至莧葵此。右膝著地。立左膝。手摘取莧葵子。摘取著口中熟嚼。吐著手內。與五葉草莧葵等相和。若無子。直取二葉相和。於手內左轉挼之。口陰誦前呪七遍。一吐氣。得一百八遍止。所挼葉令汁出染手。其葉還放置莧葵處。起勿反

顧之一日一夜不得洗手亦不用點汚手內亦不得人知作此法不得人見被螫者口問云何處即陰呪七通男以左手摩螫處口云差去若猶小疼痛者男搯左手無名指第一節內側文頭陰呪搯之女搯以右手指以右手摩螫處其莧葵私取移種於桑北五葉草處處有之耳

又甄立言以此蠍毒陰蛇即非蜂蜈蚣之輩自有小小可忍者有經一日一夜不可忍者京師偏饒此蟲遍用諸藥塗敷不能應時有効遂依角法以意用竹依作小角留一節長三四寸孔徑四五分若指上可取細竹作之纔令搭得螫處指用大角角之氣漏不嗍故角不厭大大即嗍急差速作五四枚鐺內熟煮取以角螫處冷即換初被螫先以針刺螫處出血然後角之熱畏傷肉以冷水暫浸角口二三分以角之此神驗不可以口嗍毒入腹殺人甄公云灸即差以熱角嗍之無火灸也並出第四十五卷中

蠼螋尿方二十二首

千金療蠼螋蟲尿人影便令人病其狀身中忽有處疼痛如芒刺亦如刺蟲所螫處後起細瘖瘰作聚如茱萸子狀四邊赤中央有白膿如黍粟亦令人皮肉急舉身惡寒壯熱劇者連起盡腰脇胷也療之法初得之便磨犀角塗之上其毒療如火丹法余以武德中六月得此病經五六日覺心悶不住以他法療之不愈有友人教畫地作蠼螋形以刀細細畫取蠼螋腸中土就中以唾和成泥塗之再塗即愈方知天下萬物相感難曉其由矣

又方

羚羊鬚燒灰臘月猪脂和以封之差

又療蠼螋尿方

熟嚼梨葉以封之乾復易之

又方

取馬鞭草爛擣以封之乾復易差

廣濟療蠼螋尿繞腰欲死方

取敗蒲扇煮汁塗之

又方

萹豆葉擣塗之並出第[redacted]中

深師療蠼螋尿方

取鵲巢中土以苦酒和敷之

又方

以雞子和白礬敷之使淫爲廣以大蒜磨研書墨塗之一方以胡粉塗之一方以猪膏塗之又燒蒲灰敷之並出第二十九卷中

集驗療蠼螋尿瘡方。

燒鹿角擣末以苦酒和敷之已有汁者燒道邊弊蒲蓆灰以敷之。深師千金并翼文仲同

又方

槐白皮半斤切　苦酒二升

右二味漬半日刮去瘡處以洗日五六遍末赤小豆和苦酒敷之燥即易之小兒以水和敷之甚良。千金并翼文仲深師同

又方

嚼大麥以敷之日三。千金同

又方

豬脂和鷰巢中土敷之。千金同並出第九卷中

千金翼療蠼螋尿瘡方。

取茱萸東引根下土以醋和塗之。

又瘡表裏相當一名侵淫瘡方。

取豬牙車骨年久者搥破燒令脂出及熱塗之。千金同

又方

取楝木枝若皮燒灰敷之乾者以豬膏和敷并主小兒禿及諸惡瘡。深師同出第二十四卷中

崔氏療蠼螋尿瘡習習然黃水出者方。

取韭擣取汁以塗之。

又方

煮甘草湯洗之。

又方

嚼桂塗之。

又方

絞馬屎汁洗之。

又方

嚼麻子塗之。

又方

令患人於日裏立側近作沸湯微取以淋患人影。令當所患瘡處六七度仍遣人熟嚼蒜以噀患人影中患處口中餘蒜氣即真噀患人瘡上愈並出第五卷中

救急蠼螋尿方。

取鷰窠和釅醋塗之大良出第五卷中

惡蚝方三首

必効療惡蚝已洪腫者并差方。

取楝木根并皮切一升以水三升和煎取二升適寒溫浸洗瘡冷即易再三差。

又惡蚝已洪腫爛者方。

乾薑　水銀　猪脂臘月者

右三味搽令相得即置九向椀中燒以竹筒籠上熏所
腫處未熏先破兩處然後熏即差

又方

取胡葱於塘火中煨令軟出以紙隔手挼令破以
搨瘡上以痛定爲度李饒多用神效並出第十六卷中

蠆螫方二首

肘後論云此蠆字作蠆字所謂蜂蠆作於懷袖賁育爲之
驚恐言其小而有毒起乎不意也世人呼蝘蜓爲蠆子而
未嘗中人乃言不可螫人雷鳴乃放想亦當極有毒書家
呼蝘蜓爲守宫本草云守宫即是蜥蜴如東方朔言則兩
種物矣今蜥蜴及蛇醫母並不螫人蜥蜴有五色具者亦
云是龍不可殺之令人震死今又有一小烏蟲子尾有翹
世人呼爲甲蟲而尾似車緩兩尾復言此蟲是蠆未詳其
正矣

又療蠆螫人方

擣常思草絞取汁以洗瘡出第八卷中

古今錄驗蠆螫人方

取屋霤下土水和敷之立愈出第四十五卷中

射工毒方一十九首

備急論射工毒江南有此射工毒蟲一名短狐一名蜮常
在山間水中人行反入水中此蟲口中有横骨狀如角弩
即以氣射人影則病其診法初得時或如傷寒或似中惡
或口不能語或身體苦強或惡寒壯熱四肢拘急頭痛旦
可暮劇困者三日則齒間血出不療則死其人中有四種
初覺即遍身視之其一種正如黑子而皮繞四邊突赤以
衣被犯之如芒刺狀其一種作瘡瘡久則穿陷其一種突
起如石癰狀其一種如火灼人肉起作瘡此種最急能殺
人居此毒之地天大雨時或逐行潦流入人家而射人又
當養鵝鵝見即食之船行將純白鵝亦辟之白鴨亦善帶
好生金犀角麝香並佳又若見身中有此四種瘡處便急
療之方

急周繞遍去此瘡邊一寸輙灸一處百壯瘡上亦百
壯大良肘後同

又療射工毒方

白雞屎白者二七枚以水湯和塗瘡上必效文仲備急千金肘後同並出第九卷中

肘後初見此瘡便宜療之方

便水磨犀角塗之燥復塗亦取細屑和麝香塗之一
方云服一方寸匕

又方

以白梅皮裹豉母蟲吞至六七枚勿佳。本方云取水上浮走豉母蟲一枚置口中便差

又射工毒蟲止黑狀如大蜚生嘴髮而形有雌雄者口邊有兩横角角能屈伸有一長角横在口前弩檐臨其角端曲如上弩以氣爲矢因水勢以射人人中之便不能語冬月並在土中蟄其上雪不凝氣蒸休休然人有識處掘而取帶之溪邊行亦往往得此若中毒仍爲屑與服夏月在水中則不可見乃言此蟲含沙射人影便病欲度水先以石投之則口邊角弩發矣若中此毒體覺不快視有瘡處便療之療之亦不異於溪毒

又方

取皂莢一挺長一尺二寸者搥碎以苦酒一升煎如餳去滓敷毒上文仲備急同

又方

取馬齒莧擣飲汁一升滓以薄瘡上日四五遍良文仲備急同

集驗療射工毒中人寒熱發瘡偏在一處有異於常方

取赤莧合莖葉擣絞取汁服一升日再三服千金備急文仲必効删繁肘後同姚云服七合日四五服

又方

犀角　升麻　烏翣根各二兩

右三味以水四升煮取一升半去滓分再服相去一炊久盡更作千金同

又方

取生茱萸莖葉一虎口斷去前後取握中者熟擣以水二升煎取八合頓服之千金同

又療射工中人瘡有三種一種瘡正黑如壓子皮周遍悉赤或衣犯之如有刺痛一種作瘡瘡久則穿或晡間寒熱一種如火灼熛起此者最急數日殺人此病令人寒熱方

烏翣根二兩　升麻二兩

右二味切以水三升煮取一升適寒温頓服之滓薄瘡上肘後千金文仲備急同古今錄驗云烏扇無根用葉出第一卷中

千金療射工初中未有瘡但憎寒凜凜及其成瘡似蠼螋尿亦似瘭疽狀方

取芥子擣熟苦醋和厚塗瘡上半日痛便止古今錄驗同

又方

取狼牙葉冬取根枝擣之令熟薄所中處又飲四五合汁

又云山中草木上石蛭著人則穿嚙肌肉行人肉中侵淫

墳起方。

灸斷其道即愈。

又凡入山路行草木中常以臘月猪膏塗脚足指間趺上。及著鞋處蛭不敢著人。

又江南毒氣惡核似射工暴腫生瘡五香散方。

甲香　犀角屑　鼈甲炙令黄　薰陸香
升麻　烏翣根　吳茱萸　沉香
丁香各三分　黄連　羚羊角屑　牡蠣熬
甘草炙　黄芩各四分　黄蘗六分

右十五味爲散水服方寸匕日三服又以雞子白和塗上乾易之以水和少許洗上忌莧菜猪肉海藻。出第二十六卷中

救急療射工毒方。

取葫蒜切貼瘡灸七壯良。

古今錄驗療射工中人已有瘡者方。

取蜈蚣大者一枚灸擣末以苦酒和敷瘡上痛便止。千金同

溪毒方二十一首

肘後中溪毒論葛氏云水毒中人一名中水一名中溪一名中灑一名水病似射工而無物其診法初得之惡寒頭微痛目眶疼心中煩懊四肢振焮腰背骨節皆強筋急兩膝疼或翕翕而熱但欲睡旦醒暮劇手足逆冷至肘膝二三日則腹中生蟲食人下部肛中有瘡不痛不痒不令人覺視之乃知耳不即療過六七日下部膿潰蟲上食五藏熱盛煩毒注下不禁八九日良醫所不能療之覺得之急當早視下部若有瘡正赤如截肉者爲陽毒最急若瘡如蠡魚齒者爲陰毒猶小緩要皆殺人不過二十日也欲知是中水當作數斗湯以小蒜五升㕮咀投湯中莫令太熱熱即無力去滓消息適寒温以浴若身體發赤斑文者是也其無者非也當作他病療之。文仲千金翼備急同

又療中水毒方。

取梅若桃葉擣絞取汁三升許爲二服或乾以水絞取汁極佳。集驗文仲備急千金同姚云小兒不能飲以汁敷乳頭與之

又方

取常思草擣絞汁三升飲之妙并以綿果導下部中日三差。文仲備急同

又方

擣藍青汁以少水和塗頭面遍身令匝。文仲千金翼備急同

又方

取蓼一把擣以酒一升和絞服之不過三服。文仲千金翼備

急云肘後用梨葉

又方

取大莓連根

右一味擣作屑服之。亦可投水擣。絞汁飲一二升。并導下部生蟲者。夏月常行。多齎此屑欲入水浴。先以少屑投水上流。便無所畏。又辟射工。家中雖以器盛水浴。亦常以此屑投水中大佳。文仲千金翼備急同

又今東間諸山州縣人。無不病溪毒。每春月多得。亦如京都傷寒之狀。呼爲溪溫。未必皆是射工輩爾。亦盡患瘡痢。但寒熱煩疼。不解便死耳。方家療此用藥與傷寒溫疾頗相似。今復疏其單療於此方。

東向三兩步。即以手左一攪取水。將蒜一把熟擣。以酒漬之。去滓。可飲兩柸。當吐。得吐便差。此方甚効。

備急療溪毒方。

取五加根燒末。以酒若漿服方寸匕。肘後文仲備急同

又方

燒鮫魚皮。以飲服方寸匕。立差。

又方

荆葉擣汁飲之佳。肘後同

又方

擣茈姑以塗之腰背諸處。茈姑生東間。細葉如蒜狀。

又方

烏蒜一枚擣。以酒和服半升。得吐即差。又名烏韭。山中甚多。

又若下部生瘡已決洞者方。

取秫米一升。鹽五升。水一石。煮作糜。坐中即愈。文仲備急同肘後並同

又方

取桃葉艾葉擣熟。以水漬之。縱取濃汁。去滓。著盤中坐。有白蟲出差。文仲備急同肘後云取槐皮葉無艾葉

又方

燒皂莢擣末。以綿裹導之。

又方

以鹽和皂莢末。擣之。綿裹導之。

又方

末牡丹屑。以飲服方寸匕。日三。

又其土俗有療之術方。

初覺。便取溪蒜、蒿蒿、桃葉剉一斛。蒸使遍熱。出布席上。解衣。卧上。厚覆衣被。大汗良久。出拭之。勿見風則差。已五六日恐毒入腹。不可救爾。應先服藥。東間諸

山有大木名埋檀。枝葉上似梨，冬不凋，剝取白皮，皮重疊如紙，搥破，煮服一升，日夜六七遍，無生者，預取乾之，亦單用茜根、白蘘荷根、藍青汁，並佳。若卒無根皮，亦可單用藍汁，可服之，亦可都合煮取汁漬之。若患腹中痛，恐轉成蠱，嗽人腹藏者，取豬脂二升熬令燥，水一斗，絞取汁，稍稍服之。並出第八卷中

千金療溪毒方。

取大蒜十枚，合皮安熱灰中炮令熱，刀切斷頭，以柱所著毒處。文仲、備急、崔氏同

又方

雄黃　朱砂　常山各等分

右三味，五月五日午時使童子擣合之。出第二十六卷中

張文仲療溪毒方。

取蓼擣取汁，服一二升，又以塗周匝，差。

又方

取雄牛膝根一把，擣，水酒共一升漬，絞取汁飲之，日三。雄牛膝莖白紫色者是。出第十卷中

沙蝨毒方六首

肘後中沙蝨毒論云：山水間多有沙蝨，其蟲甚細不可見，人入水浴及汲水澡浴，此蟲在水中著人，及陰雨日行草中，即著人便鑽入皮裏。其診法：初得之，皮上正赤，如小豆黍米粟粒，以手摩赤上，痛如刺，過三日之後，令人百節強，疼痛寒熱，赤上發瘡，此蟲漸入至骨，則殺人。凡在山澗水澡浴畢，熟以巾拭身中數過，又以故帛拭之一過，乃敷粉也。今東間水無不有此，洗浴畢，以巾拭㸌㸌，如甚毛針刺，熟看見處，仍以竹葉抄拂去之。比見嶺南人初有此者，即以茅葉刮去，乃小傷皮膚為佳，乃數塗苦苣菜汁，差。已深者，用針挑取得蟲子，正如疥蟲，著爪上映光方見行動也。挑不得，便就上灸三四炷，則蟲死病除。若止兩三處，不能為害，多處不可盡挑灸。若猶覺惛惛，是其已大深，便應依土俗作方術出之，并作諸藥湯，以俗皆得一二升沙出，沙出都盡乃止。若無方術，痛飲番酒取醉，亦佳，如其無，則依此方為療，并雜用前中溪毒射工法急救，七日中宜差。不爾則仍變成溪毒，如薤葉大長四五寸，初著腹脅腫如刺，則破雞搨之，蟲出食雞，或三四數遍，取盡乃止。兼須服麝香犀角護其內，作此療之。彼土有中之者不少，呼此病為蜉呼故切沙蟲。吳音名沙作盗，護如鳥長尾，盗者言此蟲能招呼溪氣，東間山行無處不有其蟲，著人肉不痛不即覺者，久久便生子在人皮中，稍攻人則為瘦。山行宜竹管盛鹽，數視體足，見者以鹽塗之便脫，雜少石灰良，亦斷血

而辟水温。

又療沙蝨毒方。

以少許射香傅瘡上。過五日不差。當用巴豆湯服之。一日輙以巴豆一枚。二日二枚。計爲數。并去皮心。以水三升煮取一升盡服之。未差。卽更可作服之。文仲備急同

又方

斑猫二枚。熬一枚研末服之。燒一枚令煙絶。末著瘡中。千金文仲備急同

又方

取麝香大蒜合擣。以羊脂和著筒中帶之行。大良。千金同

删繁療沙蝨方。

以塩五合。以水一斗煮一沸。以漬洗瘡。出第十卷中

必効療沙蝨方。

初著有赤點如米。以塩和麝香塗之差。

犬咬人方九首

肘後犬咬人方。

取竈中熱灰以粉上。畢。裹縛之。千金同

又方

乾薑末服二方寸匕。薑汁服半升亦良。

集驗療凡犬咬人方。

以苦酒和灰塗之良。千金同

千金療凡犬咬人方。

燒犬尾灰傅之。日三。又燒自死蛇灰末傅瘡中。

又方

桃東南枝白皮一握。以水一升。煮取五合服之。

又方

莨菪子七枚。以水服之。日一度。差止。

又方

梅子末。以酒服之。

又方

以臘月鼠一枚。以猪脂煎如膏。去滓候凝。以塗之。

古今錄驗療凡犬咬人方。

先以水洗瘡。任血出勿止之。洗勿住。取血自止。以帛裹之。卽差。

狂犬咬人方二十二首

千金論曰。凡春末夏初。犬多發惡狂。必誡小弱持杖預以防之。而不免者。莫出於灸。百日之中無闕一日者。方得免難。若初見瘡差痛定。卽言平復者。此最可畏。大禍卽至。死

在旦夕。凡狂犬咬人著訖，即令人狂。精神已別，何以得知？但看灸時，一度火下，即覺心神中醒，然方知咬已即狂，是以深須知此。此病至重，世人皆輕之，不以爲意，坐之死者，每年常有之。臣昔初學醫，未以爲業，有人遭此，將以問臣，臣了不知報荅，以是經臣手而死者非一。由此銳意學之，一解以來，療者皆愈。方知世無良醫，枉死者半，此言匪虛。故將來學者非必此法，餘一一方皆須沉思，留作心意，勤學之，乃得通曉。莫以粗解一兩種法，即謂知說，極自誤也。因方申此一言，言不盡意耳。

又療狂犬咬人方。

蛇脯一枚，去頭，炙，擣末，服五分匕，日二。

又方

服青布汁三升。

又方

飲驢尿一二升，良。

又方

擣莨若根和塩，以敷之，日三度。

肘後療猘犬咬人方。

先嗍去惡血，乃須灸瘡中十壯，明日以去，日灸一壯，滿百日乃止。忌酒。千金文仲備急小品古今錄驗同

又方

擣地榆根，絞取汁塗瘡，無生者，可取乾者，以水煮汁飲之，過百日乃止。日末服方寸匕，日三，兼敷瘡上。千金同

又方

擣薤絞取汁敷之，又服一升，日三，須瘡差乃止。亦治已差復發者。千金同

又方

以豆醬清塗瘡，日三四，差。千金同

小品療狂犬咬人方。

刮狼牙或虎牙骨末，服方寸匕，已發狂如猘犬者，服此藥即愈。肘後同

又方

頭髮、猬皮燒作灰末，等分，和水飲一盃。若或已目赤口噤者，可折齒灌之。肘後千金同

又方

擣地黃汁飲之，并塗瘡上，過百日止。肘後同

又衆療不差，毒攻人煩亂，嗥已作犬聲者方。通按：嗥音董，多言動也。

髑髏骨燒灰末，以東流水和服方寸匕，以活止。凡狂犬咋人，七日輒應一發，過三七日不發，則免也，要過

百日。乃爲大免。每至七日。[redacted]當擣薤一作韭汁飲二三升。又當終身禁食犬肉蠶蛹。若食此發則不可救之。瘡未差之間。亦忌食生魚諸肥膩肉及諸冷食。但於飯下蒸生魚及瓠。膩器中食便發。不宜飲酒。能過一年乃佳。

又若重發者療之方。

生食蝦蟆膾絕良。亦可燒炙食之。不必令其人知。初得嚙便爲此。則不發。集驗文仲千金備急肘後同姚剝作膾吞蒜虀下也

又方

擣生薑汁一升以來服之佳。

崔氏療狂犬咬人方。

凡被狂犬咬。即急嗍去血。急吐之。勿錯嚥之。然後擣杏人和大蟲牙捻作餅子。貼瘡上。頓炙二七壯。從此以後每日炙一兩壯。貼杏人餅子炙之。須要滿百日乃止。百日內必莫使[redacted]差。如無大蟲牙。可單用杏人。亦得。狂狗咬人。每至七日即合一發。值至七日即須擣韭汁服一大合。日再服之。縱非至七日值一日兩日服一兩合大妙。如冬月無可取韭根擣汁服之。又三兩日取杏人一合擣碎。熟研濾取汁和大蟲牙齒無牙齒骨亦可用。熟煎取一大升汁。又燒竹瀝一合以和杏人酪汁。更煎一兩沸。分三服。一日使盡。又取所咬犬腦以塗瘡。大佳。取大蟲牙齒末。或大蟲脂塗之便佳。

又方

以大蟲骨灰和杏人膏以塗之。甚良。

又急療狂犬嚙人。無問深淺者方。

初被咬便以冷水洗。令血斷。封裹著。如其瘡大及深宜放流水中浸之。血斷依法封裹。更不用餘裹。忌風千萬不畏。凡初被咬。即覓一切物與喫。後不發也。出第八卷中

必效療狂犬咬方。

梔子皮燒灰　石硫黃末

右二味擣爲末。敷瘡。日一易。救急同

又方

取蚯蚓糞水和之如泥。以封之。上有毛。以毛盡即差。

又方

驢尿汁飲一升即差。

又方

杏人切去尖　豆豉各一兩　韭根一握淨洗

右三味擣爲餅。可瘡大小厚一二分。貼咬處。大作艾炷

以灸餅上熱徹。即差。

又方

虎骨　石灰

右二味。以臘月猪脂和作餅子。暴乾。擣末。以敷之良。並出第六卷中

猪嚙人方二首

千金療猪嚙人方。

錬松脂貼上。

又方

屋霤中泥以敷之。並出第二十六卷中

馬咋踏人方四首

肘後療馬咋及踏人作瘡有毒腫熱疼痛方。

灸瘡中及腫上即差。

又方

取婦人月經敷之最良。姚云神効

集驗療馬咋及踏人作瘡有毒腫熱疼痛方。

割雞冠血點所嚙瘡中。日三。若父馬用雌雞。母馬用雄雞。肘後同

千金療馬咬人及踏人作瘡。毒腫熱痛方。

取馬鞭稍三尺。鼠屎二七枚。燒末。以猪膏和塗之。立愈。備急小品集驗必効古今錄驗同出第二十六卷中肘後云取馬鞭稍二寸

剥死馬馬骨傷人方三首

肘後療剥死馬。馬骨傷人手。毒攻欲死方。

取死馬腹中屎以塗之即差。集驗千金備急古今錄驗小品同

集驗療剥死馬。馬骨傷人手。毒攻欲死方。

絞飲其矢汁。燒末服方寸匕。備急同出第九卷中

古今錄驗療剥死馬。馬骨傷人手毒欲攻死方。

服人屎汁。出第四十五卷中

馬骨所刺及馬血入舊瘡方八首

肘後療馬骨所刺。及馬血入舊瘡中毒痛欲死方。

以熱桑灰汁。更番漬之。常目爲之。冷即易。數日乃愈。

若痛止而腫不消者。炙石令熱以熨之。灸瘡上亦佳。集驗千金同

又方

擣豚子。以水絞取汁。飲一升。日三服。

又方

酒漬馬目毒公。少少飲之。

小品療馬骨所刺。及馬血入攻人瘡中毒痛欲死方

人糞泥之。又擣馬莧敷之。出第十卷中

删繁療馬骨刺人。馬血入人瘡孔方。

馬糞乾者止一物。粉瘡孔上。揜瘡口也。

又方

雄黃　乾薑

右二味等分擣末。內瘡口中。卽差。

又方

大小蒜擣熬煖。用敷瘡上。

又方

以熱湯數淋瘡上。卽差。並出第十卷中

馬汗及毛入人瘡中方六首

肘後療人體上先有瘡而乘馬。馬汗及馬毛入瘡中。或但爲馬氣所蒸。皆致腫痛煩熱。入腹則殺人方。

燒馬鞭皮。以豬膏和敷之。備急千金集驗同

又方

以水漬瘡。數易水漬之。千金備急同

又方

以石灰敷上。千金備急同

集驗療人先有瘡而乘馬。馬汗若馬毛入瘡。及拂略者致令腫痛方。

大飲醇酒。取醉卽愈。肘後千金同出第八卷中

千金療馬汗入人瘡方。

燒雞毛末。以酒服方寸匕。集驗同

又方

煮沸湯及熱。以漬之。冷復易之。小品同出第二十六卷中

驢馬諸疾方三十一首

救急夫六畜之中。唯馬最爲貴。致遠之勞。賢愚所要。或在戎漠。或居村落。忽患急黃黑汗等諸疾。將息水草之宜。人間之要。次之君子所附卷末。傳以意焉。凡騎馬遠行。初到先與空剉草刷畢。飲水。飲水畢。然後與粟豆等。若先與粟豆等或水穀并。必致馬病也。出第九卷中

肘後療馬熱蟲顙黑汗。鼻中有膿腔水草不進方。

黃瓜樓根　貝母　桔梗　大青

梔子仁　吳藍　款冬花　大黃

白鮮皮　黃芩　鬱金各二大兩　黃蘗

馬牙消各四大兩

右十三味擣篩。患相當及常要啖。重者藥三大兩。地黃半斤。豉二合。蔓菁油四合。和合。齋前啖。至晚飼。大効。

又蟲顙重者方。

葶藶子一合熬令紫色擣如泥　桑白皮一大握　大棗二十枚擘

右三味以水二升。煮取一升。去滓。入葶藶合調勻。適寒溫灌口。隔日又灌。重者不過再差。

又療馬脊瘡方。

黄丹敷之。避風即差。

又療馬羯骨脹方。

取四十九隻羊蹄燒之。熨骨上。冷即易之。如無羊蹄。楊柳枝指麤者。炙熨之。不論數。差。

又療馬後冷方。

豉葱薑各一兩。水五升。煮取半。和酒灌之。

又療馬目暈方。

霜後乾楮葉細爲末。日兩度管吹眼中。差。

又療馬疥方。

大豆熬焦。和生油麻擣敷之。醋泔淨洗。

又方

樗根末。和油麻塗之。先以皂莢水或泔淨洗之。洗了塗。令中間空少許。放蟲出。不得多塗。恐瘡大。

又方

巴豆去心皮　膩粉

右二味研。以油麻油和塗。先洗之。塗數日看。更驗。

備急療驢馬蟲顙方。

生地黄汁一升　桑根白皮五兩　紫菀三兩　射干二兩

麻黄一兩　葱白一斤　蕪荑二合　蜜一合

右八味切。以水一斗五升。煮取八升。去滓。内麝香末一豆。攪調。作兩度灌之。當灌。每取早朝食時。飲水三分。與一分。至午時三分。與二分。至夜使足。明日還依前法。與之。其藥更加地黄及葱白蜜豉。以水三五升。煮取多少依前。加麝香少許。自餘將息一依前法。當灌時高舉頭。勿使藥汁射肺。則藥汁不出。斟酌藥入。即不得用全高。每灌皆取一雞子汁。分灌兩鼻孔中。若氣力弱。隔日灌之。若神强。頻日灌之。若輕者。三兩度灌之即差。灌後三兩日。伺候看鼻中膿絕。嚬斷即差。如不斷。用後法。桑白皮一斤細切。以水三升。煮取一升。去滓。每旦灌鼻孔中。灌時入研麝香一豆大。佳。

又馬盪方。

大黄　黄芩　鬱金　當歸

芍藥　紫菀　芎藭　白朮

牛膝　細辛各一兩

右十味合擣末。用湯調方寸匕。以灌之。

又療馬急黄黑汗方。

割上斷訖。取陳久靴爪頭水漬汁灌口。如不足。用大黄當歸各一兩。鹽半升。以水三升。煎取半。分兩度灌口。如不定。破尾使骨絕血即止。肘後同又療馬起臥胞轉并腸結並用此方。

細辛　防風　芍藥各一兩　鹽一升

右四味切。以水五升。煮取二升半。去滓。分二度灌後。前灌方。

芒硝　鬱金　寒水石　大青各一兩

右四味切。以水五升。煮取二升。去滓。以油酒各半升和調。分二度灌口。肘後同

又療馬心黄并肺熱方。

大黄　黄芩　芍藥　細辛各一兩

右四味切。以水五升。煮取二升半。油半升。酒半升。調和。分爲三度灌口。如不定。鹽半升。水一升半。温如人肌。和鹽灌後。卽定。

又春冬灌馬方。

大黄　鬱金　黄芩　細辛

芍藥　桔梗　升麻　麻黄

大青　茵陳　白朮　芒硝

寒水石　朴硝各一兩

右十四味。擣爲散。若春灌。卽和雞子。油量水多少。攪調灌口。若冬灌。卽切。以煎之。訖。令和油及酒灌口。

又療馬蟲顙十年以上。灌鼻一兩度。無不差方。

醬清和膽半合。攪令調。分兩度灌鼻。每一灌。停一兩日將息。不得傷多。多卽傷馬。故錄之令知。肘後同

又療馬蟲顙方。候馬鼻沫出。梁腫起。卽不可療。

硇砂二酸棗許研　猪脂臘月者二雞子許

右二味。先研硇砂令極細爲末。然後熬猪脂及硇砂煎一沸。停如人肌。高仰馬鼻。以灌之。一炊久。若患一鼻。減藥之半。兩鼻患。兩鼻中灌之。一鼻患。一鼻中灌之。灌鼻後一二日。更有熏法如後。莨菪子別擣。藜蘆。穀精草。乾膝葶藶子別擣。各等分。爲末相和。以麻撚如燭燒一頭内馬鼻中。令煙入效。仍仰馬頭令稍高。

又療馬驢胞轉欲死方。

擣蒜内小便孔中深五寸。立差。又用小兒尿和水灌口。立差。

又方

騎走上坡。用木腹下來去捺。以手内大孔中。探却糞。大效。探法。剪却指甲。以油塗手。恐損破腸也。肘後同

又方

但以鹽四升。人尿和灌口。

又方

擣蒜三升。哺之。小馬分半。

又療馬患月悋方。

取鬼微熱挼揩之。立差。鬼微如地菌。夏月得濕。多聚生糞中。見日消黑者是。

又療馬食著地膽等蟲。輒困脹悶立死方。

取桑根入地一尺者。去黃皮剉之。以水煎。取濃汁。急灌口。止毒。勝茸草。

又療馬嗽方。

取麻子一斗飼之。立定。若腔及色焦。與喫即光澤。肘後同

又馬蹋蹄方。

於馬櫪下當馬前脚闊一尺許。掘渠深一尺許。取石如雞子許大滿中填實。令馬立其上。兩日即差。肘後同

又馬每月一兩度灌油鹽。永不著黃方。

以油一小升。鹽一小合。和以灌口。瘦蒻馬以意量之。

又馬脊瘡方。

取馬通汁及熱遍瘡上塗之。

又療馬疥方。

雲花草一兩狀如麻黃而堅實　熏黃二兩　附子一枚用藜蘆二兩神効

右三味擣末。生麻油和之。以泔清皂莢洗之。日中少時令水乾後傅藥。不過五六遍。無不差。韓五家盛談効驗。但苦不識雲花。出第九卷十

又療馬筋瘙方。

硇砂　藜蘆　槐子　葶藶子各半兩

熏黃　石硫黃　黃蘗　巴豆

烏麻各少許　蜜　豬膏各半兩

右十味擣爲末。蜜豬膏和藥如泥。敷瘡方。

又方

取一杯酒酢并麥米等相和。令調塗布上。重裹上。用麻纏。每敷先以鐵漿汁洗病拭乾。塗藥。日再。差止。

牛狗疾方六首

肘後療牛疫病方。

取獺屎三升。以沸湯淋。取汁二升灌之。艮。

又療牛馬六畜水穀疫病方。

取酒和麝香少許和灌之。

又療六畜脊瘡焦痂方

以麪糊封之。即落。

又療牛脹方。

以豬脂和小兒屎。灌口差。

又療牛喫苜蓿草。誤喫地膽蟲。肚脹欲死方。

以研大麻子灌口差。吹生葱亦佳。

救急療犬疥方。

蛇皮燒灰和粥與喫差。出第九卷中

牛骶觸腸出方一首

救急療牛骶觸腸出方。

硇砂一大兩 乾薑二小兩

右二味爲末塗損處。腸即自入。腸乾不入。宜割去乾處訖用粟穀葉爲末以敷之。即却入。大良神妙。出第九卷中

油衣粘及松脂著人衣蟲蝕氈鞹法五首

救急油衣粘法。

以黄土泥水和如煎餅麪表裏塗之。陰乾一宿。以水濯去之不粘也。

又鞹被蟲蝕方。

取呉茱萸擣末。和麪作糊塗鞹而煎茱萸汁刷之。其蟲永斷。

又氈被蟲蝕方。

刈取黄蒿有子者。暴乾。鋪氈中卷之。令遍。置閣上十年不蝕。

又松脂著人手足及衣氈縟洗不去法。

以嚼杏人洗之立去。除采色衣物等著車脂及油膩等米研煮作飲洗之即不損緋紫碧綠。一云車脂嚼粟以水洗之蠟以蜜水洗之極驗

又方

煮水便和皂莢洗佳。以酒洗亦佳。以蜜和湯洗之。平復不損色。並試有功。雖是小事。亦爲切要。以附之服餌之末。出第九卷中

熙寧二年五月二日准 中書劄子奉

聖旨鏤版施行

朝奉郎守國子博士同校正醫書騎都尉賜緋魚袋臣高保衡

朝奉郎守尚書屯田郎中同校正醫書騎都尉臣孫 竒

朝散大夫守光祿卿直秘閣判登聞簡院上護軍臣林 億

朝散右 諫議大夫叅知政事護 郡開國侯食邑
一千一百戸賜紫金魚袋臣王 安石

推忠佐理功臣正奉大夫行右諫議大夫叅知政事上柱國南
陽郡開國侯食邑一千戸賜紫金魚袋臣趙 抃

推忠協謀同德守正亮節佐理翊戴功臣開府儀同三司行尚書左僕射兼門下侍郎同中書
門下平章事集賢殿大學士上柱國魯國公食邑萬一千百户食實封叁阡捌伯戸臣曾 公亮

推忠協謀同德守正亮節佐理功臣開府儀同三司行尚書左僕射兼門下侍郎同中書門
下平章事昭文館大學士監修國史兼譯經潤文使上柱國鄭國公食邑一萬一千户
食實封肆阡貳伯戸臣富 弼

重訂唐王燾先生外臺秘要方第四十卷終

外臺秘要按語

（我國程衍道（敬通）按，簡稱通按；日本人山脇尙德按，簡稱尙德按。）

卷	頁	欄	行	按語
				尙德按　目錄差誤，各就本卷辨之，但有異同者，特書于此。
	二六	下	四	尙德按　嗽，本卷作欬。
	二六	下	五	尙德按　翳，本卷作瞖。
	二七	下	一一	尙德按　陰，本卷作癊。
	二八	上	一四	尙德按　攘，本卷作禳。
	三一	下	一九	尙德按　本卷無嗽字。
	三四	下	二	尙德按　攤，本卷作癱。
	三七	上	一三	尙德按　萎，本卷作痿。
	三八	上	一三	尙德按　四，本卷作三。
	三八	下	一九	尙德按　赤目，本卷作目赤。
	三九	上	九	尙德按　五，本卷作四。
	三九	上	一八	尙德按　三，本卷作二。
	三九	下	七	尙德按　一十首，本卷作九首。
	四〇	下	一二	尙德按　首字下，本卷有今附方七首五字。
	四〇	下	一三	尙德按　首字下，本卷有今附方六首五字。

卷	頁	欄	行	按語
	四一	上	一六	尙德按　五，本卷作一。
	四一	下	八	尙德按　七，本卷作八。
	四二	下	一八	尙德按　突，本卷作凸。
	四三	下	一九	尙德按　一，疑當作二。
	四四	上	一三	尙德按　三，本卷作四。
	四四	上	一七	尙德按　一首，本卷作二首。
	四五	上	一六	尙德按　四，本卷作五。
	四六	上	三	尙德按　二，本卷作三。
	四六	上	六	尙德按　七，本卷作八。
	四六	上	一一	尙德按　二，本卷作三。
	四六	下	六	尙德按　七，本卷作八。
	四六	下	七	尙德按　吃力伽丸方以下十六條，即是古今諸家丸方門中之小目，不宜與諸門並列，疑當下一字。下散、膏、煎、酒、方，皆倣此。
	四六	下	一八	尙德按　七宣五補丸，本卷作五補七宣丸。
	四六	下	一九	尙德按　犀角丸前，本卷中有近効大

卷	頁	欄	行	按語
				麝香丸方一首。
	四七	下	二	尙德按　一首，本卷作二首。
	四七	下	一六	尙德按　繪，本卷作鱠。
	四八	上	一三	尙德按　悅字上，本卷有光字。
	四九	上	一六	尙德按　三，本卷作二。
	四九	下	一六	尙德按　歷，本卷作曆。
	五〇	上	八	尙德按　門，本卷作首。
	五〇	上	一〇	尙德按　乳母運，本卷作產乳暈。
	五二	上	九	尙德按　亭，疑當作聤。
	五三	上	八	尙德按　軫，本卷作[illegible]。
	五三	下	二	尙德按　本卷首有乳石論序。
	五三	下	一一	尙德按　本卷同州以下別揭爲一門，州字下有孟字。
	五三	下	一三	尙德按　醮，本卷作焦。
	五三	下	一九	尙德按　三，本卷作二。
	五四	上	一	尙德按　五，本卷作七。
	五四	上	五	尙德按　三，本卷作四。
	五四	上	七	尙德按　三，本卷作二。
	五四	上	一三	尙德按　本卷及字下有身字，五作四。
	五五	上	一〇	尙德按　嚙，本卷作囓。

卷	頁	欄	行	按語
一	五六	上	一二	尙德按　今有方七首。
一	五七	上	六	尙德按　此文王叔和傷寒例首引之，蓋是一書，未詳誰何氏所作也。
一	五七	上	七	又按　周密，傷寒例作固密。
一	五七	上	一三	通按　傷寒論大冷作大涼。
一	五八	上	一四	尙德按　此條疑當與上文相合爲一條。
一	五八	上	一五	又按　本文五苓，千金作猪苓。
一	五八	上	一四	又按　千金無當者二字。
一	五八	下	五	尙德按　障，千金作瘴，注文亦當從之。
一	五八	下	一一	尙德按　此條疑當與上文相合爲一條。
一	五八	下	一九	通按　蒸濕二字，千金作熱溫，文理方順。
一	五九	上	七	通按　千金無黃帝岐伯問答，似妥。
一	五九	上	八	尙德按　千金諸病發熱以下，論直與前條接，無上文黃帝岐伯問答，及下文如之何岐伯答曰七字。宜發汗下，有溫粉粉之勿令遇風八字。大

卷	頁	欄	行	按語
				下利下有則不可大汗也六字。
一	五九	下	一九	通按 熱字，千金作勢更妥。
一	六〇	上	九	通按 時字，千金作初。源字作瘵，或即後條瘸疾二字。
一	六〇	上	一八	通按 勒字，宜是勅，千金作謹，更明顯。
一	六〇	下	七	尙德按 能字上，千金有言字。
一	六一	上	一	通按 夾字，一作挾。
一	六一	上	一〇	又按（傷寒本文無不滿二字。
一	六一	上	一三	尙德按 此以下三條，疑當與上文相合爲一條。
一	六一	上	一八	通按 譫字一作讝。
一	六一	下	三	通按 小腸二字，當作膀胱，蓋小腸乃手太陽經也。
一	六一	下	三	尙德按 小腸病源作膀胱。
一	六一	下	七	通按 肉字，疑作肌。
一	六一	下	一〇	尙德按 傷寒論甘草三兩。
一	六二	上	一	尙德按 傷寒論甘草二兩，芒硝半斤。
一	六二	上	一四	尙德按 傷寒論名柴胡桂枝乾薑湯，

卷	頁	欄	行	按語
				主治亦小異。
一	六二	下	三	尙德按 胷，病源作胃。
一	六二	下	七	尙德按 熱字下，玉函有未可二字。
一	六三	上	七	尙德按 傷寒論無下之二字。
一	六三	上	一五	尙德按 傷寒論甘草二兩生姜三兩。
一	六三	下	十二	尙德按 傷寒論無陳字。
一	六三	下	十九	尙德按 傷寒論半夏半升大棗十二枚。
一	六四	上	四	通按 傷寒本文作已而微利。
一	六四	上	一二	尙德按 細注引玉函而小變其文，遂失本旨。
一	六四	下	三	尙德按 肘後用鹽。
一	六五	下	一五	尙德按 二日，千金作三日。
一	六六	上	一三	尙德按 傷寒論升麻五分，天門冬以下八味各一分。
一	六七	上	一三	尙德按 莽草，千金作甘草，莽草宜摩，則疑當以外臺爲正。
一	六七	上	一八	尙德按 傷寒論云大承氣湯，下同。
一	六七	下	八	尙德按 傷寒論云大承氣湯主之。
一	六七	下	九	又按 少與承氣湯，傷寒論作與小

卷	頁	欄	行	按語
				承氣湯。
一	六七	下	一一	尚德按　傷寒論云大承氣湯。
一	六七	下	一四	又按　傷寒論者字下，有與水二字。堅作鞭，下有而少也三字。
一	六八	上	二	尚德按　傷寒論名大承氣湯，無枳實用陳說。
一	六八	上	一一	尚德按　傷寒論䗪蟲二十五個。
一	六八	上	一一	又按　趐疑當作翅，篇中作趐者並皆倣此。
一	六八	上	一三	又按　千金蜜和合。
一	六八	下	八	尚德按　千金翼茯苓芍藥各三兩，傷寒論同。
一	六八	下	一六	尚德按　千金翼日再服，傷寒論同。
一	六八	下	一九	尚德按　千金翼甘草二兩，傷寒論同。
一	六九	上	一八	尚德按　千金翼半夏半升，傷寒論同。
一	六九	下	一四	尚德按　傷寒論名梔子生薑豉湯。
一	六九	下	二〇	尚德按　千金翼名大陷胸湯，傷寒論同。
一	七〇	上	一三	尚德按　傷寒論石膏一斤，千金翼甘草二兩，用水一斗煑米熟湯成，不云取六升，傷寒論同。白虎加人參湯亦倣此。
一	七〇	下	一	尚德按　此方以下，仲景無此論。
一	七〇	下	八	尚德按　此方蓋據玉函，傷寒論半夏二合，無黃芩，止十一味。
一	七〇	下	一五	尚德按　傷寒論用水一斗，沫作汁。
一	七〇	下	一八	尚德按　首字下，疑脫一方附三字。
一	七一	上	一一	尚德按、便字下千金有頭字。
一	七一	上	一四	通　按　勑字作赤。
一	七四	上	一五	尚德按　此卽傷寒論小承氣湯，仲景方枳實三枚。
一	七四	下	一四	尚德按　今有方七首。
一	七四	下	一九	尚德按　要略分兩與此不同。
一	七六	上	一八	尚德按　勑，千金作赤。

卷	頁	欄	行	按語
一	七六	下	一五	尙德按　咽之，千金作摩時。
一	七六	下	一六	尙德按　皮，疑當作度。
一	七七	上	五	尙德按　千金云進温粥一杯以發之。
一	七七	下	一三	尙德按　杏人三斗四升　用水五石三斗，煎得二斗四升。
二	七八	上	一三	尙德按　八，疑當作七。
二	七八	上	一八	尙德按　今有方一十一首。
二	七八	下	一	尙德按　今有方八首。
二	七九	上	五	尙德按　傷寒論，固並傷寒中風而言之，億等蓋未達其旨耳。
二	七九	上	一二	尙德按　分註，譫疑當作讝。
二	七九	下	八	尙德按　文後文與傷寒論異。
二	八〇	上	九	通　按　傷寒本文，反汗出惡風者，無不字。
二	八〇	上	一〇	又　按　傷寒論麻黄三兩，餘同。
二	八〇	上	九	尙德按　反汗不出，傷寒論作無汗，與通所云異。
二	八〇	下	六	尙德按　千金括蔞三兩，大棗十二枚，煑取五升，無更煎取三升五字。

卷	頁	欄	行	按語
二	八〇	下	一三	尙德按　千金翼，澤瀉一兩六銖半，傷寒論同。
二	八一	上	一	尙德按　千金翼，乾薑三兩，傷寒論同。
二	八一	上	五	尙德按　千金無黄芩，即桂枝湯。
二	八一	下	一	尙德按　傷寒論無此語。
二	八一	下	三	尙德按　今有十四法。
二	八一	下	九	通　按　不胎，本是胎滑。
二	八一	下	一七	尙德按　此條已下，與傷寒論次第不同，文理稍欠順。
二	八二	上	三	尙德按　一兩，傷寒論作二合。
二	八二	上	八	尙德按　客熱，傷寒論作客氣。
二	八二	下	一五	尙德按　去滓下，傷寒論有再煑取三升五字。
二	八三	上	三	尙德按　却，傷寒論作被刼。
二	八三	上	一〇	尙德按　方寸，傷寒論作錢。
二	八三	上	一四	尙德按　更字上，傷寒論有內巴豆三字。
二	八三	下	一一	尙德按　要略，心字上有徹字，徹無聊賴作無奈，半升作半斤，取一升

卷	頁	欄	行	按語
				作取二升，二服作四服。
二	八三	下	一九	尙德按　小冷服，要略作温服。
二	八四	下	一八	尙德按　千金翼用水七升，傷寒論同。
二	八五	上	八	尙德按　傷寒論，無半夏有毒云云。
二	八五	下	二〇	尙德按　要略，乾薑三兩。
二	八六	上	二	又按　通字下，疑脫汁字。
二	八六	上	五	尙德按　要略，半升作半斤，二升作三升。
二	八六	下	八	尙德按　血字下疑脫方字。
二	八七	上	一一	尙德按　傷寒論石膏一斤，粳米六合。
二	八七	上	一九	尙德按　銷，傷寒論作消。
二	八七	下	六	尙德按　千金梔子仁黃連各三兩。食字下有後字。
二	八八	上	七	通按　此即小柴胡湯。
二	九一	上	四	尙德按　千金云，煮馬屎與羊屎汁漬之，日三度。
二	九一	下	五	尙德按　千金，傷寒下有後字，石膏半夏各一升，人參一兩，無甘草。

按語

卷	頁	欄	行	按語
				傷寒論，傷寒下有解後二字，嘔吐作氣逆欲吐，竹葉二把，人參三兩，粳米半升。
二	九二	上	九	尙德按　肘後，梔子十四枚。
二	九二	下	五	尙德按　傷寒論，無白芍之白字，白朮二兩，五味子半斤。
二	九二	下	一二	尙德按　傷寒論，六七作五六，結字上有微字，名柴胡桂枝乾薑湯，牡蠣乾薑各三兩。
二	九三	上	一	尙德按　傷寒論，名茵蔯蒿湯，以水一斗先煮茵蔯減六升，沫作汁。
二	九三	下	一	尙德按　千金翼，薤白三升，傷寒論同。
二	九三	下	一八	尙德按　下利，病源作不利，傷寒論同。
二	九四	上	三	尙德按　濇，病源作滑，傷寒論作濇，圊，病源作清，傷寒論同。
二	九四	上	八	尙德按　傷寒論，無不解者三字，名乾薑黃連黃芩人參湯。
二	九四	上	一四	尙德按　傷寒論，名葛根黃連黃芩湯。

卷	頁	欄	行	按語
二	九四	下	四	尙德按　肘後，兩作升，火字下有上字。
二	九四	下	一二	尙德按　傷寒論，遊作逆，躁作嘔，膽字下有汁字。
二	九五	下	七	尙德按　傷寒論，赤石脂一斤，乾薑一兩，用水七升，温服七合，內赤石脂末方寸匕，日三服。玉函，赤石脂一觔，一半全用，一半篩末。
二	九六	上	七	尙德按　今有方一十一首。
二	九六	上	一〇	尙德按　忽，千金作忽。
二	九六	下	六	通　按　甖，音英，瓶也。
二	九六	下	一四	尙德按　意如，疑當作意加。
二	九七	下	一九	尙德按　噓噓，病源作悅悅。
二	九八	上	八	通　按　猳，音加，雄鼠。
二	九八	下	一一	尙德按　以十，千金作巳十。
二	九九	上	一	尙德按　衣中裳，千金作中衣帶。
二	九九	下	二	尙德按　肘後，甘草三兩，豉八合，有赤石脂三兩。千金，豆豉一升。
二	一〇〇	上	二〇	尙德按　千金，取所食餘燒爲末，飲調服二錢匕，日以三服。肘後，燒飯篩末，服方寸匕。
二	一〇〇	下	三	尙德按　千金以酢漿七升先煎，減三升，次內枳實梔子煑取二升，傷寒論同。
二	一〇〇	下	一〇	尙德按　麴一餅，千金作麵二升。
二	一〇一	下	一一	尙德按　今有方八首。
二	一〇二	上	二	尙德按　硬，病源作鞕。
二	一〇二	上	七	尙德按　要略，體仍作形如。悉療之，作各隨證治之。
二	一〇二	上	一三	尙德按　沫字下，要略有出字。
二	一〇二	上	一八	尙德按　泔，要略作沫。
二	一〇二	下	一〇	尙德按　出惡沫，要略作如漆。
二	一〇二	下	一四	尙德按　要略文與此小異，外臺似順。
二	一〇三	上	一〇	尙德按　氣，要略作狀。
二	一〇三	上	一四	又　按　要略無外字。
二	一〇三	上	一五	尙德按　要略，名甘草瀉心湯。
二	一〇三	上	一九	又　按　傷寒論，六升下，有去滓再煎取三升七字。

卷	頁	欄	行	按語
二	一〇三	下	一二	尙德按 千金，此論在瀉心湯方前，復也下有應在瀉心四字，次出瀉心湯主治並方如上。
二	一〇三	下	一二	又 按 散走血脈，千金作血散脈中。
三	一〇四	上	一五	尙德按 滿字下，疑脫及字。
三	一〇四	上	二〇	尙德按 後字上，疑脫差字。
三	一〇五	下	一	尙德按 病源，利湯作鷄子湯，亦與作亦如。
三	一〇七	上	一一	尙德按 肘後，生薑八兩，無者乾薑三兩，半夏五兩，水九升，煑取二升半。
三	一〇七	上	一七	尙德按 肘後，黄芩三兩，枳實十枚，水一斗，煑取四升，分爲四服，急疾須預有，作急須者，不可作可。
三	一〇八	上	一八	尙德按 千金服一升。
三	一〇九	下	一四	尙德按 於字疑衍。
三	一一五	上	一三	尙德按 疑熊字三字可疑，或是衍。
三	一一七	上	二	尙德按 要略，半夏一升，以水七升煑取一升，半分温再服。

卷	頁	欄	行	按語
三	一一七	上	七	通 按 傷寒論中無此方，仲景惟金匱要略內載之。
三	一一七	上	七	尙德按 在字疑衍。
三	一一七	下	六	尙德按 去，疑當作者。
三	一一八	上	二	尙德按 丸字下，疑脫方字。
三	一一八	上	一四	尙德按 千金石膏半升復煎取如餳。
三	一一九	下	六	尙德按 比，肘後作此。
三	一二〇	下	一六	尙德按 傷寒論名竹葉石膏湯，石膏一斤，人參三兩，粳米半升。
三	一二一	上	一二	尙德按 千金，道作導，白芷二兩。
三	一二一	下	一一	尙德按 肘後云，鹽豉及羊尿一升，擣令熟以漬之。李時珍本草羊溺下亦引之。
三	一二二	上	一三	尙德按 辰，疑當作晨，下同。
三	一二二	下	一三	尙德按 濃，病源作膿。
三	一二三	上	三一	尙德按 四字下，疑脫卷字。
三	一二五	下	三	尙德按 拳，千金作攣。
四	一二九	下	一九	尙德按 十字下，疑脫一字。
四	一三〇	上	一	尙德按 千金分兩，與此不同。
四	一三〇	上	四	又 按 千金至作眥，待作得。

卷	頁	欄	行	按語
四	一三〇	上	九	尚德按　肘後雌黃二兩，千金同。
四	一三〇	下	二	尚德按　古方書，皆云芎藭白朮，無川芎蒼朮之名，川芎蒼朮蓋宋已後之稱，此引肘後云川芎蒼朮可疑，今所見肘後，脫此方，無可證，姑待後考。
四	一三〇	下	九	又按　臘蜜，千金作蜜蠟。
四	一三一	上	一	尚德按　以下條例之，投字上，疑脫又以七枚四字。
四	一三一	上	一七	尚德按　千金無十字。
四	一三一	下	一三	尚德按　肘後作藥千，抱朴子無此方。
四	一三二	上	一九	尚德按　千金無丹砂，止四味。
四	一三五	上	二	尚德按　粟，千金作栗。
四	一三五	下	一二	通按　能藥即納藥。
四	一三五	下	一二	尚德按　能，讀曰耐。
四	一三五	下	一四	又按　喁，疑當作禺，巳時曰禺中。
四	一三六	上	一二	尚德按　一，要略作三。
四	一三六	上	一六	尚德按　千金注引之，鼓作伏，而作不。

卷	頁	欄	行	按語
四	一三七	上	二〇	尚德按　千金各二兩。
四	一三七	下	一八	尚德按　等黃，疑當作黃等。
四	一三八	上	二〇	通按　精神急，疑是神怠。
四	一三八	上	二〇	尚德按　精神急，謂神情躁急也。
四	一三八	下	一〇	尚德按　千金麻黃三兩。
四	一三九	上	一九	尚德按　證類云，黃蒸磨小麥爲之，一名黃衣。
四	一四〇	下	一六	尚德按　大吐下，千金翼更有吐字。
四	一四二	上	九	尚德按　要略大黃四兩。
四	一四二	上	一一	又按　要略煑取三升。
四	一四二	上	一六	尚德按　並字下疑脫出字。
四	一四二	上	一八	尚德按　病源而渴作不渴，若涽作涽若。
四	一四二	下	三	尚德按　要略云以汗出入水中浴，水從汗孔入得之。
四	一四二	下	三	又按　要略名耆芍桂酒湯。
四	一四二	下	八	又按　代酒，要略作代苦酒。
四	一四二	下	一五	尚德按　要略名桂枝加黃耆湯。
四	一四二	下	一六	又按　要略甘草黃耆各二兩。
四	一四三	上	一七	尚德按　千金無此文。

卷	頁	欄	行	按語
四	一四三	下	一四	尙德按　中卷，疑當作卷中。
四	一四四	上	七	尙德按　千金翼分兩與此不同，白朮熬黃不土炒。
四	一四四	上	一八	尙德按　躁，要略作燥。
四	一四四	下	二	尙德按　要略梔子十四枚。
四	一四四	下	一四	尙德按　千金分兩，與此不同。
四	一四五	下	五	尙德按　而勞，疑當作而疸。
五	一四八	上	一二	尙德按　牡，疑當作牝。
五	一四九	上	一〇	通　按　二十五日，一作二十一日，二十六日，一作二十二日。
五	一四九	上	一一	尙德按　盤，病源作盌。
五	一四九	下	二〇	通　按　脫肉，作肌肉。
五	一五〇	上	二	通　按　溫藥愈，一作可溫之。
五	一五〇	上	三	又　按　風疾一作風發。
五	一五〇	上	三	又　按　消息之，一作息止之。
五	一五〇	上	三	尙德按　右通按三件，要略同引一本者未之攻也。
五	一五〇	上	八	尙德按　此千金之文，仲景無此論。
五	一五〇	上	一三	尙德按　要略葶藶一分，石韋三分，桃仁二分。

卷	頁	欄	行	按語
五	一五〇	上	一七	又　按　要略土作灰，升作斗。
五	一五〇	上	二〇	又　按　千金用灰一斗。
五	一五三	上	二	尙德按　竝字下，疑脫出字。
五	一五三	上	一四	通　按　升麻，又能作烏扇。
五	一五四	上	二	尙德按　暍暍，病源作渴渴。
五	一五四	下	七	尙德按　千金，萎蕤一兩。
五	一五四	下	一一	尙德按　千金，梔子烏梅各三十枚，香豉一合。
五	一五五	上	三	尙德按　千金，秫米三百二十粒。
五	一五五	下	一七	尙德按　先絕，千金同，注誤。
五	一五六	上	二	尙德按　甲乙經，病作熱，無陽衰之陽字。
五	一五六	下	六	尙德按　六合，要略作二合。
五	一五六	下	九	又　按　仲景無用秔粳米云云語。
五	一五八	下	一五	通　按　損，當作愈。
五	一五八	下	一五	尙德按　損，是病損之義，古方書每用之。
五	一六〇	上	一六	尙德按　答，千金翼作對，下兩岐伯下皆有對字。
五	一六〇	下	一	又　按　火字下，千金翼有滅字。

卷	頁	欄	行	按語
五	一六一	下	七	尙德按　豉，病源作鼓，下同。
五	一六一	下	一三	又　按　營，病源作縈。
五	一六二	下	一三	尙德按　醨是後煑者　醇是前煑者二句，疑是注文。
五	一六三	上	一六	尙德按　二十，千金作二七。
五	一六四	下	一〇	尙德按　要略，瘧多寒者名牡瘧，外臺似優。
五	一六四	下	一〇	又　按　要略無此方。
五	一六四	下	一六	尙德按　千金，名蜀椒散，用蜀椒不用蜀漆。
五	一六四	下	一八	又　按　方後用千金文，炊字下，千金有頃字。
五	一六五	上	二〇	尙德按　似，疑當作以，下同。
五	一六六	上	五	尙德按　此，疑當作比。
五	一六六	上	九	又　按　恬，疑當作粘。
五	一六六	下	一六	尙德按　紋，千金作上。
五	一六七	上	一一	尙德按　脾，疑當作髀。
五	一六七	上	一七	又　按　路，疑當作潞。
六	一七〇	下	二	尙德按　千金，降作升，升作降。
六	一七二	下	二	尙德按　仲景無此論，即千金之文。

卷	頁	欄	行	按語
六	一七二	下	四	又　按　傷寒論，人參三兩。
六	一七三	上	一四	尙德按　千金，煎汁服一升。
六	一七三	上	一八	尙德按　千金，用水八升，服三十丸。
六	一七五	上	三	尙德按　此證，仲景用通脈四逆加猪膽汁湯。通脈四逆湯，及後加減法，則在少陰病中，與此證小異。
六	一七五	下	四	尙德按　千金，細辛三兩，生薑一兩，大棗二十五枚。
六	一七五	下	七	又　按　千金云，舊方用棗三十枚云云。
六	一七五	下	一九	尙德按　肘後，作字下，有無新藥煑滓亦得七字，宋本同。
六	一七六	下	五	尙德按　千金，十味各二兩。
六	一七七	上	一九	尙德按　並，疑當作出。
六	一七七	下	一八	尙德按　濤，疑當作淘。
六	一七九	下	四	尙德按　到，肘後作倒，下同。
六	一七九	下	一三	尙德按　肘後，三兩作一兩，累擣作擘，一升作升半。
六	一七九	下	一三	又　按　此方引肘後，而注云肘後云

卷	頁	欄	行	按語
				云，同可疑。
六	一八〇	上	一	尙德按　作字，千金在極字上。
六	一八〇	上	一	又　按　糟千金作槽。
六	一八〇	上	三	尙德按　脚膝二字，千金作之字。
六	一八〇	下	一〇	尙德按　方，肘後作者。
六	一八一	上	三	尙德按　方，疑當作法。
六	一八一	上	二〇	尙德按　此法，千金療先下利者。
六	一八一	下	一八	尙德按　黑字下，千金有白字。
六	一八二	上	一	尙德按　千金，頭字下有及字，無攣字。宋本攣作掌。
六	一八二	上	三	尙德按　逐，千金作近。
六	一八二	上	四	尙德按　方，疑當作法，下同。
六	一八二	上	五	又　按　手持，千金作持手。
六	一八三	上	八	尙德按　血者下，千金有腫上及胃管取三里八字。
六	一八三	下	六	通　按　理中湯內有乾薑，今無乾薑有生薑，又有生薑根，不卜何故。
六	一八三	下	六	尙德按　生薑根，千金作生蘆根，外臺似誤。
六	一八四	上	一七	尙德按　千金，芎藭三兩。

卷	頁	欄	行	按語
六	一八四	下	二	尙德按　千金，桂心二兩。
六	一八四	下	八	尙德按　千金，吳茱萸八合，玄參四兩。
六	一八四	下	一一	又　按　千金，以水二斗，煑取五升，分爲五服。
六	一八四	下	一五	尙德按　泌，千金作秘。
六	一八五	上	一三	尙德按　千金，烏梅肉地膚子地榆白朮各一兩，阿膠五錢。
六	一八六	下	三	尙德按　千金，以水九升，煑取二升。
六	一八七	上	九	尙德按　千金無檞，有地榆三兩。
六	一八七	上	一五	尙德按　止利，千金作止血。
六	一八七	上	一六	又　按　千金，續斷、當歸、桂心、蒲黃、阿膠、各一兩。
六	一八七	下	四	尙德按　千金，乾薑、乾地黃、栢枝皮、各三兩，青竹茹半升，伏龍肝一升。
六	一八九	下	一	尙德按　肘後，拭字下，有去字無蜜字。
六	一九〇	上	一九	尙德按　隔，要略作膈。

卷	頁	欄	行	按語
六	一九一	上	一七	通 按 利多減服，似訛。
六	一九一	上	一五	尙德按 訶黎勒，唐本草云冷氣心腹脹滿下食，仲景亦祗云療氣痢而已，並無濇腸之說。
六	一九三	上	一七	尙德按 三升，要略作二升。
				尙德按 今有方一十二首。
七	一九六	上	五	尙德按 今有方七首。
七	一九七	上	一七	尙德按 千金，附子乾薑各二兩，生狼毒四兩。食茱萸作吳茱萸。服法亦小異。
七	一九七	下	五	尙德按 今有方一十七首。
七	一九八	下	二	尙德按 千金，芍藥四兩，厚朴作朴消。
七	一九九	上	六	尙德按 搜，疑當作溲。
七	二〇一	上	一二	尙德按 要略，分兩與此不同，服法亦小異。
七	二〇二	上	一三	尙德按 肘後，桂心二兩。
七	二〇二	上	一七	尙德按 肘後，升麻三兩。
七	二〇二	上	一八	又 按 肘後，煮取二升。
七	二〇四	上	一三	尙德按 擁，病源作壅。

卷	頁	欄	行	按語
七	二〇四	上	一五	尙德按 要略云，心中痞諸逆心懸痛，桂枝生薑枳實湯主之。
七	二〇四	下	四	尙德按 悁，於緣切，音娟，忿也。
七	二〇四	下	一〇	尙德按 下，千金作中。
七	二〇四	下	一二	又 按 四，千金作六。
七	二〇五	上	一三	尙德按 人，病源作久。
七	二〇六	上	一	尙德按 又字疑衍。
七	二〇六	上	一三	尙德按 又，疑當作人。
七	二〇六	上	二〇	尙德按 青，疑當作清。
七	二〇六	下	二	又 按 柱，疑當作拄。
七	二〇六	下	一六	尙德按 股字上，病源有治字。
七	二〇七	上	二	尙德按 黄字下，疑脫湯字。
七	二〇七	上	一三	尙德按 千金，吳茱萸二升，餘與小品同，注文可疑。
七	二〇七	下	九	尙德按 柱，肘後作拄。
七	二〇八	上	六	尙德按 痛痛，病源作疞痛。
七	二〇九	下	一五	尙德按 愁，病源作有。
七	二一一	下	一	尙德按 乾薑，千金作生薑，要略同。
七	二一一	下	四	又並，疑當作出。
七	二一二	上	一六	尙德按 躁，肘後作燥。

卷	頁	欄	行	按語
七	二一二	下	一七	尙德按　丹參下，三兩二字疑衍。
七	二一四	下	六	通　按　雷鳴酒沸，皆言氣擊有聲。
七	二一五	上	一二	尙德按　盲，千金作胃。
七	二一六	下	一三	尙德按　三升，要略作二升。
七	二一七	下	五	尙德按　今有方一十二首。
七	二一七	下	一六	尙德按　白，要略作自。
七	二一七	下	一八	又　按　要略，烏頭大者五枚，以水三升，煑取一升，去滓內蜜二升云云。
七	二一八	上	三	尙德按　要略，用下所出五味桂枝湯，不用桂汁。
七	二一八	上	一〇	又　按　要略，甘草二兩外臺蓋脫兩字。
七	二一八	上	一七	尙德按　要略，用水八升。
七	二二〇	下	五	尙德按　此主治止七痌，疑脫一。
七	二二二	上	五	尙德按　駃音玦，駃騠良馬，又與快通，駛音史，疾也，今注云所吏反，則本文駃疑當作駛。通云脈數爲駃，脈遲爲駛，未審何據。
八	二二四	上	一九	尙德按　今有方一十七首。
八	二二四	下	三	尙德按　今有方六首。

卷	頁	欄	行	按語
八	二二四	下	一〇	尙德按　今有方三十四首。
八	二二五	上	六	尙德按　腑，病源作府。
八	二二五	上	一〇	又　按　飲，病源作痰。
八	二二五	下	九	尙德按　盤，千金作盆，下同。
八	二二五	下	一九	尙德按　裹，病源作裏。
八	二二六	上	一五	尙德按　千金，三兩作二兩，四兩作三兩，二兩作一兩。
八	二二六	下	二	尙德按　千金檳榔十二枚，生薑四兩，半夏八兩。
八	二二六	下	一一	尙德按　煑取二升半，內薑汁七合，煎取四升半可疑，千金及翼並四作二爲當。
八	二二七	下	一三	尙德按　八，要略作九。
八	二二七	下	一四	又　按　千金云，平旦服而不下者，明旦更加藥半錢，要略同。
八	二二七	下	一八	通　按　溢飲，當汗出而不汗出，身體如腫，今云多汗，不卜何故。
八	二二八	上	三	尙德按　傷寒論，大棗十二枚。
八	二二八	上	四	又　按　傷寒論，二升下，有去上沫三字。逆虛作逐虛。

卷	頁	欄	行	按語
八	二二八	上	九	尙德按 千金云，小青龍湯，不云青龍湯。
八	二二八	上	一二	又按 千金，二升下，有去上沫三字，煮字下，有取字，傷寒論同。
八	二二八	下	一六	尙德按 要略云，煮取一升，分溫再服，無又以以下文。
八	二二八	下	二〇	尙德按 千金，瀉肺湯分兩服法與此異，外臺蓋據要略。
八	二二九	上	三	尙德按 千金，無加茯苓以下六字，要略同，且出小半夏湯方。
八	二二九	上	大	又按 二斗，千金作一升，要略同。
八	二二九	上	二	又按 渴字下，千金更有渴字。
八	二二九	上	一三	尙德按 仲景白飲，服飲煖水，不用水。
八	二二九	下	二	尙德按 一兩，千金作一尺，要略同，四兩，要略作四枚。
八	二二九	下	七	尙德按 一兩，千金作二兩，下同。
八	二二九	下	一三	尙德按 三枚，千金作十一枚，要略同。

卷	頁	欄	行	按語
八	二二九	下	一五	又按 千金，發字下，更有發字，與字下，有若字。
八	二三〇	上	六	尙德按 去字下，疑脫目字。
八	二三〇	上	一一	尙德按 千金，十二枚下，云水一升，煮取半升，一枚下，亦同。一升作一升半。要略右四味下云，以水二升，煮取半升，去滓云云。
八	二三〇	上	一一	又按 芎藭，千金二枚，要略五枚。
八	二三一	上	一八	尙德按 令字下，疑脫拆字。
八	二三一	下	一三	尙德按 千金，黃芩二兩。
八	二三一	下	二〇	尙德按 飮，疑當作澼。
八	二三二	下	一二	尙德按 要略，麻黃細辛各二兩。
八	二三二	下	一九	尙德按 要略，三兩作二兩，用水五升。
八	二三三	上	一三	尙德按 千金，名中軍黑候圓。千金目錄及水腫篇，黑候作候黑。肘後與外臺同。
八	二三三	上	一八	尙德按 千金，名大半夏湯。
八	二三三	下	六	尙德按 五分，千金作五兩。

卷	頁	欄	行	按語
八	二三四	上	三	尙德按　肘後，燒作炮，三百粒作三兩。
八	二三四	上	六	尙德按　肘後，痰字下有冷字，用水八升。
八	二三四	下	一七	尙德按　腑，病源作府。
八	二三五	上	一二	尙德按　二十枚，千金作二七枚。
八	二三五	下	二	尙德按　肘後，無水字，千金同。
八	二三五	下	四	尙德按　千金，名斷膈湯。
八	二三五	下	五	又　按　千金，二七枚作二十二枚，二升半作一升半。
八	二三五	下	一六	尙德按　千金，適吐作擿吐，渴而作而渴。
八	二三七	下	八	尙德按　七分，千金作七枚。
八	二三八	上	三	尙德按　今有方一十七首。
八	二三八	上	九	尙德按　千金，此主治下即出五味大半夏湯，別有此方，方前云，治胃虛反食下喉便吐方，並下九方，並在胃反門中，今下文云，以上並與千金同，則外臺蓋脫大半夏湯方，并此方主治也。

卷	頁	欄	行	按語
八	二三九	下	六	尙德按　肘後附方，引外臺口馬所患，作各人所長，士而云作士，云此日服食四字，作且服二字。
八	二三九	下	一二	又　按　隔疑當作膈。
八	二四一	下	三	尙德按　千金，茯苓、射干、升麻、各二兩，赤蜜一升，下蜜煑取三升。
八	二四一	下	一〇	尙德按　今有方六首。
八	二四二	下	一三	尙德按　噫，病源作惡。
八	二四二	下	一七	通　按　三陽結謂之膈。
八	二四四	下	一九	尙德按　千金，四肢下有胕腫二字，攣字下有提字。
八	二四五	上	一八	尙德按　千金，蜀椒三分，人參、半夏、柴胡、桔梗、菖蒲、吳茱萸、乾薑、細辛、各二分。
八	二四五	下	五	尙德按　千金，生薑一兩。
八	二四六	下	一四	尙德按　臆，疑當作欒。
八	二四七	上	七	尙德按　鏉，疑當作鏊，鏊五到切，音傲，餅鏊也，燒器也。捺，奴曷切，難入聲，手重按也，俗作捺。鏊捺，蓋以餅鏊按之也。令坐之，

卷	頁	欄	行	按語
				蓋令坐餅鏊上也。
八	二四九	上	二	尚德按 今有方三十四首。
八	二四九	上	四	尚德按 縛，千金作薄。
八	二四九	下	二	尚德按 是魚哽以下，與上文義相重，疑有一誤。
八	二四九	下	五	尚德按 鼠撲，卽鼠朴，戰國策第三曰，周人謂鼠未腊者曰朴，注云元作璞，蓋朴璞撲音義相通。
八	二五〇	下	一三	尚德按 嚳刻，肘後作謦欬。
八	二五〇	下	一五	尚德按 千金云，蕢蘿白令半熟，小嚼之，云云。
八	二五一	上	六	尚德按 字書無碙字，李時珍本草，硇砂附方引之，作硇。
八	二五一	下	一六	尚德按 嘔，千金作彄，環屬。
九	二五三	上	四	尚德按 嗽，疑當作欬。
九	二五三	上	六	尚德按 嗽，疑當作欬。
九	二五三	上	一六	尚德按 欬字下，疑脫嗽字。
九	二五三	上	一七	尚德按 今有方六首。
九	二五三	下	三	尚德按 欬字下，疑脫嗽字。
九	二五三	下	三	又按 今有方一十一首。

卷	頁	欄	行	按語
九	二五四	上	一四	尚德按 病源無劇字，宋本同。
九	二五四	上	二〇	又按 與字上，病源有者字，宋本同。
九	二五六	上	一二	尚德按 千金，欵冬花乾薑各三兩，芫花一兩，五味子二兩。
九	二五六	下	一一	尚德按 蕢，肘後作潰。
九	二五八	上	二〇	尚德按 膏字下，千金有酥蜜二字。
九	二六〇	上	二	尚德按 病源，呷欬者欬隨欬之，欬並作嗽。
九	二六〇	下	三	尚德按 千金，復作後，無石字，其烟從荻孔中出七字，作烟從孔出四字，無昨日餘者後日復熏之九字。
九	二六〇	下	一〇	尚德按 千金，蠟蠟紙作蠟紙，燒作熏。
九	二六一	上	一二	尚德按 褁，疑當作裹。
九	二六三	下	一七	尚德按 丸字下，疑脫方字。
九	二六四	下	一九	尚德按 碙，疑當作硇。
九	二六六	下	一八	尚德按 千金，不利作下利。
九	二六七	下	九	尚德按 千金，葶藶二分，巴豆厚朴各三分，餘杏人以上十四味各五分。

卷	頁	欄	行	按語
九	二六七	下	一七	尙德按　今有方六首。
九	二六八	上	一五	尙德按　千金，斤作升，汁作切。
九	二六八	上	一八	尙德按　要略，麥門冬七升，大棗十二枚。千金，大棗二十枚。
九	二六九	上	二	尙德按　六，疑當作七。
九	二六九	上	一一	尙德按　千金，下字上有不字。無灸刺之灸字。下五灸字，並作刺字。水作疢。
九	二六九	下	五	尙德按　方，疑當作本。
九	二七〇	上	七	尙德按　今千金有此方，桂心甘草各二兩。要略桂枝四兩。
九	二七〇	上	一〇	尙德按　抵，千金作低，要略同。
九	二七〇	上	一九	尙德按　三，千金作二，要略同。
九	二七〇	下	八	尙德按　一升，千金作半升，要略同。
九	二七〇	下	一四	尙德按　一升，千金作半升，要略同。
九	二七一	上	三	尙德按　桑白皮根，疑當作桑根白皮。
九	二七一	下	八	尙德按。陰，病源作陽。宋本同。
九	二七二	上	一四	尙德按　二，千金作三。
九	二七四	上	九	尙德按　今有方一十一首。
九	二七四	下	一	尙德按　桑白皮根，疑當作桑根白皮。

按語

卷	頁	欄	行	按語
一〇	二七八	上	四	尙德按　今有方八首。
一〇	二七八	上	一二	尙德按　今有方二首。
一〇	二七八	下	三	尙德按　八，疑當作七。
一〇	二八〇	上	一七	尙德按　出字下，千金有血字。
一〇	二八〇	下	一九	尙德按　今有方八首。
一〇	二八一	上	八	尙德按　一斗，千金作一斗五升。
一〇	二八一	上	一一	尙德按　熱實，千金作實熱，下同。
一〇	二八一	下	一三	尙德按　麥門冬下，疑脫汁字。
一〇	二八二	上	一四	通　按　本卷，小紫菀丸內，甘皮一作甘草，但不知五具末何說耳。
一〇	二八二	上	一五	尙德按　千金，杏人下云各一升研。
一〇	二八二	上	一六	尙德按　五具卽五枚，猶第三十三卷中云。石榴皮一具之類。
一〇	二八二	上	一六	又　按　甘皮卽柑皮，亦有與甘草並用者，千金數用之，云去膜，又云甘子皮，亦可見其非甘草也。
一〇	二八二	下	二	尙德按　千金云夏春五日，又云七日，服盡二七日，忌鹽。
一〇	二八三	下	一七	尙德按　要略，石膏二兩。
一〇	二八四	上	一	又　按　要略，煑取三升。

卷	頁	欄	行	按語
一〇	二八四	上	八	尚德按　要略，煮取三升，分温三服。
一〇	二八四	上	一五	尚德按　千金，麻黄、芍藥、生薑、各三兩。
一〇	二八五	上	八	尚德按　此證，要略用下二味桔梗湯，桔梗白散，則傷寒論療寒實結胸無大熱者。
一〇	二八五	上	一六	尚德按　要略，桔梗一兩。
一〇	二八五	下	五	尚德按　千金，葶藶三兩。要略，大棗十二枚。
一〇	二八五	下	七	又　按　千金內藥一棗大。煎取七合，外臺蓋據要略。
一〇	二八六	上	二	尚德按　煮字下，千金有取字。
一〇	二八六	上	一一	尚德按　瘀，疑當作治。
一〇	二八七	上	一四	尚德按　今有方二首。
一〇	二八七	上	一八	尚德按　千金，茯苓三兩，酸石榴皮五片。
一〇	二八七	下	一七	尚德按　千金，菖蒲葉切二升，桃葉皮枝剉二升。
一〇	二八八	上	二	又　按　千金，三日下，云蒸還温藥足汁用之。

卷	頁	欄	行	按語
一〇	二八八	上	七	尚德按　三，千金作二。
一〇	二九〇	上	三	尚德按　出字上，疑欠並字。
一〇	二九〇	上	八	通　按　拾針二字可疑。
一〇	二九〇	上	八	尚德按　證類引藥性論云，莨菪亦何單用，生能瀉人，見鬼拾針狂亂，觀此語，則拾針者，蓋謂昏迷摸牀，如拾針狀也。
一〇	二九〇	上	一四	尚德按　千金，先擣杏人豉，夜字下有一字。
一〇	二九一	上	四	尚德按　麨一本作麪。
一〇	二九四	上	一九	尚德按　肘後云，治卒上氣喘息。
一〇	二九四	下	一	尚德按　千金云，治乏氣者。
一〇	二九四	下	四	尚德按　此二方，千金云下氣方。
一〇	二九四	下	五	又　按　千金，小麥二升。
一〇	二九五	上	一三	尚德按　去字下，疑有脫字。
一〇	二九五	下	五	尚德按　三，千金作五。
一〇	二九六	上	六	尚德按　擁，病源作壅。
一〇	二九六	上	一九	尚德按　千金，無芫花根。
一〇	二九七	下	一四	尚德按　合，千金作含。
一〇	三九八	下	二〇	尚德按　太醫以下十六字，疑當大書。

卷	頁	欄	行	按語
一一	三〇二	上	七	尚德按 今有方九首。
一一	三〇二	上	一〇	尚德按 今有方五首。
一一	三〇二	上	一二	尚德按 今有方五首。
一一	三〇二	上	一三	尚德按 今有方五首。
一一	三〇二	上	一八	尚德按 今有菜等二十六件。
一一	三〇二	上	一九	尚德按 附字下，疑脱之字。
一一	三〇三	上	一八	通 按 倓音談禫二音，安也静也。
一一	三〇三	下	一四	通 按 近効，渴後數飲，嘔逆虚羸恐成癰疽水病，亦用此方。
一一	三〇三	下	一九	尚德按 千金無地骨皮，用枸杞子十分。
一一	三〇四	上	二	又 按 得字下，千金有飲字。
一一	三〇四	上	四	尚德按 千金，生麥門冬汁二升。
一一	三〇四	上	八	尚德按 千金，伏神二兩。
一一	三〇四	上	一五	尚德按 千金，麥門冬二兩，知母三兩。
一一	三〇四	上	一八	又 按 及，千金作入。
一一	三〇四	下	一	尚德按 千金，麥門冬八分。
一一	三〇五	上	一八	尚德按 千金，石韋、人參、桂心各四兩，附子三兩，無遠志，有蓯蓉四兩，石斛作石膏，白蜜二升作三斤。
一一	三〇六	下	三	尚德按 服服，千金作飲服。
一一	三〇七	上	六	尚德按 千金，栝樓八分，麥門冬一升半，餘兩並作分，宿薑作生薑。
一一	三〇七	上	一三	尚德按 千金無後字。
一一	三〇七	上	一五	尚德按 千金，盤作盆，以水五斗，煮取三斗。
一一	三〇七	下	一	尚德按 三，千金作三升。
一一	三〇七	下	三	尚德按 日暴二字，千金作曝字。
一一	三〇七	下	六	尚德按 石斛上，千金有生字，宋本同。
一一	三〇七	下	八	又 按 小麥，千金作麥蘖。
一一	三〇八	下	六	尚德按 千金，烏梅十枚，桂心一兩六銖。
一一	三〇八	下	七	又 按 盤，千金作盆。
一一	三〇八	下	一一	尚德按 今有方九首。
一一	三〇九	上	一	尚德按 惚恍，千金作恍惚。

卷	頁	欄	行	按語
一一	三〇九	上	六	尚德按　千金，甘草三兩。
一一	三〇九	上	一〇	尚德按　千金，八味各五分。
一一	三〇九	下	四	尚德按　千金，菟絲子三合，蓯蓉六兩，茅根汁作茅根湯，日字下有二服二字。
一一	三〇九	下	一一	尚德按　千金，茯苓、黄芩各二兩。
一一	三〇九	下	一八	尚德按　千金，阿膠二挺。
一一	三〇九	下	一九	又　按　千金，無人參甘草，止五味。
一一	三一〇	上	五	尚德按　千金，服五分匕日三，漸加至方寸匕。
一一	三一〇	上	一二	通　按　無脂，當作有脂。
一一	三一〇	下	八	尚德按　盤，疑當作盆。
一一	三一一	上	一二	尚德按　裹，疑當作裏。
一一	三一一	下	一三	尚德按　今有方五首。
一一	三一二	下	四	尚德按　今有方五首。
一一	三一三	上	一〇	尚德按　今有方五首。
一一	三一三	上	二〇	尚德按　痿，千金作交。
一一	三一三	下	四	尚德按　千金，人參三兩。
一一	三一三	下	九	又　按　輙字上，千金有夜字。

卷	頁	欄	行	按語
一一	三一三	下	一五	尚德按　仲景無此論。
一一	三一四	上	三	尚德按　千金無大麥二字，麥飲作小麥粥飲。
一一	三一四	上	八	尚德按　千金無麥字。
一一	三一五	上	一〇	尚德按　亦字上，千金有食前後無拘五字，宋本同，但拘作在誤。
一一	三一六	上	一五	尚德按　酒，千金作消，宋本同。
一一	三一六	上	一七	又　按　此方又見第三十一卷中，分兩不同。
一一	三一六	下	二	又　按　千金云，不知稍加至七丸，取下而已一月云云。
一一	三一六	下	八	尚德按　取性飲之者，謂隨酒量飲之也。
一一	三一七	上	九	尚德按　出字上，疑脫並字。
一一	三一八	上	一	尚德按　足太以下至渴也，仲景無此論。
一一	三一八	上	六	尚德按　要略，山茱萸四兩，澤瀉三兩，桂枝附子各一兩。
一一	三一九	上	九	尚德按　今有桒等二十六件。
一一	三二〇	上	九	尚德按　今有方一十五首。

卷	頁	欄	行	按語
一二	三二〇	上	一三	尚德按 下字下，疑脫大字。
一二	三二〇	下	二	尚德按 三，疑當作二。
一二	三二〇	下	三	尚德按 及字下，疑脫食字。
一二	三二〇	下	一八	尚德按 𤝡字下，疑脫氣字。
一二	三二一	上	一〇	尚德按 病源，生字下有方字。
一二	三二二	下	一	尚德按 千金，蜀椒二兩。
一二	三二二	下	一二	尚德按 痃，病源作弦。
一二	三二三	上	五	尚德按 賛，肘後作去心。
一二	三二三	下	六	尚德按 擁，病源作壅。
一二	三二三	下	九	通 按 實不能下，當是此食不能下。
一二	三二三	下	九	尚德按 能字下，千金有飲食心三字，外臺蓋脫之。
一二	三二四	下	一五	尚德按 令，千金翼作合。
一二	三二五	上	六	尚德按 字書無磵字，疑當作硇。
一二	三二五	下	七	尚德按 今有方十五首。
一二	三二七	下	一八	尚德按 練，疑當作鍊。
一二	三二八	下	一	尚德按 苦，疑當作若。
一二	三二八	下	六	尚德按 此方又見第三十一卷中，分兩不同，文亦小異。

卷	頁	欄	行	按語
一二	三二九	下	六	尚德按 頻，千金作類。
一二	三二九	下	九	尚德按 隔，疑當作膈。
一二	三三〇	下	四	尚德按 捐，疑當作損。
一二	三三〇	下	一一	尚德按 背，疑當作肩。
一二	三三一	上	三	尚德按 舒脚點時，疑當作點時舒脚。
一二	三三一	下	一四	尚德按 爽，病源作沉。
一二	三三二	上	一〇	又 按 柱，病源作生。
一二	三三二	上	一六	又 按 柱，病源作生。
一二	三三四	下	一七	通 按 方內甘草，疑即通草，甘皮疑是甘草。
一二	三三四	下	二〇	尚德按 甘皮即柑皮，說見第十卷中。
一二	三三五	下	一三	尚德按 本，病源作虛。
一二	三三六	上	四	尚德按 上，肘後作止。
一二	三三七	上	一〇	尚德按 康熙字典，啞字下云，廣韻烏格切，集韻乙格切，韻會正韻乙革切，並音䬯，笑也。又䬯字下云，唐韻於革切，集韻正韻乙革切，並音戹。玉篇飢貌，與䬴𩜰並同。蓋啞與䬯𩜰音義相通，註謂集韻無啞字

卷	頁	欄	行	按語
				者恐誤，且有飢之飢，疑當作餛。
一二	三三八	上	六	尚德按　並字下，千金有備字。
一二	三三八	下	一〇	尚德按　生字下，病源有方字。
一二	三三九	上	四	尚德按　黄芩，千金作茯苓。
一二	三三九	下	四	尚德按　病源無地字。
一二	三三九	下	六	尚德按　要略，名人參湯。
一二	三四〇	上	五	尚德按　要略，名茯苓杏仁甘草湯。
一二	三四〇	上	二〇	尚德按　要略，名枳實薤白桂枝湯。
一二	三四〇	下	一四	尚德按　要略，名薏苡附子散。
一二	三四〇	下	一九	尚德按　此千金之文，仲景無此論。此方，要略名橘枳薑湯，與上茯苓杏仁甘草湯同治。橘皮一斤，枳實五枚。
一二	三四一	上	一二	通　按　酨音再，酢漿也，釋米汁也。
一二	三四一	上	一二	尚德按　要略，止曰白酒，無酨字。
一二	三四一	下	八	尚德按　白酨漿，要略作白酒，下同。
一二	三四一	下	一六	尚德按　千金無不容旁三字。
一二	三四二	上	一一	尚德按　四，疑當作三。

卷	頁	欄	行	按語
一二	三四二	下	一三	尚德按　千金翼，無飛鴻鉛丹丸方，千金，治癲癇瘈瘲方，有鉛丹飛鴟頭二味丸，疑即是。⿰革共字，字書未見，疑是鞍字，證類引唐本注云，爾雅云，羚大羊，羊如牛大，其角堪爲鞍橋，桃末疑當作排沫，馬鑣也，蓋鞍及排沫並以羚羊角爲者。
一二	三四三	下	一	尚德按　服字下，疑脫服字。
一二	三四三	下	五	尚德按　湯字下，疑脫洗字。
一二	三四三	下	一六	尚德按　切字下，疑有脫字。
一二	三四四	下	一五	尚德按　火，千金作大。
一二	三四五	上	一	尚德按　法字下，疑脫六首二字。
一二	三四五	上	四	尚德按　息字下，疑脫法字。
一三	三四六	下	六	尚德按　今有方三首。
一三	三四八	下	八	尚德按　火，疑當作大。
一三	三四九	上	一六	尚德按　文仲以下六字，疑當大書揭之。
一三	三五一	下	一七	尚德按　拂，疑當作悌。
一三	三五二	上	一四	尚德按　根，疑當作跟。
一三	三五二	下	二〇	尚德按　有時以下七字，疑當在上文

卷	頁	欄	行	按語
				汗字下。
一三	三五三	上	一〇	通按 種字可疑。
一三	三五三	上	一〇	尙德按 種，猶様也，遠近一種者，謂無廣狹也。
一三	三五三	下	三	尙德按 兩鬲字，疑當作膈。
一三	三五三	下	五	尙德按 三方，疑當作三首。
一三	三五五	下	二	尙德按 唾，疑當作吐。
一三	三五五	下	八	尙德按 並，疑當作出。
一三	三五六	上	九	尙德按 烟，疑當作胭。
一三	三五六	上	一四	又按 膜，疑當作暯，音莫，目不明也。
一三	三五六	下	二〇	尙德按 擁，疑當作壅。
一三	三五七	下	二〇	尙德按 冷，疑當作令。
一三	三五八	下	六	尙德按 十，疑當作寸。
一三	三五八	下	一九	通按 新綜，一作新終。
一三	三五九	上	一八	尙德按 能字下，疑有脫字。
一三	三六〇	上	一八	通按 桃梟，即桃奴。
一三	三六一	上	一九	尙德按 裏，疑當作裹。
一三	三六三	下	三	尙德按 汗目，疑當作目汗。
一三	三六三	下	七	又按 玉支，即羊躑躅異名，綱目

卷	頁	欄	行	按語
				作枝者誤，別錄，主治邪氣鬼疰蠱毒。玉泉即玉漿，不療邪魅，下同。
一三	三六三	下	七	通按 本草無玉支，一作玉泉或是。
一三	三六四	上	一〇	尙德按 沈，千金作就。
一三	三六四	下	一九	通按 鬼臼一方是鬼刷，馬目毒公，即鬼臼別名，而鬼刷不知爲何物，但以崔氏蜀金牙散，內有鬼臼，又有毒公，故並存之。
一三	三六五	下	一	尙德按 汗目，疑當作目汗。
一三	三六五	下	一八	尙德按 肉，疑當作茵，下同。
一三	三六六	上	一三	尙德按 蟲毒，疑當作毒蟲，各字下，疑脫服字。
一三	三六七	下	二	尙德按 上字上，疑缺納字。
一三	三六八	下	一七	尙德按 食冷，疑當作飲冷。
一三	三六九	下	八	尙德按 廣濟以下六字，疑當揭書。
一三	三七〇	上	一三	尙德按 爪，疑當作笊，笊籬竹杓。
一三	三七〇	下	二〇	尙德按 今有方三首。
一三	三七二	上	九	尙德按 李時珍本草，麻黄根附方，治小兒盜汗引之，無仍日之仍字，

卷	頁	欄	行	按語
				又以作仍以。
一四	三七三	上	二	尚德按　四首下，疑脫灸法附三字。
一四	三七五	上	一	尚德按　于，當作干。
一四	三七五	上	一六	尚德按　此，千金翼作比。
一四	三七五	下	六	尚德按　千金翼，仍作但，氣作風。
一四	三七五	下	一五	尚德按　千金翼，一服下，更有服字。以作次。
一四	三七六	下	一五	尚德按　甘草，千金翼注作甘菊，正與千金符。
一四	三七六	下	二〇	尚德按　防字上，疑脫又字。
一四	三七七	上	八	又　按　墟，疑當作虛，下同。
一四	三七七	上	一三	又　按　道，疑當作薷。
一四	三七八	上	二〇	尚德按　惚恍，千金作恍惚。
一四	三八一	下	一〇	通　按　一本桑枝。
一四	三八一	下	一五	尚德按　千金，一兩作一尺，兩杯字並作升。
一四	三八二	上	八	尚德按　生，千金作老。
一四	三八二	上	一四	尚德按　千金，分兩煎法與此異，外臺蓋據千金翼，但附子四分，千金及翼並作一枚。

卷	頁	欄	行	按語
				又　按　挍，千金作格。
一四	三八三	上	八	尚德按　千金，分作兩。
一四	三八三	上	一五	尚德按　一兩，千金作二兩。
一四	三八三	下	一	尚德按　蘇，千金作酥。
一四	三八三	下	七	尚德按　寒冷熱三字，千金作傷冷二字。
一四	三八四	上	一四	尚德按　今有方八首。
一四	三八四	下	一四	尚德按　千金，青羊脂一兩下六味各四兩。
一四	三八五	上	三	尚德按　千金，甘草三分，日二作日三，更合下，云加麻黃五兩。
一四	三八五	上	七	尚德按　千金，痓作痙，二升作三升，尺挍作者格，當開作當蘇。
一四	三八六	上	一一	尚德按　羚羊角下，疑脫末字。
一四	三八六	上	一八	尚德按　二升，千金作二升半。
一四	三八六	下	三	尚德按　二，千金作三。
一四	三八六	下	八	尚德按　五，千金作二。
一四	三八七	下	一〇	尚德按　煙，千金作炷。
一四	三八八	下	三	尚德按　粘，肘後作飴。
一四	三八八	下	六	尚德按　疼，千金作痺。

卷	頁	欄	行	按語
一四	三八八	下	一三	尚德按 豉，千金云大豆，又云無豆用豉。
一四	三八九	上	二〇	尚德按 字書無蹈字，疑當作蹋。
一四	三八九	下	二	通 按 生，當作伸。
一四	三八九	下	二	尚德按 生腰，猶云起腰也，病源每用之。
一四	三八九	下	一六	尚德按 千金，白朮、地骨皮、荊實、各五斗，菊花三斗。
一四	三九〇	上	一三	尚德按 則字下，病源有偏字。
一四	三九〇	下	三	尚德按 千金，羚羊角三兩。
一四	三九〇	下	八	尚德按 千金，芎藭三兩。
一四	三九〇	下	一六	尚德按 枚，千金作具。
一四	三九二	上	一	尚德按 穀子，卽楮實。
一四	三九二	上	一七	通 按 痱，扶非切，又步罪切。
一四	三九二	上	二〇	尚德按 千金，無不彊之不字。
一四	三九二	下	一〇	尚德按 吹，千金作掠。
一四	三九三	上	一三	尚德按 弩，病源作努，下同。
一四	三九三	下	一四	尚德按 千金，足作定，甘草以下七味各二兩，附子側子各二兩，更有防己三兩，石膏四兩，爲二十一味。

卷	頁	欄	行	按語
一四	三九四	上	六	尚德按 汗字下，千金有出字。
一四	三九五	上	三	尚德按 反，千金作未及二字。
一四	三九五	上	一六	尚德按 酒一升，千金作一斗。
一四	三九六	下	七	尚德按 少，疑當作火，條疑當作篠。
一五	四〇〇	上	九	尚德按 二，疑當作三。
一五	四〇〇	上	一六	尚德按 頭風眩，疑當作風頭眩。
一五	四〇〇	下	二	尚德按 身字上，疑脫風字。
一五	四〇〇	下	五	尚德按 今有方六首。
一五	四〇一	上	八	尚德按 欲自，病源作或自。
一五	四〇一	下	三	尚德按 杖杖，肘後作杖犬。
一五	四〇二	下	一二	尚德按 千金，一兩作二兩，二兩作一兩。
一五	四〇四	上	一六	尚德按 乾薑，千金翼作生薑。
一五	四〇五	上	二	尚德按 千金，楊作桑，薊作茜。
一五	四〇五	下	四	尚德按 候，疑當作喉。
一五	四〇七	上	八	尚德按 千金，陰陽作陰氣傷，濯作濁。
一五	四〇七	上	一七	尚德按 千金，名大鎮心散，方後云治下篩酒服二方寸匕，日三。一方

卷頁	欄	行	按語
			無紫石、茯苓、澤瀉、乾薑，有大棗四分，蜜丸如梧子，酒下十五丸。
一五四〇七	下	一一	尚德按　千金，白朮黃耆各二兩。
一五四〇八	下	七	尚德按　係，宜當作系。
一五四〇九	下	一二	尚德按　病源，見作息，元作允，一作三。
一五四一〇	上	四	尚德按　千金云湯酒下。
一五四一二	上	一七	尚德按　千金名虎睛圓。
一五四一二	下	二	又按　千金，羌活以下八味各四兩，鬼箭羽二分，茯神、石膏、天雄、各五分。
一五四一三	上	九	尚德按　五分，疑當作五合。
一五四一三	下	一四	尚德按　要略，除熱癱癇，名風引湯，分兩煎法，與此不同。
一五四一四	上	八	尚德按　裹，疑當作裏。
一五四一四	下	一六	尚德按　綾，疑當作校。
一五四一四	下	二〇	尚德按　洋，千金作烊。
一五四一五	上	一一	尚德按　火，疑當作大。
一五四一六	上	一三	尚德按　鮓，疑當作酢。
一五四一六	下	九	尚德按　病源，無腦則之則字，生字下有方字。
一五四一六	下	一四	又按　弩，病源作努。
一五四一六	下	一八	又按　伸，病源作生。
一五四一七	上	一八	尚德按　千金，三升作三斗，麥子作麻子，中身作身中，風字下，有胷膈二字。
一五四一八	上	八	尚德按　徐，病源作除。
一五四一八	上	一二	又按　大，病源作伏。
一五四一八	上	一五	尚德按　痛，千金作斜。
一五四一八	下	一一	尚德按　熨字下，千金有頭字。
一五四一九	上	一九	尚德按　傷寒論，名甘草附子湯。
一五四二〇	上	七	尚德按　此方脫出。
一五四二〇	上	一一	又按　臘，疑當作蠟。
一五四二〇	下	一一	尚德按　風瘆下，疑脫方字。
一五四二一	上	四	尚德按　千金，灸字下有手字，摸作摩。
一五四二一	上	七	尚德按　千金，糞取半。
一五四二一	上	九	尚德按　痺，千金作瘙。
一五四二一	上	一二	尚德按　三，千金作八。

卷	頁	欄	行	按語
一五	四二一	上	一六	尙德按　千金，無莽草，黃連以下五味各二兩。
一五	四二三	上	一一	尙德按　千金，煑取三升。
一五	四二四	下	一八	尙德按　口字下，千金有噤不能言方五字。
一五	四二五	上	五	尙德按　千金，瘙作搔，一升作二升。
一五	四二五	下	三	尙德按　𥗞，疑當作硇。
一五	四二五	下	一七	尙德按　磨肉，千金作摩肉。
一五	四二六	上	一	尙德按　最上，千金作取止。
一五	四二六	上	四	尙德按　漆，千金作油。
一五	四二六	上	一二	尙德按　李時珍本草胡桃青皮附方引之，𥗞作硇。
一五	四二六	下	一〇	尙德按　二下，疑當作三下。
一五	四二七	下	三	尙德按　千金，附子一兩。
一五	四二七	下	一一	尙德按　今有方六首。
一五	四二七	下	一二	尙德按　侵，疑當作浸。
一五	四二七	下	一八	尙德按　熟，千金作熬。
一六	四二九	上	一二	尙德按　極字下，疑脫方字，次條亦同。

卷	頁	欄	行	按語
一六	四三一	上	一五	尙德按　肝字下，疑脫勞字。
一六	四三二	下	七	尙德按　千金，二味各三升，下酒五合。
一六	四三二	下	一七	尙德按　四升，千金作四斗。
一六	四三三	上	一	尙德按　千金，生作母，附子七枚，檳榔二十四枚。
一六	四三三	上	一七	尙德按　千金，淸取九升。
一六	四三三	下	五	尙德按　千金，棗肉一升，牛髓二升。
一六	四三四	上	一	尙德按　千金，兩則字各在咽字上。
一六	四三四	上	四	尙德按　熱，疑當作熟。
一六	四三四	上	一二	通　按　素問無於字。
一六	四三五	上	一一	尙德按　據千金，七分上，疑脫各字。
一六	四三五	上	一三	又　按　千金，升麻七分。
一六	四三五	上	二〇	尙德按　千金，升麻二兩。
一六	四三六	上	六	尙德按　升，疑當作寸。
一六	四三六	上	二〇	尙德按　手踝，千金作脚外踝。
一六	四三七	下	一六	尙德按　千金，茯苓三兩。
一六	四三七	下	一九	尙德按　千金，喜字下，有笑字，知母、赤石脂、各一兩，生地黃汁一

卷頁	欄	行	按語
			升。
一六四三八	上	七	尚德按　千金，通草五分。
一六四三八	上	一一	又　按　千金，煮取七合。
一六四四〇	下	二	尚德按　千金，皮作反，橘皮芍藥各四兩，分四服。
一六四四一	上	二	尚德按　千金，檳榔八分，皮子並用。
一六四四一	上	七	尚德按　千金，猪膏三升。
一六四四一	下	九	尚德按　桑白皮根，千金作桑根白皮。
一六四四一	下	一六	尚德按　千金翼，用水一斗。
一六四四二	上	一六	尚德按　千金翼，大黃六兩，杏人四兩，人參以下八味各一兩。
一六四四三	下	二〇	尚德按　千金翼，桂心、附子、各四兩，細辛三兩，吳茱萸、大麥蘖、各五合。
一六四四四	上	六	尚德按　千金翼，吳茱萸、細辛、乾薑、麥門冬、人參、桔梗、附子、各三兩。
一六四四四	上	一九	尚德按　墮，千金作惰。
一六四四四	下	二	又　按　千金，剛作綱，其口脣作其

卷頁	欄	行	按語
			肌肉。
一六四四五	上	八	尚德按　千金，生薑三兩，又有白朮四兩，爲七味先煮，麻黃再沸掠去沫，入諸藥煮取三升，分三服，覆取汗。
一六四四五	上	一八	尚德按　千金，煮取三升。
一六四四五	上	二〇	尚德按　千金，虛字下有寒字，墮作惰。
一六四四五	下	四	又　按　一，千金作二。
一六四四五	下	八	又　按　澄，千金作袋。
一六四四六	上	一三	尚德按　墮，疑當作惰。
一六四四六	下	八	尚德按　千金，五兩作五分，一兩作三分，橘皮二分，紫蘇四分。
一六四四七	上	三	尚德按　桑白皮根，疑當作桑根白皮。
一六四四八	上	一〇	尚德按　卜，疑當作寸。
一六四四八	下	二	尚德按　者，千金作若。
一六四四九	下	二〇	尚德按　千金，大黃一升，細辛四兩。
一六四五〇	上	九	尚德按　湯字下，疑脫方字。
一六四五〇	下	一八	尚德按　並字疑衍。

卷	頁	欄	行	按語
一六	四五一	上	二	尚德按　千金，磁石四兩，羚羊角一兩。
一六	四五一	上	六	尚德按　千金，輾作或，榆白皮一升。
一六	四五一	下	一八	尚德按　千金，斗作升，芒消二兩。
一六	四五二	上	三	尚德按　千金，麥門冬汁五合，赤蜜一升。
一六	四五二	下	一三	尚德按　二，千金作一。
一六	四五三	上	一五	尚德按　三升，千金作二升。
一六	四五三	下	二	尚德按　千金，竹瀝一合，甘草、桂心、麻黃、各三兩。
一六	四五四	上	一	尚德按　要略，白朮八兩，桂枝六兩，又有龍骨三兩，酒服。
一六	四五四	下	七	尚德按　千金，韭子一升，稻米二升。
一六	四五六	下	一九	尚德按　一寸，明堂作三寸。
一七	四五八	上	二	尚德按　今有方五首。
一七	四五八	下	七	尚德按　今有方二首。
一七	四五九	上	五	尚德按　今有方五首。
一七	四五九	上	一六	通按　防響二字可疑。
一七	四五九	上	一七	又按　寄彊當作痓彊。
一七	四六〇	上	八	尚德按　二，疑當作三。
一七	四六一	上	一二	通按　寄，疑作痓。
一七	四六二	下	六	尚德按　薄，病源作搏，下同。
一七	四六二	下	一〇	又按　口字，病源在舌字上。
一七	四六二	下	一四	又按　柱，病源作拄。
一七	四六二	下	二〇	又按　踰字下，病源有而坐，意努動膝節，令骨中鼓，挽向外十度，非轉也，又云兩足相蹹二十五字。
一七	四六三	上	九	又按　又字下，病源有云字。
一七	四六四	上	二〇	尚德按　濃，疑當作膿。
一七	四六五	上	八	尚德按　差，千金作度。
一七	四六五	上	一一	又按　千金，續斷七分，蛇牀子、牡蠣、桑寄生、各二兩，兎絲子五合。
一七	四六六	上	一四	尚德按　千金注引之，止云白馬莖，無筋字，諸家本草，亦皆無用筋說，陳藏器云，生取陰乾百日用。
一七	四六六	下	九	尚德按　礜，疑當作礬。
一七	四六七	上	一二	尚德按　笑字上，病源有云字。
一七	四七一	上	一七	尚德按　少少，疑當作多少。
一七	四七三	上	一九	尚德按　千金，有橘皮，無五味子。

卷頁	欄	行	按語
一七四七三	下	二	尚德按　千金，以水二斗，煮取六升，每服二升。
一七四七三	下	五	尚德按　千金，豉一升，蒸三遍。
一七四七五	下	一三	尚德按　病源，無者字，六字大書。
一七四七六	上	一	通　按　酘音豆，重釀酒曰酘。
一七四七七	下	一九	尚德按　方字下疑脫寸字。
一七四七九	下	一一	尚德按　穴在以下四字，病源大書。
一七四八〇	下	一〇	尚德按　要略，甘草三兩，黄耆一兩半。
一七四八一	上	一二	尚德按　傷寒論，小建中湯，甘草三兩。
一七四八二	上	二	尚德按　病源，泌作秘，營作榮。
一七四八三	下	九	尚德按　二升，疑當作二斗。
一七四八四	下	一八	尚德按　病源，氣故作器故，陰陽作陰氣，生字下有方字。
一七四八五	下	二	尚德按　弱丸，疑當作弱方。
一七四八六	下	一〇	尚德按　卷三，疑當作三卷。
一七四八七	上	九	尚德按　今有方七首。
一八四八七	上	一二	尚德按　今有方二十三首。
一八四八八	上	七	尚德按　千金，土作士，師仰作師師，三作二。
一八四八八	上	一四	又　按　千金，襲作習。
一八四八八	上	一八	又　按　千金，水作永。
一八四八八	上	一九	又　按　千金，千作十。
一八四八九	上	一一	尚德按　千金，入作人。
一八四八九	上	一九	又　按　千金，擊作急，踹作腨。
一八四八九	下	一〇	尚德按　白，千金作自。
一八四九一	上	一七	尚德按　病源，俟作使，國作兩。
一八四九一	下	三	尚德按　待，疑當作侍，但，疑當作俱。
一八四九一	下	一六	尚德按　在，疑當作存。
一八四九三	下	一八	尚德按　姑，疑當作將。
一八四九四	上	七	尚德按　服字上，疑脫脚氣二字。
一八四九四	下	八	通　按　猥人邊三字疑誤。
一八四九四	下	八	尚德按　猥者，猥雜也，邊語助，蓋謂此膏有毒，當慎之，勿猥雜人也。
一八四九五	上	三	尚德按　千金，脹字上有腹字，甘草一兩，升麻一兩半，茯苓二兩。
一八四九五	上	一一	尚德按　千金，喫作噤，桂心一兩。
一八四九五	下	二	尚德按　千金，白朮二兩。

卷頁	欄	行	按語
一八四九七	下	一四	尚德按　炭，疑當作火，箄，疑當作篦。
一八四九八	上	二〇	尚德按　臘，疑當作蠟。
一八四九八	下	二〇	尚德按　大字疑衍。
一八四九九	上	五	尚德按　用字下，疑有脫字，李時珍本草，桑枝下引此方云，一法用花桑枝。
一八五〇〇	下	五	尚德按　心，疑當作尖。
一八五〇〇	下	六	又　按　千金，清酒七升。
一八五〇〇	下	一三	尚德按　犯之以下六字，千金在桑字下。
一八五〇〇	下	一六	尚德按　千金，吳茱萸二升，厚朴二兩。
一八五〇一	上	四	尚德按　千金，附子二兩。
一八五〇一	上	一一	尚德按　千金，生薑、茯苓、各二兩，烏頭三枚，餘十四味各一兩。
一八五〇一	下	五	尚德按　千金，煑取三升。
一八五〇二	上	一	尚德按　薄取汁，疑當作覆取汁。
一八五〇二	上	八	尚德按　碎，千金作半。
一八五〇二	上	一四	尚德按　千金，獨活三兩。

卷頁	欄	行	按語
一八五〇二	上	二〇	尚德按　千金名側子酒，金牙二字疑衍。
一八五〇二	上	二〇	又　按　千金，弱字上有脚字，方中分字並作兩，四五升作四斗。
一八五〇二	下	一七	尚德按　千金，有玄參，無茯苓，女萎作女麴，蓯蓉二兩半，除赤小豆、蓯蓉、女麴外，十四味各二兩。
一八五〇三	上	五	尚德按　千金，茯苓、白朮、椒目、各四兩，葶藶五分，赤小豆、前胡、芫花、桂心、各二分，芒消七分。
一八五〇三	上	九	又　按　並字下，疑脫出字。
一八五〇三	上	一二	尚德按　據千金，葶藶及分注四字，疑當在當歸下。
一八五〇三	上	一四	又　按　千金，大黃下云一升，蒸三斗米下。
一八五〇三	上	一八	尚德按　千金，麻子仁二升，傷寒論同，厚朴一尺，千金作一斤。
一八五〇三	下	二	尚德按　今有方七首。
一八五〇三	下	四	通　按　准經一作準經，俱未詳。

卷頁	欄	行	按語
一八五〇三	下	四	尙德按　准，千金作準，蓋準據之義，準經者，謂據五藏之經，辨其證候也。
一八五〇三	下	一七	尙德按　千金，白斂、芍藥、各一分，桔梗五分，茯苓、龍膽、各二分，五味子三分。
一八五〇三	下	一七	通　按　一方無桔梗。
一八五〇四	上	一六	尙德按　據千金，狀字下疑脫五十五字，見第二十二卷論風毒狀中，又憂恚以下，蓋是天門冬煎主治之文，此上疑脫百八十五字，見第三十八卷風虛雜補酒煎中。
一八五〇四	上	一六	又　按　千金，以變作已變，卒作交。
一八五〇四	下	六	又　按　千金，枸杞根三斗。
一八五〇四	下	一六	尙德按　千金，蔓荊子三兩。
一八五〇五	上	一一	又　按　少土，千金作沙。
一八五〇五	上	一六	尙德按　千金，大棗三十枚，貝齒、烏頭、各十枚。
一八五〇五	上	一九	又　按　八疑當作分。
一八五〇五	下	三	又　按　千金，用水三斗。

卷頁	欄	行	按語
一八五〇五	下	一八	尙德按　千金，五味子三分。
一八五〇六	下	五	尙德按　隔則，病源作澀則。
一八五〇六	下	八	尙德按　隔，疑當作膈。
一八五〇七	上	一五	尙德按　今有方二十三首。
一八五〇七	上	一七	尙德按　糜，疑當作糜，音糜，穄也。
一八五〇七	下	一二	尙德按　熟，疑當作熱。
一八五〇七	下	二〇	尙德按　並字下，疑脫出字。
一八五〇八	上	一九	尙德按　後然，疑當作然後。
一八五〇八	上	二〇	尙德按　死字上，千金有欲字。
一八五〇八	下	一九	尙德按　湯字下，疑脫方字。
一八五〇九	下	一八	尙德按　者字下，疑脫方字。
一八五一〇	上	一八	尙德按　向，疑當作內。
一八五一一	上	三	尙德按　日，疑當作臼。
一八五一一	上	一八	尙德按　千金，犀角、橘皮、生薑、各二兩，大棗七枚，紫蘇莖下有葉字。
一八五一一	下	五	尙德按　千金，生薑、橘皮、茯苓、各二兩，紫蘇莖下有葉字。
一八五一一	下	一二	尙德按　千金，名犀角麻黃湯，甘草、杏人、各三兩，麻黃、黃芩、

卷頁	欄	行	按語
			各二兩。
一八五一二	上	一	尚德按　草，千金作蜱，下並同。
一八五一二	上	七	尚德按　浮，千金翼作乳。
一八五一二	下	六	尚德按　千金，石南、狗脊、各二兩，丹參、牛膝、各三兩。
一八五一二	下	一一	又　按　荊字上，千金有牡字。
一八五一三	上	一一	尚德按　攤，疑當作癱。
一九五一四	上	六	尚德按　今有方八首。
一九五一四	上	九	尚德按　等字下，疑脫病字。
一九五一四	上	一七	尚德按　五，總目作四。
一九五一五	上	七	尚德按　擁，病源作壅。
一九五一七	下	二	尚德按　生薑下，各字可疑。
一九五一八	上	一〇	尚德按　字書無濕字，蓋是濕揞之意，下同。
一九五一九	上	七	尚德按　碅，疑當作碙，下並同。
一九五一九	下	一六	尚德按　間，疑當作悶。
一九五二〇	下	五	尚德按　今有方八首。
一九五二一	上	二	尚德按　千金，大斤作大斗，十字下有六字。
一九五二一	上	七	又　按　一字下，千金有投字，蓋是

卷頁	欄	行	按語
			酘字之訛。
一九五二一	上	八	又　按　千金，饋作饋，升作斗。
一九五二二	上	二	尚德按　肘後茵芋莽草並用，有蜀椒，無乾薑石斛。
一九五二三	上	二〇	通　按　餺飥音博托，餅也。
一九五二三	下	一	又　按　硬，疑即粳米。
一九五二三	下	一	尚德按　硬，和麵者，和麵令硬也。
一九五二三	下	一	通　按　挼音那，兩手相切摩也。
一九五二三	下	四	又　按　蘇一本作酥。
一九五二三	下	四	尚德按　千金，粟作粟，蘇作酥。
一九五二四	上	一〇	通　按　分和爲一服，分即前貼也。
一九五二四	上	一三	尚德按　可一服三字疑衍。
一九五二四	下	一六	尚德按　目錄，此作從，風毒作及風，似是。
一九五二五	上	六	尚德按　疸，病源作疽，下同。
一九五二五	下	一六	尚德按　病源，主在作王在，并作井。
一九五二六	上	三	通　按　生腰，疑是伸腰。
一九五二六	上	五	尚德按　左，病源作右。
一九五二六	上	七	尚德按　右足，病源作左足。
一九五二六	上	八	通　按　抑音柳，捫也。

卷頁	欄	行	按語
一九五二六	上	九	尙德按　并，病源作井。
一九五二六	上	一三	尙德按　口，千金作中。
一九五二六	下	三	尙德按　千金，麻黄三兩，橘皮二兩。
一九五二七	上	一九	尙德按　也是，病源作是也。
一九五二八	上	一八	尙德按　伸，病源作蹺。
一九五二八	上	二〇	尙德按　千金，諸字上有治字，秦艽、葛根、各二兩。
一九五二八	下	五	通　按　大　主之內有缺文，不敢妄增。
一九五二八	下	五	尙德按　千金，大字下有易字，無主之二字，血痺大易，蓋是病名，易轉易也，見下。
一九五二八	下	一七	尙德按　枸杞根上，疑脫生字。
一九五二九	上	五	通　按　猥退，卽腲腿，腲腿者，四肢骨節疼痛無力，而肌肉虛滿也。
一九五二九	上	五	尙德按　猥退，疑是腲腇，腲音猥，腇音餒，餒同腿，玉篇，腲腇肥貌。本文暖字下句絕。
一九五二九	上	九	又　按　更櫛，病源作櫛更。

卷頁	欄	行	按語
一九五二九	上	一一	尙德按　千金，黄耆五兩，蓋要略分兩，比之外臺，大率居四分之一，而黄耆一兩一分，則當據千金爲正。
一九五二九	上	一一	又　按　要略，名防己黄耆湯，分兩煎法，與此不同，蓋要略煎法異常，疑非仲景之舊，當據外臺爲正。
一九五二九	上	一六	尙德按　傷寒論，名甘草附子湯，白朮二兩。
一九五二九	下	一一	尙德按　忌字上，疑脫餘字。
一九五二九	下	一二	通　按　此方，卽前附子湯，但多治驗，又加生薑三兩，桂心、甘草、分兩不同耳。
一九五三〇	上	二〇	通　按　濼音洛鹿二音，水名。
一九五三一	下	八	尙德按　一字上，疑脫第字。
一九五三一	下	二〇	通　按　逐偏若處當是發處。
一九五三三	上	九	尙德按　背，疑當作皆。
一九五三三	下	八	尙德按　此條出處未詳，所謂仲景之語，見金匱玉函，蓋叔和所說，非仲景之言也，文亦小異。

卷頁	欄	行	按語
一九五三三	下	九	又按　過謂，疑當作愚謂。
一九五三三	下	一四	又按　漬字可疑。
一九五三三	下	一八	又按　賨，疑當作鑌。
一九五三四	上	一	又按　炊，疑當作吹。
一九五三四	上	五	又按　燧，疑當作縱。
一九五三四	上	一三	尙德按　五，總目作四。
一九五三四	上	一四	通按　經，一本作痙。
一九五三四	上	一八	尙德按　千金分兩，與此不同。
一九五三五	上	五	通按　冶葛，疑卽野葛。
一九五三五	上	五	尙德按　李時珍曰，此草雖名野葛，非葛根之野者也，或作冶葛，王充論衡云，冶地名也，在東南，其說甚通。
一九五三五	上	一一	又按　千金用苦酒。
一九五三七	上	一〇	通按　署音仙，拫一作報，署責根三字未詳。
一九五三七	上	一〇	尙德按　署責根，疑是惡實根之訛。
二〇五三八	上	一一	尙德按　四，總目作三。
二〇五三九	上	一〇	尙德按　裏，疑當作裹，下並同。
二〇五三九	上	一〇	又按　臥起上，病源有新字。

卷頁	欄	行	按語
二〇五三九	下	二	尙德按　裏，靈樞作窠。
二〇五三九	下	四	通按　殼，靈樞作蟄。
二〇五三九	下	四	尙德按　靈樞，裏作裹，倉作蒼，營作榮，血脈作血絡。
二〇五三九	下	一四	通按　師曰以下，出金匱要略。
二〇五三九	下	一九	尙德按　未，要略作不。
二〇五四〇	下	一一	通按　本草並無女麴一品。
二〇五四〇	下	一一	尙德按　女麴，見李時珍本草穀部。
二〇五四〇	下	一五	尙德按　千金，虛急作膚急，麝香三銖，雄黃六銖，芫花、甘遂、各二分。
二〇五四一	上	二	尙德按　大，疑當作犬。
二〇五四一	上	一一	尙德按　並字下，疑脫出字。
二〇五四一	下	一五	尙德按　備急，千金作雜方。
二〇五四二	上	一	尙德按　諸字上，疑脫又字，出字上，疑脫並字。
二〇五四二	上	八	通按　角木葉，本草無此品，惟有角落木，味苦溫，主痢。
二〇五四二	上	一八	尙德按　李時珍本草引此方，氣兩盡作氣力都盡。

卷頁	欄	行	按語
二〇五四三	上	二	尙德按 裏，病源作暴，下同。
二〇五四三	上	五	又按 踵，病源作腫。
二〇五四三	上	一六	通 按 腫從股起，一本作脚胕起。
二〇五四三	下	一二	通 按 一本無氣字。
二〇五四三	下	一七	又 按 腹腫獨大，一本作先從四肢小腹脝脝獨大。
二〇五四四	上	一四	尙德按 腹外，病源作腸外。
二〇五四四	上	一七	通、按 此條有錯簡。
二〇五四四	上	一七	尙德按 肘後，本文正與此合，無錯簡。
二〇五四四	下	八	通 按 臛，一本作腫。
二〇五四四	下	一〇	尙德按 肘後，無汗藥得三字。
二〇五四五	上	一八	尙德按 裹，疑當作裹。
二〇五四五	下	三	通 按 仲景傷寒論，無木防己湯，唯金匱要略痰飲門，有木防己湯。
二〇五四五	下	三	尙德按 此卽要略防己黃耆湯，與要略木防己湯自別，已見第十九卷中，白朮三兩爲正，辨詳前。
二〇五四七	上	三	通 按 扇，一作臼。
二〇五四七	上	三	尙德按 肘後用鬼扇，卽射干，李時珍本草射干下引此方，鬼臼不瘵水。

卷頁	欄	行	按語
二〇五四七	上	八	尙德按 於字疑衍。
二〇五四七	上	一三	尙德按 香薷，肘後作杏葉，李時珍本草，杏葉下亦引此方。
二〇五四七	下	九	尙德按 栄，疑當作葉。
二〇五四七	下	一四	尙德按 烏翅，疑當作烏扇，卽射干，主胸滿腹脹，烏翅不瘵腫滿。
二〇五四八	上	一	尙德按 汁，肘後作斗半。
二〇五四九	下	五	尙德按 片，千金翼作斤。
二〇五五〇	上	四	尙德按 數是四首四字疑衍。
二〇五五〇	上	一〇	通 按 妄語疑誤。
二〇五五〇	上	一〇	尙德按 妄語，千金及翼並作浪語，蓋服莨菪丸昏迷狂語，是藥中病之候，當與第十卷中，莨菪羊肺二味丸相照。
二〇五五〇	下	九	尙德按 小，疑當作水。
二〇五五〇	下	一四	通 按 此卽白前湯，但加葶藶、大棗、茯苓、杏人。
二〇五五一	上	一七	尙德按 斗，千金翼作升。

卷	頁	欄	行	按語
二〇	五五二	下	二〇	通按　三方並出金匱水氣病中，非傷寒論中方也。其甘草麻黃湯，及越婢加朮湯，並治裏水，不獨治皮水也。
二〇	五五三	上	四	通按　集集，一作毳毳。
二〇	五五三	上	五	尙德按　要略名防己茯苓湯。
二〇	五五三	上	一二	尙德按　要略，煑取三升。
二〇	五五三	上	一七	尙德按　要略，大棗十五枚。
二〇	五五三	下	六	尙德按　日日，肘後作日二。
二〇	五五四	下	三	通按　澩音學。
二〇	五五四	下	三	尙德按　澩，胡角切，音學，涸泉，又下巧切，音攪，水聲，今詳本文爲水聲之義，則當讀音攪。
二〇	五五四	下	一四	尙德按　鞭，疑當作鞕。
二〇	五五四	下	一六	通按　垂，一作睡。
二〇	五五六	下	一七	通按　合，一作除。
二〇	五五七	上	九	通按　葱青白，則前云合青爲是。
二〇	五五八	下	一〇	通按　城，一作成，一作戎。
二〇	五五八	下	一一	又按　瓮，汲水瓶也。此處用一瓮字，未詳何義。

卷	頁	欄	行	按語
二〇	五五八	下	一一	尙德按　瓮，疑當作兊，與銳通，導藥作銳形也，第一卷中，崔氏蠆兊法可見。
二〇	五五九	上	三	尙德按　千金翼水從中口灌，作木筩從口貫之，勿食鹽作勿食空腹，蘁字下，有勿與鹽三字。
二一	五六一	下	五	尙德按　今有方一十九首。
二一	五六二	上	一二	通按　瞑，一作聽。
二一	五六二	下	一四	通按　麼，音摩，麼嫗卽老尼類也。
二一	五六二	下	一七	又按　膜膜，一本作漠漠，下同。
二一	五六三	上	一	又按　一本無金決字作矢字。
二一	五六二	上	一七	尙德按　膜，疑當作瞙，下同。
二一	五六三	下	二	通按　無實，當作其實。
二一	五六三	下	六	尙德按　出千以下十五字，疑當細書。
二一	五六四	上	六	通按　盲字，一本是者字。
二一	五六四	下	二〇	尙德按　裹，疑當作裏，碌，疑當作綠，下並同。
二一	五六五	下	一	尙德按　千金，鹽字上，有青字，泄字下，有氣字，三字下，有避風冷

卷	頁	欄	行	按語
				三字。宋本三字下，有不避風冷良五字。
二一	五六五	下	一四	尚德按 硼，千金翼作硇。
二一	五六七	上	一四	尚德按 水，千金作木。
二一	五六七	上	一七	尚德按 蠣，疑當作礪。
二一	五六七	下	九	尚德按 均，疑當作勻。
二一	五六七	下	一七	通 按 一本無鐩字。
二一	五六八	下	九	尚德按 擘字上，疑脫枚字。
二一	五六九	下	五	通 按 此條疑有誤。
二一	五六九	下	一一	通 按 磣，音參，沙也，磣痛，眼疼如有沙在眼也。
二一	五六九	下	一一	尚德按 磣，初朕切，參上聲，物雜沙也。
二一	五七〇	上	一一	尚德按 千金，無日沒後讀書，雪山巨睛視日，極目瞻視山川草木，三件。十九件作十六件。
二一	五七〇	上	一三	又 按 月中，千金作月下。
二一	五七〇	下	二	尚德按 邪，千金作疹。
二一	五七〇	下	一六	尚德按 瘵，千金作藥。
二一	五七〇	下	一七	通 按 稀視，當作諦視。

卷	頁	欄	行	按語
二一	五七一	上	二	又 按 餘字亦作夜字。
二一	五七一	上	五	尚德按 千金，一斤作一斗，七斤作十斤，日三作日二。
二一	五七一	上	九	通 按 絞字，當是攪字。
二一	五七一	上	九	尚德按 千金，絞作攪，訖作曝乾。
二一	五七一	下	三	尚德按 千金翼，分兩與此不同。
二一	五七一	下	六	又 按 子五，千金翼作十五，宋本同，三丸，千金翼作三十丸。
二一	五七一	下	一〇	尚德按 升，千金翼作斗。
二一	五七二	上	六	尚德按 盤，疑當作盆。
二一	五七二	上	一九	尚德按 臈，疑當作蠟。
二一	五七二	下	一八	尚德按 復，千金作服。
二一	五七三	上	二	尚德按 千金以酒服。
二一	五七三	下	一一	尚德按 之，疑當作乏。
二一	五七三	下	二〇	尚德按 至加，疑當作加至。
二一	五七五	上	三	尚德按 千金，虀人三分，用水二升。
二一	五七五	上	六	尚德按 炭字下，千金翼有火字。
二一	五七五	上	一二	通 按 朱砂一作硼砂。
二一	五七五	上	一九	通 按 筒中，一作銅器中。

卷	頁	欄	行	按語
二一	五七六	上	三	尚德按　此條蓋後人所補。
二一	五七六	下	四	尚德按　決明二字，疑當在漬字下。
二一	五七六	下	一〇	尚德按　此條亦後人補。
二一	五七七	下	九	尚德按　病源，仲作生，手字上有右字。
二一	五七八	下	五	尚德按　裹，疑當作褰。
二一	五七八	下	九	尚德按　萃，疑當作卒。
二一	五七八	下	一九	尚德按　千金翼，乾作訖，宋本同。
二一	五七九	上	一三	尚德按　丸字疑衍。
二一	五七九	下	四	尚德按　今有方十九首，蓋缺一方。
二一	五七九	下	一八	通按　矢字，即屎字也。
二一	五八〇	上	一九	通按　飢，當是肌。
二一	五八〇	上	一九	尚德按　千金翼，飢作肌，無高字。
二一	五八〇	下	九	尚德按　汁字下，千金翼有兩沸下三字。
二一	五八一	上	三	通按　豆，一本作至。
二一	五八一	上	一九	又按　大豆還，疑即豆腐，如今人因燒酒醉，常以水漬豆腐冷貼，腐焦又易。

卷	頁	欄	行	按語
二一	五八一	上	一九	尚德按　還者，旋轉互用之意，非謂豆腐也。
二一	五八一	下	一五	尚德按　到，疑當作倒。
二一	五八二	上	三	尚德按　增，疑當作憎。
二一	五八二	上	一〇	通按　此處文闕，仍舊闕之。
二一	五八二	上	一九	通按　濃沙，或是辰砂。
二一	五八二	上	二〇	尚德按　支，疑當作末，油臘，疑當作油蠟。
二一	五八二	下	一八	尚德按　萎蕤下，三兩二字疑衍。
二一	五八三	上	五	尚德按　至字，疑當在旦字下。
二一	五八三	上	八	尚德按　駿，疑當作酸。
二二	五八四	下	八	尚德按　痛疼，疑當作疼痛。
二二	五八六	上	一八	通按　法身句未詳。
二二	五八六	下	六	尚德按　臘，疑當作蠟。
二二	五八六	下	一六	通按　五六宿，有作一宿。
二二	五八六	下	一六	尚德按　千金作一宿。
二二	五八六	下	二〇	尚德按　千金云，綿裹以箸頭著耳中，日一易藥，如硬微火炙之，以汁出乃愈。
二二	五八七	上	八	尚德按　千金，大棗十五枚。

卷	頁	欄	行	按語
二二	五八七	上	一三	通　按　饆飽，一作餛飩。
二二	五八七	上	一三	尚德按　千金，饆飽作餛飩皮，刺字上有草字。
二二	五八七	上	一八	尚德按　千金，箭竿竹作箭簳，箭上作筒上。
二二	五八七	下	一	尚德按　波律膏，即婆律香，李時珍本草，龍腦香下，蘇恭曰，龍腦是樹根中乾脂，婆律香是根下清脂，舊出婆律國，因以爲名也。
二二	五八七	下	一三	尚德按　千金，以麻油和，肘後，療耳痛不可忍求死者，和烏麻油，煉點耳中，見下。
二二	五八七	下	一四	又　按　崔氏下，疑脫同字。
二二	五八八	上	六	尚德按　好棗之好，疑當作如。
二二	五八八	上	一一	尚德按　進，疑當作準。
二二	五八九	上	五	尚德按　有蟲者，千金作不差者有蟲。
二二	五八九	上	七	尚德按　千金，和鯉魚腦。
二二	五八九	上	一九	尚德按　臘，疑當作蠟，下同。
二二	五九〇	上	八	尚德按　花，病源作光，宋本同。

卷	頁	欄	行	按語
二二	五九二	上	一八	通　按　怳怳，一作㤨㤨。
二二	五九二	上	一八	尚德按　怳，許方切，音謊，自失也，又虎晃切，與恍通，恍惚也，㤨，居悚切，音拱，戰慄也，元本義自明白，通引一本誤。
二二	五九二	下	一	通　按　麻勃，即大麻花之別名也。
二二	五九三	上	三	通　按　木入，疑是火入。
二二	五九三	上	三	尚德按　打木，疑當作打水，蓋是彈水之意。
二二	五九三	上	一八	尚德按　出字下，疑脫第字。
二二	五九四	上	一六	尚德按　千金，四味各十銖，和擣爲丸，乾即著少猪脂。
二二	五九四	下	五	尚德按　千金翼，蜀椒二升，乾薑一兩。
二二	五九四	下	六	通　按　附子十枚，千金作二枚。
二二	五九五	上	四	尚德按　伸，病源作生，宋本同。
二二	五九五	下	七	尚德按　千金翼，礬石半兩。
二二	五九六	上	七	尚德按　乾即，當作乾者。
二二	五九六	下	三	通　按　無礫字，疑是磔字。

卷	頁	欄	行	按語
二二	五九六	下	三	尚德按　礫，一作鑠者得之，礫柱下石，非鐵器也。
二二	五九六	下	六	尚德按　上字下，千金云，後以瓜蒂末，綿裹塞之。
二二	五九七	上	七	尚德按　爛蟲，千金作赤蛹。
二二	五九七	上	一〇	尚德按　分字下，千金有二字。
二二	五九七	上	一六	尚德按　千金，羊髓四兩，有薰草，無青木香，云先患熱後鼻中生赤爛瘡者云云。
二二	五九九	下	二〇	尚德按　熨，千金作安。
二二	六〇〇	上	一七	尚德按　本草，葈耳一名胡葈，注文胡荾，疑當作胡葈，胡葈，疑當作胡英，蓋億據本草，辨蘇說之非也。
二二	六〇〇	上	一九	尚德按　李時珍本草，馬下云夜眼在足膝上，馬有此，夜能行，故名，主治卒死尸厥齲齒痛。
二二	六〇〇	下	九	尚德按　下，千金作上。
二二	六〇〇	下	一二	尚德按　一，千金作二。
二二	六〇一	上	三	尚德按　臘，疑當作蠟。

卷	頁	欄	行	按語
二二	六〇一	上	九	尚德按　傳變，病源作傳受。
二二	六〇一	上	二〇	尚德按　枯，疑當作苦，證類引姚氏方云，卒齒痛，取苦竹燒一頭，一頭得汁，多揩齒上，差。
二二	六〇一	上	二〇	又按　錢，疑當作盞。
二二	六〇二	上	五	通按　甘皮，前卷中云即甘草，不卜石黛即青黛否，後同。
二二	六〇二	上	五	尚德按　石黛，蓋是黑石脂，李時珍本草，黑石脂下云，南人謂之畫眉石，許氏說文云，黛，畫眉石也。
二二	六〇二	上	五	又按　甘皮即柑皮，下同。
二二	六〇二	上	一〇	通按　牡姓草，一作牡姥草。
二二	六〇二	上	一〇	尚德按　證類引外臺姓作姥，疑是姚之訛，尾作星，文亦小異。
二二	六〇二	下	七	通按　崔，一作雀。
二二	六〇二	下	七	尚德按　崔，千金作雀，宋本同。
二二	六〇三	上	一四	尚德按　千金，細辛一分，芎藭二分。
二二	六〇三	下	八	尚德按　啄，病源作瘃。
二二	六〇三	下	一七	尚德按　烢，疑當作灹，音吒，火

卷	頁	欄	行	按語
				聲。
二二	六〇四	上	四	尚德按 臘，疑當作蠟。
二二	六〇四	上	一一	尚德按 隨風，病源作隨脈。
二二	六〇五	上	五	尚德按 齒字上，疑脫又字，李時珍本草引此，以爲廣濟方。
二二	六〇五	下	三	尚德按 臘，疑當作蠟。
二二	六〇六	下	一	尚德按 伏龍肝，千金作地龍。
二二	六〇六	下	九	通 按 銎音穹，斧斤空受柄處。
二二	六〇六	下	九	尚德按 銎曲恭切，音蛩。
二二	六〇六	下	一三	通 按 姜生，一作養生。
二二	六〇六	下	一三	尚德按 斷，疑當作斷，下同。
二二	六〇七	上	二	又 按 又字以下，疑當別揭。
二二	六〇七	上	五	又 按 臘，疑當作蠟，下並同。
二二	六〇七	上	二〇	尚德按 蜀椒九箇，千金作猪椒附根皮長四寸者七枚。
二二	六〇八	上	一九	尚德按 冷字下，千金有卽字。
二二	六〇八	下	八	尚德按 茗草，千金作竹茹。
二二	六〇八	下	一二	尚德按 千金，甘草一兩，以醋二升，煑取一升。
二二	六〇八	下	一五	尚德按 千金，水三升，煑取一升。

卷	頁	欄	行	按語
二二	六〇九	上	二	通 按 細草，一本細辛。
二二	六〇九	上	三	尚德按 千金，夜二。
二二	六〇九	上	一一	通 按 頧音堆，腫如堆也。
二二	六〇九	上	一一	尚德按 顡余其切，音頤，當從頧爲正。
二二	六〇九	下	七	尚德按 灶，千金作注，宋本作柱。
二二	六〇九	下	九	尚德按 千金，桂心、甘草、各一兩，礬石六銖，更有細辛一兩，共五味，以漿水一升，煑取三升，含之日五六，夜三。
二二	六一〇	上	四	通 按 瀋音審，汁也，謂脣瘡常濕如汁也。
二二	六一〇	上	七	尚德按 一方，宋本作方寸。
二二	六一〇	下	一〇	尚德按 千金無先灸瘡三字。
二二	六一一	上	八	尚德按 千金無垢字。
二二	六一二	上	二	尚德按 千金，刺蘗葉作黃蘗，微字下有火字。
二二	六一二	下	四	尚德按 三日三夜，千金作日三夜一。
二二	六一二	下	一七	尚德按 楸，千金作松，恐訛，松白

卷	頁	欄	行	按語
				皮不瘵口吻瘡。
二二	六一二	上	一九	尙德按　千金云，及熱傅之。
二二	六一三	上	一	尙德按　燒字下，千金云，取諸及熱傅之。
二二	六一三	上	三	尙德按　十，千金作七。
二二	六一三	上	六	尙德按　千金分兩同，但有生薑六分，共六味。
二二	六一三	上	一五	尙德按　千金云，羊脂若猪脂，又云絞取汁含之。
二二	六一三	上	一八	尙德按　千金，葛根、甘草、栝樓實、各二兩。
二二	六一三	下	一四	尙德按　千金，橘皮二十銖，有大棗二十枚，無芎藭，云一方有芎藭十八銖。
二二	六一三	下	一九	尙德按　千金云，細辛、豆蔻、含之甚良。
二二	六一四	上	六	尙德按　千金，兩分字並作兩，丸如大豆許，日服十丸，食前食後常含之，或呑之。
二二	六一四	下	一六	尙德按　千金，四兩作二兩，三兩作

卷	頁	欄	行	按語
				一兩半，八兩作四兩，生薑一兩半，水一斗九升。
二二	六一五	上	一〇	尙德按　諸字下，疑脫病字。
二二	六一五	上	二〇	通　按　蹠音隻，脚掌也。
二二	六一五	下	一三	尙德按　千金無下痺字，呑作含，下云無豆用豉亦佳。
二二	六一五	下	一五	尙德按　燥，千金作深。
二二	六一六	上	二〇	尙德按　千金分兩，與此不同。
二二	六一六	下	五	尙德按　千金分兩，與此不同。
二二	六一六	下	一〇	尙德按　千金及翼並有乾薑。
二二	六一六	下	一二	尙德按　千金，絞取汁洗。
二二	六一六	下	一四	尙德按　千金，用鷄屎白。
二二	六一六	下	二〇	尙德按　皸，千金作皴，宋本作皹。
二三	六一八	上	一一	尙德按　喉咽，疑當作咽喉。
二三	六一九	上	八	通　按　搥搥，一本作膇膇，膇病名，曰重膇，則膇膇乃虛大之象也。
二三	六一九	上	一〇	尙德按　息字上，病源有有字。
二三	六一九	下	一六	通　按　其於二字，當是甚艱。
二三	六一九	下	二〇	通　按　釋，解也，又淅米曰釋，是浸麥令脹大也。

卷	頁	欄	行	按語
二三	六二二	上	一一	通　按　問荆，味苦，平無毒，主結氣瘤痛上氣氣急，形似木賊，羯羊齸，即羯羊之會咽。
二三	六二二	上	一一	通　按　細字疑訛。
二三	六二二	上	一	尚德按　細，即脂細瘤，見下瘤方中。
二三	六二二	上	一四	通　按　搯音滔，搯取也。
二三	六二二	下	一一	通　按　斛羅未詳。
二三	六二二	下	一一	尚德按　斛羅，疑是斗羅，見第三十二卷中。
二三	六二三	上	一二	尚德按　千金，菖蒲一兩。
二三	六二三	上	一四	通　按　到桂草，聖濟總錄作到挂草爲是。
二三	六二三	上	一四	尚德按　到桂，千金作到掛，到疑當作倒。
二三	六二三	下	九	尚德按　大指，千金翼作指大。
二三	六二三	下	一六	通　按　千金翼，相字下有當字。
二三	六二三	下	一六	尚德按　相字下，千金有當字。
二三	六二四	上	二	通　按　大椎兩邊去一寸半，乃大杼穴。
二三	六二四	上	四	尚德按　住，千金作注。
二三	六二四	上	七	尚德按　方，疑當作法，下同。
二三	六二四	上	一九	通　按　明堂無天瞿穴。
二三	六二四	上	一九	尚德按　瞿，疑當作衢，千金明堂云，天衢在耳上如前三寸。
二三	六二四	下	三	通　按　中封在足內踝前寸，此云跗上疑誤。
二三	六二四	下	三	又　按　前方並出千金第二十八卷，非二十五卷也。
二三	六二五	上	三	尚德按　千金無地字，疑是色字。
二三	六二五	上	一六	尚德按　千金骨瘤下，有脂瘤二字，血瘤下，有或息肉三字，漬作潰。
二三	六二五	下	一	又　按　千金，鍾乳二分。
二三	六二五	下	一四	尚德按　附，病源作肘。
二三	六二五	下	一七	通　按　馬蘭，疑是馬藺根。
二三	六二五	下	一七	尚德按　馬蘭根，療喉痺口緊，通以爲馬藺根者誤。
二三	六二六	下	三	通　按　剝葫，一作荆萌。
二三	六二七	下	一八	通　按　煻音唐，煨火也，燠音郁，煖也，熱也，一作煨字。
二三	六二八	上	九	尚德按　證類無一字，汁字下，有瘥

卷	頁	欄	行	按語
				乃止三字。
二三	六二八	下	一九	尚德按　千金無二字。
二三	六二九	下	一一	通　按　商陸，名章柳，此章陸未知是否。
二三	六二九	下	一一	尚德按　章陸，即商陸，日華子本草，作章陸，圖經本草載此方。轉易作輙易。
二三	六三〇	上	六	尚德按　千金有桂心。
二三	六三〇	上	一五	尚德按　丹砂，千金作丹參。
二三	六三〇	下	五	尚德按　李字下，病源有棗核二字。
二三	六三一	下	五	尚德按　此方與千金異。
二三	六三一	下	六	又　按　珠，疑當作硃。
二三	六三一	下	七	通　按　三朝服良，四字有誤。
二三	六三一	下	七	尚德按　三朝服良四字無可疑。
二三	六三三	下	一八	通　按　右灸右肩，一本作左灸右肩。
二三	六三四	下	四	通　按　荏子辛温，主欬逆下氣，不主瘰癧，此用者取其辛温疏散，通行血脈下氣耳，即白蘇子也。
二三	六三四	下	一〇	尚德按　慰，疑當作熨。
二三	六三五	上	一八	尚德按　千金云，灸兩胯裏患癧處，

卷	頁	欄	行	按語
				宛宛中，日一壯，七日止。
二三	六三五	上	一九	尚德按　千金灸漏。
二三	六三五	下	一	又　按　千金云，灸三四升艾，瘥。
二三	六三五	下	一四	尚德按　方，疑當作法。
二三	六三五	下	一六	又　按　千金灸漏。
二三	六三五	下	一九	尚德按　四足，疑當作去足，一字疑衍。
二三	六三六	上	七	通　按　樓桃，一作核桃。
二三	六三六	上	一七	尚德按　錄字下，疑脫驗字。
二三	六三六	下	六	通　按　堪字疑誤。
二三	六三六	下	一八	通　按　耳本種，千金作耳根腫，在肺作在肝。
二三	六三七	上	一〇	通　按　蚍蜉，音皮浮，大蟻也。
二三	六三七	上	一五	通　按　千金疽作沮，後方同。
二三	六三七	下	一八	尚德按　頭腫，千金作腫無頭。
二三	六三八	上	二	又　按　千金，芎藭半分，女婦草作婦人蓐草，蜀椒三十粒，有商陸一分，爲十六味。
二三	六三八	上	八	尚德按　大鼠餘，千金作有鼠。
二三	六三八	上	一一	又　按　千金有狸骨、知母，爲八味。

卷	頁	欄	行	按語
二三	六三八	下	九	尙德按　千金，芎藭一分，龍骨荏子各半兩。
二三	六三八	下	一七	尙德按　千金，茴香、乾薑、各半兩，蜀椒二百粒，有雄黃、黃芩、各一兩，爲八味。
二三	六三九	上	一二	尙德按　千金，有礜石、防風、各一分，爲十七味。
二三	六三九	上	一二	又　按　古字下，疑脫今字。
二三	六三九	上	一三	尙德按　塊多，千金作累移。
二三	六三九	上	一六	又　按　千金，白朮、礬石、空青、各二分，細辛一兩，蝟肉作蝟皮。
二三	六三九	下	三	通　按　此方，千金有甘草一分，共十味。
二三	六三九	下	三	尙德按　千金，雄黃以下六味，并地膽各三分。
二三	六三九	下	一四	尙德按　千金，礜石一分，虎指作虎腎。
二三	六四〇	上	六	尙德按　倉米，千金作菜。
二三	六四〇	下	四	尙德按　蜂字下，疑脫房字。
二三	六四〇	下	一八	通　按　背，一作眉。

卷	頁	欄	行	按語
二三	六四一	上	二〇	通　按　此條疑錯簡。
二三	六四一	下	五	通　按　蛙，一作蛾。
二三	六四一	下	一七	尙德按　各字疑衍，挹疑當作把。
二三	六四二	上	一一	通　按　脫，一作炙。
二三	六四二	下	三	尙德按　證類引肘後，苦著二字作瘧若著三字。
二三	六四三	上	一五	尙德按　年字下，千金有醋字。
二三	六四三	下	一	又　按　傅之下，千金有欲傅取臨臥時六字。
二三	六四三	下	五	尙德按　千金，當歸半兩。
二三	六四三	下	九	又　按　千金，無靜字，及第一二字。
二三	六四三	下	一四	尙德按　千金無四指之四字。
二三	六四四	上	一二	尙德按　千金，附子、石灰、青木香、各二兩，礬石半兩。
二三	六四四	下	一二	尙德按　急字下，疑脫中字。
二三	六四五	上	一三	通　按　酢，一作酥。
二三	六四五	下	二	通　按　燂，潛尋二音，炙物爛也，又火熟物也。
二三	六四五	下	一六	尙德按　裹，疑當作裏。
二三	六四六	上	九	尙德按　一字疑衍。

卷	頁	欄	行	按語
二三	六四六	下	一八	尚德按 千金，丁香五合，藁本三兩。
二三	六四七	下	一	尚德按 肘後無甘草。
二三	六四七	下	一三	尚德按 傷寒論大棗十二枚。
二三	六四八	上	一三	通 按 溫一作服。
二四	六四九	上	二	尚德按 疽字下，疑脫方字。
二四	六四九	上	五	尚德按 癤癰，疑當作癰癤。
二四	六四九	上	九	尚德按 四首，疑當作四十一首。
二四	六四九	上	九	又 按 今有方三十九首。
二四	六五〇	上	二〇	尚德按 尸，疑當作戶。
二四	六五〇	下	八	通 按 瘮瘮，一本作索索。
二四	六五〇	下	八	尚德按 慰，疑當作熨。
二四	六五〇	下	一五	通 按 ⿰月扁，稟辯二音。
二四	六五一	下	一一	通 按 發於股胻，靈樞作發於股脛，名曰股脛疽。
二四	六五一	下	一三	尚德按 靈樞，改訾作敗疵，連作陵。
二四	六五二	上	一	通 按 疵疽，靈樞作疵癰。
二四	六五二	上	二	尚德按 逆，靈樞作逞。
二四	六五二	下	七	尚德按 已纓，疑當作曰纓。
二四	六五二	下	八	尚德按 弛，靈樞作施。
二四	六五二	下	一〇	尚德按 疽，靈樞作癰。
二四	六五二	下	一七	通 按 初從，靈樞作初如。
二四	六五二	下	一七	尚德按 疽，靈樞作癰。
二四	六五二	下	一九	通 按 背疽，靈樞作井疽。
二四	六五三	上	一	尚德按 疽，靈樞作癰。
二四	六五三	上	三	通 按 發於膺，靈樞作於膺，舌疽作甘疽。
二四	六五三	上	六	尚德按 項曰之曰字疑衍。
二四	六五三	上	七	又 按 並字下，疑有脫字。
二四	六五三	上	九	尚德按 皆，千金作背。
二四	六五三	上	二〇	尚德按 大，千金作火。
二四	六五三	下	五	尚德按 千金云，便住藥，以謂無效，即禍至矣。
二四	六五三	下	九	尚德按 蜂，千金作蚌。
二四	六五三	下	一三	尚德按 此方，今見千金翼，靑小豆作小豆，無甘草。
二四	六五五	上	一四	尚德按 千金翼，野葛皮一兩，龍骨二兩，云隋濟闍黎所名神散。
二四	六五五	下	一三	尚德按 冬日，疑當作冬月。

卷	頁	欄	行	按語
二四	六五六	上	四	尙德按　唐本草云，十二月上亥日，取猪肪入瓦器中，埋亥地百日，主癰疽，名膒脂，音甌。
二四	六五六	上	一三	尙德按　千金翼，無丹砂。
二四	六五七	上	一三	尙德按　千金，當歸以下八味各一兩，膒作猪。
二四	六五七	上	一八	尙德按　千金，治氣腫痛。
二四	六五七	下	四	尙德按　千金，四味各三分。
二四	六五七	下	六	又按　千金，乾即易之。
二四	六五七	下	一六	尙德按　千金翼，黄耆以下五味各三兩，芍藥黄芩各一兩。
二四	六五八	上	一〇	尙德按　千金翼，無還合二字。
二四	六五八	上	一六	尙德按　千金翼，煑取三升。
二四	六五八	下	一九	尙德按　膕，千金作濕。
二四	六五九	下	一一	尙德按　用筋以點藥，諸筋皆得，無可疑。
二四	六五九	下	一四	尙德按　千金，桂心及王不留行以下八味各三兩。
二四	六六〇	上	九	尙德按　千金，梔子二十枚，黄芩、知母、甘草、各三兩。

卷	頁	欄	行	按語
二四	六六〇	上	一一	又按　一，疑當作二。
二四	六六〇	上	一三	尙德按　痕，千金翼作瘢。
二四	六六〇	上	一七	又按　千金翼，綿作帛，淨洗拭乾剪五字，作煎減半洗四字。
二四	六六〇	下	六	尙德按　千金，故作破，胯髀作䏶中，纔字下有手字，肥洪洪作肌烘烘。
二四	六六〇	下	一一	又按　千金，著作看，有洪洪作有崩烘烘，成作或。
二四	六六一	上	八	尙德按　及，千金作成。
二四	六六一	上	九	又按　千金，與下膏方併用。
二四	六六一	上	一一	尙德按　千金，猪膏一斤。
二四	六六一	下	一三	尙德按　千金，黯黯作黯熟，榻作搨，合作令，勢作熱。
二四	六六二	上	五	尙德按　侵，疑當作浸。
二四	六六二	上	一六	尙德按　千金，尿作屎。
二四	六六二	上	一八	尙德按　千金，胡粉一兩，餘三味各三兩。
二四	六六二	下	四	尙德按　千金，刺作刮，温字有醋字。
二四	六六二	下	八	尙德按　附，疑當作肘。

卷	頁	欄	行	按語
二四	六六二	下	一四	尙德按　斤，千金作升。
二四	六六二	下	一九	尙德按　千金有黄芩二兩。
二四	六六三	上	三	尙德按　白歛，千金作白芨。
二四	六六三	上	一〇	尙德按　千金，蛇銜、枳實各三兩，梔子人四十枚。
二四	六六三	上	二〇	尙德按　瘡，疑當作療。
二四	六六三	上	二〇	又　按　侵，千金作浸。
二四	六六三	下	三	尙德按　千金翼，侵作浸，六味各一兩，以水六升煮。
二四	六六三	下	一三	尙德按　內，疑當作肉。
二四	六六四	下	一三	尙德按　千金，二七炷作七七餅炷，臀作肩。
二四	六六五	上	九	尙德按　調，千金作稠。
二四	六六五	上	一五	尙德按　千金醋和。
二四	六六五	下	八	尙德按　千金，李根作李根皮，半夏、栝樓、各五兩，芎藭六兩，桔梗一兩。
二四	六六五	下	一八	尙德按　千金，山茱萸以下四味各六兩，瞿麥作地膚。
二四	六六五	下	二〇	又　按　地膚地膚，疑當作地麥地膚。
二四	六六六	上	七	尙德按　千金，蜀升麻，作蜀椒，乾薑二分，桂心一分，芎藭二兩，小豆一合半。
二四	六六六	上	一二	尙德按　千金，人參一兩。
二四	六六六	上	一五	又　按　忌字下，疑有脫字。
二四	六六六	上	一八	尙德按　千金，瞿麥一兩，桂心以下五味各二兩。
二四	六六六	下	一	又　按　此方及前後方與翼大異。
二四	六六六	下	四	尙德按　千金，六味各二兩。
二四	六六六	下	九	尙德按　千金，半夏二兩，先煮竹葉取一斗。
二四	六六七	上	一	尙德按　上，千金作去。
二四	六六七	上	六	尙德按　千金，辛夷二兩。
二四	六六七	上	一一	尙德按　千金，雄黄半兩。
二四	六六七	上	二〇	尙德按　千金，梔子三七枚，煮取三升。
二四	六六七	下	一六	尙德按　芎，疑當作芎。
二四	六六八	下	二	尙德按　搜，疑當作溲。
二四	六六八	下	一三	尙德按　仕，疑當作士，燒，疑當作

卷頁	欄	行	按語
			繞，一日疑當作十日。
二四六六九	下	一二	尚德按　搜，疑當作溲。
二四六七〇	下	一一	尚德按　千金，分作兩，黃芩二兩，日二作日一。
二四六七〇	下	一九	尚德按　千金，以水三斗煑。
二四六七一	上	四	尚德按　千金，六枚作六分，續斷作蛇銜，二宿作一宿。
二四六七一	上	一四	尚德按　千金，爲作及，可作依已字下有上字，孔可腫上作孔上，二日作二度。
二四六七一	下	二	通　按　毈，音段，不成子也。
二四六七一	下	二	尚德按　千金無段字。
二四六七一	下	五	又　按　千金云三日貼之，一日一易。
二四六七一	下	九	尚德按　糜穀，疑當作糜殼。
二四六七一	下	九	又　按　穀，疑當作殼。
二四六七一	下	一八	尚德按　千金翼，麝香一兩。
二四六七二	下	一四	尚德按　大，疑當作六。
二四六七三	上	五	尚德按　千金翼，有桂心，度作善。
二四六七三	上	九	又　按　千金無此方。

卷頁	欄	行	按語
二五六七四	下	一四	尚德按　今有方八首。
二五六七五	上	七	尚德按　間，病源作內，宋本同。
二五六七五	上	一〇	又　按　其藏，病源作藏腑，宋本同。
二五六七五	上	一七	通　按　頭多汗，一本作頸多汗。
二五六七五	下	七	尚德按　李，病源作棗。
二五六七六	上	二〇	尚德按　臘，疑當作蠟，三，疑當作二，證類引此方，作小豆一合，和蠟三兩。
二五六七六	下	三	尚德按　藺，疑當作櫚。
二五六七七	上	七	尚德按　牛骨灰三字，疑當細書，連亦得二字，在朽骨灰下，三味疑當作二味。李時珍本草，牛骨下引之，無朽骨灰，止二味。
二五六七八	下	一三	尚德按　臘，疑當作蠟，下同，合，疑當作令。
二五六七九	上	八	尚德按　麵，千金作麴。
二五六七九	上	一三	尚德按　千金，烏梅二百粒，黃連十兩，傷寒論與外臺同。
二五六七九	上	一六	又　按　千金無之如二字，斗作升。

卷頁	欄	行	按語
二五六七九	上	二〇	尚德按　充办，千金作克辦。
二五六七九	下	一一	尚德按　腮，疑當作鰓。
二五六八〇	下	六	尚德按　臘，疑當作蠟，下同。
二五六八一	上	一三	尚德按　薄，病源作搏。
二五六八一	下	四	尚德按　千金，腸作腹，赤石脂、牡蠣、各三兩。
二五六八一	下	九	又　按　千金，橘皮三兩。
二五六八二	下	二〇	尚德按　千金，下字下更有下字。
二五六八三	上	三	又　按　臘，千金作蠟。
二五六八三	下	三	尚德按　臘，疑當作蠟，下並同。
二五六八三	下	一七	尚德按　温，疑當作濕。
二五六八四	下	一七	尚德按　黃連，千金作黃芩。
二五六八四	下	一九	尚德按　攪，千金作絞。
二五六八五	上	二〇	尚德按　千金治赤白滯下。
二五六八六	上	二	尚德按　千金，二味各一升，屋塵水一升，分二服。
二五六八六	下	一三	尚德按　緦，疑當作鰓，下同。
二五六八六	下	一七	尚德按　乘，病源作折。
二五六八六	下	一八	又　按　當，病源作常，宋本同。
二五六八八	下	一八	尚德按　臘，疑當作蠟。

卷頁	欄	行	按語
二五六九〇	上	一五	尚德按　月，病源作尸，宋本同。
二五六九一	上	一〇	通　按　山榆人疑誤。
二五六九一	上	一〇	尚德按　李時珍本草榆下，時珍曰，山榆之莢名蕪荑。
二五六九二	上	三	通　按　較字疑誤。
二五六九二	上	二〇	尚德按　並字下，疑脫出字。
二五六九二	下	一六	尚德按　時，千金作將。
二五六九二	下	一七	又　按　大麥糵一升半六字，疑當在乾薑各三兩下，千金，黃連、黃糵、桂心、乾薑、各三兩，大麥糵一升，烏梅三升半。
二五六九三	上	四	尚德按　千金，當歸、桂心、各二兩，服二十丸。
二五六九三	上	一〇	尚德按　千金，女萎二兩，龍骨三兩，有白朮二兩半，臘作蠟。
二五六九三	上	一六	尚德按　千金，烏梅二百枚，椒、薑、艾、下篩，梅著一斗米下蒸。
二五六九三	上	一九	又　按　千金不加艾。
二五六九三	下	六	尚德按　二斗，千金作一斗。
二五六九四	下	一三	通　按　前有朽骨灰，此云大骨，不

卷	頁	欄	行	按語
				卜何骨，前云牛骨亦得，或者猪牛皆可。
二五	六九四	下	一三	尚德按　大，疑當作犬，千金狗頭燒灰療小兒久痢。
二五	六九五	上	一	尚德按　痢字下，疑脱方字。
二五	六九六	上	一	尚德按　炙，疑當作各。
二五	六九六	下	三	尚德按　千金，以清酒一斗煑，無加字。
二五	六九六	下	一三	尚德按　復，疑當作腹。
二五	六九七	上	一	尚德按　溢，病源作益。
二五	六九七	上	四	尚德按　李時珍本草，烏梅下引此方，作烏梅二十箇。
二五	六九七	上	五	又按　者字宜衍。
二五	六九七	上	一一	尚德按　今有方八首。
二五	六九七	上	二〇	尚德按　伏，疑當作狀。
二五	六九七	下	六	尚德按　過，疑當作遇。
二六	六九九	上	九	尚德按　方疑當作法。
二六	六九九	下	八	尚德按　硐，疑當作硇。
二六	六九九	下	一五	尚德按　六，疑當作七。
二六	七〇一	上	一四	尚德按　肚，疑當作肛。
二六	七〇一	下	一六	尚德按　千金，三指上有方字，一握

卷	頁	欄	行	按語
				作鷄子大，宋本作鵝子大稍作消。
二六	七〇二	上	三	尚德按　千金，大小豆蒸法別爲一方，喙作啄，升作斗，作作內。
二六	七〇二	上	一四	尚德按　千金同，千金翼無白斂，止十五味。
二六	七〇二	下	一	尚德按　千金，酒服。
二六	七〇二	下	四	尚德按　千金無槐白皮，止三味，外臺蓋據千金翼。又千金，槐東南根三石，槐子二斗，漬作清，二斗作二十斤，濤作淘。
二六	七〇三	上	五	尚德按　六枚，千金作十枚，宋本作七枚。
二六	七〇三	上	一四	尚德按　錄字下，疑脱驗字。
二六	七〇三	下	四	尚德按　錄字下，疑脱驗字。
二六	七〇五	上	五	尚德按　糯，千金作穤。
二六	七〇五	上	七	尚德按　千金無涎字，庭作宅。
二六	七〇七	上	一	尚德按　有異，疑當作無異。
二六	七〇七	上	一九	尚德按　轂字下，疑脱道字。
二六	七〇八	上	一四	尚德按　方字疑衍。
二六	七〇九	上	一九	尚德按　用氣嘔，病源作胃氣嘔。

卷	頁	欄	行	按語
二六	七〇九	下	一六	尚德按　千金，一日服十服，作日一服，勿舉重，作愼舉動。
二六	七〇九	下	一六	又　按　重字下，千金有及急帶衣四字，宋本同。
二六	七一〇	上	二	尚德按　千金云，温清酒一升，服方寸匕，半日再，若不能酒，與清白米飲亦得。
二六	七一〇	上	一〇	尚德按　千金直用敗蔴履底，無灸熨文，別有單灸故蔴履底按法，外臺合爲一方。
二六	七一〇	下	六	尚德按　千金灸龜尾。
二六	七一〇	下	九	尚德按　千金，生栝蔞根爲粉，以猪脂膏温塗云云。
二六	七一〇	下	二〇	尚德按　千金，灸法別爲一方。
二六	七一一	下	一	尚德按　千金無此方，出肘後。
二六	七一一	下	三	尚德按　千金，牡丹皮、海藻、細辛、各一兩，有防風二兩，爲十六味，加至三十丸。
二六	七一一	下	一〇	尚德按　出字下，疑脫第字。
二六	七一二	上	七	尚德按，法，疑當作方，下同。

卷	頁	欄	行	按語
二六	七一二	下	一四	尚德按　卵癩，千金作卵脹，下同。
二六	七一二	下	一六	尚德按　方，疑當作法。
二六	七一三	下	二	尚德按　指，千金作趾，下同。
二六	七一三	下	一五	尚德按　千金有礬石二兩。
二六	七一四	上	九	尚德按　陽，病源作陰。
二六	七一四	下	六	尚德按　夜即痛悶，千金作日夜疼悶。
二六	七一四	下	二〇	尚德按　湯鍼灸石，病源作湯熨針石，宋本同，但針作鍼。
二六	七一五	下	六	尚德按　病源扠作扒，互作身，陰字下，有疼字。
二六	七一五	下	一四	尚德按　千金飮服。
二六	七一六	上	一	尚德按　千金以水一斗五升煑。
二六	七一六	上	四	尚德按　臼字下，千金，有齊食之大痛，疳即不痛九字，宋本同，但臼作畔，齊作劑，疳作甘。
二六	七一六	上	六	又　按　枚，千金作枝，宋本同。
二六	七一六	上	六	又　按　麝香等三味末，千金別爲一方。
二六	七一六	上	二〇	尚德按　滋，肘後作甆。
二六	七一七	上	四	尚德按　硐，疑當作硇，下並同。

卷	頁	欄	行	按語
二六	七一七	下	一	尙德按 病源，四寸作四分，辨作瓣，隔作膈。
二六	七一八	上	一四	尙德按 隔，疑當作膈。
二六	七一八	上	一七	又按 心，疑當作辛。
二六	七一八	下	七	尙德按 千金，五兩作五合，無半字。
二六	七一八	下	一〇	尙德按 千金，三升作三兩，半升作半斤，服一百丸。
二六	七一八	下	一五	尙德按 蛔蟲千金作曰蟲，宋本作蠱。
二六	七一八	下	一七	又按 千金，貫衆二枚，殭蠶三七枚，有石蠶五分，吳茱萸根皮七分，爲十二味，苦酒下，七丸加至二七丸。
二六	七一九	上	三	尙德按 臘，疑當作蠟。
二六	七一九	上	九	尙德按 千金，治蚘蟲在胃中，漸漸羸人。
二六	七一九	上	一三	尙德按 種，病源作腫。
二六	七一九	上	一四	又按 貰，病源作貫，宋本同。
二六	七一九	下	四	尙德按 麋，疑當作糜。
二六	七一九	下	一五	尙德按 餅，千金作飲。
二六	七二〇	上	一七	尙德按 魚所，病源作栗所，宋本同。

卷	頁	欄	行	按語
二六	七二一	上	一	通按 牙子即狼牙。
二六	七二一	上	一七	尙德按 瘡，疑當作蒼。
二六	七二一	下	一	又按 綸，疑當作鱠。
二六	七二一	下	四	尙德按 火然，證類作只撚。
二六	七二二	上	三	尙德按 丸，千金作九，宋本同。
二六	七二二	上	六	尙德按 洸，千金作乾。
二六	七二二	上	一〇	尙德按 千金錫作餳，速作十分。
二六	七二二	下	四	尙德按 出字下，疑脫第字。
二六	七二二	下	二〇	尙德按 千金，治蚘蟲攻心腹痛。
二六	七二三	上	三	尙德按 千金治蟯蟲用苦酒。
二六	七二三	下	一三	尙德按 燥，疑當作躁。
二七	七二五	上	一〇	尙德按 今有方一首。
二七	七二五	上	一四	尙德按 閉，疑當作秘。
二七	七二五	上	一七	尙德按 三，疑當作二。
二七	七二五	上	一八	尙德按 二，疑當作三。
二七	七二八	上	一一	尙德按 晉書食貨志云，元帝過江，用孫氏舊錢，輕重雜行，大者謂之比輪，中者謂之四文。
二七	七二八	上	一八	尙德按 三十枚，千金作七枚，宋本作三七枚。

卷頁	欄	行	按語
二七七二八	下	五	尙德按　葦，千金作葦。
二七七二八	下	九	尙德按　千金，茆根、石首魚頭石各三兩。
二七七二九	下	一八	尙德按　煑字下，疑脫取字。
二七七三〇	下	一五	通　按　本草無葎闆，別本作葛葎，即葎草也，又名勒草。
二七七三〇	下	一五	尙德按　闆字當屬下文，闆掘，寬掘作坎也。
二七七三一	下	一八	通　按　此方與前延命散同，但多牛角䚡、石膏二味，少礜石、石膏、鷄膍胵三味。
二七七三二	上	一八	通　按　小蘇根，疑是小薊根。
二七七三四	上	四	尙德按　千金，滑石二分，甘遂一分，以麻子飲五合和。
二七七三四	上	一八	尙德按　氣，病源作虛。
二七七三四	下	一一	尙德按　今有方一首。
二七七三四	下	一五	尙德按　千金，葎草汁二升，酢二合，大作小。
二七七三五	上	三	尙德按　若，疑當作苦。
二七七三五	上	一六	尙德按　病源，五穀作水穀，擁作壅，從下而上，作從上而下。
二七七三五	下	八	又　按　脹，病源作腹，宋本同。
二七七三五	下	一〇	通　按　此即仲景麻仁丸方，去杏人也。
二七七三六	上	二	尙德按　千金，食後服七丸。
二七七三六	上	一五	尙德按　擁，病源作壅。
二七七三六	下	二	通　按　礜石，一本作礬石。
二七七三六	下	一七	尙德按　苗，千金作葉。
二七七三七	上	一	尙德按　三，千金作四。
二七七三七	下	四	尙德按　臆字下，千金有無擇二字，宋本作無在，蓋在字即拘字之訛，例見第十一卷中。
二七七三七	下	九	尙德按　七，千金作十。
二七七三八	上	一一	尙德按　營，病源作榮，下並同。
二七七三八	下	一四	通　按　足大指本節後曰岐骨，今云奇間，當是岐間也。
二七七三九	上	一	尙德按　千金，以水二升，煑五沸。
二七七三九	上	四	尙德按　千金分三服。
二七七三九	上	七	尙德按　千金分二服。
二七七三九	上	九	尙德按　千金治大便不通，鹽半合。

卷	頁	欄	行	按語
二七	七四〇	上	七	尙德按　吐去水三字，疑當大書。
二七	七四〇	上	一二	尙德按　千金，飮服十五丸，加至二十丸，取通利爲度，日三。
二七	七四〇	上	一四	尙德按　裹鹽，千金作以鹽。
二七	七四〇	下	二	尙德按　千金，人參、細辛各一兩，眞珠半兩。
二七	七四二	下	四	尙德按　千金，通草、茯苓各三兩，葶藶二兩。
二七	七四三	上	一三	尙德按　病源，魚字下有際字，汗作肝，趾作指。
二七	七四三	上	一四	通　按　左手關上肝脉也，無汗，當是無肝。
二七	七四三	下	九	尙德按　千金，防風二兩。
二七	七四三	下	一三	尙德按　各字疑衍。
二七	七四四	上	一六	尙德按　千金酒服。
二七	七四四	下	三	通　按　白膠，阿膠，皆主尿血，黄明膠亦主血淋，不知此用何味。
二七	七四四	下	七	通　按　尿血方中，有用水芹汁者，此云水筋，疑誤。
二七	七四四	下	一二	尙德按　病源，擁作壅，因急作急因。

卷	頁	欄	行	按語
二七	七四五	上	一二	通　按　雀矢，作雀麥。
二七	七四五	上	一六	尙德按　黑，疑當作墨。
二七	七四五	下	一五	尙德按　初字下，疑有脫字。
二七	七四五	下	一六	又　按　朱郁以下，疑當別揭。
二七	七四六	上	一二	通　按　脾兪在十一椎，今云十椎，誤矣。
二七	七四六	下	四	尙德按　千金，黄芩二兩，以水八升煮。
二七	七四六	下	二〇	尙德按　禁字下，千金翼有多字，宋本同。
二七	七四七	上	四	尙德按　千金翼，久作九，菟絲子三兩，無五味子，止六味，方後云，一方用五味子三兩。
二七	七四七	上	五	通　按　硝石，疑是滑石。
二七	七四七	上	五	又　按　藥只七味，後云八味，疑有缺。
二七	七四七	上	五	尙德按　千金翼用硝石，本無可異者，未審敬通何由疑其爲滑石也，若以爲腎虛，不宜服硝石，則仲景治女勞疸用硝礬散者，果何也。

卷	頁	欄	行	按語
二七	七四七	上	一四	尙德按　鞭，病源作鞹。
二七	七四八	下	一一	尙德按　一升，疑當作一斗。
二七	七四九	上	一六	尙德按　熟漬飯，千金作熱飯，宋本作熟漬飯。
二七	七四九	下	一一	尙德按　方，疑當作法。
二八	七五一	上	六	尙德按　今有方九首。
二八	七五二	上	一〇	通　按　𤡬音黜。
二八	七五二	上	一一	尙德按　有，病源作者。
二八	七五二	下	五	尙德按　肘後無桂心。
二八	七五二	下	一〇	尙德按　肘後，烏梅二十箇，茱萸半斤，以水一斗煑。
二八	七五二	下	一五	尙德按　肘後，用酒三升。
二八	七五二	下	二〇	尙德按　出字下，疑脫第字。
二八	七五三	上	七	尙德按　此二方，千金治自縊死。
二八	七五三	上	八	又　按　鼻中，千金作口中。
二八	七五三	下	七	尙德按　擁，病源作壅。
二八	七五四	上	六	尙德按　此以下七方引肘後，而注並云肘後同，可疑。
二八	七五五	下	一一	尙德按　頭，疑當作豆。
二八	七五六	上	四	尙德按　療即，病源作即治。
二八	七五六	上	一八	尙德按　冷字上，肘後有轉字，宋本同。
二八	七五六	上	二〇	尙德按　肘後，取茅草作稍稍少許，第五字草藎作第藎，宋本同。
二八	七五六	下	一五	尙德按　焉，肘後作爲。
二八	七五七	上	一六	尙德按　忽然，病源作勿燃。
二八	七五七	下	二〇	尙德按　肘後，無下人中三字。
二八	七五八	上	一	又　按　去字下，宋本有不可具請問之矣七字，肘後同，但不可作不可不，矣作也。
二八	七五八	下	九	尙德按　千金，茯苓四兩，甘草、芎藭、乾薑、各二兩，桂心三兩，分四服，日三夜一。
二八	七五九	上	五	通　按　此門只九方，內缺一方。
二八	七五九	上	五	尙德按　擊字下，疑脫方字。
二八	七五九	上	一〇	尙德按　因，病源作困，宋本同。
二八	七五九	上	一四	尙德按　際字下，肘後有取字，宋本同。
二八	七五九	下	四	尙德按　肘後用淳酒。
二八	七五九	下	六	尙德按　至，肘後作矢，宋本同。

卷	頁	欄	行	按語
二八	七五九	下	一一	通按 覡檄覈二音，男巫也，擺音拜上聲，攢音瓚，擊也。
二八	七六〇	上	一三	尙德按 陰陽俱虚下，病源有者字，惚字下有尸厥二字，宋本同。
二八	七六〇	上	一八	尙德按 要略無匕字。
二八	七六〇	下	一〇	尙德按 灶，疑當作灶，肘後作竈。
二八	七六〇	下	一六	尙德按 肉，肘後作內。
二八	七六〇	下	二〇	尙德按 肘後云，灸膻中穴二十八壯。
二八	七六一	上	一五	尙德按 蠱，病源作蟲。
二八	七六一	上	一九	又按 面字下，病源有色字，宋本同。
二八	七六一	下	一九	又按 鞕，病源作鞹。
二八	七六一	下	二〇	又按 從，病源作野間相承四字，宋本同。
二八	七六二	上	二	又按 病源，乂作叉，下同，病作痛。
二八	七六二	上	一〇	又按 病源，電字下有降字，光作晃。
二八	七六二	上	一五	尙德按 千金，皆於作皆有，以下二字，作俗字。

卷	頁	欄	行	按語
二八	七六二	上	一八	又按 作艾，千金作捺便大三字。
二八	七六二	上	二〇	尙德按 千金，腹作身，近作延日二字。
二八	七六二	下	一五	尙德按 令知便即去病六字，肘後作使去則便四字。
二八	七六三	上	二	尙德按 千金，皷作欅，薔薇作蘆荻。
二八	七六三	上	一七	尙德按 三枚，千金作一枚。
二八	七六三	下	二〇	尙德按 毛，肘後作猫，宋本同。
二八	七六四	上	一八	尙德按 皂莢及莽草下，二分二字疑衍。
二八	七六四	下	九	尙德按 鞭，病源作鞹。
二八	七六四	下	一三	尙德按 當自知，肘後作自當呼。
二八	七六五	上	四	尙德按 千金，苦瓠一枚。
二八	七六六	上	一五	尙德按 千金，屑作犀，一作二。
二八	七六六	下	三	尙德按 桃根皮下，千金有各五兩三字。
二八	七六七	上	一五	尙德按 乂，千金作叉。
二八	七六七	上	一九	又按 千金，礜作礬，二作一，三枚作二枚，蟲作蠱，下七日後作下後七日。

卷頁	欄	行	按語
二八七六七	下	一五	尚德按　入，疑當作人。
二八七六八	上	一七	通　按　本草無絳草，惟茜草主蠱，堪染絳，未詳是否。
二八七六八	下	一	又　按　罽音計，織毛爲之，赤罽紅毛布也。
二八七六八	下	七	尚德按　蠱，病源作蟲。
二八七六八	下	九	又　按　中字上，病源有人字，宋本同。
二八七六八	下	一二	又　按　蠱，病源作蟲。
二八七六九	上	五	尚德按　千金名萬病圓。
二八七六九	上	一一	又　按　壞，千金作瘕。
二八七六九	上	一三	又　按　出字下疑脱第字。
二八七六九	下	一四	尚德按　蟲蛇，千金作蠱蛇。
二八七六九	下	一七	尚德按　千金，梔子仁七枚，羚作羖，以水九升，煑取三升，分三服。
二八七六九	下	二〇	又　按　出字上，疑脱並字。
二八七七〇	上	一六	尚德按　耳字下，千金有雜字，宋本在有字下。
二八七七〇	上	一七	又　按　千金，硃砂二銖。
二八七七〇	上	二〇	又　按　中字下，千金有沸字，宋本

卷頁	欄	行	按語
			同。
二八七七〇	下	一	通　按　峭粉未詳。
二八七七〇	下	一	尚德按　水銀粉，謂之峭粉。
二八七七〇	下	七	尚德按　病源，擁作壅，下同，其繩下有舊云二字，竝作迸，復得作得復。
二八七七一	上	九	尚德按　黴，要略作數。
二八七七一	上	一〇	又　按　殭，疑當作彊。
二八七七一	上	一二	又　按　乃，要略作吸。
二八七七一	上	一六	通　按　氍毹音瞿搜，織毛成席褥者。
二八七七一	下	一三	尚德按　身，千金作其。
二八七七二	上	一〇	尚德按　擁，病源作壅。
二八七七三	上	三	尚德按　投，病源作沒，宋本同。
二八七七三	上	三	又　按　病源擁作壅，下作上。
二八七七三	下	七	尚德按　千金，合作令，人字下有伏字。
二八七七三	下	一二	尚德按　千金無中藝之中字，灰熱作大熱。
二八七七三	下	一三	又　按　千金無焫字，宋本同。
二八七七四	上	二	尚德按　千金，禁作噤，含作呑。

卷	頁	欄	行	按語
二八	七七四	上	九	尚德按 障，疑當作瘴。
二九	七七五	下	一八	尚德按 侵，疑當作浸。
二九	七七七	上	七	尚德按 千金，絕作經，艾葉二兩。
二九	七七七	上	一三	尚德按 千金，大黃二分。
二九	七七七	上	一七	尚德按 千金，阿膠、艾葉各二兩，乾薑一兩。
二九	七七七	下	一	又按 痛字下，千金有下字。
二九	七七七	下	一九	通按 左羽，圖經作右翅。
二九	七七八	下	一	尚德按 偓，疑當作握。
二九	七七八	下	一九	尚德按 千金，服方寸匕。
二九	七七九	上	六	通按 捩音列，折也。
二九	七八〇	上	二	尚德按 千金，樹字下，有間字，無瘀字，煑取二升。
二九	七八〇	上	九	尚德按 千金翼，先食訖，温酒服一方寸匕。
二九	七八〇	上	一一	尚德按 千金注引之，三字上有十字。
二九	三八〇	上	一九	通按 盧音磕，盧藥生胡國，似乾茅，黃赤色，見陳藏器本草。
二九	七八〇	下	一五	通按 鈷鏻音古莽，熨斗也。
二九	七八一	上	六	通按 千金論，此方下云，若血聚在折處，以刀子破開去血。
二九	七八一	下	五	尚德按 千金，以水二升漬。
二九	七八一	下	一六	尚德按 千金，蝱蟲二十枚，牡丹一兩。
二九	七八三	上	七	通按 一方無蚯蚓矢。
二九	七八三	上	一九	尚德按 千金，杏仁五十枚，以水二升，煑取九合，分二服。
二九	七八三	下	二	尚德按 千金，以水三升煑。
二九	七八三	下	九	尚德按 千金云，新殺羊肉，乘熱封之。
二九	七八三	下	一一	尚德按 千金云，水和塗之。
二九	七八三	下	一三	尚德按 摩，千金作磨。
二九	七八三	下	一五	尚德按 千金治杖瘡，與下方合爲一方，云以油和塗訖，臥羊皮上。
二九	七八四	下	三	尚德按 蘇，疑當作酥，下同。
二九	七八四	下	五	又按 縹，疑當作鰾，鱁鮧也，鰾縛見普濟方，李時珍本草，鱁鮧下引之。
二九	七八四	下	一三	通按 槍藥、赤泥藥、未詳。
二九	七八六	下	四	尚德按 金瘵，疑當作金瘡。

卷頁	欄	行	按語
二九七八七	下	一一	尚德按 細辛，千金作辛夷。
二九七八七	下	一五	通 按 此即前范汪止痛生肌方，但多黄芩、桑皮，無白及，且分兩不同耳。
二九七八八	上	八	通 按 餾音溜，餅熟曰餾。
二九七八九	下	一〇	通 按 本草葛根，大明云，署毒箭傷，則乾薑，當是乾葛，若生薑汁，則能解藥毒，故後方用之。
二九七八九	下	一九	尚德按 白斂，千金作白鹽。
二九七九〇	下	一七	尚德按 千金，日三服。
二九七九一	上	一一	尚德按 ⿰火參，千金翼作磣。
二九七九一	下	二	尚德按 熱擣，疑當作熟擣。
二九七九二	下	五	尚德按 千金，薤白一握。
二九七九二	下	二〇	尚德按 千金，末，熬麻油，作熬油麻爲末，煻作糖。
二九七九三	上	一八	尚德按 千金治火爛瘡。
二九七九三	下	一四	通 按 菰，即今茭草，又名蔣草，鷄子黄，當是鷄子白。
二九七九四	上	三	尚德按 幕，疑當作膜。
二九七九五	下	一	通 按 鼠查，今山查也，赤瓜木，乃其木名。

卷頁	欄	行	按語
二九七九五	下	一	尚德按 瓜，當作爪，證類云，側巧切。
二九七九六	上	九	通 按 穄，即今黍，黍稷不粘者是也。
二九七九六	下	七	通 按 黄櫨，即染黄色之櫨木也。
二九七九六	下	一二	尚德按 侵，疑當作浸，下並同。
二九七九八	上	八	尚德按 千金翼，瘡惡肉，作惡瘡息肉，日三下，有夜二，二字。
二九七九八	上	二〇	通 按 白善，即白堊，俗謂白上粉者是。
二九七九八	上	二〇	尚德按 千金翼，治指疼欲脱方，取猪脂和薑末，稍令熱，內指甲中，食頃即差。
二九七九八	下	一〇	通 按 鮓，是諸魚醞釀而成，此用鮓皮，當是所作鮓中魚皮也。
二九七九八	下	一〇	尚德按 千金翼，膿字下有血字，炙字有魚字，縳作纏。
二九七九九	上	八	尚德按 侵，疑當作浸。
二九七九九	下	一二	通 按 礬黄黑者，名鷄屎礬。
二九七九九	下	一八	尚德按 慳，疑當作堅。

卷	頁	欄	行	按語
二九	八〇〇	上	四	又按 簫，疑當作蕭。
二九	八〇〇	上	一二	通按 皹音軍，拆裂也。
二九	八〇〇	上	一七	通按 瘃，竹卓二音，手足中寒瘡也。
二九	八〇〇	下	七	通按 臚音驢，逆臚指甲後所起細皮，俗謂倒刺，前肉刺疑是一類，方中眞珠，千金作青珠。
二九	八〇〇	下	一六	通按 疣音繇，疣目目上贅腫也。
二九	八〇〇	下	一六	尚德按 疣目，謂疣子似目也。
二九	八〇一	上	一三	通按 突疣目，普濟方，作臘紙卷點焠之。
二九	八〇一	上	一三	尚德按 千金，石硫黃揩六七遍。
二九	八〇一	上	一五	尚德按 茗，千金作條。
二九	八〇二	上	二	尚德按 法，疑當作方。
二九	八〇二	下	七	通按 胡脈，疑是頸脈。
二九	八〇二	下	一〇	通按 速讀子，一本作連續子，普濟方中用續隨子，未知是否。
二九	八〇二	下	一二	尚德按 千金，巴豆十五枚，炭皮二斤，綿作帛。
二九	八〇二	下	一九	尚德按 千金云，不耐漆人不得用，

卷	頁	欄	行	按語
				以鷄子白和之。
二九	八〇三	上	一三	尚德按 箪，疑當作篦。
二九	八〇三	上	一九	又按 在二以下六字，疑當大書。
二九	八〇四	上	三	通按 鉳音礦，洮疑作銚，音調去聲，燒器也。
二九	八〇四	上	三	尚德按 鉳與鑛同，金璞也，洮音叨，淸汰也。
二九	八〇四	上	一七	通按 凍凌，即冰室中之冰也，夏以熱瓦，冬以凍凌，疑誤，當是冬以熱瓦，夏以凍凌。
二九	八〇四	上	一七	尚德按 千金本自二方，無夏冬二字。
二九	八〇四	下	一二	尚德按 范字下，疑脫汪字。
三〇	八〇六	上	一〇	尚德按 腫字疑衍。
三〇	八〇七	上	一〇	通按 卒不作瘡，千金作手下作瘡。
三〇	八〇七	下	二	尚德按 千金，乃作及，拏作拏。
三〇	八〇七	下	一一	又按 多，千金作遠。
三〇	八〇八	上	五	尚德按 千金，名岐伯神聖散，乾薑、石南、各一兩。
三〇	八〇八	上	一〇	通按 千金此方，無防葵、枳實、

卷	頁	欄	行	按語
				二味。
三〇	八〇八	上	一四	尙德按　千金，日三服。
三〇	八〇八	上	一七	尙德按　兩，千金作丸。
三〇	八〇八	上	二〇	尙德按　拌字下，千金有水字。
三〇	八〇八	下	三	又　按　千金，無半字，法字上有酒字。
三〇	八〇八	下	七	又　按　隔，疑當作膈。
三〇	八〇八	下	八	又　按　褥，千金作蓐。
三〇	八〇八	下	一四	通　按　淳音純，此音諄，沃漬也。
三〇	八〇八	下	一四	尙德按　淳音純，淸也，又淳與醇通，濃也，厚也。
三〇	八〇八	下	一六	尙德按　千金云，洗頭髮不淨，加少麵。
三〇	八〇八	下	二〇	尙德按　千金，日三服。
三〇	八〇九	上	一一	通　按　牀風二字疑誤，兩人共服一劑，卽服半劑。
三〇	八〇九	上	一九	尙德按　或於，病源作或在。
三〇	八〇九	下	三	通　按　毦音刺，有毒蟲。
三〇	八〇九	下	一二	尙德按　病源無於字。
三〇	八一〇	上	七	又　按　祟，疑當作祟。

卷	頁	欄	行	按語
三〇	八一〇	上	七	又　按　病源，二作三字，鬚下有不字。
三〇	八一〇	下	一六	通　按　指，一本作背。
三〇	八一一	上	八	通　按　蓮荷未詳。
三〇	八一一	上	八	尙德按　李時珍本草，引聖惠方，用荷葉三十枚。
三〇	八一一	下	四	尙德按　並字疑衍。
三〇	八一二	上	九	尙德按　問血淋，千金作闇洞洩。
三〇	八一二	上	一四	又　按　千金溫服三升，輕者二升。
三〇	八一二	下	二	尙德按　麴，疑當作麵。
三〇	八一二	下	四	尙德按　丁種，疑當作丁腫，二，疑當作三。
三〇	八一二	下	六	尙德按　比之二氣四字，千金作此二無三字，無疑，當據外臺作氣。
三〇	八一二	下	七	又　按　千金，不將作不時，擁作壅。
三〇	八一二	下	一六	尙德按　千金，疱頭作頂頭，色赤上，有心四二字。
三〇	八一三	上	四	又　按　千金，皮皮作皮上，喜作怒，畜積三字，遍瘡作四畔，髂作臟，

卷	頁	欄	行	按語
				鐮作鎌，韭作薤，內黑忌作肉黑如爍字下，有忌字，無兩曲字。千金，闕作而。
三〇	八一三	上	一四	又按 千金，定字下，有則寒二字，浮嘔作浮漚。
三〇	八一三	下	三	又按 二七，千金作二十七。
三〇	八一三	下	一二	尚德按 千金，鍾乳二兩，桔梗一兩半。
三〇	八一四	上	一〇	又按 千金，牛作羊，平作評。
三〇	八一四	下	六	又按 千金取二升。
三〇	八一四	下	九	又按 絞字下，千金有白字。
三〇	八一五	上	一	尚德按 千金，根、莖、苗、子、但取一色。
三〇	八一五	上	三	尚德按 千金，其作家，無子振二字。
三〇	八一五	上	九	尚德按 千金，每飲一斗。
三〇	八一五	上	一七	尚德按 口邊頰中，千金作口中頰邊。
三〇	八一五	上	二〇	通按 千金，心神惛昧，下有口乾心煩即死也七字，無不可具論八

卷	頁	欄	行	按語
				字。
三〇	八一五	下	一八	通按 縃音須，即今織頭也。
三〇	八一六	上	一	尚德按 且，疑當作旦。
三〇	八一六	上	一四	尚德按 等分二字疑衍。
三〇	八一六	下	一一	尚德按 磠，疑當作硇，後同。
三〇	八一八	上	五	尚德按 枝，疑當作枚。
三〇	八一八	下	五	通按 缺此方用法，且疑有缺文。
三〇	八一八	下	一一	尚德按 項，疑當作頃。
三〇	八一八	下	一四	尚德按 疼急攣痛，千金作疼痛攣急。
三〇	八一八	下	一八	又按 此方第三十七卷中亦引之，永嘉作元嘉，永嘉晉懷帝年號，元嘉劉宋文帝年號，未詳孰是，千金，今本作永樂尤誤，永樂明太宗年號。
三〇	八一八	下	一九	尚德按 疼攣痛，千金作疼痛攣急。
三〇	八一九	上	二	尚德按 千金，嗇嗇作赤色，商陸二升，赤小豆五升，附子二兩，以水四升先煮四味，取二升半，去滓，次研麻子碎和汁煮一沸，濾去滓取汁爛煮豆其汁，每服五合，日二夜

卷	頁	欄	行	按語
				一。
三〇	八二〇	上	一四	尚德按　白歛，千金作白芨。
三〇	八二二	上	七	通　按　栗腴有刺，疑即苞也。
三〇	八二二	上	七	尚德按　李時珍本草，栗樹皮下，孟詵云，治丹毒五色無常，剝皮有刺者，煎水洗之，時珍云，出肘後方。
三〇	八二二	上	一八	通　按　豆豉，千金作豆蘖。
三〇	八二二	下	三	通　按　新附淋草，一作新浮萍草。
三〇	八二二	下	一一	尚德按　千金，起痒痛作腫，起癢而腹痛，腹作股。
三〇	八二二	下	一二	通　按　鷄冠上澀，即鷄冠上累如粟之狀也，此條與千金文中異。
三〇	八二二	下	一七	尚德按　千金，黃芩二兩，梔子四十枚。
三〇	八二三	上	一	又　按　種，千金作諸。
三〇	八二三	上	四	通　按　千金芸薹茱萸，作芸薹菜。
三〇	八二三	上	五	尚德按　三，千金作二。
三〇	八二三	下	五	尚德按　也，疑當作方。
三〇	八二三	下	一一	尚德按　然，病源作使。
三〇	八二四	下	一七	尚德按　熱，千金作熟。

卷	頁	欄	行	按語
三〇	八二五	上	九	尚德按　千金，煑石南不用酒。
三〇	八二五	下	六	尚德按　煬，千金作消。
三〇	八二五	下	二〇	尚德按　令，疑當作冷。
三〇	八二六	下	五	尚德按　不，疑當作否。
三〇	八二七	上	四	尚德按　病源，侵作浸，折作拆。
三〇	八二七	上	一九	尚德按　月，疑當作日。
三〇	八二八	上	一二	尚德按　侵，疑當作浸。
三〇	八二八	下	一三	尚德按　文，病源作大。
三〇	八二九	上	八	尚德按　先和，疑當作和先。
三〇	八二九	上	一七	通　按　羊蹄根，或作大蒜。
三〇	八二九	上	一七	尚德按　分字，千金翼在中字下。
三〇	八二九	下	一九	尚德按　侵，病源作浸。
三〇	八三〇	下	五	通　按　麻腴，一作麻膄，俱未詳，未卜是漬汁否。
三〇	八三〇	下	七	又　按　坩音堪，土器也，塸音歐，聚沙也。
三〇	八三〇	下	一七	尚德按　李時珍本草，杏下引王禎農書云，凡杏熟時，榨濃汁塗盤中晒乾，以手摩刮收之，可和水調麨食，杏瀡疑是。

卷	頁	欄	行	按語
三〇	八三〇	下	二〇	通按　痱癗音倍壘，皮外小腫起狀。
三〇	八三一	上	八	尙德按　鐓，疑當作鏊，說見第八卷中。
三一	八三三	上	四	尙德按　今有法四十六首。
三一	八三三	上	九	尙德按　二首下，疑脫並代茶飲列於下七小字。
三一	八三三	上	一〇	尙德按　今有食忌九十四件，論四首，方三十二首。
三一	八三三	下	一	尙德按　蠱，疑當作蟲。
三一	八三三	下	四	尙德按　障，疑當作瘴。
三一	八三四	上	一〇	通按　此篇藥多重出，乃隨時月而列所宜採者，如人參，一見於二月，再見於四月，又見於八月之類，翼止首揭總藥名，注其擇取時月於下，如甘草則注二月八月採暴，後不必重出也。
三一	八三四	上	一〇	尙德按　月，千金翼作日。
三一	八三五	上	八	尙德按　解，翼作斛。
三一	八三五	下	三	又按　耆實，翼作蓍實，下同。

卷	頁	欄	行	按語
三一	八三六	下	二	尙德按　千金翼，茯葜作菝葜，廬作廱，檴作樗，蝱蟲作木蝱，柳作樹。
三一	八三六	下	一〇	通按　狟脂未詳。
三一	八三六	下	一〇	尙德按　韻會云，貆通作狟，貉類。
三一	八三六	下	一六	通按　榮婆藥未詳。
三一	八三六	下	一六	尙德按　榮婆藥，詳證類玉石部。
三一	八三六	下	一八	尙德按　蜜，翼作密。
三一	八三六	下	一八	又按　翼，河南道次，有河東、河北、山南西、山南東、淮南五道，四十二州，百二十一種，共百二十八州，三百九十四種，猶未滿首論原數，蓋翼亦有逸脫也。
三一	八三七	上	九	通按　郴州，翼作柳州，後嶺南道有柳州，此當是郴州。
三一	八三七	上	一三	尙德按　膽，翼作燕。
三一	八三七	上	一七	通按　蒲暴，翼作蒲桃。
三一	八三七	上	一七	尙德按　暴，翼作柳。
三一	八三七	下	二	又按　一，翼作巴。
三一	八三七	下	七	又按　進，翼作連。

卷	頁	欄	行	按語
三一	八三七	下	一二	又按 牡桂，翼作杜仲。
三一	八三七	下	一八	通按 乳石，即鍾乳也。
三一	八三八	上	一四	通按 此門共四十六條，而此云十六首，未詳。
三一	八三八	下	六	尙德按 千金，澈作徹，躁作燥。
三一	八三八	下	八	尙德按 木、千金作石。
三一	八三九	上	七	尙德按 千金，黃土泥作赤泥，入破作人破。
三一	八三九	下	一〇	通按 戟金作曝。
三一	八三九	下	一一	尙德按 責，千金作青。
三一	八三九	下	一四	尙德按 茯字下，千金有苓字。
三一	八三九	下	二〇	尙德按 千金無雲字。
三一	八四〇	上	三	尙德按 千金，半夏上有凡字，別揭爲一條。
三一	八四〇	上	七	尙德按 淇，千金作須。
三一	八四〇	上	一〇	尙德按 千金，孽作蘖，今作令。
三一	八四〇	上	一三	尙德按 鮫，千金作鱁。
三一	八四〇	下	二	尙德按 紫，千金作微。
三一	八四〇	下	五	尙德按 糠，千金作糖。
三一	八四〇	下	一二	尙德按 今，千金作兩。

卷	頁	欄	行	按語
三一	八四一	上	六	尙德按 以小豆，千金作以二小豆。
三一	八四一	上	一一	尙德按 核，千金作穰。
三一	八四三	上	二	尙德按 千金無上字。
三一	八四三	上	九	又按 狗字下，千金有牛字。
三一	八四三	上	一九	尙德按 千金更服三丸。
三一	八四三	下	三	尙德按 三，千金作一。
三一	八四三	下	一二	尙德按 千金日三。
三一	八四三	下	一六	尙德按 三，千金作二。
三一	八四四	上	一三	尙德按 千金，服二丸，下並同。
三一	八四四	上	二〇	尙德按 千金，地膽、斑猫各七枚，巴豆五十枚。
三一	八四四	下	二	又按 裏，疑當作裹。
三一	八四四	下	一六	尙德按 此方已見第十二卷中，分兩不同，文亦小異。
三一	八四五	上	五	又按 鮫前作咬。
三一	八四五	上	六	又按 淋字下，前有五痔二字。
三一	八四五	上	一五	又按 前二升作三升，一升作一斗，二百餘片作百片，冷字下有餳字，猪字下有羊字。
三一	八四五	下	四	尙德按 擣丸，疑當作杵丸。

卷	頁	欄	行	按語
三一	八四五	下	一三	尙德按　傷寒論，丸如鷄黃大，以沸湯數合和一丸，研碎溫服之，日三服，夜二服。
三一	八四六	上	一一	通按　此方，千金翼，必取王相晴明修合，不然極不中用，愚意非獨此方爲然，凡修合亦宜準此，又宜致敬竭誠，不得玩忽。
三一	八四八	上	一四	尙德按　此方，已見第十一卷中，分兩不同。
三一	八四八	下	三	通按　此方，千金翼，無由跋，有虎仗，分兩亦不同。
三一	八四八	下	七	尙德按　萎蕤，千金翼作女萎。
三一	八四九	上	六	通按　今本千金翼，紫雪方中，無石膏寒水石，金用一斤，丁香四兩，朴硝四升，麝半兩，餘同。
三一	八四九	上	六	尙德按　千金翼今本，無寒水石、石膏，一味硝石，安得成霜雪，觀此方後注，則蓋翼舊有四石，今本脫之耳。
三一	八四九	上	六	又按　此方已見第十八卷中，有滑石、磁石、升麻。

卷	頁	欄	行	按語
三一	八四九	下	一〇	通按　此方，麝香雖無分兩，當與朱砂齊等可也。
三一	八五〇	下	四	通按　此方，千金無附子、雄黃、苦酒，分兩不同，翼與此同，分兩亦異。
三一	八五〇	下	一一	尙德按　若，疑當作苦，下並同，久，疑當作又。
三一	八五〇	下	一四	又按　千金翼，去字下有如字，背作脇。
三一	八五一	上	一五	通按　生乳，一作牛乳，然近地無食糟之牛，疑悞。
三一	八五二	下	六	尙德按　髮字下，千金有白更黑方四字。
三一	八五二	下	一六	又按　千金，灑作漉，洗字下有去字，皮字下有乾漉去三字。
三一	八五三	上	九	尙德按　千金，茯神作茯苓，茵芋、狗脊各二兩，蔓荆子作牡荆子，人參、丹參、牛膝各三兩。
三一	八五三	下	四	尙德按　千金，附子、甘菊各二兩。

卷	頁	欄	行	按語
三一	八五四	上	一一	尚德按　千金翼，少作石，半作二，熱作熟。
三一	八五四	下	四	尚德按　木，疑當作大。
三一	八五七	上	五	通　按　此門共方三十八首。
三一	八五七	上	五	尚德按　今有食忌九十四件，論四首方三十二首。
三一	八五七	上	一六	尚德按　犬肘後作火。
三一	八五七	下	三	尚德按　殺人下，肘後有方字。
三一	八五七	下	一九	尚德按　肘後，三味各半斤。
三一	八五八	上	四	尚德按　肘後，鹽一彈合搗，蜜和如彈丸，日三服。
三一	八五八	上	八	尚德按　肘後，得字下，有穀勞二字，臥字下有食畢輒甚四字，乾薑三兩，有椒一兩。
三一	八五八	上	一三	尚德按　激薄二字，肘後作敷薄薦莞蓆向臥七字。
三一	八五八	上	一七	尚德按　隨，千金翼作墮。
三一	八五九	上	六	尚德按　糖，肘後作糠。
三一	八五九	上	一二	又　按　汁，疑當作汗。
三一	八五九	上	一八	尚德按　黑脊二字，疑當細書。

卷	頁	欄	行	按語
三一	八五九	下	三	通　按　誤食髮，雖成癥，此和土漿亦或取其吐下，立方者必有定見，況內經有有故無殞之文，謂愼此方則可，謂無是理則過矣。
三一	八五九	下	三	尚德按　溏沾即泥，非地漿也。
三一	八五九	下	一二	尚德按　諸字上，疑脫又字，又食以下，疑當揭書。
三一	八六〇	上	一一	通　按　自服頭垢至此，皆本仲景方也。
三一	八六〇	上	一七	通　按　本草無甘豆，後解毒方中，有甘草大豆湯，或是也。
三一	八六〇	上	二〇	尚德按　繪，肘後作膾。
三一	八六〇	下	五	又　按　自，要略作目。
三一	八六一	上	四	通　按　鮨，鵲錯二音，即鮫魚也，今名沙魚。
三一	八六一	九	九	通　按　此方，仲景有橘皮一兩。
三一	八六一	上	一〇	尚德按　千金用水。
三一	八六一	上	一二	通　按　前食魚中毒方，及此方，皆仲景方也，此解毒數門，多本仲景方。

卷	頁	欄	行	按語
三一	八六一	上	一五	尚德按　鱠，疑當作鱠。
三一	八六二	上	八	通　按　黄龍湯，即小柴胡湯也。
三一	八六二	上	八	尚德按　此黄龍湯，蓋人中黄。
三一	八六二	上	九	通　按　此方，仲景用苦酒煑服，取吐水煑亦得。
三一	八六二	下	一	尚德按　千金飲三升。
三一	八六二	下	七	尚德按　蕪，肘後作蔓。
三一	八六二	下	一〇	通　按　螝音會，蠶蛹也，非水中物，此字疑悞。
三一	八六二	下	一〇	尚德按　今肘後無此方，李時珍本草田蠃下，引肘後云，用水中螺蚌葱豉煑食，飲汁即解。
三一	八六二	下	一九	尚德按　千金云，飲酒令人不醉方下，二方並同。
三一	八六三	上	二	尚德按　葉字上，千金有花字。
三一	八六三	上	六	尚德按　千金用葱白。
三一	八六三	上	九	尚德按　蕪，千金作蔓。
三一	八六三	上	三	通　按　驢駒衣，疑是驢胞衣。
三一	八六四	上	一六	尚德按　前，疑當作肘。
三一	八六五	上	六	尚德按　甚，肘後作太多二字。

卷	頁	欄	行	按語
三一	八六五	下	一三	通　按　清邊，疑是圊邊，厠傍也。
三一	八六五	下	一四	尚德按　絞口，疑當作校口。
三一	八六六	下	四	尚德按　千金，甘草二分。
三一	八六六	下	一五	尚德按　千金，甘草、蜜各四分，粱米粉一升，煎令熟，如薄粥，適寒温飲一升。
三一	八六七	上	一	尚德按　二枚，千金作二七枚。
三一	八六七	下	一	尚德按　證類，鴆一名䳂日，陶隱居曰，狀如黑傖鷄。
三一	八六七	下	一一	尚德按　千金云，鷄子汁及屎白，燒猪脂和水淋雞屎汁。
三二	八六九	上	一六	尚德按　頭字疑衍。
三二	八七〇	上	一四	通　按　別錄，蜀水花即鸕鷀屎，後面皯方有並用者，李瀕湖謂其誤，是也。
三二	八七〇	下	六	通　按　天門冬，一本作天花粉，橘人作橘皮。
三二	八七〇	下	一九	通　按　香附子，一作白附子。
三二	八七一	上	一	尚德按　臘，疑當作蠟。

卷頁	欄	行	按語
三二八七一	上	四	通　按　此方，缺藥味並節度法。
三二八七一	上	一八	尙德按　臘，疑當作蠟。
三二八七一	下	一八	通　按　千金，此方有猪肪脂一斤，作二十八味，其修製節度尤詳。
三二八七二	上	一	尙德按　千金，白附子、商陸、辛夷各一兩，防風、麝香各半兩，熊脂一升有猪肪脂一升，以淸酒一斗漬。
三二八七二	上	一四	尙德按　臘，疑當作蠟，下並同。
三二八七二	下	九	尙德按　十，疑當作升。
三二八七二	下	一一	又　按　斤，疑當作片。
三二八七二	下	一七	通　按　藿香，一作蘇合香。
三二八七三	上	一六	尙德按　本方無鷹屎，而方後云內鷹屎，可疑。
三二八七三	下	一五	通　按　廣雅，蓽豆即豌豆也。
三二八七四	上	二	尙德按　千金云，令人面潔白悅澤顏色紅潤方。
三二八七四	上	三	又　按　姬，千金作脰。
三二八七四	上	三	又　按　千金，猪脰五具。
三二八七四	上	八	尙德按　千金，空心飲服。

卷頁	欄	行	按語
三二八七四	上	一八	尙德按　千金，白鮮皮以下十一味各三兩，白梅肉三七枚，兩姬字並作脰。
三二八七五	上	六	尙德按　令，疑當作今。
三二八七五	上	一四	又　按　巴，疑當作色。
三二八七五	下	一〇	尙德按　千金，白羊乳二升，皮作汁。
三二八七五	下	一四	尙德按　千金，酒和。
三二八七五	下	一六	通　按　千金，石蕢作石鹽，本草但有姜石，亦無石蕢。
三二八七五	下	二〇	尙德按　千金，朮作末，云男七日，女二七日。
三二八七六	上	二	尙德按　蜜，千金作密。
三二八七六	上	四	尙德按　千金，狗作枸，下同，枸杞根一十根，生地黃三斤。
三二八七六	上	七	尙德按　蕐，肘後作華。
三二八七六	上	七	通　按　蕣蕐，蕣音舜，木槿花也，蕐，一本作草，未詳，大意欲令面皮薄艶如木槿花也。
三二八七六	下	四	尙德按　升，疑當作斗。
三二八七六	下	一三	尙德按　肘後，苦酒煑朮。

卷	頁	欄	行	按語
三二	八七六	下	一七	尚德按 頭，肘後作腆。
三二	八七七	下	二	尚德按 千金，手字下有皴字，五升作五斗，三升作三斗，藁本白芷各二兩，桃人作杏仁，二升作一斗五升。
三二	八七七	下	九	尚德按 千金，零陵香二兩，蒴藋灰一兩。
三二	八七七	下	一六	尚德按 千金，除水銀，餘七味各十二銖。
三二	八七七	下	一九	尚德按 千金，服三合，盡三升。
三二	八七八	上	一	尚德按 千金，白芷、白蠟各二兩，商陸六銖，藁本一兩，萎蕤零陵香各半兩。
三二	八七八	上	九	尚德按 千金，漬三日。
三二	八七九	上	三	尚德按 肘後，冬瓜子作冬瓜瓣，酒下。
三二	八七九	下	二	尚德按 麋，疑當作麇。
三二	八八〇	下	七	尚德按 今千金作半斤。
三二	八八一	上	七	通 按 黯黮音掩坦，黑色。
三二	八八二	上	四	尚德按 才，疑當作才，與纔通。

卷	頁	欄	行	按語
三二	八八二	下	一	通 按 火猪未詳，千金作大猪。
三二	八八二	下	一	尚德按 證類，引千金翼，作母猪蹄。
三二	八八三	上	二	尚德按 合，疑當作各，並剉二字疑衍。
三二	八八三	下	五	通 按 猪椒，即本經木部下品蔓椒是。
三二	八八四	上	三	尚德按 石南草，疑當作石南葉，下並同。
三二	八八四	下	五	尚德按 咤，疑當作烢，篇海烢音宅，裂也，不烢，不令至爆烢也。
三二	八八四	下	一七	通 按 藥止二十九味。
三二	八八四	下	一八	尚德按 如，疑當作加。
三二	八八五	下	二	通 按 石南用葉，屬木部，此云草，疑誤。
三二	八八五	下	二	尚德按 石南草說見上。
三二	八八五	下	一一	尚德按 烔，疑當作銅。
三二	八八六	上	一一	尚德按 千金，安作令，桑根白皮三升，以水五升淹漬。
三二	八八六	上	一七	尚德按 千金，米泔汁二斗。

卷	頁	欄	行	按語
三二	八八六	下	二〇	尙德按　擣字上，疑脫並字。
三二	八八七	上	九	尙德按　碎字可疑。
三二	八八七	上	一四	通　按　千金，爐作墻，鐵生作鐵上生衣。
三二	八八七	上	一四	尙德按　鐵生，千金作鐵生衣。
三二	八八七	下	一四	尙德按　千金，旋復花一升。
三二	八八八	下	一二	尙德按　證類引此方，五作玉。
三二	八八九	上	一二	尙德按　尖齊千未詳，李時珍本草，婆婆羅得下云，按王燾外臺秘要，婆羅勒似草麻子，但以指甲爪之，即有汁出，即此物也，觀此語，則尖齊子蓋草麻子之訛。
三二	八八九	上	一六	又　按　眼，疑當作根，措，疑當作指。
三二	八八九	下	一八	尙德按　空，疑當作安，千金云，以中央安甑中心蒸之云云。
三二	八九〇	上	六	通　按　千金云，內于瓶中，曝三七日。
三二	八九〇	上	一〇	尙德按　千金，合作升，莽草一兩，白芷二兩。

卷	頁	欄	行	按語
三二	八九〇	下	四	通　按　鷹脂，千金作雁肪。
三二	八九〇	下	一一	尙德按　上既云千金，而此又云千金，且分兩節度，多與千金異，可疑，蓋此以下三方，並千金翼第五卷生髮黑髮門方，觀下云，並出第五卷中而可知也，外臺千金下偶脫翼字耳，今翼生髮黑髮有門缺方，不可復考，可惜。
三二	八九〇	下	一五	通　按　千金，此方節度小異，治落髮不止。
三二	八九一	上	一六	尙德按　火熱，疑當作大熱，壤，疑當作壞。
三二	八九一	下	一五	尙德按　日，疑當作寸。
三二	八九二	上	五	尙德按　千金，水銀二兩，黃連三兩，日三後作二日一傅，三傅後七字，作膿作膿出。
三二	八九二	上	六	又　按　細注，礬字下，疑脫石字。
三二	八九二	上	一一	尙德按　千金，蛇床子三分，猪膏一升二合，先內雄黃，次內雌黃；次內鷄屎白，次內蜜及松脂。

卷	頁	欄	行	按語
三二	八九二	上	一六	又按　灰字下，疑脱汁字。
三二	八九二	上	一八	尚德按　千金，麪作麴，别爲一方。
三二	八九二	上	二〇	尚德按　千金，大黑豆炒令焦。
三二	八九二	下	三	尚德按　千金用桃東南枝，東引茱萸根皮。
三二	八九二	下	一一	尚德按　千金，杜衡以下十一味各三兩。
三二	八九三	上	八	尚德按　千金，用桑灰汁。
三二	八九三	上	一五	尚德按　蚌，疑當作蚌。
三二	八九三	下	四	通按　赤塼，千金作塼，即今砌磚也。
三二	八九三	下	一五	尚德按　𤸷字可疑，恐是翼字，千金無此以下三方，今千金翼面藥門，澡豆有名缺方，可惜。
三二	八九四	上	一四	尚德按　解，疑當作鮮。
三二	八九五	下	八	通按　熟朱，疑即後方中好熟朱砂也。
三二	八九五	下	一四	尚德按　臘，疑當作蠟。
三二	八九五	下	二〇	通按　五藥、甲香未詳。
三二	八九七	下	二	尚德按　竹著及著頭之著字，疑當並作箸。
三二	八九七	下	一〇	尚德按　向，疑當作與。
三二	八九七	下	一三	又按　挿，疑當作插。
三二	八九八	上	一二	通按　本草無𥮩香，惟沉香入水半沉者，名棧香，然不應同用。
三二	八九八	下	一	尚德按　入，疑當作八。
三二	八九九	下	一一	尚德按　千金，沉香三兩，甘松香一分，檀香半分。
三二	八九九	下	一一	又按　𥮩疑當作棧，千金作煎，煎香即棧香，他皆倣此。
三二	九〇〇	下	四	尚德按　千金，丁香七枚。
三二	九〇〇	下	一〇	通按　雀頭香，即香附子也。
三二	九〇〇	下	一一	尚德按　麨，疑當作麩。
三二	九〇〇	下	一三	通按　不須，一作必須。
三二	九〇一	上	六	尚德按　炒，疑當作妙。
三三	九〇二	上	一四	尚德按　八，疑當作九。
三三	九〇二	上	二〇	尚德按　今有方二首。
三三	九〇三	上	一〇	尚德按　肉，千金作血。
三三	九〇五	上	三	尚德按　出第以下十四字，疑當大書。

卷	頁	欄	行	按語
三三	九〇五	下	八	尙德按　千金，分並作銖，茯苓十一銖，鍾乳粉八銖。
三三	九〇六	上	一	尙德按　千金，朴消以下五味各三銖，無細辛，厚朴以下九味各二銖，蝱蟲、水蛭各十枚，附子六銖，水五升。
三三	九〇六	上	二	又　按　合，疑當作各。
三三	九〇六	上	一〇	又　按　人，千金作大。
三三	九〇六	上	一五	尙德按　千金翼，大黃、礬石、蜀椒各半兩，當歸一兩，五味子、乾薑、細辛各二兩，無戎鹽。
三三	九〇六	下	四	尙德按　千金翼，紫葳以下，除烏頭餘十一味，各二兩，桑寄生以下八味，各半分。
三三	九〇七	上	一三	尙德按　關，千金作閉。
三三	九〇七	上	一七	又　按　千金，秦艽、牛膝、沙參、乾薑各半兩。
三三	九〇七	下	一〇	尙德按　千金翼，細辛、赤石脂、橘皮各一兩半。
三三	九〇八	上	六	尙德按　靜，千金作淨。

卷	頁	欄	行	按語
三三	九〇八	上	一二	尙德按　黯，千金作䵞。
三三	九〇八	下	二	尙德按　產，千金作胎。
三三	九〇八	下	一九	尙德按　千金，乾地黃、白朮各二兩，人參上有有字。
三三	九〇九	上	一〇	尙德按　千金，名艾葉湯，丹參二兩，人參、阿膠、各三兩，生薑六兩。
三三	九〇九	下	一	尙德按　當歸上，千金有用字。
三三	九〇九	下	二	尙德按　胎，千金作胞。
三三	九〇九	下	一三	尙德按　千金，用水一斗三升減半下，有出鷄二字，一方以下十四字大書，當歸上有用字。
三三	九〇九	下	一九	尙德按　千金，大棗二十一枚。
三三	九一〇	上	一二	尙德按　千金，半夏四兩。
三三	九一〇	上	一八	尙德按　千金，生李根白皮、柴胡、白朮各二兩。
三三	九一〇	下	一一	尙德按　又方，疑當作又名。
三三	九一〇	下	一三	又　按　千金，吳茱萸七合，旋覆花二合，無以淸酒三升五字，及再字。
三三	九一一	上	一一	尙德按　千金名麥門冬湯。
三三	九一一	上	一七	尙德按　千金，胎字下有者字，麥門

卷	頁	欄	行	按語
				冬二兩。
三三	九一一	下	一一	尚德按　千金，傷作微，旋復花二合，麻黄一兩。
三三	九一一	下	二〇	尚德按　千金，鍾乳、乾薑各三兩，麥門冬、吳茱萸各一升、五味子三合。
三三	九一二	上	一二	尚德按　千金，茫茫作䀮䀮，疑當作䀮䀮。芍藥四兩，白朮三兩。
三三	九一二	上	一八	尚德按　千金，甘草二兩，葵子二升。
三三	九一二	下	三	尚德按　千金，醲作醴，多作致。
三三	九一二	下	七	尚德按　千金，衝字下有心字，半夏三兩，麥門冬、當歸、吳茱萸、阿膠各二兩。
三三	九一三	下	三	尚德按　春字疑衍。
三三	九一三	下	二〇	尚德按　此一條，疑當下格一字，蓋是前條方後所引。
三三	九一四	上	三	又按　悶，千金作閉。
三三	九一四	上	一四	尚德按　千金注，橘皮下有白朮。
三三	九一四	下	六	尚德按　極，疑當作拯。

卷	頁	欄	行	按語
三三	九一五	上	四	尚德按　千金，煑銀六七兩。
三三	九一五	上	六	尚德按　腹，千金作腰。
三三	九一五	下	一七	尚德按　取滓，疑當作去滓。
三三	九一六	上	一〇	尚德按　四方，疑當作四首。
三三	九一六	下	一五	尚德按　鼻字上，疑脫牛字，雖不，疑當作無不。
三三	九一六	下	二〇	尚德按　要略，吐唾，作心煩吐痛四字，大錢作大者，復更作後更。
三三	九一七	上	一四	尚德按　千金，取一升半。千金，治姙娠中風寒熱，腹中絞痛，不可針灸。
三三	九一七	下	六	尚德按　以字下，千金有酒字。
三三	九一七	下	一〇	尚德按　糯，千金作粳。
三三	九一七	下	一九	尚德按　千金，梔子三十枚，把作兩。
三三	九一八	下	一	尚德按　千金，水五升，煑取三升。
三三	九一八	下	三	尚德按　千金，橘皮三兩，作榆白皮五兩，蜜丸。
三三	九一九	上	七	尚德按　千金，取赤小豆爲末。
三三	九一九	下	一	尚德按　五，疑當作七。

卷	頁	欄	行	按語
三三	九一九	下	三	尚德按　千金，葵子一升，以水五升煑。
三三	九一九	下	七	尚德按　千金，取四升去滓更煎，取一升服。
三三	九一九	下	一〇	尚德按　千金，以酒五升煑，取三升，分二服。
三三	九二〇	上	一三	尚德按　證類引此方，臍字下有下字。
三三	九二〇	上	一五	尚德按　湯字下，疑脫方字。
三三	九二〇	下	一四	尚德按　今有方二首。
三三	九二一	下	一〇	尚德按　千金，名鯉魚湯，白朮五兩，藥字下有煎字，三服作五服。
三三	九二三	上	一	尚德按　千金，無辛夷，有燕薁。
三三	九二三	上	八	尚德按　證類引此方，云和蜜一升服之，千金同。
三三	九二三	下	九	尚德按　一升，千金作一斗。
三三	九二四	上	一〇	尚德按　且，疑當作旦。
三三	九二四	上	一三	又按　慢，疑當作幔。
三三	九二四	上	一六	又按　產字下疑脫者字。
三三	九二四	下	一八	尚德按　崔氏二字及圖字，疑並衍。
三三	九二四	下	一九	又按　申，例當作甲。
三三	九二五	上	一	又按　例，亥當作未，西南兌當作西方兌。
三三	九二五	上	六	又按　申，例當作甲。
三三	九二五	下	一	又按　氣字下，例當有在字。
三三	九二六	上	一	又按　例，乙當作已，肚閉當作閉肚。
三三	九二六	上	九	又按　三月，例當作二月。
三三	九二六	下	一九	通按　八肚，一作入肚，據下文，宜從入肚爲是。
三三	九二七	下	二	通按　天侯，一作天猴，未詳孰是。
三三	九三〇	下	七	尚德按　一首下，疑脫並圖二小字。
三三	九三二	下	六	尚德按　又法以下，疑當別揭爲一條。
三三	九三二	下	一〇	通按　舌青，當作舌赤，血青爲死血之狀，子安得活。
三三	九三二	下	一一	尚德按　面赤舌赤，千金作面青舌赤，蓋以面候母，以舌候子也。
三三	九三二	下	一四	尚德按　千金，水服亦得。

卷	頁	欄	行	按語
三三	九三三	下	四	尙德按　千金，以東流水服方寸匕。
三三	九三四	上	一八	尙德按　搔爪，千金作爪搔。
三三	九三四	下	三	尙德按　千金云，梁上塵如彈丸許二枚。
三三	九三五	上	三	尙德按　肚，疑當作缸，千金作轄。
三三	九三五	上	一一	尙德按　卷字下，疑脫中字。
三三	九三五	上	一二	尙德按　出字下，疑脫方字。
三三	九三五	下	九	尙德按　矍，千金作瞿。
三三	九三六	上	二	尙德按　千金，拔作拘，蓋拘字之訛，汗作活。
三三	九三六	上	四	尙德按　又出，疑當作不出。
三三	九三六	下	八	尙德按　集驗二字，疑當細書，下同。
三三	九三六	下	一七	尙德按　赤米，千金作眞珠。
三三	九三七	下	一	尙德按　到，疑當作倒，下同。
三三	九三七	下	八	通　按　炊箄，一作炊篩，一作炊草。
三三	九三七	下	一一	尙德按　矍，千金作瞿。
三四	九三九	上	八	尙德按　連，疑當作運。
三四	九三九	上	九	尙德按　血字上，疑脫餘字，疼字下，疑脫及字。

卷	頁	欄	行	按語
三四	九四〇	上	一	尙德按　陰字下，疑脫中字。
三四	九四一	上	一八	尙德按　千金，胎作始，并作井。
三四	九四一	下	八	尙德按　千金，二味各半升。
三四	九四二	上	一四	尙德按　千金，不用酒。
三四	九四二	下	二	尙德按　麵粥，千金作粥飲。
三四	九四二	下	八	尙德按　千金，石鍾乳、栝蔞根，各一兩，蠐螬三合，無粆字。
九四	九四二	下	一一	尙德按　餘，千金作得。
九四	九四二	下	一七	尙德按　千金，分三服。
九四	九四二	下	二〇	尙德按　一升，千金作一斗，蓋斗字之訛。
三四	九四三	上	二〇	尙德按　大者，千金作大孩。
三四	九四三	下	一四	尙德按　侵，千金作浸，下並同。
三四	九四四	上	七	尙德按　千金，細作絪，汁瘡作汁癢，無蜜瘡二字，諸作瘡，痏作月，蝸作瘑。
三四	九四四	上	一六	尙德按　千金，痒作瘡，若字下有乾字。
三四	九四四	上	一七	尙德按　千金，治乳癰堅。

卷頁	欄	行	按語
三四九四四	上	一九	尚德按　兩將字，千金下將字作捋，疑當並作捋。
三四九四五	上	一〇	尚德按　乾薑，千金作生薑。
三四九四五	下	七	尚德按　千金翼，四作一，血字上有膿字。
三四九四五	下	一五	尚德按　上，千金作止。
三四九四六	上	一二	尚德按　驗，疑當作瞼。
三四九四七	上	七	尚德按　驗，疑當作瞼。
三四九四七	上	二〇	尚德按　證類引此方良久作亦良。
三四九四七	下	三	尚德按　人，疑當作久。
三四九四八	上	一八	尚德按　千金，只用此酒，無煑當歸說。
三四九四八	下	四	尚德按　攪，疑當作攪。
三四九四九	上	一九	尚德按　千金，小麥三合，甘草六兩，生薑三兩，有茯苓三兩，分三服，少食無穀氣者，加粳米五合。
三四九四九	下	六	通　按　此方名大嚴蜜湯，方中並不用蜜，蜀椒湯內反用蜜，未詳何解。
三四九四九	下	一〇	尚德按　千金，內蜜五合，重煑。

卷頁	欄	行	按語
三四九四九	下	一八	尚德按　千金，名羊肉當歸湯，生薑四兩。
三四九五〇	上	七	尚德按　方字下，疑脫寸字。
三四九五〇	上	八	通　按　下赤，一作下利，煩毒，一作煩躁。
三四九五〇	上	一四	尚德按　耳，疑當作爾。
三四九五〇	下	一	尚德按　千金，取三升。
三四九五〇	下	三	尚德按　千金，減得二升許，中分之，頓服一升。
三四九五〇	下	一五	通　按　蝭母，卽知母。
三四九五〇	下	一八	尚德按　千金，取三升。
三四九五一	上	一一	尚德按　千金，麥門冬一兩。
三四九五二	上	一九	尚德按　補字下，千金有之字。
三四九五二	下	六	尚德按　千金，上上作上好，研字下有濾字，匙作合。
三四九五三	上	三	尚德按　太，疑當作犬。
三四九五三	上	一一	尚德按　薑字下，疑脫汁字。
三四九五四	上	五	尚德按　洋，疑當作烊。
三四九五四	上	七	尚德按　千金，乾薑二兩，附子一兩，煑取二升。

卷	頁	欄	行	按語
三四	九五五	上	四	尚德按　忽，千金作怱。
三四	九五五	上	一一	尚德按　千金，名桂蜜湯，以水六升煑。
三四	九五五	下	一一	尚德按　千金，前字下有子字，汁作練。
三四	九五五	下	一六	尚德按　千金，滑石五兩。
三四	九五五	下	二〇	尚德按　千金，甘草二兩。
三四	九五六	下	七	尚德按　千金，大棗十四枚，先煑竹葉小麥。
三四	九五九	上	一六	尚德按　等字下，疑脫分字，寸字下，疑脫匕字。
三四	九五九	下	一二	尚德按　千金，塗羊脂、傅鐵精、炙布推內之，然後酒服磁石末，本書詳之。
三四	九六〇	上	五	尚德按　主，疑當作生。
三四	九六〇	上	一四	通　按　此條有錯簡，不敢妄正。
三四	九六一	上	一九	尚德按　隔，疑當作膈。
三四	九六一	下	一一	尚德按　日，疑當作月。
三四	九六一	下	一七	尚德按　褭，疑當作裹，下同。
三四	九六二	上	一七	尚德按　褭，疑當作裹。

卷	頁	欄	行	按語
三四	九六二	下	一六	尚德按　墮，疑當作惰。
三四	九六三	上	九	尚德按　伏，疑當作服。
三四	九六四	上	九	尚德按　婦人二字疑衍。
三四	九六四	上	一五	尚德按　千金，白茅根三斤，以水五斗煎取四斗。
三四	九六五	上	一四	尚德按　忌如以下四字，疑當大書。
三四	九六六	上	四	尚德按　秦，疑當作榛。
三四	九六六	上	八	尚德按　千金，肥羊肉二斤，生地黃汁三升。
三四	九六六	上	一六	尚德按　千金無方名，斗作斛，月水下有來過多及四字，當歸三兩，分爲三服。要略，溫經湯，半夏半斤。
三四	九六六	下	四	尚德按　千金翼，以水二斗漬。
三四	九六六	下	一八	尚德按　兩斤字，千金並作升。
三四	九六七	上	三	尚德按　千金日二。
三四	九六七	上	五	尚德按　千金無此方，云服大豆紫湯，日三服，疑是方見千金第四卷中風篇中。
三四	九六七	上	九	尚德按　千金，燒狗頭和毛皮骨爲末，以酒服方寸匕。

卷	頁	欄	行	按語
三四	九六七	下	四	尙德按　千金，一升作一斗，三斤作二斤。
三四	九六七	下	七	尙德按　千金，久字下有虛字，澤蘭三兩六銖，有鍾乳三兩，防風四十二銖，共二十一味。
三四	九六八	上	二	尙德按　婦人二字疑衍。
三四	九六八	上	四	尙德按　千金，當歸、甘草、芎藭、芍藥各一兩，夜二。
三四	九六八	上	一一	尙德按　千金，肥猪肉十斤，無三石二字，令作冷。
三四	九六八	上	一八	尙德按　甘，疑當作疳，下同，疳濕散蓋下方六味者是，崔氏云，在前者，據其本書言之耳，外臺第二十五卷疳痢門中，無此方。
三四	九六八	下	八	尙德按　并，疑當作井。
三四	九六九	上	一二	尙德按　之字下，疑脫方字。
三四	九六九	下	一八	尙德按　水銀粉謂之硝粉。
三四	九六九	下	一九	又　按　蘿，疑當作羅。
三四	九七〇	上	一一	尙德按　千金治陰中痒有蟲，與前療陰蝕瘡方通用，不別出此方。

卷	頁	欄	行	按語
三四	九七〇	上	一一	又　按　人字疑衍。
三四	九七〇	下	七	尙德按　內，疑當作肉。
三四	九七一	下	一	尙德按　得，千金作瘥。
三四	九七一	下	三	尙德按　千金翼，若作苦，嘔字下有心字，千金同。乾薑一絫，以水二大升煑取八合，分二服，千金以水一斗煑取三升，去滓，分三服。
三四	九七一	下	五	又　按　翼無適衣以下六字，見千金。
三四	九七一	下	一八	尙德按　斷葫蘆以塗之，千金作研胡麻以傅之。
三四	九七二	上	五	尙德按　千金，桂心六銖。
三四	九七二	上	一二	尙德按　千金翼，大黃三分。
三四	九七二	上	一七	尙德按　法，疑當作方。
三四	九七二	下	一〇	尙德按　千金，用蠶子故紙。
三五	九七三	上	三	尙德按　今有法一十八首。
三五	九七三	上	七	尙德按　八，疑當作九。
三五	九七三	上	九	尙德按　法，疑當作方。
三五	九七三	上	一二	尙德按　攘，疑當作禳。
三五	九七三	上	一六	尙德按　衣字下，疑脫裳字。
三五	九七三	下	一一	尙德按　法方之方字疑衍。

卷	頁	欄	行	按語
三五	九七三	下	一八	尙德按 停，疑當作聤。
三五	九七四	上	六	尙德按 千金無高字。
三五	九七四	下	二	尙德按 今有法一十八首。
三五	九七五	上	二〇	尙德按 纒字下，千金有筋頭二字。
三五	九七六	上	八	尙德按 筋，千金作筯，下同。
三五	九七六	下	七	尙德按 皃字上，疑脫小字。
三五	九七六	下	九	尙德按 又字以下，宜當別揭爲一條。
三五	九七六	下	一九	尙德按 千金，知作和，百五十日百脉生，作百日任脉成，倚作立。
三五	九七七	上	三	尙德按 論，疑當作方。
三五	九七七	上	八	尙德按 又蒸，千金作大蒸。
三五	九七七	上	一一	又 按 千金論變蒸之候尤詳。
三五	九七七	下	二〇	尙德按 身肉，千金翼作生身。
三五	九七八	上	八	尙德按 千金翼，不聽上有强字，惡性者作皆惡性。
三五	九七九	上	一三	尙德按 法，疑當作方。
三五	九八〇	上	一六	尙德按 方，疑當作法，下同。
三五	九八〇	上	二〇	尙德按 攘，疑當作禳。
三五	九八〇	下	一	通 按 相，一作把。
三五	九八一	上	一一	通 按 蛤，海蛤也，蜅，小蟹也，疑以此殼盛乳灌之也。
三五	九八一	上	一一	尙德按 蜅，疑當作哺，例見第二十八卷中。
三五	九八一	上	一八	尙德按 蘧蒢茂，疑當作籧篨篋。
三五	九八一	下	一六	尙德按 千金無入字。
三五	九八二	上	一二	通 按 悟，當是寤。
三五	九八二	下	四	尙德按 陽明太陰，千金作足少陽厥陰。
三五	九八二	下	八	尙德按 千金，肝作肺，太陰上，有手陽明三字。
三五	九八二	下	九	尙德按 千金，肘下作肘中，二壯下有又灸足太陽少陰各二壯十字。
三五	九八二	下	一七	尙德按 上，千金作骨。
三五	九八二	下	一八	尙德按 延，千金作掐。
三五	九八二	下	二〇	尙德按 完，千金作脊。
三五	九八三	上	一	通 按 肋戶兩聊頭疑誤。
三五	九八三	上	一	尙德按 千金，屈作足，無兩聊頭兩穴各六字。
三五	九八三	上	七	尙德按 一法二字，千金在大字上。

卷	頁	欄	行	按語
三五	九八三	上	一〇	尙德按　千金無二字。
三五	九八三	上	一六	尙德按　人人，千金作大人。
三五	九八三	上	一八	尙德按　關，千金作闕。
三五	九八三	下	四	尙德按　間，千金作闕。
三五	九八四	上	一	尙德按　又茵芋丸以下，疑當揭書。
三五	九八四	上	六	又　按　千金，甘草三兩。
三五	九八四	下	一	尙德按　千金，膏字上有生字，嘗作常。
三五	九八四	下	九	尙德按　三，千金作二。
三五	九八四	下	一九	尙德按　療，千金翼作持之二字。
三五	九八五	上	六	尙德按　千金翼，下字下更有下字，無將紫丸三字，數日下，有不可妄下四字。
三五	九八六	下	一六	尙德按　一，千金作二。
三五	九八六	下	一七	尙德按　不，千金作卽。
三五	九八七	上	八	尙德按　擊，疑當作繫。
三五	九八七	下	一九	尙德按　隔，疑當作膈。
三五	九八八	上	六	尙德按　忤字下，疑脫方字。
三五	九八八	上	一〇	尙德按　發，千金作執。
三五	九八八	上	一二	尙德按　皆頻，千金作類皆。

卷	頁	欄	行	按語
三五	九八八	上	一五	尙德按　千金，實字下有寒字，魃作鬼，主之下有十歲已下四字，魅作魃。
三五	九八八	下	四	又　按　千金，蟯蜋二枚。
三五	九八八	下	一一	尙德按　下字下，千金有咽字。
三五	九八八	下	一四	尙德按　頭生，千金作顖上。
三五	九八九	上	一	通　按　愼護之特重一歲兒者，凡兒俱當愼護，一歲兒尤當愼重也。一云護之特黑中者，或避之於黑闇中，卽下勿令見之意。
三五	九八九	上	八	尙德按　合擣下，千金有水和二字。
三五	九八九	上	二〇	通　按　雙，卽是霜。
三五	九八九	上	二〇	尙德按　紫雙之名，取之服二丸，例見第三十六卷中，千金紫雙丸下。
三五	九八九	下	一八	尙德按　十銖，千金作二兩半，疑銖是分之訛。
三五	九九〇	上	二	尙德按　珠，千金作朱，下同。
三五	九九〇	上	一五	通　按　仙鼠卽蝙蝠，以糞代者，卽用夜明砂也。
三五	九九〇	下	三	尙德按　千金，芒硝四兩，巴豆二百

卷	頁	欄	行	按語
				枚，十丸作一丸，二十丸作二丸，加作如。
三五	九九〇	下	九	尚德按　下食，千金作食自下三字。
三五	九九〇	下	一七	尚德按　哺字上，千金有乳字。
三五	九九一	上	五	尚德按　千金，硭硝五銖，麥門冬六銖，甘草、當歸各十二銖，下利作得下。
三五	九九二	下	一八	尚德按　病，疑當作療。
三五	九九三	上	六	通　按　葹，即葈耳也，葈音詩。
三五	九九三	上	六	尚德按　李時珍本草，牛下引此方，葹作齝，葹無烏牛之稱，又不療霍亂，疑葹齝音相近，故訛。
三五	九九三	下	一	尚德按　足，疑當作定。
三五	九九四	上	九	尚德按　千金，猪乳二升。
三五	九九四	上	一九	尚德按　方字下，疑脫並灸法三字。
三五	九九四	下	二〇	尚德按　小，千金翼作大。
三五	九九五	上	一一	尚德按　一斗，千金作五升。
三五	九九六	上	一五	尚德按　烽，千金作蜂。
三五	九九六	下	九	尚德按　千金，猪骨、白蜜各一兩，合作含。
三五	九九六	下	一四	尚德按　三，千金作二。

卷	頁	欄	行	按語
三五	九九六	下	一八	尚德按　千金，以水一升五合煑。
三五	九九七	上	一三	尚德按　揩，疑當作稭，音皆，胡麻莖也，顧，疑當作顆。
三六	九九八	下	三	尚德按　熱，疑當作汗。
三六	九九八	下	一四	尚德按　侵，疑當作浸。
三六	一〇〇〇	上	一六	尚德按　千金，驢毛一把，取背前交脊上會中，拔取如手母指大。
三六	一〇〇一	下	一五	尚德按　合，千金作令。
三六	一〇〇一	下	二〇	尚德按　千金，五合下，有煎一沸三字，去滓二字，在內蜜上，二合下有日三二字。
三六	一〇〇二	上	九	尚德按　千金，名五味子湯，麻黄以下，一分並作六兩，疑是六銖之訛。細辛、欵冬花各二銖，有白朮分兩闕共十二味。
三六	一〇〇二	上	一六	又　按　本文不下即食不下之謂。
三六	一〇〇二	上	一七	尚德按　食字下，疑脫方字。
三六	一〇〇三	上	三	尚德按　千金，以水三升煑。
三六	一〇〇三	上	一六	通　按　雷丸止汗之藥，粉亦撲汗之藥，不汗之不字疑誤。當作出汗乃

卷	頁	欄	行	按語
				是。
三六	一〇〇三	下	一三	尚德按　千金，治小兒傷寒發黃。
三六	一〇〇三	下	一四	又　按　千金無澄清以下十字。
三六	一〇〇三	下	一八	尚德按　千金云，擣韭根汁，澄清取如大豆許，滴兒鼻中，即出黃水瘥，蓋外臺誤以此方節度，攙入上土瓜根方中耳。
三六	一〇〇四	上	一二	尚德按　千金，淡竹葉一升，小麥二合。
三六	一〇〇四	下	三	尚德按　千金，臨發時先服。
三六	一〇〇四	下	五	尚德按　千金，三匕下云，并以火炙身。
三六	一〇〇五	上	一四	通　按　牡牛曰特。
三六	一〇〇五	下	一二	尚德按　今千金枳實橘皮俱有，爲十二味。
三六	一〇〇六	上	六	尚德按　千金，人參一兩，每食後服。
三六	一〇〇六	上	一五	尚德按　千金，醬字下有汁字，黑作墨。
三六	一〇〇六	下	五	尚德按　千金，名雙紫圓。
三六	一〇〇六	下	一二	又　按　千金，眞珠作不硃，臘作

卷	頁	欄	行	按語
				蠟。
三六	一〇〇六	下	一五	通　按　荏子，大豆也，如大豆許二粒。
三六	一〇〇六	下	一五	尚德按　荏子，即白蘇子，豌豆亦謂之荏菽，非大豆也，一二歲兒服如半麻子，半歲兒不當服如豌豆。
三六	一〇〇六	下	一六	又　按　千金，三四歲者，服如麻子二丸。
三六	一〇一〇	上	一一	通　按　墨食子，一名墨石子，即沒石子也。
三六	一〇一〇	下	一六	尚德按　人參下四分二字疑衍。
三六	一〇一〇	下	二〇	尚德按　蝍字上，疑脫忽字。
三六	一〇一一	下	三	尚德按　雌，千金作雄，下同。
三六	一〇一二	上	二	尚德按　不合下，千金云，羸瘦色黃，至四五歲不能行，半夏熨方。
三六	一〇一二	上	六	又　按　千金，醇苦酒五升。
三六	一〇一二	上	一一	尚德按　千金無煎說。
三六	一〇一二	上	二〇	尚德按　蝸，疑當作瘑。
三六	一〇一三	下	五	又　按　到，疑當作頸。
三六	一〇一三	上	四	尚德按　千金，猪頰車髓十八銖。

卷	頁	欄	行	按語
三六	一〇一三	下	四	尚德按 千金，芒硝六銖，以水一升半煎。
三六	一〇一三	下	九	又按 服字下，千金，有三十日至四十日，取五合分三服，十三字。
三六	一〇一三	下	一三	尚德按 連翹以下五味，千金各半兩，外臺一分，疑是二分之訛。
三六	一〇一四	上	八	尚德按 千金，取四升。
三六	一〇一四	上	一一	尚德按 千金，桑根皮切一斗，以水二升煮。
三六	一〇一四	上	一三	尚德按 久，疑當作火，千金治小兒天火毒。
三六	一〇一四	下	一〇	尚德按 千金翼，三味各一兩，千金同。
三六	一〇一四	下	一九	尚德按 上同，疑當作同上。
三六	一〇一五	上	七	尚德按 千金，白松脂二兩。
三六	一〇一五	下	四	尚德按 千金，大黄十八銖，有黄芩十八銖，以水四升煮，取二升分服，日三夜一，翼同，但甘草二分半，方後云，多煮洗瘡佳。
三六	一〇一五	下	一三	尚德按 千金翼，大黄、芍藥、黄

卷	頁	欄	行	按語
				連各三兩，以水三斗煮，取一斗半。
三六	一〇一五	下	一八	尚德按 千金翼，無草字。
三六	一〇一六	上	一一	尚德按 千金，辜作故，堅字下有核字，海藻半兩。
三六	一〇一六	下	一	尚德按 侵，疑當作浸，下同。
三六	一〇一六	下	四	尚德按 千金治黄爛瘡，下同。
三六	一〇一六	下	一七	尚德按 鼓，千金作豉。
三六	一〇一六	下	一九	通按 父根，疑即父足跟也，千金方，有針父足跟出血，塗兒黑瘢法。
三六	一〇一七	下	二	尚德按 千金，無切一升三字，及黄字，酢漿作漿水。
三六	一〇一七	下	一二	尚德按 千金翼，以水二升，煮取一升。
三六	一〇一七	下	一七	尚德按 三日，千金作三月。
三六	一〇一八	上	四	尚德按 千金，地膚子二兩半，白朮一兩十八銖。
三六	一〇一八	下	一五	尚德按 熱，千金作熱。
三六	一〇一九	上	一二	通按 尾翠，當是尾翳。

卷	頁	欄	行	按語
三六	一〇一九	上	一二	尚德按 尾翠骨在龜尾下，與尾翳別。
三六	一〇一九	下	一二	尚德按 千金，苦酒二升，煮取五合。
三六	一〇一九	下	二〇	通 按 十五椎，當是十六椎，以大腸俞在十六椎下也。
三六	一〇一九	下	二〇	尚德按 千金，本無穴名，不可强以爲大腸俞也。
三六	一〇二〇	下	八	尚德按 千金，以苦酒二合，和一宿，次早空腹服之。
三六	一〇二〇	下	一五	尚德按 根，千金作皮。
三六	一〇二〇	下	一八	尚德按 千金，治小兒三蟲。
三六	一〇二二	上	二〇	尚德按 瘡，疑當作療。
三六	一〇二二	下	一	又 按 蘇，千金作酥。
三六	一〇二二	下	一一	尚德按 碎，疑當作研，或是衍。
三六	一〇二三	上	一三	尚德按 六，疑當作云。
三六	一〇二三	下	七	尚德按 千金云，或吞或含。
三六	一〇二三	上	一〇	尚德按 野雞卽痔。
三七	一〇二四	上	八	尚德按 此目，疑當在雜餌鍾乳酒法後。

卷	頁	欄	行	按語
三七	一〇二四	上	一四	尚德按 服字下，疑脫餌字。
三七	一〇二四	上	一六	尚德按 牛字下，疑脫取字。
三七	一〇二六	上	二	通 按 君子以此爲意，一本作君子所爲屬意。
三七	一〇二六	上	一二	又 按 硤州，一本作陝州，唐硤州屬山南東道，陝州屬河南道。
三七	一〇二六	上	一九	通 按 千金翼云，置金銀器中，可鎮心益氣，瓷器亦可用。
三七	一〇二七	上	三	通 按 千金翼，石斛作二兩，吳茱萸半兩。
三七	一〇二七	上	三	尚德按 半兩卽二分。
三七	一〇二七	上	六	又 按 翼一日作二日，事字上有房字。
三七	一〇二七	下	五	尚德按 空字下，千金翼有腹字。
三七	一〇二八	上	五	尚德按 千金，息作者，二作三，甆器作甕瓮，器留作瓮上。
三七	一〇二八	上	一五	又按 千金，三日三夜，作五日五夜，人參上有黨字，無上石斛之上字。
三七	一〇二八	上	一八	又 按 千金，各二分。
三七	一〇二八	上	一九	通 按 千金，有服藥之日，勿得飽食生食，并忌葱豉，等文。

卷	頁	欄	行	按語
三七	一〇二八	上	二〇	又按 千金，一貼下，有日午後服一貼六字，昏黃作黃昏。
三七	一〇二八	下	一九	尚德按 千金翼，二作三，五字下有六字。
三七	一〇二九	上	三	通按 此是錬乳法，其丸餌並補乳法缺。
三七	一〇二九	上	一一	通按 此處缺周處温陵侍郎錬白石英粉丸等餌法，并論紫石白石英體性及酒法五首，目錄又缺錬法一首。
三七	一〇二九	下	一六	通按 枸杞取時月，若春夏採葉、秋採莖實、冬採根是也，州土，若常山、陝西、甘州出者是也。
三七	一〇三〇	上	二	尚德按 中字疑衍。
三七	一〇三〇	上	五	尚德按 濤，千金翼作淘。
三七	一〇三一	下	一	尚德按 臘，疑當作蠟。
三七	一〇三一	下	六	通按 缹音缶，蒸煮也。
三七	一〇三二	上	四	尚德按 千金翼，人參、生地黃、生薑各二大兩。
三七	一〇三二	上	一三	通按 牸音字，牝牛，又凡獸育子

卷	頁	欄	行	按語
				曰牸。
三七	一〇三二	上	一四	尚德按 千金翼，無取好者三字。
三七	一〇三二	上	一六	尚德按 七，翼作十。
三七	一〇三二	下	三	尚德按 千金翼，五六作六七，一二作二三。
三七	一〇三三	上	三	尚德按 三，疑當作二。
三七	一〇三三	上	一九	通按 榻薄，翼作底薄。
三七	一〇三三	下	一三	尚德按 金石淩，是以金石煎成者，見千金翼第十八卷中。
三七	一〇三四	上	七	尚德按 裹，疑當作裏，下同。
三七	一〇三四	下	三	通按 千金，吳茱萸作人參，然相感志云，服乳石忌參朮，二說未詳孰是。
三七	一〇三四	下	六	尚德按 濤，千金作淘。
三七	一〇三四	下	七	又按 若服以下十一字，千金大書。
三七	一〇三四	下	一七	尚德按 千金，梔子人在李核人後。
三七	一〇三四	下	二〇	又按 四兩兩，千金作四兩。
三七	一〇三五	上	七	通按 石英先發，千金作附子動石英，附子先發，作石英動附子。
三七	一〇三五	下	一四	尚德按 又，疑當作不，法，疑當作

卷	頁	欄	行	按語
				方，且此七字，疑當與上方後文連書。
三七	一〇三六	上	二	尚德按 各字下，千金有一字。
三七	一〇三六	上	六	尚德按 能解，千金作能否。
三七	一〇三六	上	八	又 按 香字上，千金翼，有熬令二字。
三七	一〇三六	下	七	尚德按 飩，疑當作飪。
三七	一〇三六	下	九	尚德按 方，疑當作法。
三七	一〇三七	下	一五	通 按 懍音稟，音覽，困極也。
三七	一〇三八	上	三	通 按 查無⿸疒畐字。
三七	一〇三八	上	一〇	尚德按 慓慓，疑當作慄慄。
三七	一〇三八	上	一二	尚德按 使，疑當作便。
三七	一〇三九	上	四	尚德按 繮，疑當作僵。
三七	一〇三九	上	二〇	通 按 此門內，有四十五條，與千金翼大同，其文有小異者。
三七	一〇三九	下	一	尚德按 翼云，宜針頭，冷水洗。
三七	一〇三九	下	八	尚德按 手中，千金翼作布手中。
三七	一〇三九	下	一二	通 按 酒字當飲字。
三七	一〇三九	下	一二	尚德按 飲酒二字互錯。
三七	一〇四〇	上	一四	尚德按 千金翼云，若不可更下，乃

卷	頁	欄	行	按語
				止。
三七	一〇四〇	下	一	尚德按 擁，千金翼作壅。
三七	一〇四三	下	一	尚德按 網，疑當作綱。
三七	一〇四三	下	九	尚德按 千金云，闊一寸半。
三七	一〇四三	下	一五	尚德按 千金，麝香二兩。
三七	一〇四三	下	一六	又 按 據千金鷄舌香，疑當在薰陸香次。
三七	一〇四三	下	一九	又 按 千金，取三升。
三七	一〇四四	上	七	尚德按 臘，疑當作蠟。
三七	一〇四五	上	二	尚德按 酒字下，千金有肉字。
三七	一〇四五	上	一〇	通 按 千金，猪狗牙灰皆可封，日三四易。
三七	一〇四五	上	一二	尚德按 三，千金作二。
三七	一〇四五	上	一四	通 按 救急方云，猪羊脂作片，冷水浸帖，暖易之，五六十片差，初帖即寒，寒定好眠好。
三七	一〇四五	上	一六	尚德按 庵，千金作鹿。
三七	一〇四五	下	一六	尚德按 千金，瞿麥一兩，芍藥以下六味各二兩。
三七	一〇四六	上	四	尚德按 千金，背由太，作此由大，

卷	頁	欄	行	按語
				山茱萸以下四味各六兩，地麥作地膽。
三七	一〇四六	上	一四	尚德按　千金，無已潰二字，人參以下三味，各一兩，日七八服，夜二三服，以多爲善，方後文最詳。
三七	一〇四六	下	二	尚德按　千金，黃耆、黃連、芍藥各三兩，澄清取二斗，煮取一斗，日一。
三七	一〇四六	下	六	又按　瘡，疑當作痛。
三七	一〇四六	下	一〇	尚德按　千金，八味各二分。
三七	一〇四六	下	一四	尚德按　千金，雄黃半兩，絞作攪。
三七	一〇四七	上	二	尚德按　千金，猪蹄一具。
三七	一〇四七	上	五	通按　洗瘡作漬瘡。
三七	一〇四七	上	九	尚德按　千金，名生肉膏，甘草、當歸、白芷、蜀椒、細辛、蓯蓉各二兩，烏喙六分，無續斷。
三七	一〇四七	上	一五	通按　千金，名竹葉黃耆湯，有黃芩，作十四味。
三七	一〇四七	上	一五	尚德按　千金，名黃耆竹葉湯，治癰疽發背，黃耆、麥門冬各三兩，有

卷	頁	欄	行	按語
				黃芩三兩，以水一斗二升，先煮竹葉，取一斗。
三七	一〇四七	下	六	尚德按　千金，名五利湯，黃芩二兩，梔子仁五兩，分四服。
三七	一〇四七	下	一六	尚德按　千金，名大黃牡丹湯，要略同，芥子半升，作瓜子一升，要略瓜子半升，硭硝二兩，以水五升，煮取一升，頓服。要略同，但用水六升，內芒消再煎。
三七	一〇四八	上	二	尚德按　木，疑當作故。
三七	一〇四八	上	一二	尚德按　千金，取三升，分三服，便進作更進。
三七	一〇四八	上	二〇	尚德按　疼急攣痛，千金作疼痛攣急。
三七	一〇四八	下	四	又按　元嘉說，見第三十卷中。
三七	一〇四九	上	九	尚德按　千金，甘草三兩，梔子仁二十枚。
三七	一〇四九	上	一三	尚德按　千金，後作及少二字，桔梗、黃芩各一兩，當歸二兩，芎藭六兩，栝樓子作栝樓根，半夏各五

卷	頁	欄	行	按語
				兩，云有人患骨從瘡中出，兼有三十餘癰癤云云。
三七	一〇四九	下	一	尚德按 千金，蜀椒、黄芩、人參、乾薑各二分，桂心一分。
三七	一〇四九	下	五	尚德按 千金，無未潰二字，人參一兩，桂心二兩。
三七	一〇四九	下	一一	尚德按 此方及前後文，與千金大異，外臺全據翼，千金本方，第二十四卷中所引者是。
三七	一〇四九	下	一一	又按 翼，癰字下，有潰及二字，絶字下，有不可忍三字，法作方，無赤小豆下末字，擣諸藥，作治末之合四字，日三夜二，作日夜各五，三五日，作五日，春作苦。
三七	一〇四九	下	二〇	尚德按 千金無此方，見翼，白歛三分下，有有膿不合倍之六字，小便多，作渴利小便。
三八	一〇五一	上	九	尚德按 諸石之諸疑衍。
三八	一〇五一	上	一九	尚德按 貯字下，疑脫備字。
三八	一〇五二	上	六	尚德按 悍，疑當作捍。

卷	頁	欄	行	按語
三八	一〇五二	上	一三	通 按 千金，生麥門冬湯有二，一無葱有甘草、麻黄，一多甘草、人參，所主俱不同。
三八	一〇五二	上	一三	尚德按 千金，生麥門冬湯有三，其二如通所說，其一多甘草、桂心、人參。
三八	一〇五二	下	九	尚德按 灸，千金翼作炙。
三八	一〇五二	下	一八	尚德按 根，千金翼作皮。
三八	一〇五三	上	一八	通 按 千金翼，府藏氣不和，作腑氣所生，臟氣不和。
三八	一〇五三	上	一八	尚德按 腑臟氣不和所生，翼作腑氣所生，臟氣不和。
三八	一〇五三	下	三	又按 體寒，今翼作虚弱。
三八	一〇五三	下	四	通 按 此條有悮字。
三八	一〇五三	下	一二	尚德按 牛，疑當作牛。
三八	一〇五三	下	一四	通 按 此方，千金翼療服石散發癰疽，其節度不同。
三八	一〇五四	上	一九	通 按 此方，千金翼治雜石發動。
三八	一〇五四	上	一九	尚德按 法字疑衍。
三八	一〇五四	下	三	尚德按 一，疑當作二。

卷	頁	欄	行	按語
三八	一〇五五	上	一二	通按　冷石未詳。
三八	一〇五五	上	一二	尙德按　冷石卽滑石。
三八	一〇五六	上	八	通按　此條疑有誤字。
三八	一〇五六	下	一二	通按　此方，翼名黃芩湯。
三八	一〇五七	下	一三	尙德按　一字疑衍。
三八	一〇五八	上	一八	通按　肺母火也，更詳之。
三八	一〇五八	下	一	尙德按　頭，疑當作癬。
三八	一〇五八	下	一〇	尙德按　食，疑當作頓。
三八	一〇五九	上	六	通按　呀音鰕，張口也。
三八	一〇六〇	下	二	尙德按　乾薑下，疑脫末字。
三八	一〇六〇	下	七	尙德按　遙，疑當作搖。
三八	一〇六〇	下	一四	尙德按　斤，疑當作升。
三八	一〇六一	上	六	尙德按　裹，疑當作裏，陽在其上四字，疑當在陰在其下上。
三八	一〇六三	上	一七	尙德按　裹，疑當作裏，苦，疑當作若。
三八	一〇六三	下	二	尙德按　協，疑當作脇。
三八	一〇六四	上	一	尙德按　裹，疑當作裏。
三八	一〇六四	上	一四	尙德按　翼不用蜜。
三八	一〇六四	上	二〇	通按　飛雪湯塗，千金翼，作用寒水石冷水研濃汁塗，勿令乾。
三八	一〇六四	上	二〇	尙德按　翼用寒水石，別爲一方。
三八	一〇六六	上	三	尙德按　一十一首，疑當作一十首。
三八	一〇六六	上	八	尙德按　努，疑當作弩。
三八	一〇六六	下	一四	尙德按　熱，疑當作熟。
三八	一〇六六	下	一八	尙德按　內，疑當作肉。
三八	一〇六八	上	一六	尙德按　斤，疑當作升，枚，疑當作夜。
三八	一〇六九	上	一六	尙德按　熱，疑當作熟。
三八	一〇七〇	下	七	通按　腎氣虛，仲景謂腎氣動。
三八	一〇七〇	下	二〇	通按　一趺約上，當是量一趺之長，趺約于臍下也，然脚長一尺二寸，趺居其大半，而天樞至橫骨，徑長六寸半，不識是何穴。
三八	一〇七〇	下	二〇	尙德按　趺，疑當作夫，千金云，覆手並舒四指，對度四指上中節，上橫過爲一夫。
三八	一〇七二	下	二	通按　茱萸，當是吳茱萸。
三八	一〇七三	上	一四	尙德按　曜，疑當作灌。
三八	一〇七三	上	一九	尙德按　若，疑當作苦。

卷	頁	欄	行	按語
三八	一〇七三	下	一〇	尙德按　餘字下，疑脫熱字。
三八	一〇七四	下	九	尙德按　衡，疑當作衝。
三九	一〇七六	上	九	尙德按　肺藏人以下十二條，即是五藏六腑明堂門中之小目，疑當下一字。
三九	一〇七六	上	一〇	尙德按　二穴，總目作五穴。
三九	一〇七六	上	一四	尙德按　一，疑當作三。
三九	一〇七七	上	一〇	通　按　勞字，疑是旁字或牽字。
三九	一〇七七	上	一一	尙德按　非自，疑當作自非。
三九	一〇七七	上	一五	又　按　豪，疑當作毫。
三九	一〇七八	上	一七	尙德按　傅，疑當作搏。
三九	一〇七八	下	一	尙德按　蒸，疑當作承，壞，疑當作壤。
三九	一〇七八	下	七	通　按　甲乙禁灸二十四穴，有淵腋，無泉府、迎香、少商、尺澤、少海、小海、睛明、關衝、八穴，千金，泉府作泉腋，然查無泉腋，疑即淵腋也。
三九	一〇七八	下	九	尙德按　千金明堂云，泉腋在腋下三寸宛宛中，舉臂得之。
三九	一〇七九	上	九	尙德按　通字下，疑脫并雜忌傍通五字。
三九	一〇七九	上	一八	尙德按　王燾不取針說，見此卷首，及第十四卷中防風湯下注。
三九	一〇七九	上	一八	又　按　本文固云了注其名，通以爲注了其灸，而疑之何也。
三九	一〇七九	下	一九	尙德按　七五下，疑脫七六二字，七七以下至八四，當以次降一等，八五二字刪去。
三九	一〇八〇	上	八	通　按　月殺，千金，戌巳午未寅卯辰亥子丑申酉。
三九	一〇八〇	上	一一	又　按　千金翼，十月午，十一月巳。
三九	一〇八〇	上	一六	通　按　六日，千金作足小指。十日，千金作背腰。十八日，翼作股內及腨腸。二十一日，千金作手小指。二十四日，翼作作足陽明。二十八日，作內踝玉莖。二十九日，膝頭千金作膝脛。
三九	一〇八一	上	六	通　按　千金及翼，建日禁丑時，除

卷	頁	欄	行	按語
				日禁酉時，順數至閉。
三九	一〇八二	上	一〇	尚德按　收日禁食時，疑當作禺中。
三九	一〇八二	上	一一	又按　目，疑當作日。
三九	一〇八二	上	一五	尚德按　方，疑當作法。
三九	一〇八三	下	二	通按　六十四絲，疑是六十三絲，十八絲，疑是四十五絲，蓋以九數相乘也，未知然否。
三九	一〇八三	下	六	尚德按　又，千金作乂。
三九	一〇八三	下	一三	尚德按　千金云，子來扶母。
三九	一〇八四	上	四	尚德按　怒，千金作怨。
三九	一〇八四	上	一二	尚德按　方，疑當作云。
三九	一〇八四	上	一六	尚德按　耳內，疑當作耳丙。
三九	一〇八四	下	一三	尚德按　生疾，疑當作五疾。
三九	一〇八五	上	二	尚德按　大，疑當作犬。
三九	一〇八五	上	六	尚德按　粟，千金作栗。
三九	一〇八五	上	一〇	尚德按　粟，疑當作栗。
三九	一〇八五	上	一一	尚德按　臟腑諸數，靈樞、難經、千金，其說各異，外臺大率據千金，其中稍有異同，然臟腑諸說本涉妄誕，故今不敢正，但一二脫字，各

卷	頁	欄	行	按語
				注其下耳。
三九	一〇八五	上	一二	又按　二字下，疑脫兩字。
三九	一〇八五	上	一二	又按　一字下，疑脫兩字。
三九	一〇八五	上	一七	尚德按　六字下，疑脫腑字。
三九	一〇八五	上	二〇	尚德按　一上玉，疑當作一云上。
三九	一〇八五	下	二	通按　濇字可疑。
三九	一〇八五	下	二	尚德按　千金，膽號將軍決曹吏，小腸號監倉吏，胃號內嗇吏，外臺錯誤如此者，蓋後世轉寫失王燾之舊耳。
三九	一〇八五	下	一一	通按　太倉，即中脘穴。
三九	一〇八六	上	七	尚德按　入，疑當作人。
三九	一〇八六	上	一一	通按　藏井俱木，後亦云少衝者木也，此云井金未詳。
三九	一〇八六	上	一四	又按　六腑當六穴，此僅五穴者，所以配五藏，另例三焦一條，如前心藏也。
三九	一〇八六	下	六	尚德按　中渚下水字，疑當作木。
三九	一〇八六	下	一二	尚德按　後字下，甲乙有內側二字。
三九	一〇八六	下	一三	通按　藏井屬木，腑井屬金，木火

卷	頁	欄	行	按語
				土金水，金水木火土，各以次相生。
三九	一〇八六	下	一三	又 按 輪，甲乙作俞，後並同。
三九	一〇八六	下	一六	通 按 少商灸一壯，又云不宜灸，須斟酌勿妄灸。
三九	一〇八七	上	三	尚德按 凡，疑當作丸。
三九	一〇八七	上	八	尚德按 盤，疑當作盆，後並同。
三九	一〇八七	下	八	尚德按 之別，甲乙作脉氣所發。
三九	一〇八七	下	三	通 按 本經二十穴，左右共四十穴，今移迎香一穴入胃經，增入少陽三焦經中，臑會肩窌二穴，共二十一穴，左右計四十二穴，又加督脉水溝兊端齦交三單穴，共四十五穴。
三九	一〇八七	下	一九	尚德按 大指下，甲乙有次指二字。
三九	一〇八八	上	三	又 按 甲乙筋作傍，出作行。
三九	一〇八八	上	一〇	尚德按 內節，甲乙作內側。
三九	一〇八八	上	一三	尚德按 大指下，甲乙有次指二字。
三九	一〇八八	上	一六	通 按 𦢈音維，目病也。
三九	一〇八八	下	五	通 按 類經云，小士大士，謂小兒與大人也。
三九	一〇八八	下	八	通 按 下廉在曲池下四寸，下廉上廉二穴，主瀉胃中之熱，與氣衝、三里、巨虛，上下廉、治同。
三九	一〇八八	下	八	尚德按 輔字下，甲乙有齊字。
三九	一〇八八	下	一三	通 按 曲池，以手拱胸取之。
三九	一〇八九	上	一	通 按 臂臑，平手取之。
三九	一〇八九	上	六	尚德按 針，甲乙作斜。
三九	一〇八九	上	七	通 按 肩髃穴，主寫四支之熱，與雲門、委中、腰俞、治同。
三九	一〇八九	上	一五	尚德按 盤，甲乙作盆。
三九	一〇八九	上	一六	通 按 禾窌，一名頔一云一名長頻。
三九	一〇八九	上	一七	尚德按 俠字下，甲乙有谿字。
三九	一〇八九	下	七	通 按 本經十三穴，此除章門入膽，期門入脾，止十一穴，左右共二十二穴。
三九	一〇九〇	上	二	尚德按 凡疑當作尸。
三九	一〇九〇	上	七	尚德按 皮，疑當作乃。
三九	一〇九〇	下	一四	尚德按 甲乙無二寸二字。
三九	一〇九〇	下	一八	通 按 本經原四十三穴，此少四

卷	頁	欄	行	按語
				穴，聽會入三焦，客主人入胃，肩井入三焦，日月入脾，多胃、頭維、三焦，顱息、絲竹空、脾，大包、心包、天池、肝，章門、及奇俞之後腋轉穀飲郄應突脇堂旁庭始素十三穴，共五十二穴也。
三九	一〇九一	上	四	尚德按　甲乙無指間之間字。
三九	一〇九一	上	一八	尚德按　後字下，甲乙有間字。
三九	一〇九一	上	一八	尚德按　間字，甲乙在後字下。
三九	一〇九二	上	二	尚德按　氣所發，甲乙作之所入。
三九	一〇九二	上	一二	尚德按　甲乙無上目二字，注云，一曰直耳上入髮際四分，蓋上目是一曰之訛。
三九	一〇九二	下	一二	尚德按　耳後青脉間，甲乙作耳後間青絡脉。
三九	一〇九二	下	一四	尚德按　曲角，甲乙作曲周，下並同。
三九	一〇九二	下	一六	尚德按　足少陽陽明，甲乙作手少陽，足陽明。
三九	一〇九三	上	五	尚德按　分字下，甲乙有手太陽三字。

卷	頁	欄	行	按語
三九	一〇九三	下	三	尚德按　脉出二字，甲乙作在字。
三九	一〇九三	下	八	尚德按　心主，甲乙作厥陰。
三九	一〇九三	下	一三	尚德按　墮，疑當作惰。
三九	一〇九三	下	一七	尚德按　水道下，甲乙作水道傍。
三九	一〇九三	下	一九	尚德按　甲乙，骨字下有下字，本作下。
三九	一〇九三	下	一九	又　按　央央，疑當作怏怏。
三九	一〇九四	上	四	尚德按　少陽下，甲乙有帶脉二字。
三九	一〇九四	上	一五	尚德按　膽，疑當作膽。
三九	一〇九四	上	二〇	通　按　脾經原二十一穴，今少大包一穴入膽，多肝期門，膽日月，肺中府、雲門、四穴，共二十四穴，左右計四十八穴。
三九	一〇九四	下	九	尚德按　上，甲乙作下。
三九	一〇九五	上	五	尚德按　在字下，甲乙有足字。
三九	一〇九五	上	八	尚德按　甲乙，在字下有足字，踝字下有下字。
三九	一〇九五	上	一三	尚德按　快，疑當作快。
三九	一〇九五	下	五	尚德按　中，甲乙作半。
三九	一〇九五	下	七	尚德按　甲乙，越字下有兩字，動字

卷	頁	欄	行	按語
				下有脉字，陰市內作太陰內市。
三九	一〇九五	下	二〇	尙德按　腸，甲乙作腹。
三九	一〇九六	上	二	尙德按　維字下，甲乙有厥陰二字。
三九	一〇九六	上	四	尙德按　甲乙，舍字下有下字，陰維作厥陰。
三九	一〇九六	上	七	尙德按　申，疑當作中。
三九	一〇九六	下	三	通　按　本經原四十五穴，今除二穴頭維入膽，缺盆入三焦，多大腸迎香、任脉、承漿，膽上關，三焦耳門，四穴，共計九十三穴。
三九	一〇九六	下	一六	尙德按　脉字下，甲乙有氣字。
三九	一〇九七	上	一二	尙德按　齧，疑當作齒。
三九	一〇九七	上	一七	尙德按　二，甲乙作三。
三九	一〇九七	上	一七	又　按　麋，疑當作糜。
三九	一〇九七	上	二〇	尙德按　脉字下，甲乙有氣字。
三九	一〇九七	下	一八	尙德按　起內，甲乙作起肉間。
三九	一〇九八	上	二	尙德按　谿，甲乙作豀。
三九	一〇九八	上	三	又　按　升大下，疑脫主字。
三九	一〇九八	上	八	尙德按　乳，甲乙作孔。
三九	一〇九八	上	一〇	尙德按　鼻字下，甲乙有孔字。

卷	頁	欄	行	按語
三九	一〇九八	上	一三	尙德按　胃，甲乙作會。
三九	一〇九八	上	二〇	尙德按　二，甲乙作三。
三九	一〇九八	下	三	尙德按　骨字下，甲乙有端字。
三九	一〇九八	下	三	又　按　呦，疑當作拗。
三九	一〇九八	下	一七	尙德按　迎字下，甲乙有下字。
三九	一〇九九	上	一三	尙德按　甲乙，直四作至兩，端字下，有相去四寸四字。
三九	一〇九九	下	一一	尙德按　寸，疑當作分。
三九	一〇九九	下	一八	尙德按　五寸，甲乙作二寸，千金同，注云外臺作三寸。
三九	一〇九九	下	二〇	尙德按　甲乙無下字下之一寸二字。
三九	一一〇〇	上	三	通　按　本經原九穴，此移靑靈入小腸，只八穴，左右共計十六穴。
三九	一一〇〇	上	一二	尙德按　絡，甲乙作經。
三九	一一〇〇	上	一六	又　按　後字下，甲乙有陷者中三字。
三九	一一〇〇	下	六	尙德按　瘖，疑當作音。
三九	一一〇〇	下	八	尙德按　絡，甲乙作經。
三九	一一〇〇	下	一八	尙德按　甲乙，是作心者二字，精字上，有爲帝王三字，兩害字並作容，愈者下有心字。

卷	頁	欄	行	按語
三九	二〇一	上	一	通按 本經原十九穴，今少肩貞、曲垣、肩外俞、肩中俞、天容、顴髎、聽宮、等七穴入三焦，多膀胱睛明一穴，共十三穴，左右共二十六穴。
三九	二〇一	上	四	尙德按 一分下，甲乙有陷者中三字。
三九	二〇一	下	一	尙德按 甲，疑當作胛。
三九	二〇一	下	一四	尙德按 甲乙，踝字上有手字，在後作腕後。
三九	二〇二	下	一六	尙德按 肬，疑當作疣。
三九	二〇二	上	二	尙德按 聾，甲乙作籠。
三九	二〇二	上	九	尙德按 甲，疑當作胛。
三九	二〇二	上	九	又按 甲乙，無足字。
三九	二〇二	上	一二	尙德按 甲乙，淚孔作泪孔，目內背下有外字，太陽下有足字。
三九	二〇二	下	七	尙德按 侵，疑當作浸。
三九	二〇二	下	一〇	尙德按 及，疑當作反。
三九	二〇三	上	一〇	尙德按 濕，甲乙作温。
三九	二〇三	上	一二	通按 本經原二十七穴，左右共五十四穴，此加任脉二十三穴，故共七十七穴，任脉原二十四穴，此移承漿一穴入胃，故二十三穴也。

卷	頁	欄	行	按語
三九	二〇三	下	一九	尙德按 踝字下，甲乙有跟字。
三九	二〇四	上	八	尙德按 下字下，甲乙有一寸二字。
三九	二〇四	上	八	又按 頤，疑當作煩，目水疑當作月水。
三九	二〇四	上	一三	尙德按 在字下，甲乙有足字。
三九	二〇四	上	二〇	尙德按 在字下，甲乙有足字。
三九	二〇四	下	四	尙德按 膝字下，甲乙有下字。
三九	二〇四	下	五	又按 蟲，疑當作蠱。
三九	二〇四	下	七	尙德按 甲乙，無臥字。
三九	二〇四	下	九	尙德按 甲乙，或作惑，下同，無臥字。
三九	二〇四	下	一九	尙德按 郞，甲乙作廊。
三九	二〇五	上	一九	尙德按 隨，甲乙作髓。
三九	二〇五	上	一九	又按 瘢，疑是瘕字，若作瘢，則音緊，脣瘍也。
三九	二〇五	下	一五	尙德按 上管，甲乙作上脘，中管下管，並同。

卷	頁	欄	行	按語
三九	二〇六	上	八	尚德按　是，甲乙作足。
三九	二〇六	上	一四	尚德按　臌，疑當作膨。
三九	二〇六	上	一五	通　按　陰交在臍下一寸，甄權云在陰莖下，似屬會陰，非陰交也，善斷斷字亦可疑，當是善齧。
三九	二〇六	上	一六	尚德按　衝脉少陰四字，甲乙作氣衝二字。
三九	二〇六	上	一七	又　按　善斷至遊氣也，讀爲一句，義自明了，通以爲善齧者非。
三九	二〇六	下	一三	尚德按　任會，甲乙作任脉。
三九	二〇六	下	一四	又　按　肫，疑當作豘。
三九	二〇六	下	二〇	尚德按　甲乙無者字。
三九	二〇七	上	六	尚德按　五，甲乙作三。
三九	二〇七	上	一七	尚德按　亶，甲乙作膻，下同。
三九	二〇七	下	三	通　按　本經原六十三穴，此少二穴，睛明入小腸，厥陰俞缺，只六十一穴，左右共一百二十二穴，又加督脉二十二穴，共一百四十四穴，督脉本二十七穴，今少五穴，齦交、兌端、水溝、三穴入大腸，靈臺入　陽關入膽經，故只二十二穴也。

卷	頁	欄	行	按語
三九	二〇七	下	一七	尚德按　央字下，甲乙有約文中三字。
三九	二〇八	上	八	尚德按　赤白下，甲乙有肉字。
三九	二〇八	上	一八	尚德按　陽蹻脉所會五字，甲乙作脉之所行四字。
三九	二〇八	下	一	通　按　外踝後，一作外踝後五分。
三九	二〇八	下	三	尚德按　間，疑當作開。
三九	二〇八	下	五	尚德按　付，甲乙作跗。
三九	二〇八	下	一三	尚德按　在踹下，甲乙有腸字。
三九	二〇九	上	三	尚德按　央字下，甲乙有約文中三字。
三九	二〇九	上	七	通　按　屈身，一云屈伸。
三九	二〇九	上	七	尚德按　絡字上，甲乙有別字。
三九	二〇九	上	一〇	通　按　展膝，一作屈膝。
三九	二〇九	上	一〇	尚德按　展，甲乙作屈。
三九	二〇九	上	一五	通　按　大便直出，一云大便難。
三九	二〇九	上	一七	尚德按　甲乙無手字。
三九	二〇九	下	一	通　按　膏肓穴次當在此處，今附在後。

卷	頁	欄	行	按語
三九	二〇九	下	六	尚德按 甲，疑當作胛。
三九	二〇九	下	六	又按 耖，疑當作眇，正字通云，眇弭沼切，音杪，在季脇下俠脇兩旁虛耎處腎外當眇。
三九	二〇九	下	八	通按 闊肩，一云正坐。
三九	二〇九	下	八	尚德按 甲乙云，正坐，開肩取之。
三九	二一〇	上	九	通按 秩邊穴，一作在二十顀下。
三九	二一〇	下	一	通按 五處後二寸，一作寸半。
三九	二一〇	下	三	尚德按 白，甲乙作臼。
三九	二一〇	下	五	尚德按 甲乙，無反行二字。
三九	二一〇	下	七	通按 玉枕，他書作在絡却後一寸半。
三九	二一〇	下	八	尚德按 甲乙無半字。
三九	二一〇	下	一六	尚德按 少，甲乙作太。
三九	二一一	上	一〇	尚德按 隔，疑當作膈。
三九	二一一	下	一九	尚德按 甲乙無內字。
三九	二一二	下	二〇	又按 快快，疑當作怏怏。
三九	二一三	上	二	通按 是書盡去針法，獨存灸法，干禁灸穴中復列諸病者，乃本穴中宜針之病耳，非空列病名也。

卷	頁	欄	行	按語
三九	二一三	上	八	尚德按 快快，疑當作怏怏。
三九	二一三	上	一四	尚德按 耖，疑當作眇。
三九	二一三	上	一	尚德按 甲乙無入字，及五分二字。
三九	二一三	下	六	通按 聖濟，顖會在上星後一寸容豆陷中，而此書上星云陷容豆，要當以分寸別之，不可因有容豆陷，而混指上星顖會也。
三九	二一三	下	一二	尚德按 項，疑當作頂。
三九	二一三	下	二〇	通按 腦戶，禁針禁灸，灸令人瘖，針中腦令人立死，愼之。
三九	二一四	上	八	尚德按 甲乙，橫舌作舌黃，人繫作入繫。
三九	二一四	上	一一	通按 大椎，療五勞、七傷、溫瘧、痎瘧、氣疰、背髆拘急、頸項强、風勞、食氣、諸病，不止寒熱傷寒而已。
三九	二一四	上	一七	通按 聖濟，神道下缺靈臺一穴，查甲乙、千金、並缺，乃後人論注所增穴也。
三九	二一四	下	八	通按 聖濟，命門下，缺陽關一

卷	頁	欄	行	按語
				穴，甲乙、千金、亦缺，銅人云是素問法。
三九	二一三	下	一一	尚德按　孔，甲乙作空。
三九	二一三	下	一七	尚德按　此條見千金，甲字並作胛，貂去二字，作服肉之三字，於肩作胷戶，覺字下有氣字，聾聵作聾，流字上有如字，停字上有若無二字，無所不之不字，從左作從右，住作拄。
三九	二一四	上	八	通　按　本經原二十三穴，今少五穴，臑會、肩髎、入大腸，顱息、絲竹空、入膽，耳門入胃，又多十穴，膽聽會、肩井，小腸聽宮，顴髎、天容、肩貞、肩外俞、肩中俞、曲垣，胃缺盆，共二十八穴，左右共五十六穴。
三九	二一四	上	八	尚德按　八，疑當作六。
三九	二一四	下	一三	通　按　聖濟，陽池禁灸。
三九	二一四	下	一七	尚德按　痴，疑當作瘛。
三九	二一四	下	一七	通　按　支溝，在腕後三寸兩骨陷

卷	頁	欄	行	按語
				中，會宗，亦在腕後三寸空中，腕後空惟兩骨陷中耳，別無有空也，一云在腕後三寸空中一寸，而三陽絡又在支溝上一寸，會宗故未易取也，俟高明者訂之。
三九	二一五	上	一四	尚德按　陽字下，甲乙有手太陽三字。
三九	二一五	上	一七	尚德按　顛，疑當作嗔。
三九	二一五	上	一九	尚德按　膿膿，疑當作𦗔𦗔。
三九	二一五	下	四	尚德按　甲乙，本字下有後字，絡字下有脈字。
三九	二一五	下	八	尚德按　甲乙，筋字下有間字，下作後。
三九	二一五	下	一二	尚德按　太，甲乙作少。
三九	二一五	下	一七	尚德按　甲乙無足字。
三九	二一五	下	一九	尚德按　甲乙無上字，足作手。
三九	二一六	上	一	尚德按　甲，甲乙作胛。
三九	二一六	上	三	尚德按　甲，疑當作胛，下並同。
三九	二一六	上	七	尚德按　尖，甲乙作央。
四〇	二一七	上	一六	尚德按　今有方二十六首。

卷	頁	欄	行	按語
四〇	二一七	上	一九	尚德按　二十二字疑衍。
四〇	二一七	上	二〇	尚德按　工字下，疑脫毒字，今有方一十八首。
四〇	二一八	上	八	尚德按　葛汁，肘後作葛根汁。
四〇	二一八	上	一一	尚德按　千金，嚼栗子塗之。
四〇	二一八	上	一六	通　按　肺氣上自下，疑有缺，都監目有二，一在魚際上近掌心紋中，一在無名指二節中。
四〇	二一八	上	一六	尚德按　肘後，所在山神作存神仙，肺氣上自通，作肺氣白通，因正而作目向，五指作三指。
四〇	二一八	下	一三	通　按　蝰音奎。
四〇	二一八	下	一四	尚德按　李時珍本草引張文正云，六七月白蝰、文蝮、黑甲、赤目云云，今肘後無此論。
四〇	二一九	上	三	通　按　頭，指第一節，是蛇虎頭。
四〇	二一九	上	八	通　按　刺向，疑是斜向，三步，疑即禹步三步也，九跡未詳。
四〇	二一九	上	一二	又　按　背足，疑是轉背，掐指二所，疑是掐頭指一節並無名指一節也。

卷	頁	欄	行	按語
四〇	二一九	下	九	通　按　蠚龜，即呷蛇龜，鵙山喙未詳。
四〇	二一九	下	一〇	尚德按　鵙日與運日同，鴆雄者，食蛇，其喙帶之殺蝮喙毒，詳李時珍本草鴆下。
四〇	二一九	下	一一	又　按　車，疑當作草，閑，疑當作閉。
四〇	二一九	下	一九	尚德按　獠入山，千金作入山草。
四〇	二二〇	上	一七	尚德按　裹，疑當作裏。
四〇	二二〇	下	四	通　按　菟葵，即紫背天葵也。
四〇	二二〇	下	九	通　按　桑刀未詳。
四〇	二二一	上	一一	通　按　醋草未詳。
四〇	二二一	上	一一	尚德按　醋草，即酢漿草，李時珍本草，酢漿草下引此方。
四〇	二二一	上	一九	尚德按　含，疑當作舍。
四〇	二二一	下	二	通　按　獨狼牙，即狼牙草獨莖者。
四〇	二二一	下	一〇	尚德按　綠木，肘後作緣木。
四〇	二二一	下	一九	尚德按　此藥以下十五字，肘後在上療青蝰蛇螫，以射茵和散方後。
四〇	二二一	下	八	尚德按　研，李時珍本草作斫。

卷	頁	欄	行	按語
四〇	一三三	上	一九	尙德按　後而，疑當作而後。
四〇	一三四	上	四	尙德按　措，疑當作揩。
四〇	一三四	上	一二	尙德按　羊角，肘後作牛角，千金作牛屎。
四〇	一三四	下	一七	尙德按　措，肘後作揩。
四〇	一三四	下	二〇	通　按　蛇衛草未詳。
四〇	一三四	下	二〇	尙德按　衛，疑當作銜。
四〇	一三五	上	二	尙德按　甚亦，疑當作毒亦。
四〇	一三五	上	九	尙德按　阿，疑當作呵。
四〇	一三五	上	一二	尙德按　人，疑當作方，今有方二十六首。
四〇	一三五	下	七	尙德按　屋及，千金作瓦屋。
四〇	一三五	下	一五	尙德按　碙，疑當作硇。
四〇	一三六	下	一	通　按　舊字下，有缺文。
四〇	一三六	下	一	尙德按　舊字下，文意自足，未必有缺文。
四〇	一三七	上	一六	通　按　蠼音瞿，蠼螋未詳其狀。
四〇	一三七	上	一六	尙德按　蠼螋，詳李時珍本草山蛩蟲下。
四〇	一三七	上	一七	尙德按　療，疑當作論。
四〇	一三七	下	一	又　按　上，千金作止。
四〇	一三七	下	六	尙德按　羚羊鬚，千金作羖羊髭。
四〇	一三七	下	一八	通　按　白礶，即白堊白土也。
四〇	一三七	下	一八	尙德按　侵，疑當作浸。
四〇	一三八	上	一五	尙德按　侵，千金翼作浸。
四〇	一三八	下	一六	通　按　蚝音刺，虫施毒嚙人也。
四〇	一三八	下	一六	尙德按　蚝同蛓，音刺，毛蟲也。
四〇	一三九	上	五	尙德按　軟字下，疑缺取字，饒字下，疑缺州字。
四〇	一三九	上	八	通　按　此論多缺文，惜無肘後可對。
四〇	一三九	上	一四	尙德按　緩，疑當作綏。
四〇	一三九	上	二〇	尙德按　今有方一十八首。
四〇	一三九	下	二	尙德按　肘後，反入水中，作及水浴，人中作中人。
四〇	一三九	下	一〇	又　按　鵝見，千金作鵝能。
四〇	一三九	下	一〇	又　按　船行，肘後作人行。
四〇	一三九	下	一六	尙德按　水湯，肘後作小錫，千金無水字。
四〇	一四〇	上	二	通　按　蚑母蟲，陳藏器餘云，正黑

卷	頁	欄	行	按語
				如大豆，浮遊水上者是。
四〇	一三〇	上	二	尚德按 勿，疑當作乃。
四〇	一三〇	上	四	通 按 千金，狀如大蜚，生作狀，如甲虫然，未詳爲何物。
四〇	一三〇	上	四	尚德按 陳藏器本草云，飛生虫，狀如囓髮，頭上有角，時珍云，此亦天半別類也，與鼺鼠同功，故亦名飛生。
四〇	一三〇	上	七	又 按 伏，疑當作休，音煦，氣以溫之也。
四〇	一三〇	下	八	尚德按 壓，肘後作黶。
四〇	一三〇	下	一四	尚德按 凜凜，千金作噤瘮。
四〇	一三〇	下	二〇	尚德按 侵，千金作浸。
四〇	一三一	下	一	尚德按 焮，肘後作淅，千金作焮。
四〇	一三一	下	八	又 按 中水下，肘後有毒字。
四〇	一三一	下	一五	尚德按 三升，肘後作一二升。
四〇	一三二	上	一	尚德按 云，疑當作同。
四〇	一三二	上	三	尚德按 大莓，肘後、千金及翼、並作蛇莓。
四〇	一三二	上	一二	通 按 此方疑有缺文。

卷	頁	欄	行	按語
四〇	一三二	上	一七	通 按 鮫魚，即今沙魚也。
四〇	一三二	下	一	通 按 腰背諸處，上下有缺文。
四〇	一三二	下	一	尚德按 腰背諸處，文義自通，柴胡即漆姑草，主溪毒，見陳藏器餘。
四〇	一三二	下	六	尚德按 廉，疑當作糜。
四〇	一三二	下	一八	通 按 溪蒜、埋檳、俱未詳。
四〇	一三三	上	七	尚德按 千金，二方並治沙虱毒。
四〇	一三三	上	八	又 按 杜，千金作拄。
四〇	一三三	下	四	尚德按 熟，肘後作當。
四〇	一三三	下	五	通 按 爍爍二字疑悞。
四〇	一三三	下	五	尚德按 甚，肘後作芒。
四〇	一三三	下	七	通 按 乃，肘後作及。
四〇	一三三	下	八	又 按 瓜，肘後作爪。
四〇	一三三	下	一一	又 按 俗，肘後作涻。
四〇	一三三	下	一七	通 按 盗護如鳥長尾六字疑悞。
四〇	一三四	下	五	尚德按 千金，日三。
四〇	一三四	下	五	又 按 千金，令焦爲末。
四〇	一三四	下	七	尚德按 千金，水二升，煮取一升，分二服。
四〇	一三四	下	一三	尚德按 千金，鼠屎爲末，以臘月猪

卷	頁	欄	行	按語
				膏和傅之。
四〇	二三五	上	八	尙德按 說，千金作訖。
四〇	二三五	下	二	尙德按 此文與肘後異，頗與千金同，據二書日末疑當作亦末。
四〇	二三五	下	六	通 按 千金，薤作韮。
四〇	二三五	下	一八	尙德按 唻，多言也，無動義。
四〇	二三六	上	一	又 按 七日下，肘後有輒字。
四〇	二三七	上	一一	通 按 咋音責，齧也。
四〇	二三七	上	二〇	尙德按 千金云，馬鞭梢二寸長。
四〇	二三七	下	七	尙德按 欲攻，疑當作攻欲。
四〇	二三七	下	一〇	尙德按 肘後，療狐尿棘刺刺人，腫痛欲死，以熱桑灰汁漬，冷復易，取愈，千金文亦與外臺異。
四〇	二三七	下	一一	又 按 常目，疑當作常自。
四〇	二三七	下	一二	又 按 煑，疑當作者。
四〇	二三七	下	一五	尙德按 豚，疑當作麥。
四〇	二三八	上	九	尙德按 中字疑衍。
四〇	二三八	下	一〇	尙德按 腔，肘後作咥咥有膿四字，集韻云，咥，嗽也。
四〇	二三九	上	二〇	尙德按 蘇，疑當作豉。

卷	頁	欄	行	按語
四〇	二三九	下	九	通 按 嚬斷未詳。
四〇	二三九	下	一八	尙德按 肘後，足作定，使骨纔血，作尖鑱血出。
四〇	二三九	下	一八	又 按 瓜，肘後作爪。
四〇	二四〇	下	一	通 按 猪膽牛膽，皆能殺蟲，此獨云膽，疑猪牛膽皆可用也。
四〇	二四〇	下	四	尙德按 硐，疑當作硇，後並同，膝，疑當作漆。
四〇	二四〇	下	一二	尙德按 尿，肘後作屎。
四〇	二四一	上	二	通 按 鬼微未詳。
四〇	二四一	上	二	尙德按 李時珍本草土菌附錄，鬼蓋下，有鬼繖，形狀正與鬼微同，疑是。
四〇	二四一	上	一〇	通 按 跙音趄，行不進也，別方作漏蹄。
四〇	二四一	下	六	尙德按 方，疑當作上。
四〇	二四一	下	一九	尙德按 蓿苜，疑當苜蓿。
四〇	二四二	上	七	通 按 粟穀葉，本草不載，惟葛氏方療熊虎爪傷，嚼粟塗之，疑即今秋植粟葉也。

國醫

國醫典藏影印

系列

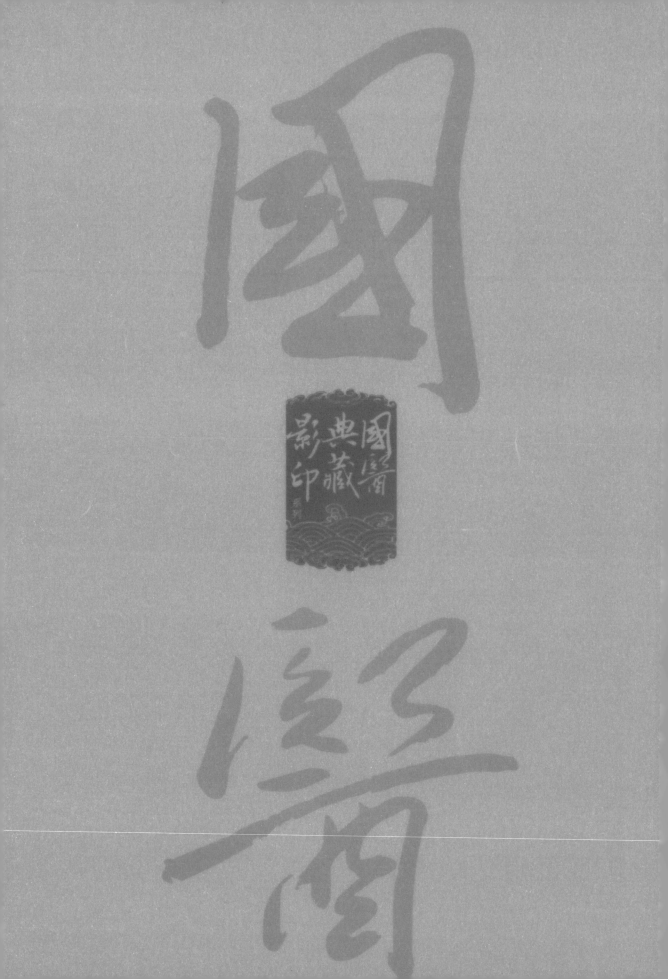